LA MÉTHODE BROWN-SÉQUARD

TRAITÉ D'HISTOTHÉRAPIE

LA THÉRAPEUTIQUE DES TISSUS

COMPENDIUM DES MÉDICATIONS

PAR

LES EXTRAITS D'ORGANES ANIMAUX

PAR LE Dr M. BRA

OUVRAGE PRÉCÉDÉ DE LETTRES ET PRÉFACES

DE MM. LES PROFESSEURS CONSTANTIN PAUL, MENDEL

EWALD, BRUNS, EMMINGHAUS ET BYROM BRAMWELL

Accompagné de 72 Gravures

DEUXIÈME ÉDITION

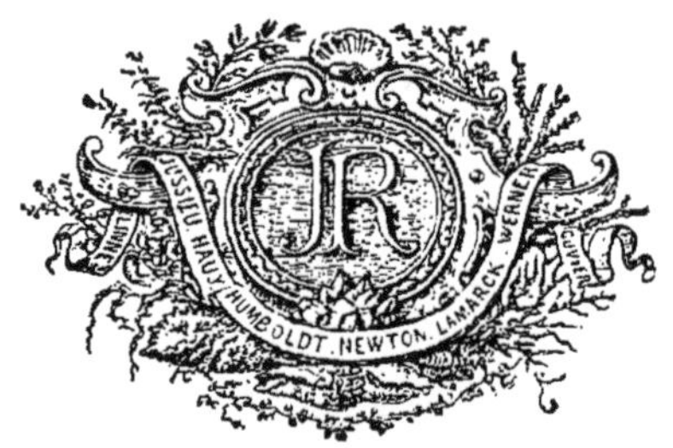

PARIS

J. ROTHSCHILD, ÉDITEUR

13, RUE DES SAINTS-PÈRES, 13

1895

LA MÉTHODE BROWN-SÉQUARD

TRAITÉ D'HISTOTHÉRAPIE

LA THÉRAPEUTIQUE DES TISSUS

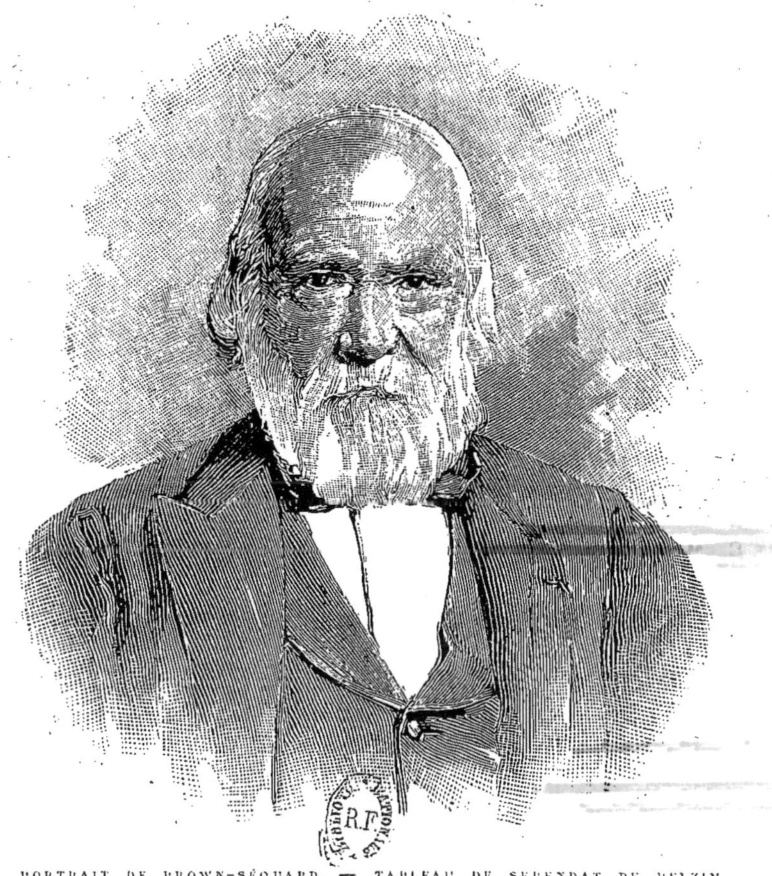

PORTRAIT DE BROWN-SÉQUARD. — TABLEAU DE SERENDAT DE BELZIM
REPRODUCTION D'APRÈS LE JOURNAL *L'Illustration*

LA MÉTHODE BROWN-SÉQUARD

TRAITÉ D'HISTOTHÉRAPIE

LA THÉRAPEUTIQUE DES TISSUS

COMPENDIUM DES MÉDICATIONS

PAR

LES EXTRAITS D'ORGANES ANIMAUX

PAR LE Dr M. BRA

OUVRAGE PRÉCÉDÉ DE LETTRES ET PRÉFACES

DE MM. LES PROFESSEURS CONSTANTIN PAUL, MENDEL

EWALD, BRUNS, EMMINGHAUS ET BYROM BRAMWELL

ACCOMPAGNÉ DE 72 GRAVURES

DEUXIÈME ÉDITION

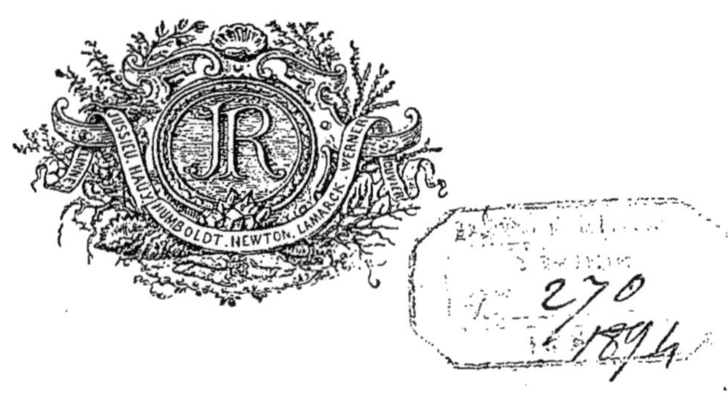

PARIS

J. ROTHSCHILD, ÉDITEUR

13, RUE DES SAINTS-PÈRES, 13

1895

TABLE DES SOMMAIRES

ERRATA

Page 168. Dr Watherhouse. Observation rapportée, *au lieu de* rapporté.

Page 276. Nous disons que l'idée première des injections thyroïdiennes revient au professeur Pisenti, et nous avons omis de donner la date de la communication faite par ce physiologiste. Elle a été insérée dans les *Atti et Rendiconti della Accademia medico-chirurgica di Perugia*, 2 mars 1890, *un an avant* une communication faite par M. Murray, le 12 février 1891, à la réunion de la *Société de médecine de Northumberland et Durham*, à Newcastle-on Tyne, communication qui nous avait échappé.

La question de priorité sur ce sujet peut donc se résumer ainsi :

1. — L'idée première des injections thyroïdiennes revient à Pisenti;

2. — Les premières injections de liquide thyroïdien sur les animaux ont été faites en même temps par Gley et Vassale opérant à l'insu l'un de l'autre;

3. — L'honneur d'avoir guéri le premier un myxœdémateux au moyen de ces injections revient à Murray.

Page 287, ligne 2. Acide carbolic *au lieu d'*acide carbonique. Il n'y a donc qu'un seul procédé Murray.

Page 320. Figure 27 *au lieu de* figure 28.

LETTRES ET PRÉFACES

DE

MM. LES PROFESSEURS CONSTANTIN PAUL, MENDEL,
EWALD, BRUNS, EMMINGHAUS ET BYROM BRAMWELL.

PRÉFACE DE M. CONSTANTIN PAUL

DE LA MÉDICATION

PAR LES EXTRAITS ORGANIQUES EMPRUNTÉS AUX ANIMAUX

La matière médicale, c'est-à-dire l'ensemble des agents employés par les médecins pour guérir les malades, comprend une foule de moyens empruntés tant aux forces physiques qu'aux substances des trois règnes de la nature, minéral, végétal, animal.

La vogue s'est portée tantôt sur les uns, tantôt sur les autres, et avait presque toujours pour raison que l'on découvrait de nouvelles propriétés aux uns ou aux autres.

Pour ne citer que quelques exemples dans ces temps modernes, la constitution de la chimie au siècle dernier a fait employer les atmosphères gazeuses d'abord, puis les métalloïdes et les métaux, puis les alcaloïdes, etc. Les progrès de la physique ont développé l'emploi de l'électricité, du massage, etc.

Aujourd'hui, à la suite des découvertes de Pasteur, on essaie les extraits organiques empruntés aux animaux. Certains résultats merveilleux et imprévus ont amené un enthousiasme général dont il faut se défier pour s'en tenir rigoureusement aux vérités scientifiques réellement acquises.

Il faut bien se rappeler que les Ecoles thérapeutiques fondées sur des idées à priori n'ont enfanté que des systèmes erronés et que les méthodistes, depuis Themison, Galien, Brown, Rasori, Broussais et Giacomini, n'ont donné qu'une thérapeutique stérile justement abandonnée.

Les écoles qui se sont fondées, au contraire, sur l'observation et l'expérimentation ont établi les bases de la thérapeutique scientifique, c'est-à-dire définitive. Ces écoles ne sont pas nombreuses et elles n'ont donné qu'une partie de cette science.

La première école de ce genre est celle d'Hippocrate, qui s'appuyait sur ces cinq axiomes :

1. — Quand une maladie doit guérir spontanément, observer par quel procédé elle guérit;

2. — Imiter le procédé qu'emploie la nature pour arriver à la guérison;

3. — Quand une maladie ne guérit jamais spontanément, elle est incurable par l'art.

Nous ajouterons : elle devient donc passible de la chirurgie, qui enlèvera l'organe malade si la chose est possible ;

4. — Quand une maladie guérit spontanément, laissez faire;

5. — Dans l'agonie, il n'y a rien à faire.

On relit toujours avec plaisir ces pages pleines de bon sens qui n'ont pas vieilli :

« Je reviens à ceux qui, suivant la nouvelle méthode, cherchent l'art dans une hypothèse. Si c'est le froid ou le chaud, le sec ou l'humide qui nuit à l'homme, il faut que le médecin habile guérisse le froid par le chaud, le chaud par le froid, l'humide par le sec, le sec par l'humide.

« Supposons un homme d'une constitution non pas robuste, mais faible, qui mange du blé tel qu'il sort de l'aire, cru et sans préparation, des viandes également crues et qu'il boive de l'eau. En suivant un pareil régime, il éprouvera, j'en suis sûr, des incommodités graves et nombreuses : les douleurs le saisiront, le corps s'affaiblira, le ventre se dérangera et certes il ne pourra vivre longtemps.

« Quel remède administrer dans de pareilles circonstances ? Le chaud ou le froid, le sec ou l'humide ? Évidemment l'un ou l'autre, car si c'est l'une de ces quatre choses qui le rend malade, il faut y remédier par le contraire, suivant leur propre raisonnement. Or, le remède le plus simple et le plus évident, c'est de changer le genre de vie dont il usait, de lui donner du pain au lieu de blé, de la viande cuite, au lieu de viandes crues et du vin à boire après son repas. Avec ce changement, il est impossible qu'il ne se rétablisse pas, à moins que sa constitution n'ait été profondément altérée par la durée du mauvais régime. Que dirons-nous donc ? Sont-ce des substances froides qui l'ont rendu malade et des substances chaudes qui l'ont guéri ? Ou bien le contraire ? Je pense qu'on serait embarrassé de répondre à ces questions.

« Pour moi, quand j'écoute ceux qui font des systèmes et qui entraînent la médecine loin de la vraie route vers l'hypothèse, je ne sais comment ils traiteront les malades en conformité avec leurs principes [1]. »

Hippocrate empruntait certains médicaments au règne animal. Le petit lait, la cantharide, le miel, les sangsues, et enfin la saignée.

Ces réflexions si sages suffisaient pour démolir le système de Themison et de Galien. Paracelse y porta le dernier coup.

1. — Ecole expérimentale Paracelse. En effet, il affirme d'abord ceci : dans l'organisme, c'est la santé qui est opposée à la maladie et non pas le moyen qui est opposé au mal parce qu'il a une propriété contraire.

« Que le chaud chasse le froid n'a jamais été vrai en médecine.

« La pluie ne féconde pas le champ parce que l'humidité est opposée au sec, mais parce que l'humidité vivifie le germe et nourrit les racines, de même le médicament n'agit pas parce qu'il a une propriété extérieure opposée au mal. Si le germe de la santé n'y est pas, la prescription n'est bonne à rien. »

Il faut donc diriger la maladie vers la guérison, comme le faisait Hippocrate, et soutenir le malade pour qu'il survive à l'évolution de la maladie.

2. — École van Helmont.—Celui-ci, frappé de la propriété de certains médicaments sur certaines maladies, fonda sur les spécifiques toute sa thérapeutique, en un mot n'employa que les médicaments que l'expérience a consacrés.

3. — École Barthez. — Barthez appliqua à la thérapeutique les lois de l'algèbre ; il fit la thérapeutique analytique qui consiste, quand on ne peut diriger la maladie dans son ensemble, à se borner à guérir ses élements.

---

1. — Hippocrate, tome 1er, édition Littré, page 603.

4. — Pasteur. — L'atténuation des virus, les vaccinations préventives et curatives.

La découverte fondamentale de Pasteur, au point de vue qui nous occupe, est la découverte des ferments, qui sont des corps organisés, issus de parents semblables et transformant par leur nutrition et leur reproduction le milieu où ils se trouvent. C'en était fini des générations spontanées.

Pasteur, frappé de ce fait que l'invasion de certaines maladies crée l'immunité, chercha et trouva cette immunité dans l'inoculation du virus lui-même en l'atténuant.

Mais ce n'était encore que de la médecine préventive, une sorte de vaccination.

Il alla plus loin et créa le traitement de la rage après morsure.

Ainsi donc les matières vivantes inoculées à l'homme ont ces deux propriétés particulières : la petite dose de médicament et la durée de leur action. La guérison d'abord et ensuite l'immunité plus ou moins durable.

Ces deux qualités, elles les doivent à ce que, par cela même qu'elles sont vivantes, elles peuvent se reproduire et se multiplier et qu'elles le font avec une rapidité inouïe, si elles rencontrent un milieu favorable.

C'est là l'idée qui a guidé Brown-Séquard dans l'injection de la substance testiculaire.

L'idée de Brown-Séquard, venant après les découvertes de Pasteur, entraîna les médecins à généraliser la méthode.

Ce sont les résultats de cette nouvelle tentative : la médication par les extraits organiques tirés des animaux, que résume le livre présent.

Mais il n'est si petit être, serait-ce un microbe, qui n'ait ses parents.

On est, dit Brid'oison, toujours fils de quelqu'un.

En effet, l'idée de la restitution de sang par la transfusion remonte à le plus haute antiquité : les Égyptiens l'auraient pratiquée. Ovide en parle, etc.

Je ne veux pas refaire ici l'historique de la transfusion du sang que paraissent avoir oubliée les transfuseurs actuels.

Il ne faut pas croire que, dans la transfusion du sang, le liquide injecté vienne s'ajouter au sang du malade et prendre place à côté. Le sang transfusé doit subir une sorte de digestion pour être assimilé, car l'albumine, l'hémoglobine même se retrouvent dans l'urine pendant que le malade subit une véritable fièvre, mais le résultat est une stimulation énergique à refaire du sang. Il en est probablement de même dans l'administration des Extraits organiques empruntés aux animaux. L'on a dernièrement injecté à des phtisiques du sang de chèvre, puis simplement du sérum.

Donc, après la transfusion intra-veineuse et plus tard sous-cutanée du sang est venue la transfusion sous-cutanée du liquide testiculaire.

C'est au mois de juin 1889 que Brown-Séquard fit part à la Société de Biologie des résultats surprenants de son injection sous-cutanée du liquide testiculaire. Depuis, nombre de tentatives ont été faites avec les liquides organiques les plus variés.

Liquide testiculaire. — Brown-Séquard, juin 1889.
Liquide ovarique. — Régis, juin 1893.
Extrait de la substance grise du cerveau. — Babès, Constantin Paul, février 1892.
Suc thyroïdien. — Pisenti, Vassale, Gley *et* Murray.
Suc pancréatique. — Minkowski, etc...
Suc hépatique. — Massini, Rouquès, 1893.
Suc rénal. — Meyer, Dieulafoy, 1893.
Suc des capsules surrénales. — Chauffart, 1894.
Suc musculaire. — Roger, 1893.
Liquide pneumique. — Demons, 1894.
Suc de la rate. — Gustave Cousin, 1894.
Suc de la moelle des os. — Dixon Mann, Goldscheider, 1894.
Sérum diphtéritique du cheval. — Behring, Roux.

Toutes ces substances sont à l'étude et plusieurs d'entre elles ont donné des résultats thérapeutiques surprenants.

Beaucoup de points sont encore à établir :

1. — L'opportunité de la méthode ;
2. — Les meilleures voies d'introduction dans l'organisme ;
3. — La préparation la plus active et la plus stable ;
4. — Les doses.

On ne peut donc encore prévoir tout ce que pourra produire cette nouvelle forme de médication, sinon nouvelle, du moins renouvelée de la transfusion du sang.

Mais le livre du Dr Bra, très bien conçu, bien ordonné, très complet, permet déjà de se rendre compte des résultats acquis et fournit les moyens d'entreprendre en connaissance de cause des tentatives nouvelles.

Constantin Paul

Paris, le 1er Décembre 1894

Lettre de M. le Professeur Dr E. MENDEL

Très honoré Confrère,

Je vous demande pardon de ne répondre qu'aujourd'hui aux lignes que vous m'avez adressées.

J'espérais pouvoir vous envoyer le résultat de trois cas de myxœdème traités par la Médication thyroïdienne, mais je n'ai pas jusqu'ici trouvé le temps d'achever ce manuscrit.

Je vous remercie beaucoup de l'envoi de votre Traité de la Médication par les tissus que j'ai lu avec beaucoup d'intérêt et qui répond à un besoin très réel.

Quant à moi, je ne possède d'expériences satisfaisantes que sur la Médication thyroïdienne.

Je ne connais en Médecine aucune autre méthode de traitement qui produise des résultats aussi merveilleux, avec une précision qui ne permet pas de douter que c'est bien à la Médication et non au hasard qu'est due l'amélioration constatée dans les cas de myxœdème, qui paraissent désespérés.

Je pense que, d'ici quelques semaines, ma publication paraîtra dans la « Deutsche medicinische Wochenschrift ».

Avec l'expression de mon dévouement confraternel.

Mendel

Berlin, le 23 Novembre 1894.

PRÉFACE

DE M. LE PROFESSEUR Dr EWALD

Médecin en Chef de l'Hôpital Augusta, Berlin

Avant d'exprimer mon opinion sur l'ouvrage du Dr Bra et sur la valeur de la Méthode qui répond au nom d'Organothérapie, je tiens à faire observer tout d'abord, que, dans mes expériences personnelles, je me suis exclusivement occupé du myxœdème, du goître simple, de la maladie de Basedow au point de vue de leur traitement par les préparations d'extrait thyroïdien, et que j'ai tenté l'emploi de la spermine de Poehl.

En ce qui concerne la médication thyroïdienne, je suis entièrement de l'avis de Byrom Bramwell. Sans aucun doute, l'action extraordinaire exercée par les préparations à base de glande thyroïde dans les cas de myxœdème, de crétinisme sporadique, de goître et des affections analogues, est absolument certaine et la preuve n'en est plus à faire. C'est là une découverte de la plus haute valeur et c'est un des plus intéressants progrès que nous ayons eu à enregistrer dans ces derniers temps en thérapeutique.

Il faut espérer que l'on parviendra bientôt à isoler l'agent actif que produisent les glandes et à établir une posologie encore incertaine.

Beaucoup moins probants sont mes résultats en ce qui concerne les applications de la spermine de Poehl. Je m'en suis servi dans des cas de faiblesse générale basée sur un fond de nervosisme, dans la neurasthénie, dans des affections de l'estomac et dans des affections intestinales d'origine nerveuse, mais je ne suis pas convaincu que les améliorations quelquefois obtenues proviennent de l'emploi de la spermine à l'exclusion d'autres facteurs, de la suggestion surtout.

Quant aux essais tentés à l'aide de l'extrait testiculaire proprement dit, et à l'aide d'autres extraits, je me déclare incompétent, mais le jugement porté par les cliniciens allemands à ce sujet est, autant que je le sache, absolument défavorable. (Voir les rapports de la Société de Médecine interne de Berlin, Mars 1894.)

Il n'en est pas moins vrai que, de tous côtés, on est unanime sur ce point, c'est que la Thérapeutique des Tissus ouvre une voie nouvelle à l'activité médicale.

M. le Dr Bra a rendu un véritable service en groupant d'une manière aussi complète que possible toutes les expériences qui s'y rattachent, et en facilitant grandement, sur ce terrain spécial, toutes les recherches et tous les travaux ultérieurs.

Professeur Dr EWALD.

Berlin, le 29 Novembre 1894.

PRÉFACE

DE M. LE PROFESSEUR Dr BRUNS

M. le Professeur Bruns, de Tübingen, auquel, en raison de ses travaux sur la médication thyroïdienne dans le goître, nous avions demandé un court exposé de ses opinions sur la Méthode, a bien voulu nous adresser la lettre suivante :

Monsieur et cher Collègue

Permettez-moi de vous remercier de l'envoi de la première partie de votre intéressante Publication.

Il me serait naturellement très agréable que le traitement du goître, essayé en premier lieu par moi par la Médication thyroïdienne, fût mentionné dans votre ouvrage, et je me permets de vous adresser une brochure relatant les résultats de mes expériences.

Cette brochure venant seulement de paraître, vous voudrez bien excuser le retard de ma réponse.

Si, sur un point quelconque, il vous était agréable d'avoir des informations plus détaillées, je me tiens très volontiers à votre disposition.

Veuillez accepter, Monsieur et cher Collègue, l'expression de mes sentiments les plus dévoués,

Professeur Dr P. Bruns

Tübingen, le 15 Novembre 1894.

Nous regrettons infiniment de ne pouvoir donner qu'un résumé sommaire de cette si intéressante brochure, tirée à part des *Beiträge zur klinischen Chirurgie*, volume XII, fascicule 3.

M. le Professeur Dr Bruns a eu l'occasion de traiter par l'ingestion de corps thyroïde 12 malades atteints de goître, dont 9 ont été guéris ou améliorés et dont 3 seulement se sont montrés réfractaires au traitement.

Dans tous ces cas, on a fait usage de pulpe de corps thyroïde cru de mouton ou de veau qu'on administrait en cachets ou dans un sandwich, à la dose de 5 à 10 grammes répétée à des intervalles variant de deux à huit jours.

Par ce moyen, M. Bruns a obtenu la disparition complète du goître chez 4 enfants âgés de 4 à 12 ans. Au bout de huit à quinze jours de traitement, il avait déjà constaté chez ses petits malades une diminution considérable de la tumeur. En quatre semaines, le goître avait complètement disparu et la circonférence du cou se trouvait diminuée de 2 centim. 1/2 à 5 centimètres, suivant le volume plus ou moins considérable qu'avait présenté le goître.

Dans un cinquième cas, relatif à un goître avec kyste chez un garçon de 14 ans, l'ingestion du corps thyroïde fit disparaître complètement la partie parenchymateuse de la tumeur, tandis que le kyste résista au traitement. Chez ce malade, la circonférence du cou diminua de 7 centimètres.

Le sixième fait concernait un homme de 40 ans, atteint depuis six ans d'un goître gros comme le poing d'un enfant, situé dans la moitié droite du cou et ayant amené un déplacement de la trachée avec gêne de la respiration. Chez ce malade, après quatre semaines de traitement, les troubles respiratoires cessèrent, le lobe tuméfié du corps thyroïde reprit sa consistance et ses dimensions normales et la circonférence du cou diminua de 5 centimètres.

Enfin, chez trois autres malades, des goîtres gros comme une orange ont diminué de volume sous l'influence de l'ingestion de corps thyroïde, au point que la circonférence du cou s'est trouvée réduite de 3 centimètres. Il faut observer que dans ces cas le traitement n'a pu être continué que pendant trois semaines.

A ces 9 cas dans lesquels l'ingestion de corps thyroïde a donné un résultat positif, il faut en opposer 3 autres se rapportant à des individus âgés de 23 à 56 ans et qui ont résisté au traitement. Ainsi que l'a montré la strumectomie, il s'agissait, chez ces malades, de goîtres ayant subi la dégénérescence kystique ou colloïde.

Le traitement a toujours été bien supporté, sauf chez un malade, âgé de 40 ans, chez lequel, après l'ingestion de 46 grammes de corps thyroïde en l'espace d'une quinzaine de jours, on vit survenir de la céphalalgie, des nausées, de l'anorexie et de l'accélération du pouls, mais sans fièvre; le poids du malade diminua de 10 kilogrammes. Les symptômes morbides disparurent rapidement dès qu'on eut suspendu le traitement.

M. Bruns pense qu'on peut éviter les phénomènes d'intoxication en n'administrant le corps thyroïde que tous les huit ou dix jours et à une dose ne dépassant pas 10 grammes pour les adultes et 5 grammes chez l'enfant.

Les observations du chirurgien de Tübingen montrent que l'ingestion du corps thyroïde exerce, sur certains goîtres, une action spécifique se traduisant par la diminution rapide de leur volume et même par la disparition complète de la tumeur. Cet effet curatif s'obtient surtout chez les enfants et les sujets jeunes, lorsqu'il s'agit de goîtres simplement hyperplastiques. Il est moins prononcé et peut même manquer complètement dans les cas de goîtres invétérés ayant subi la dégénérescence kystique ou colloïde.

Tels sont les faits que M. le Professeur Bruns a constatés et qui, certes, ne peuvent qu'encourager les praticiens à avoir recours à l'extrait thyroïdien dans le traitement de certaines formes de goître. (Semaine médicale.)

Comme le fait remarquer avec juste raison le célèbre Professeur, le cercle d'action de la médication thyroïdienne, assez restreint lorsqu'elle s'applique au myxœdème, affection rare, en somme, s'élargit considérablement lorsqu'elle s'applique au goître.

C'est, en tous cas, un nouveau triomphe à l'actif de la thérapeutique par les extraits d'organes.

LE DIRECTEUR DE LA CLINIQUE PSYCHIATRIQUE

de l'Université Grand-Ducale de Fribourg en Brisgau

Monsieur et cher Collègue

Je vous exprime tous mes remerciements pour l'aimable envoi de votre Publication.

C'est avec un grand intérêt que j'ai pris connaissance des observations qu'elle renferme et j'applaudis à l'apparition d'un ouvrage qui, sans contredit, enrichira notre littérature médicale d'un appoint important, bien en harmonie avec les efforts thérapeutiques contemporains.

Avec toute ma considération,

Professeur Dr H. Emminghaus

Fribourg, le 13 Novembre 1894.

PRÉFACE

DE M. LE Dr BYROM BRAMWELL

Les effets produits dans les cas de myxœdème par l'introduction dans l'organisme d'une quantité d'extrait thyroïdien relativement minime, la rapidité avec laquelle tous les symptômes caractéristiques du myxœdème disparaissent sous l'influence de ce traitement, et l'amélioration extraordinaire qui se montre dans l'état physique et mental des crétins sporadiques à la suite de l'administration régulière prolongée du liquide thyroïdien, sont excessivement remarquables.

Il n'est pas exagéré de dire que la guérison du myxœdème par le traitement thyroïdien constitue une des plus grandes victoires thérapeutiques de ce siècle et qu'elle a ouvert un vaste champ d'expériences aux recherches du physiologiste, du pathologiste et du médecin.

Les résultats obtenus par le traitement thyroïdien dans le myxœdème et le crétinisme sporadique font naître l'espoir que des extraits de quelques autres organes ou tissus glandulaires pourront devenir d'utiles agents thérapeutiques et qu'une étude approfondie des effets que les divers liquides organiques produisent dans l'organisme à l'état de santé ou de maladie, jettera une vive lumière sur beaucoup de questions de nature physiologique et pathologique encore obscures.

La guérison du myxœdème par des injections sous-cutanées d'extrait liquide de glande thyroïde a été une découverte remarquable ; mais ce qui me semble encore plus extraordinaire c'est de voir qu'une très petite quantité de glande thyroïde, soit crue, soit légèrement cuite, sous forme d'extrait liquide ou de poudre sèche, fasse, *lorsqu'elle est administrée par voie stomacale*, rapidement disparaître tous les symptômes caractéristiques et guérisse tout aussi bien l'affection.

Dans la pratique, je me suis borné à l'emploi d'extrait thyroïdien ; dans le petit nombre de cas où j'ai prescrit quelques autres liquides organiques, les résultats obtenus jusqu'à présent sont presque entièrement négatifs.

Pendant les deux dernières années, j'ai eu l'occasion d'employer le traitement thyroïdien dans 18 cas de myxœdème et 5 cas de crétinisme sporadique. Les résultats, qui ne sont pas encore publiés, corroborent entièrement ceux qui ont été obtenus par le Dr Murray et par d'autres médecins.

L'amélioration remarquable qui se produit dans l'état de la peau dans les cas de myxœdème et de crétinisme sporadique sous l'influence du traitement thyroïdien suggère l'idée que cette médication pourrait se montrer efficace dans quelques maladies cutanées. Bien que mes résultats les plus récents soient un peu moins satisfaisants que mes premières observations ne me l'avaient fait espérer, je suis absolument convaincu que l'extrait thyroïdien exerce une profonde influence dans la nutrition de la peau et qu'il doit être employé dans quelques dermatoses.

En recueillant et en analysant les nombreuses observations relatives aux effets physiologiques et thérapeutiques des extraits organiques, le Dr Bra a entrepris une œuvre très importante. Son traité aura une grande valeur pour ceux d'entre nous qui s'occupent de cette question et constituera, je n'en ai nul doute, une importante addition à la littérature médicale.

BYROM BRAMWELL.

Édimbourg, le 30 Novembre 1894.

INTRODUCTION

Ce travail n'était pas destiné à paraître. Disciple de la Méthode Brown-Séquard, disciple de la première heure, nous avions recueilli tout ce qui se publiait en France et à l'Étranger sur les médications par les extraits d'organes, mais ces notes, prises au jour le jour, étaient uniquement destinées à la Revue que nous avons fondée. Dans notre pensée, il appartenait à Brown-Séquard seul de grouper, de coordonner les communications françaises et étrangères, les faits épars, dispersés dans d'innombrables publications, et d'en tirer des conclusions générales, si tant est qu'il soit possible de le faire dès à présent.

Certes, l'illustre physiologiste pensait beaucoup à ce travail ; il en collectionnait précieusement les matériaux, ces matériaux qui, nous écrivait-il, peu de temps avant le fatal dénouement, « devaient lui servir prochainement ».

On eût trouvé là ces renseignements précis, basés sur le nombre prodigieux d'expériences auxquelles il s'était livré dans sa longue carrière et qui lui servaient de fil conducteur à travers les dédales de l'édifice grandiose, légué par lui aux générations qui suivent.

On eût trouvé là les observations recueillies dans cette consultation médicale si libéralement favorisée de ses propres deniers, et la nouvelle méthode thérapeutique eût possédé un guide sûr et précis qui lui eût évité les difficultés de la route et l'eût empêché d'être ballottée au gré du flot montant des généralisations hâtives et prématurées.

La mort, en venant surprendre le grand physiologiste, ne l'a pas permis.

La physiologie et la clinique auront sans doute à regretter toujours ce travail. Il y a là une lacune irréparable, car nul autre que

Brown-Séquard n'est suffisamment apte à synthétiser les résultats acquis et à extraire la moelle de l'œuvre immense qu'il a conçue. Tout ce qu'il est possible de tenter, c'est de classer simplement les faits à la lumière de la théorie qui sert de base à la Méthode, la théorie féconde des *sécrétions internes*.

C'est ce que nous nous sommes efforcé de faire dans cet ouvrage. Mais avant d'en esquisser les lignes principales, nous devons dire un mot du titre même que nous avons choisi. La question ne laissait pas que d'être assez embarrassante. Nous aurions pu intituler ce travail : « Thérapeutique par les extraits d'organes. » Ce titre était suffisamment clair, mais il a le tort de ne pas embrasser toute la Méthode, puisque la greffe (quoique peu pratique) fait aussi bien partie de cette dernière que les injections d'extraits animaux. Or, on nous l'accordera, la greffe s'opère à l'aide d'un tissu organisé et non d'un extrait. D'un autre côté, tous les extraits employés dans la méthode sont des extraits de tissus puisque, suivant la définition de Littré, « les tissus sont des parties solides du corps, formées par la réunion d'éléments anatomiques enchevêtrés ou *simplement juxtaposés* ».

Le mot « Thérapeutique des tissus » nous semblait donc logique et nous l'avions adopté, lorsque quelques médecins, M. Constantin Paul, entre autres, nous firent observer, avec juste raison, que ce titre prêtait à certaine ambiguïté. On ne sait trop, en effet, s'il s'agit d'une thérapeutique qui se fait à l'aide de substances élaborées par les tissus ou s'il s'agit d'une thérapeutique dirigée contre les affections de ces tissus. « Thérapeutique *par* les tissus » est donc plus logique, mais, à vrai dire, cette appellation ne nous satisfaisait pas entièrement. Ce n'est pas un titre.

Nous en étions là de nos réflexions, lorsque, la mise en pages terminée, nous apprîmes par M. le professeur d'Arsonval que cette question avait été agitée entre Brown-Séquard et lui et que le mot d'HISTOTHÉRAPIE (ἱστὸς, tissu, et θεραπεια, thérapeutique) avait été en quelque sorte adopté. Ce terme, peut-être moins général encore que le mot CYTOTHÉRAPIE (Κυτος, cellule, et θεραπεια, thérapeutique) proposé par Gley, et peut-être aussi moins clair, à première vue, que l'expression d'ORGANOTHÉRAPIE relevée par nous dans quelques observations étrangères, ce terme tranche cependant la difficulté d'une très heureuse façon.

Aussi, M. d'Arsonval nous ayant autorisé à nous servir de ce titre, c'est lui que, pour notre Revue et pour des travaux à venir, nous adopterons probablement désormais, tant en raison de son origine que de son caractère rationnel.

Pour le moment, dans l'impossibilité où nous sommes de modifier cet ouvrage, nous devons nous borner aujourd'hui à placer en sous-titre ce titre qui sera sans doute définitif.

Après avoir exposé dans l'HISTORIQUE de cette étude les communications importantes qui ont marqué le début de la Méthode et qui font ressortir d'une manière éclatante l'extrême importance des sécrétions internes, nous consacrons immédiatement un chapitre spécial aux LIQUIDES ORGANIQUES, EN GÉNÉRAL. Nous les examinons au point de vue de la préparation, du mode d'administration, de la conservation, etc.

Nous abordons ensuite l'étude des LIQUIDES ORGANIQUES EN PARTICULIER et, en première ligne, du LIQUIDE TESTICULAIRE OU ORCHITIQUE, puisque Brown-Séquard accordait à ce dernier une importance considérable. La médication orchitique a, d'ailleurs, servi de préface à la Méthode. On trouvera dans ce chapitre, à la suite des paragraphes consacrés à la préparation, au mode d'administration, à la posologie du liquide orchitique, les principales applications de ce liquide organique à la thérapeutique, et les chiffres qui composent la STATISTIQUE BROWN-SÉQUARD-D'ARSONVAL.

La MÉDICATION OVARIQUE est ensuite analysée d'une façon sommaire que justifie, croyons-nous, son caractère d'ordre secondaire. Le quatrième chapitre relate les statistiques de MM. Constantin Paul, Babès, Cullere et Althaus relatives à la TRANSFUSION NERVEUSE, c'est-à-dire à la médication par le liquide de substance grise cérébrale. Ce chapitre est tout entier consacré à la clinique, les faits d'ordre physiologique précis faisant ici absolument défaut.

Le chapitre V est certainement le plus complet de tous. Il y est traité de la MÉDICATION THYROIDIENNE. Dans ce chapitre, la physiologie et la clinique occupent une place à peu près égale; les expériences physiologiques et les observations qui y sont exposées sont d'une extrême précision. Nul autre sujet n'est plus apte à faire ressortir l'enchaînement des faits qui, dans la nouvelle thérapeutique, relient l'expérimentation à la médication. C'est la démonstration complète, absolue de la Méthode.

Nous n'en dirons pas autant du chapitre suivant, où il est parlé de la MÉDICATION CARDITIQUE. La *Cardine* de Hammond est loin d'avoir fait ses preuves.

La MÉDICATION PANCRÉATIQUE, qui remplit le chapitre VII, repose sur des expériences physiologiques d'un puissant intérêt, mais insuffisamment précises encore. Certes, la sécrétion interne du pancréas est absolument démontrée, l'importance du rôle joué par elle dans le diabète hors de conteste, mais le mécanisme intime de cette action, le pouvoir exercé par cette sécrétion sur le foie dans la fonction glycémique demandent un complément de recherches. Comme on le verra, les observations cliniques contenues dans ce chapitre se ressentent de cette indécision. Nous ne trouvons pas encore là cette précision mathématique dans les résultats signalée dans la médication thyroïdienne. Il reste quelque chose à faire, mais la voie est toute tracée et les physiologistes s'y sont engagés résolûment.

La MÉDICATION HÉPATIQUE est ensuite analysée au seul point de vue physiologique. Le rôle primordial dévolu à la sécrétion interne du foie ressort surabondamment, mais la clinique n'a pas encore parlé.

La MÉDICATION CAPSULAIRE, c'est-à-dire la médication par le liquide de capsules surrénales, que nous passons en revue dans le chapitre IX, porte encore l'empreinte des incertitudes où l'on est sur la nature exacte de l'affection contre laquelle cette médication a été jusqu'alors dirigée, la maladie d'Addison. L'insuffisance de la sécrétion interne des capsules paraît, dès maintenant, tenir sous sa dépendance tout au moins un des symptômes de la maladie, l'asthénie propre aux Addisoniens; — elle ne réussit pas à créer la maladie de toutes pièces. La thérapeutique subit ici encore le contre-coup des contradictions de la physiologie pathologique.

La MÉDICATION MUSCULAIRE, qui forme le chapitre X, est considérée au point de vue physiologique, et sous le rapport des applications probables.

Dans le chapitre XI, des faits d'ordre physiologique et clinique motivent d'une manière éclatante l'emploi de la MÉDICATION RÉNALE, dont les applications thérapeutiques actuellement à l'essai font naître les plus grandes espérances.

La MÉDICATION PNEUMIQUE, tout récemment inaugurée, est appelée, selon toutes prévisions, à jouer un rôle important. Indépendamment de l'ostéo-arthropathie hypertrophiante pneumique, contre laquelle elle est dirigée dans l'observation de M. le professeur Demons, il est certaines névroses rangées actuellement dans la classe destinée à être déclassée des névroses et qui, manifestement provoquées par des lésions pleuro-pulmonaires, seraient peut-être justiciables de son action.

Le dernier chapitre traite de la MÉDICATION HÉMOPOIÉTIQUE, appellation générale sous laquelle nous rangeons la médication par l'extrait de rate et de moelle des os, proposée par Brown-Séquard dans le traitement de l'anémie, et la médication par l'extrait des glandes lymphatiques, de rate et de moelle des os, conseillée par l'illustre physiologiste dans la leucocythémie. La médication hémopoiétique a déjà quelques succès à son actif.

Dans un RÉSUMÉ GÉNÉRAL, qui termine cet ouvrage, nous hasardons une sorte de classification des sécrétions internes basée sur l'état actuel de nos connaissances. Cette classification n'a rien de définitif. Nous croyons, toutefois, qu'elle rend un compte suffisant des progrès accomplis dans ces dernières années sous l'impulsion de Brown-Séquard.

Nous avons enfin eu l'idée de provoquer une sorte de consultation médicale internationale et de demander une courte préface aux médecins qui, dans les pays placés à l'avant-garde du mouvement scientifique, se sont occupés de la Méthode à un titre quelconque. Ils ont bien voulu répondre à notre appel et nous les remercions ici. Chacun d'eux a exposé son opinion, ses espérances d'après ses expériences personnelles et au point de vue particulier où il s'est placé. On remarquera chez la plupart d'entre eux l'impression ineffaçable que laisse dans l'esprit de tous ceux qui l'ont employée la médication thyroïdienne.

Il ne s'agit plus, en effet, de croire ou de ne pas croire ; comme l'a dit sagement Huxley : « la science fait un suicide lorsqu'elle se jette aux bras de la croyance. » Il s'agit d'examiner simplement les faits.

Grâce à son caractère d'incurabilité universellement reconnu, le myxœdème, notamment, a été pour la Méthode une véritable pierre de touche. Dans cette affection sur la pathogénie de laquelle physiologistes et cliniciens étaient unanimes, la thérapeutique des tissus s'est montrée toute-puissante et a scellé cet accord. Il est à prévoir que, dans tous les cas où cet accord existera, les résultats seront aussi merveilleux. Il s'agit donc de s'atteler à la besogne. Un effort s'impose aussi bien aux physiologistes qu'aux cliniciens, — aux physiologistes surtout. Et les succès obtenus jusqu'à ce jour sont assez encourageants pour tenter les expérimentateurs.

La révolution thérapeutique dont Brown-Séquard a donné le signal est à ses débuts. Jusqu'où s'étendra-t-elle, où s'arrêtera-t-elle? Nul ne sait. Des germes que le semeur jette aux quatre coins de l'horizon, les uns produisent une moisson abondante, les autres avortent misérablement; mais l'enseignement de ces dernières années nous prouve, jusqu'à l'évidence, qu'il nous faudra sous peu faire table rase de l'ancienne pharmacopée et oublier la vieille chanson qui a bercé nos années d'école.

Deux courants se précipitent larges et rapides et emportent irrésistiblement vers l'avenir les destinées de la thérapeutique. Deux méthodes se partagent l'art de guérir. L'une emploie directement les substances fabriquées par la cellule vivante, normale, physiologique, l'autre les produits de cette cellule stimulée, actionnée par les produits de la cellule microbienne. L'une et l'autre méthodes reposent, en dernière analyse, sur les sécrétions cellulaires; ce sont elles qui forment la base de la Méthode Brown-Séquard; ce sont elles qui, dans la Méthode de Behring, entraînent l'immunisation, de même qu'elles suffisent, en temps normal, à assurer l'immunité. Chacune de ces méthodes a des triomphes à son actif; chacune d'elles possède un champ d'action qui suffit à son activité. A l'heure présente, l'une semble tenir de préférence sous sa dépendance les maladies de la nutrition, c'est-à-dire, les auto-intoxications, l'autre les maladies infectieuses, les intoxications d'origine extérieure.

Peut-être même dans ces dernières affections, si le rôle spécial, non univoque, dévolu aux différentes espèces de cellules et tissus dans la défense de l'organisme arrive à être suffisamment connu, si, après être parvenu à opérer ces dissociations, l'on arrive à agir avec une catégorie spéciale de produits de sécrétions internes sur un groupe donné de cellules, la Méthode de Brown-Séquard l'emportera-t-elle un jour? Elle l'emporterait alors doublement par sa simplicité grande et son incomparable sécurité, puisqu'au lieu d'employer des principes pathogènes elle puise ses agents dans l'organisme sain. Ce sont là choses qu'il n'est pas, sans doute, téméraire de penser, mais qu'il est prématuré de dire. Les aperçus philosophiques et les généralisations sortent, d'ailleurs, du programme que nous nous sommes tracé et qui se borne à consigner les faits acquis dès maintenant, — peut-être plus encore à montrer ce qui reste à faire.

Notre seul désir est qu'après avoir suivi, tant au laboratoire que sur le terrain de la clinique, l'HISTOTHÉRAPIE dans son évolution, nous nous soyons suffisamment assimilé les idées primordiales du Maître pour que ce travail puisse être considéré, non comme son testament scientifique sur cette question particulière, nous ne saurions avoir cette prétention, mais avec quelque raison comme un modeste hommage rendu à une illustre Mémoire et à la valeur d'une Méthode que nous avons l'ambition de servir.

Nous n'avons pas d'autre but.

BRA.

Paris, le 16 Décembre 1894.

THÉRAPEUTIQUE

DES TISSUS

HISTORIQUE

> La méthode thérapeutique nouvelle que nous proposons ne comprend pas seulement l'emploi de liquides retirés de diverses glandes, mais aussi de tous les tissus spéciaux non glandulaires.
>
> BROWN-SÉQUARD.
>
> (*Archiv. de Physiol. normale et path.* Juillet 1891.)

C'est à la Société de Biologie, le 1er juin 1889, que Brown-Séquard fit la communication suivante [1] et traça les grandes lignes de la méthode qui porte son nom :

« On sait que la castration faite dans l'enfance ou dans l'adolescence, chez l'homme, est suivie de modifications profondes de l'individu, au physique et au moral. On sait, en particulier à cet égard, que les eunuques vrais sont remarquables par leur faiblesse et leur défaut d'activité physique et intellectuelle. On sait aussi que des défectuosités analogues s'observent chez les hommes qui abusent du coït ou de la masturbation. Ces faits, avec nombre d'autres, montrent clairement que les testicules

1. — Compte rendu n° 69 des séances de la Société de Biologie, 21 juin 1889.

fournissent au sang, soit par résorption de certaines parties du sperme, soit autrement, des principes qui donnent de l'énergie au système nerveux et probablement aussi aux muscles. J'ai toujours cru que la faiblesse des vieillards est en partie due à l'amoindrissement des fonctions des testicules. En 1869, dans mon cours à la Faculté de médecine, m'occupant des influences que les glandes peuvent exercer sur les centres nerveux, j'ai émis l'idée que, s'il était possible d'injecter, sans danger, du sperme dans les veines des vieillards du sexe masculin, on pourrait obtenir chez eux des manifestations de rajeunissement, à l'égard à la fois du travail intellectuel et physique de l'organisme. Guidé par cette idée, j'ai fait, en 1875, à Nahant, près de Boston (États-Unis), un grand nombre d'expériences, notamment sur une douzaine de vieux chiens sur lesquels j'ai essayé vainement, excepté une fois, de greffer de jeunes cobayes entiers ou des parties de cobaye. Le succès que j'ai obtenu dans un seul cas avait donné tout ce que je pouvais espérer d'expériences de cette espèce, c'est-à-dire une confirmation des vues auxquelles j'avais été rationnellement conduit ; mais les procédés expérimentaux étaient tels que tout essai de ce genre sur l'homme était impossible.

« Depuis quelques années, j'ai conçu un autre mode de recherches; mais je n'ai pu commencer à en faire l'essai qu'il y a cinq ou six mois. Des expériences faites à cette époque sur de vieux lapins, ayant bien démontré, d'une part, l'innocuité du procédé, et, d'une autre, l'importance de son emploi, je me suis décidé à faire sur moi-même des recherches qui me paraissaient devoir être, à tous égards, bien plus décisives que celles faites sur des animaux.

« I. — **Exposé du Procédé expérimental employé.** — Ce procédé consiste en injections sous-cutanées d'un liquide obtenu par le broiement de testicules de chien ou de cobaye, avec l'addition d'un peu d'eau (de 2 à 3 centimètres cubes par testicule). Ce liquide provenait de trois sources : du sang, des veines testiculaires, liées avant l'extirpation de la glande, du tissu propre des testicules et du sperme contenu dans ces organes et dans leurs canaux excréteurs. Il est bon d'ajouter qu'une fois j'ai mêlé au testicule d'un cobaye une portion des substances semi-fluides contenues dans les vésicules séminales. Le liquide recueilli n'a été employé qu'après filtration, tantôt à travers un filtre en papier, tantôt à travers un filtre Pasteur.

« Les injections, au nombre de huit jusqu'aujourd'hui (1er juin), ont été faites les 15, 16, 17, 24, 29 et 30 mai dernier. La quantité moyenne de liquide par injection a été d'un centimètre cube environ, c'est-à-dire le cinquième ou le quart de ce qui était fourni par un testicule après addition d'eau. Les trois premières injections ont été faites avec du liquide obtenu d'un testicule de chien de deux à trois ans, extrêmement vigoureux ; les autres avec du liquide provenant de plusieurs cobayes très jeunes ou adultes. Il me semble certain que le liquide testiculaire du chien a été plus efficace que celui fourni par les cobayes, bien que le maximum des effets favorables ait été atteint le lendemain de l'emploi du liquide provenant des testicules d'un très jeune cobaye.

« Avant de faire ces essais sur moi-même, j'avais, — je n'ai guère besoin de le dire, — tout lieu de croire à l'innocuité du liquide que j'allais employer. En effet, en outre des expériences dont j'ai parlé, M. d'Arsonval avait fait, à ma prière, une vingtaine d'injections sous-cutanées de liquide testiculaire, chez un très vieux chien, qui n'a jamais paru souffrir d'une manière quelconque. Mais, quoi qu'il en soit à l'égard des expériences sur des animaux, j'ai reconnu, dès après le premier essai que j'ai fait sur ma personne, que, si l'injection du liquide dont je m'occupe est sans danger à beaucoup d'égards, elle peut, au moins, donner lieu à des troubles locaux et à des douleurs d'une extrême intensité. Au moment de l'injection, la douleur est légère et ne diffère guère de celle qu'occasionne, le plus souvent, l'emploi de l'atropine, de la strychnine ou de la morphine en injections sous-cutanées. Cette douleur cesse, en général, au bout de quelques minutes ou d'un quart d'heure au plus, mais elle revient bientôt et son intensité croît rapidement. Son degré maximum, acquis au bout d'une ou deux heures, persiste de cinq à douze heures ou même plus. C'est une sensation semblable à celle que donnerait une plaie assez étendue, avec un sentiment quelquefois très vif de cuisson. Dans une zone de peau qui est quadruple de celle qui recouvre le liquide injecté, on constate, avant l'absorption de celui-ci, un peu de gonflement, et une rougeur diffuse, érythémateuse, avec des stries d'angioleucite. Après une diminution très considérable, la douleur peut persister assez longtemps. Une des parties injectées est encore un peu douloureuse aujourd'hui (1er juin), sept jours après l'injection [1].

« Deux injections ont été faites au bras gauche; les autres aux membres inférieurs. La douleur a été bien moins vive au bras qu'aux jambes et à la cuisse.

§ II. — **Des Effets produits par les Injections sous-cutanées de liquide testiculaire.** — J'ai soixante-douze ans depuis le 8 avril dernier. Ma vigueur générale, qui a été considérable, a diminué notablement et graduellement durant les dix ou douze dernières années. Avant les expériences dont je m'occupe, il me fallait m'asseoir après une demi-heure de travail debout, au laboratoire. Après trois ou quatre heures, et même quelquefois après deux heures seulement de travail expérimental, au laboratoire, bien que je m'y tinsse assis, j'en sortais épuisé. En rentrant chez

1. — Le mardi, 4 juin, j'ai pu dire, dans un manuscrit remis à la *Gazette hebdomadaire de médecine* (numéro du 7 juin, p. 363), que deux parties, ayant reçu des injections, sont encore un peu douloureuses, dix jours pour l'une, cinq jours pour l'autre après l'injection.

moi, en voiture, vers six heures du soir, après quelques heures ainsi passées au laboratoire, j'étais, depuis nombre d'années, tellement fatigué qu'il me fallait me mettre au lit presque aussitôt après un repas pris hâtivement. Quelquefois, l'épuisement était tel que, malgré le besoin de sommeil et une somnolence qui m'empêchait même de lire des journaux, je ne pouvais m'endormir qu'après plusieurs heures.

« Aujourd'hui et depuis le second jour, et surtout le troisième après la première injection, tout cela a changé et j'ai regagné au moins toute la force que je possédais il y a nombre d'années. Le travail expérimental, au laboratoire, me fatigue fort peu maintenant. J'ai pu, au grand étonnement de mes assistants, y rester debout pendant des heures entières, sans ressentir le besoin de m'asseoir. Il y a quelques jours, après trois heures et un quart de travail expérimental debout, j'ai pu, contrairement à mes habitudes depuis plus de vingt ans, travailler à la rédaction d'un mémoire, pendant plus d'une heure et demie après le dîner. Tous mes amis savent quel changement immense cela implique chez moi[1].

« Je puis aussi maintenant sans difficulté, et même sans y penser, monter et descendre des escaliers presque en courant, ce que j'avais toujours fait jusqu'à l'âge de soixante ans. Au dynamomètre, je constate une augmentation incontestable de la force des membres. A l'avant-bras, en particulier, je trouve que la moyenne des essais postérieurs aux deux premières injections est supérieure de 6 à 7 kilogrammes à la moyenne antérieure aux injections.

« J'ai pris comparativement, avant et après la première injection, la mesure du jet de l'urine, quant à la longueur du chemin

1. — Mes amis savent que, depuis un très grand nombre d'années, le travail après le dîner m'était impossible et que j'avais l'habitude de me coucher vers sept heures et demie ou huit heures du soir, et de me mettre au travail le matin entre trois et quatre heures.

qu'il parcourait pour atteindre la cuvette d'un water-closet, et j'ai trouvé que la moyenne de cette longueur pendant les dix jours qui ont précédé l'injection était inférieure d'au moins un quart à ce qu'elle est devenue depuis les deux premières injections. Ces expériences comparatives ont été faites après un repas qui a toujours consisté en aliments et en boisson de même quantité et de même espèce.

« On sait combien les vieillards souffrent de la faiblesse des contractions du rectum. L'expulsion des matières fécales était devenue, chez moi, depuis une dizaine d'années, extrêmement laborieuse et elle était même presque impossible, sans l'emploi de purgatifs ou de moyens artificiels. Je faisais usage régulièrement de laxatifs, moins contre la constipation, qui n'était que rarement très considérable, que pour augmenter l'action motrice des parois intestinales. Dans les quinze jours qui ont suivi jusqu'ici la première injection, un changement radical est survenu dans l'axe réflexe de la défécation : d'une part, j'ai eu bien moins besoin de laxatifs et, d'une autre part, l'expulsion des matières fécales, même grosses et assez dures, a pu se faire sans assistance mécanique et sans lavement. Ce retour à l'état normal d'il y a nombre d'années est, avec le fait de la puissance de me tenir debout pendant plus de trois heures sans fatigue notable, et sans avoir le besoin de m'asseoir, ce qui prouve le mieux l'amélioration de l'état de ma moelle épinière.

« J'ajoute que le travail intellectuel m'est devenu plus facile qu'il n'a été depuis plusieurs années, et que j'ai regagné, à cet égard, tout ce que j'avais perdu. Je puis dire aussi que d'autres forces qui n'étaient pas perdues, mais qui étaient diminuées, se sont notablement améliorées.

« J'espère que d'autres physiologistes, d'un âge avancé, répéteront ces expériences et montreront si les effets que j'ai obtenus sur moi-même dépendent ou non de mon idiosyncrasie personnelle. Quant à la question de savoir si c'est à une sorte d'auto-suggestion, sans hypnotisation, qu'il faille attribuer entièrement les changements si considérables qui se sont produits dans mon organisme, je ne veux pas l'examiner aujourd'hui. L'ouvrage si intéressant du Dr Hack Tuke[1] est plein de faits montrant que la plupart des changements que j'ai observés chez moi, après les injections que je me suis faites, peuvent être opérés par la seule influence d'une idée sur l'organisme humain. Je ne veux pas nier qu'en partie, au moins, ce soit de cette manière que les changements ont eu lieu, mais comme ils sont survenus après l'introduction dans l'organisme de substances capables de les produire, il faut bien admettre que les injections ont tout au moins contribué à leur donner origine. »

On se souvient de l'émotion que souleva à la Société et dans le public cette première communication.

Quinze jours après, Brown-Séquard apportait à la Biologie cette seconde note[2] qui accentuait encore la première :

« 1. — Non seulement il n'y a pas à s'étonner que l'introduction dans le sang de principes provenant de testicules de jeunes animaux soit suivie d'une augmentation de vigueur, mais encore on devait s'attendre à obtenir ce résultat. En effet, tout montre que la puissance de la moelle épinière et aussi, mais à un moindre degré, celle du cerveau a, chez l'homme adulte ou vieux, des fluctuations liées à l'activité fonctionnelle des testicules. Aux faits que j'ai mentionnés, à cet égard, dans la séance du 1er juin, je crois devoir ajouter que les particularités suivantes ont été observées un très grand nombre de fois pendant plusieurs années, chez deux individus âgés de quarante-cinq à cinquante ans. Sur mon conseil, chaque fois qu'ils avaient à exécuter un grand travail physique ou intellectuel, ils se met-

1. — *Illustrations of the influence of the mind upon the body*. Seconde édition. London, 1884, 2 vol. Cet ouvrage, traduit en français, a été publié à Paris.
2. — Compte rendu hebdomadaire des séances de la Société de Biologie, 21 juin 1889.

taient dans un état de vive excitation sexuelle, en évitant cependant toute éjaculation spermatique. Les glandes testiculaires acquéraient alors temporairement une grande activité fonctionnelle qui était bientôt suivie de l'augmentation désirée de la puissance des centres nerveux.

« 2. — Depuis ma première communication, je ne me suis fait que deux injections de liquide testiculaire provenant d'un cobaye adulte très vigoureux. Les effets locaux ont été les mêmes que ceux que j'ai déjà signalés. C'est le mardi 4 juin qu'elles ont été faites. Aujourd'hui, onze jours après ces dernières injections, j'ai encore tous les bons effets obtenus depuis les premières. L'inflammation et les douleurs causées par toutes les injections ont disparu depuis près d'une semaine. Il faut donc admettre que l'augmentation de puissance des centres nerveux peut durer très longtemps après la cessation des irritations locales causées par les injections. Je ne puis pas croire que la dynamogénie produite ne disparaîtra pas dans un temps assez court. Je me propose d'attendre que cette disparition ait eu lieu pour faire de nouveaux essais.

« 3. — Il est évident que la douleur et l'inflammation locale, dont j'ai souffert après chaque injection, pourraient être diminuées d'une manière très notable par l'emploi d'un liquide plus étendu d'eau, et aussi par l'injection d'un demi-centimètre cube seulement au lieu du double. C'est ce que je me propose de faire lorsque je reviendrai à l'introduction sous la peau du liquide testiculaire. Mais avant de faire ces nouveaux essais, j'aurai à employer un autre procédé, bien qu'il me paraisse devoir être inefficace.

« Je veux parler de l'injection du liquide testiculaire dans l'intestin. Il est probable que je pourrai introduire dans la cavité rectale un liquide beaucoup moins irritant, à cause de la quantité d'eau que je pourrai lui adjoindre. Les effets irritatifs locaux seront ainsi très notablement diminués, sinon annulés. Mais j'ai tout lieu de craindre que les principes du liquide testiculaire, qui augmentent la puissance des centres nerveux, soient modifiés par les sucs intestinaux et que les choses se passent alors comme dans l'estomac, où le travail digestif change si complètement les substances organiques qui se trouvent dans nos aliments. Je crains bien que nous soyons forcés de laisser de côté tout espoir de faire entrer dans le sang les principes actifs du liquide testiculaire, si nous n'employons pas le procédé des injections sous-cutanées.

« 4. — Je n'ai pas besoin de dire que les effets produits chez moi par les injections de liquide testiculaire ne dépendent pas de changements organiques, mais de modifications nutritives ou d'effets purement dynamiques. C'est la moelle épinière surtout qui est influencée, dans toute sa longueur assurément, mais, d'après toutes les apparences, un peu plus là où se trouvent les origines des nerfs des organes génitaux, de la vessie et du rectum.

« 5. — En répétant fréquemment et avec persévérance pendant des mois entiers des injections de liquide testiculaire, arriverai-je à changer organiquement l'état des muscles, des nerfs et des centres nerveux ? Je ne possède pas de faits capables de conduire à une solution *a priori* de cette question. J'ai toujours craint et je crains encore que le travail nutritif qui produit les changements organiques, que l'on sait exister depuis l'état primitif embryonnaire jusqu'à la mort par vieillesse, ne soit absolument fatal et irréversible. Mais, de même que nous voyons des muscles ayant eu, par maladie, des altérations organiques considérables, regagner quelquefois leur état normal, de même les changements organiques plus ou moins profonds qui dépendent de la vieillesse pourraient aussi disparaître, permettant ainsi à ces tissus de revenir à un état organique semblable à celui de l'âge adulte. Cela est certainement possible, et il importe assurément, surtout en présence des résultats que mes expériences ont déjà donnés, de chercher à résoudre cette grande question. J'ajoute que, tout en craignant un échec, il y a lieu au moins d'espérer que les injections de liquide testiculaire arrêteraient ou diminueraient la vitesse des transformations dans la structure des tissus, liées au progrès de l'âge.

« 6. — J'ai toujours professé que les glandes à conduits excréteurs ont, comme les glandes sanguines, la fonction de modifier le sang par une sorte de travail sécrétoire intérieur. Pour le rein, par exemple, alors qu'une inflammation ou d'autres maladies organiques l'ont atteint, je crois, comme je le disais dans mon cours à l'École de médecine, en 1869, que les phénomènes urémiques, si variables, qui se produisent alors, peuvent dépendre, en outre de l'élimination en quantité insuffisante de certains principes qui doivent sortir du sang, de trois facteurs, qui sont : — *a*, l'absence ou l'insuffisance d'une modification chimique du sang, qui s'opère à l'état normal et qui est analogue à celle exercée sur le sang par la rate, la grande thyroïde, etc.[1] ; *b*, l'existence de modifications chimiques morbides du sang, donnant à ce liquide une puissance délétère; *c*, des influences morbides, exercées par les nerfs du rein irrités, sur les centres nerveux et sur nombre d'autres organes, par action réflexe. Les testicules malades, ainsi que je l'ai observé dans des cas d'orchite ou d'autres affections de ces organes, peuvent, comme les reins, donner lieu à des phénomènes morbides dépendant de causes analogues à celles de l'urémie. Pour aujourd'hui, je n'ai à m'occuper que d'un ou de deux de ces différents points. Quand j'emploie le liquide testiculaire dans mes injections souscutanées, le principe actif provient-il du sperme ou de principes chimiques dépendant de modifications exercées sur le sang par le tissu glandulaire, ou d'autres principes existant dans ce tissu lui-même? Je me propose d'étudier à part (et toujours

1. — J'ai trouvé, dans ces dernières années, que les capillaires de toutes les glandes sont des lieux de formation de globules sanguins.

sur moi-même) l'action du sperme employé seul, celle du sang des veinules testiculaires, et enfin celle du tissu du testicule après en avoir retiré autant que possible le sperme et le sang. Il y a non seulement à chercher ce qui produit les effets d'invigoration que j'ai signalés, mais aussi ce qui produit le travail inflammatoire si pénible que toute injection de liquide testiculaire a causé chez moi jusqu'à présent.

« 7. — Il est évident, *a priori*, que si les injections de liquide testiculaire réussissent, comme je l'ai constaté sur moi-même, à augmenter l'énergie des centres nerveux chez l'homme, un succès semblable serait obtenu chez la femme, affaiblie par la vieillesse, si on lui faisait des injections des substances retirées, par écrasement d'ovaires frais d'animaux jeunes, avec l'addition d'un peu d'eau. Je n'ai pas encore fait d'expériences sur les animaux à cet égard, et je n'engage aucune personne du sexe féminin à faire d'essais sur son propre corps avant de s'être assuré que le liquide retiré de l'ovaire peut être injecté impunément chez des femelles de chien, de lapin ou de cobaye. Je me propose de faire ces jours-ci des expériences de ce genre [1]. »

Telles sont les deux principales communications qui ont marqué le début de la méthode. Elles contenaient en germe tous les éléments qui, par la suite, devaient constituer le nouvel édifice thérapeutique. Mais, nulle part, l'idée primordiale du Maître n'apparaît plus clairement que dans les pages suivantes contenues dans le numéro de juillet 1891 des « Archives de physiologie normale et pathologique » (page 491, Masson, éditeur).

Chaque ligne ayant son importance, un résumé affaiblirait ce que cette note a de suggestif; aussi, croyons-nous nécessaire de la publier sans en changer un mot.

1. — Au moment où je corrige cette épreuve, je puis dire que j'ai fait cette expérience et qu'elle ne semble pas avoir produit un mauvais effet quelconque.

RECHERCHES

Sur les Extraits liquides retirés des Glandes

ET D'AUTRES PARTIES DE L'ORGANISME

Et sur leur emploi en Injections sous-cutanées comme Méthode thérapeutique

Par MM. BROWN-SÉQUARD et A. D'ARSONVAL

I. — INTRODUCTION

« L'un de nous a montré [1] que le testicule produit deux sécrétions qu'il importe de bien distinguer l'une de l'autre : l'une, externe, le sperme, qui, par les spermatozoïdes, possède une fonction bien connue [2]; l'autre, interne, pénétrant dans le sang avec les principes chimiques de désassimilation nutritive de la glande. Il a exposé dans son cours à l'École de médecine de Paris, en 1869, l'idée que toutes les glandes, qu'elles aient des conduits excréteurs ou non, donnent au sang des principes utiles dont l'absence se fait sentir quand elles sont extirpées ou détruites par une maladie. Dans ses premières publications sur les effets de l'absence d'action des testicules et sur l'emploi d'injections sous-cutanées de sucs dilués par de l'eau et retirés de ces organes, il a proposé d'employer le même procédé à l'égard des autres glandes. (Voyez spécialement *Comptes rendus de la*

1. — Voyez les *Comptes rendus de la Soc. de Biol.* 1889, pp. 415, 420, 430, 454, et les *Archives de physiol. norm. et pathol.* 1889, pp. 651 et 789, et 1890, pp. 201, 443, 556 et 641.

2. — « L'influence dynamogénique exercée par la sécrétion interne des testicules est tellement indépendante et distincte de la secrétion externe que, dans nombre de cas, on a constaté l'existence de cette influence, alors que la sécrétion spermatique était privée de spermatozoïdes. Dans son article SPERME, du *Diction. encycl. des Sciences médicales* (p. 153), Ch. Robin dit que, sur plusieurs milliers d'observations, il a noté cinq fois l'absence de spermatozoïdes chez des sujets vigoureusement constitués, n'ayant aucune maladie, *nés virils sous tous les rapports*, mais n'ayant jamais eu d'enfants. Dans son article : Sterility in the Male (HEATH'S *Dictionary of Surgery*), Mac Carthy rapporte un cas semblable. L'un de nous a été consulté par un officier de cavalerie, donnant bien la preuve que les diverses activités physiques, morales et intellectuelles qui font défaut chez les eunuques sont liées à une sécrétion interne et non au liquide excrété contenant des spermatozoïdes. En effet, ceux-ci font défaut dans le liquide éjaculé par cet officier, ainsi que l'ont constaté plusieurs personnes, entre autres M. Cornil, M. Hénocque et l'un de nous. Il n'en est pas moins très remarquable par sa force et ses autres qualités morales et physiques, ainsi que par sa puissance sexuelle et la quantité de liqueur spermatique qu'il éjacule dans le coït.

Soc. de Biol., 1889, pp. 421-22.) Depuis lors, nous avons pensé que tous les organes non glandulaires sont semblables aux glandes et que chaque partie élémentaire distincte dans l'organisme est un lieu de production de quelque chose d'utile à nombre d'autres parties, sinon à toutes. Nous avons de plus proposé d'employer chez l'homme, en injections sous-cutanées, dans le cas où manque l'action d'un organe, des liquides extraits de ce même organe, pris chez des animaux en bonne santé.

II. — SÉCRÉTIONS INTERNES DES GLANDES ET DES DIFFÉRENTS TISSUS DE L'ORGANISME

« Les arguments sont maintenant surabondants, qui établissent que les glandes produisent quelque chose d'utile à l'organisme, et que l'on peut, quand leur action fait défaut, la remplacer à l'aide d'injections de sucs dilués, retirés d'organes similaires pris chez des animaux sains. La démonstration est complète quant aux testicules et aux ovaires [1].

« Pour une autre glande, la thyroïde, la preuve est complète aussi grâce aux expériences de M. G. Vassale (*Rivista sperim. di frenatria et di medicina legale*, vol. XIV, fasc. IV, 1890, p. 439) et surtout de M. E. Gley (*Comptes rendus de la Soc. de Biol.*, 24 avril 1891, p. 250). Ce dernier, dont l'habileté et l'ingéniosité comme expérimentateur sont bien connues, a fait, sur des chiens ayant eu l'ablation de la thyroïde, des expériences

1. — « Il ne faudrait pas croire que les sécrétions portées à l'extérieur par les conduits excréteurs ne contiennent pas en partie au moins les principes spéciaux des sécrétions internes. Un fait extrêmement remarquable, que M. Gley a communiqué à l'un de nous, et qui a été publié dans les *Archives* (numéro de juillet 1890, p. 644), montre que le sperme humain éjaculé possède la puissance dynamogénique du liquide que nous préparons à l'aide de testicules d'animaux. Un jeune médecin de Paris a injecté, avec un succès très rapide et complet, de son propre sperme sous la peau de sa femme. Celle-ci était au lit, dans un état d'extrême faiblesse causée par une hémorrhagie. La vigueur lui est revenue très rapidement. A quatre reprises, à diverses époques, la même faiblesse, due à la même cause, a cédé à l'action dynamogénique du sperme injecté sous la peau. — Les glandes produisant des principes chimiques nouveaux peuvent très bien les laisser sortir par la voie des conduits excréteurs, en même temps qu'elles les versent dans la sérosité qui baigne leurs éléments sécréteurs : il est tout simple, conséquemment, que des actions semblables puissent être causées par les deux espèces de sécrétion.

dont voici les résultats : sur un chien présentant déjà, depuis vingt-quatre heures, par exemple, des accidents graves : marche titubante ou même impossibilité de se tenir debout, contractions violentes et incessantes de tous les muscles, polypnée, etc., on fait une injection intra-veineuse d'un liquide dilué, extrait du corps thyroïde (d'un chien ou d'un mouton), et l'on voit, *au bout de quelques minutes,* ces accidents disparaître. Peu à peu les accès convulsifs diminuent d'intensité et bientôt cessent complètement, la respiration reprend son rythme normal, la paralysie des extenseurs disparaît, l'animal se tient debout, marche bien, ou, en d'autres termes, recouvre l'état normal. Le plus souvent, cependant, les accidents reparaissent le lendemain, mais on peut alors encore les faire cesser par une nouvelle injection.

« Ainsi le suc thyroïdien peut, comme le suc testiculaire, produire, avec une promptitude vraiment extraordinaire, des effets considérables, en donnant au sang ce qui lui manquait.

« Nous savons que les fonctions des glandes peuvent persister, même lorsqu'il ne reste qu'une partie très minime de ces organes. C'est ce qui a été constaté pour la thyroïde, le pancréas et le rein. Le fait est accepté maintenant par tous les chirurgiens pour la thyroïde, et l'on essaye toujours, par suite de cette donnée, s'il y a une partie saine, de la laisser, quand on pratique la thyroïdectomie. A l'égard du pancréas, les expériences de von Mering et Minkowsky (*Corr. Blatt f. Schweizer Aertze,* 15 octobre 1889, n° 20, p. 611) ont bien démontré que l'ablation de cet organe, chez le chien, n'est pas suivie de diabète, lorsque même un seul petit morceau de la glande est laissé en place ayant encore ses connexions vasculaires. M. Hédon a confirmé ce fait dans un excellent mémoire des *Archives de médecine expérimentale* (janvier 1891, p. 60). La ligature du canal de Wirsung, l'injection de paraffine dans ce conduit excréteur ne causent pas de diabète, ce qui montre que, si la sécrétion externe est supprimée plus ou moins complètement, la sécrétion interne continue. Quant au rein, M. Tuffier a bien montré que des parties considérables de cet organe peuvent être enlevées, chez le chien, sans qu'il y ait le moindre changement dans l'équilibre physiologique général, les urines restant normales[1]. (*Bull. de la Soc. anat.*, 1890, p. 22.)

« On a réussi à empêcher ou à faire cesser la cachexie strumiprive en greffant des portions de glande thyroïde à la paroi interne de l'abdomen. On réussirait probablement à faire disparaître le diabète maigre, — qui, comme l'ont montré M. Lancereaux et d'autres médecins, est lié à une maladie ayant détruit le pancréas,— si l'on faisait avec des morceaux de cette glande, pris chez un chien, la même opération qui a eu du succès avec des parties de la thyroïde. Mais il serait bien mieux de faire des injections, sous la peau, ou dans la cavité péritonéale, du suc obtenu par la trituration du pancréas et dilué. Nous dirons tout à l'heure que ce suc, traité d'une certaine manière, n'est pas dangereux, injecté sous la peau.

« Parmi les autres glandes, il y en a une qui a été l'objet de très nombreuses recherches de la part de l'un de nous en 1856. (Voy. surtout *Archives gén. de médecine*, oct. 1856, vol. 8, pp. 385 et 572.) Il s'agit des capsules surrénales, qui, d'après ce qu'il a constaté tant de fois, ne peuvent être extirpées, l'une après l'autre immédiatement, sans que la mort arrive après une période de temps qui n'est que le cinquième ou le sixième de la longueur de survie après l'ablation des deux reins, d'où il paraissait résulter que ces organes sont au moins aussi essentiels à la vie que les glandes rénales. Il a été trouvé par d'autres observateurs que l'ablation d'une capsule, faite longtemps après l'extirpation de l'autre, n'est pas promptement fatale, et on a même cru que la vie pouvait durer indéfiniment sans trouble

1. — « On pourra s'étonner que nous considérions le rein comme ayant une sécrétion interne utile, sinon essentielle. Dans un autre travail, nous montrerons que les phénomènes urémiques, qui suivent l'ablation des deux reins, chez les animaux, sont en partie dus à l'absence de la sécrétion interne de ces organes. »

aucun dans ces circonstances. C'est là une très grande erreur, comme l'ont surtout montré les recherches si remarquables de Tizzoni (In *Ziegler's Beitræge zur pathol. Anatomie*, c., vol. VI, 1889) et de H. Stilling (*Revue de médecine*, vol. X, 1890). Des altérations organiques des centres nerveux, et surtout de la moelle épinière, surviennent très lentement et amènent la mort. Il est clair, conséquemment, qu'en l'absence des produits de sécrétion des capsules surrénales la nutrition des centres nerveux est profondément altérée, d'où suivent des états morbides organiques capables de causer la mort.

« Nous nous sommes toujours étonnés que les chimistes n'aient pas fait des analyses du sang sortant de toutes les glandes et des autres principaux organes. Ils se sont bornés à faire des analyses comparatives du sang arrivant au foie, au rein, aux poumons, à la rate et à un ou deux autres organes, et du sang qui revient de ces parties, négligeant le reste de l'économie (organes ou tissus). Il ressort clairement de ces analyses, quant à l'un au moins des viscères que nous avons nommés, — le foie, — qu'en outre de la sécrétion externe de cet organe il produit une sécrétion interne très importante et dont l'absence doit être une des sources des manifestations morbides coexistant avec la jaunisse, d'où il suit que, dans cette affection, il serait important d'injecter sous la peau du malade du liquide retiré du foie sain d'un animal, et préparé comme le liquide testiculaire.

« Legallois fils a essayé d'établir que le sang veineux varie dans les divers organes (*Œuvres de C. Legallois*, édition Pariset, 1824, vol. II, pp. 113-250). Sa démonstration est insuffisante; mais les faits qu'il a rapportés, et d'autres qu'il ne connaissait pas et que nous mentionnerons dans un autre travail, ne laissent aucun doute sur l'existence d'une sécrétion interne, spéciale à chacun des tissus de l'organisme.

« La méthode thérapeutique nouvelle que nous proposons ne

comprend pas seulement l'emploi de liquides retirés des diverses glandes, mais aussi de tous les tissus spéciaux non glandulaires. Nous savons aujourd'hui que les micro-organismes, qui ne sont au fond que des êtres monocellulaires très simples, agissent surtout par leurs produits solubles, et avec une activité prodigieuse. La cellule vivante, quel que soit le tissu auquel elle appartienne, doit certainement, elle aussi, sécréter des produits dont l'activité peut n'être pas moindre. Ces produits solubles spéciaux pénètrent dans le sang et viennent influencer, par l'intermédiaire de ce liquide, les autres cellules ou éléments anatomiques de l'organisme. Il en résulte que les diverses cellules de l'économie sont ainsi rendues solidaires les unes des autres et par un mécanisme autre que par des actions du système nerveux.

« Les sécrétions n'ont pas lieu seulement par les glandes. On sait parfaitement que le périoste sécrète les matériaux formateurs de l'os; que le bout central d'un nerf coupé sécrète des éléments formateurs d'un nerf; qu'un cristallin extirpé peut être remplacé par un nouveau cristallin sécrété par la membrane d'enveloppe de ce corps; que nombre d'autres tissus peuvent, après altération ou extirpation partielle, être régénérés par les parties normales qui restent; que l'ovule ou les parties de la muqueuse utérine où il s'implante sécrètent les matériaux qui vont former le placenta, etc. Il est donc évident que les tissus non glandulaires peuvent fournir des sécrétions comme les glandes.

« Une expérience ancienne de l'un de nous montre bien, dans un cas particulier (la reconstitution du sang après les hémorrhagies), le rôle sécréteur de certaines cellules [1]. Si on provoque chez le chien une hémorrhagie abondante, et qu'on reprenne peu de temps après du sang à l'animal, on constate

1. — A. d'Arsonval, Sur la reconstitution du sang après les hémorrhagies (*Comptes rendus de la Soc. de biologie*, 14 février 1880).

que ce sang reste fluide et donne à peine de la fibrine (pseudo-fibrine de Magendie); mais, en revanche, on y trouve beaucoup de peptones et une grande quantité de ferments divers, contrairement à ce qui a lieu dans le sang normal. Les cellules se sont hâtées de reconstituer la partie liquide du sang en produisant une sorte d'auto-digestion de tous les tissus, car le même phénomène a lieu si on ligature préalablement la veine-porte, de façon à empêcher la pénétration dans le sang des ferments venant des organes de la digestion.

« Il y a tout lieu de croire que les parois des capillaires sont, elles aussi, des glandes à sécrétion interne, car, ainsi que l'a montré l'un de nous, les globules de sang se forment dans ces conduits, dans nombre de parties (poumons, reins, foie, membres, etc.), lorsqu'ils ne contiennent plus trace de sang, après avoir été lavés complètement par une solution de sulfate de soude. (Voy. les Notes de Brown-Séquard dans les *Comptes rend. de la Soc. de biol.* 1885, pp. 285 et 307.)

« Les muscles, comme les autres organes, donnent par sécrétion interne des principes qui, certes, pourraient être utilisés. Les effets produits par le suc musculaire en injections sont radicalement différents, suivant que ce suc est employé à froid et aseptisé par l'acide carbonique, ou, au contraire, qu'il a été porté préalablement à l'ébullition. M. d'Arsonval a trouvé que, sous l'influence de l'extrait musculaire liquide de lapin, injecté après stérilisation à froid, chez des grenouilles, les muscles ont donné au myographe des contractions beaucoup plus fortes que celles obtenues après injection de ce même extrait bouilli, l'excitation électrique étant, bien entendu, de la même force dans les deux cas.

« Un champ immense s'ouvre aux praticiens qui voudront employer des liquides extraits des divers tissus et organes comme moyen thérapeutique. Il nous suffira de dire qu'en outre des cas si nombreux de débilité due à une cause quelconque, où le liquide testiculaire doit être employé, un très grand nombre d'autres liquides organiques devraient être essayés. Ainsi, par exemple, on pourrait se servir, dans les cas de myxœdème, de goître exophtalmique ou après la thyroïdectomie, du liquide thyroïdien; dans les cas de maladie d'Addison, du liquide des capsules surrénales; dans les cas de diabète maigre, du liquide du pancréas; dans les cas de leucocythémie, du liquide des glandes lymphatiques, de la rate et de la moelle des os; dans les cas d'anémie, du liquide de ces deux dernières parties; dans les cas où les muscles sont flasques, amincis et faibles sans qu'il y ait d'affection nerveuse, du liquide musculaire; dans les cas de faiblesse par anémie locale ou générale des centres nerveux, du liquide de ces centres en même temps que du liquide testiculaire ou ovarique, etc. »

MM. Brown-Séquard et d'Arsonval consacrent ensuite des paragraphes spéciaux à la stérilisation, à la conservation des liquides, ainsi qu'à la quantité de liquide à injecter et à la fréquence des injections. Nous n'en parlerons pas ici, notre intention étant de consacrer à ces différents sujets un chapitre spécial.

En somme, ce qui domine toute la méthode, c'est la théorie des sécrétions internes, et cette théorie se résume en ceci : *c'est que tous les tissus sont des modificateurs du sang par une sécrétion interne, qu'emporte le sang veineux*. Par leurs recherches sur la glande thyroïde, les capsules surrénales, le pancréas, le rein, le foie, etc., les physiologistes ont, comme nous le verrons par la suite, contribué pour une large part à asseoir cette théorie sur des bases scientifiques plus indiscutables encore, mais ce sera l'éternel honneur de Brown-Séquard d'avoir été le premier à concevoir et à généraliser cette notion qui est en train de révolutionner la physiologie et la thérapeutique.

CHAPITRE PREMIER

DES LIQUIDES ORGANIQUES

EN GÉNÉRAL

L'application des liquides organiques à la thérapeutique étant admise en principe, restait à déterminer quel était le meilleur moyen de les introduire dans l'organisme. Il n'y avait, en somme, que trois modes de pénétration : *la voie stomacale, la voie rectale et la voie hypodermique.*

Voie stomacale. — Il n'était guère possible d'y penser, car on devait prévoir que le suc gastrique digérerait les extraits des organes et leur ferait perdre de leur action. C'était, du moins, l'avis de Brown-Séquard. Cependant, il convient de se montrer, à l'heure actuelle, moins affirmatif sous ce rapport. L'expérience a montré, en effet, qu'un liquide, tout au moins, conserve, en traversant les voies digestives, son pouvoir thérapeutique, en partie ou en totalité. Nous voulons parler du liquide thyroïdien. Ce peut être une exception toutefois, et il faudrait se garder de généraliser.

Voie rectale. — Celle-ci semblait plus logique, et Brown-Séquard, dès le début, pressentait que ce mode d'absorption pouvait être adopté. Il s'injecta, en effet, chaque jour, le liquide de trituration de deux testicules de cobaye dilué dans 50 cent. cubes d'eau distillée, et les effets se montrèrent satisfaisants.

Voici quel était le mode de préparation de ces injections [1] :

« On écrase les deux testicules d'un cobaye jeune et vigou-

---

1. — Brown-Séquard et d'Arsonval, *Règles relatives à l'emploi du liquide testiculaire* (*Arch. de physiol.*, janvier 1893, p. 192).

reux, on exprime tout le liquide que ces glandes peuvent donner. Au suc obtenu par pression, on ajoute six fois d'eau en plus du poids de ces organes. Filtration au papier. Le lavement est administré après une irrigation préalable du rectum.

« L'absorption se produit dans l'espace d'un quart d'heure à une demi-heure. On répète ces injections tous les deux ou trois jours. »

Malheureusement, les doses employées étant plus considérables que celles dont on se sert dans la pratique hypodermique, ce procédé a l'inconvénient de causer une irritation et une inflammation du rectum qui s'oppose à la continuation du traitement.

A ce propos, nous devons signaler une découverte un peu paradoxale que vient de faire M. le Dr Condamin, professeur à la Faculté de médecine de Lyon. Il s'agit d'un nouveau mode d'injections rectales pratiquées à l'aide d'une seringue hypodermique, d'une contenance de quelques centimètres cubes seulement, et d'une canule appropriée, construite par Lafay-Souel. Comme la lumière de cette canule est presque filiforme, il n'y a pas de liquide perdu, et, comme la quantité injectée est fort petite, le rectum la tolère toujours. Le dosage du médicament, comme le fait remarquer le professeur Lépine, est donc rigoureux. Les divers médicaments employés, la morphine, l'atropine notamment, ont démontré, paraît-il, que l'absorption de ces injections rectales de quelques centimètres cubes est rapide, presque aussi rapide que dans le tissu cellulaire sous-cutané. Les effets seraient, de plus, d'une durée plus longue.

Pensant que l'on pourrait peut-être utiliser cette pratique dans l'administration des liquides organiques, nous avons demandé quelques renseignements à M. le professeur Condamin, qui a bien voulu nous informer que des essais en ce sens se font dans les hôpitaux de Lyon. Il est certain que si ces essais sont couronnés de succès, on aurait là une ressource précieuse dans les cas assez rares, en somme, où les malades se montrent rebelles à l'emploi des injections, ou sont incapables de supporter la douleur, si légère qu'elle soit. Mais nous doutons que ce procédé donne jamais la précision et la sûreté d'action que présentent les injections hypodermiques.

Voie hypodermique. — C'est elle qui a recueilli tous les suffrages et qui a été généralement adoptée.

Elle présentait cependant d'assez sérieuses difficultés.

Il fallait, en premier lieu, rendre les liquides absolument aseptiques, car la lymphangite, les abcès, la septicémie, etc. étaient à redouter.

Comment, sans nuire à leur action, rendre ces extraits aseptiques ? Brown-Séquard avait, en effet, reconnu qu'en additionnant le suc testiculaire de substances telles que le sublimé, le thymol, le naphtol, l'acide salicylique et même l'acide borique, on amoindrissait sa puissance. Il fallait donc renoncer aux antiseptiques.

La chaleur ? On ne pouvait y penser, les matières albuminoïdes ne supportant pas une température supérieure à 45°.

Il fallait cependant trouver quelque chose, car si les injections de liquide testiculaire, malgré une filtration insuffisante et l'absence d'antisepsie, n'ont produit aucun mauvais effet persistant sur toute une série de lapins, de cobayes ou de chiens [1], il n'en était pas de même des injections faites avec les autres liquides organiques.

TOXICITÉ PROPRE DES ORGANES

En effet, des faits rapportés dans un mémoire publié par MM. Brown-Séquard et d'Arsonval, dans le numéro des « Archives de physiologie » de janvier 1892, il résulte :

1.—Que les injections dans le sang des sucs extraits du pancréas, du rein, du cerveau, du foie, de la paroi stomacale, filtrés au papier, peuvent tuer, même lorsque la quantité employée est peu considérable : en effet, sept animaux sont morts dans l'espace de deux mois sur 17 opérés ;

2. — Que la mort n'est pas immédiate et n'est jamais due à la coagulation du sang ;

1. — Nous ne voudrions pas, fait remarquer Brown-Séquard, qu'on crût que le liquide testiculaire, ou le sperme non filtrés et non stérilisés sont absolument incapables de causer la mort ou de produire au moins des accidents locaux très sérieux, lorsqu'on en injecte sous la peau ou dans le rectum; mais il est très certain que de toutes les substances organiques dont nous avons fait l'essai, il n'en est pas qui soient moins capables de nuire. L'injection de sperme non filtré, faite à quatre reprises sous la peau d'un malade dont nous avons parlé, le fait d'une injection de liquide testiculaire de singe (mal filtré) sept heures après la mort de l'animal et, par un temps très chaud, sans qu'il y ait d'autre accident qu'un abcès promptement guéri — montrent bien que ces liquides diffèrent radicalement des autres liquides organiques.— (*Archives de physiologie norm. et pathologique*, juillet 1891, note, page 499).

3. — Que la fièvre n'est pas un des effets de ces diverses injections;

4. — Qu'à part les injections faites avec du suc retiré des poumons, l'extrait liquide du pancréas est celui qui paraît être le moins nuisible, l'extrait liquide du rein étant le plus dangereux [1].

Les expériences d'Ewald, Wooldrige, Fao, Langendorff, Pellocani, Bouchard ont démontré aussi cette toxicité des principaux organes et tissus. — A la suite de cette importante communication, M. Roger a publié, de son côté, les recherches

ORGANE INJECTÉ	POIDS des LAPINS	QUANTITÉ de LIQUIDE injecté par ANIMAL	QUANTITÉ d'extraits d'organes injectés par ANIMAL	QUANTITÉ d'extraits d'organes injectés par KILOG.	SURVIE des ANIMAUX	OBSERVATIONS
	grammes	cent. cubes	grammes	grammes	h. m.	
I Cerveau	1400	20	10	7.1	∞	Un peu de somnolence.
II —	1500	39	22	14.0	∞	—
III Rein	1770	12	11	6.2	∞	—
IV —	1900	46	19	10	∞	—
V —	1900	30	23	12.1	∞	—
VI Foie	1900	60	26.5	14	∞	Diarrhée passagère.
VII —	2070	50	29	14	45 »	Diarrhée; faiblesse progressive.
VIII —	2000	30	28	14	1.47	Paralysie progressive; mort après quelques convulsions légères.
IX —	1750	55	33	18.8	12 »	Diarrhée; anéantissement. Mort dans la nuit.
X —	2000	70	42	21	1 »	Anéantissement; myosis. Ralentissement de la respiration. Mort sans convulsions.
XI —	1550	58	34	22	12 »	Anéantissement; diarrhée. Mort dans la nuit.
XII Muscles	1650	70	102	61.8	∞	Diarrhée. Convulsions légères. Le lendemain, état normal.
XIII —	1570	85	127	81	∞	Diarrhée. Myosis.
XIV —	1500	105	135	90	» 48	Diarrhée. Myosis. Anéantissement. Mort sans convulsions.
XV —	2060	150	196	95	» 11	Myosis. Respiration rapide, superficielle. Mort après quelques convulsions très légères.

1. — La mort, ajoute l'éminent professeur, a eu lieu une fois au bout de vingt-deux heures (rein), deux fois dix-huit jours (rein, foie), une fois vingt-cinq jours (cerveau), une fois vingt-cinq jours (pancréas).

qu'il a entreprises dans le but de déterminer la toxicité des extraits des tissus normaux. Il résulte de ces expériences que ces tissus renferment des substances toxiques; que, parmi celles-ci, la plus active est coagulée par la chaleur, mais que son action ne se manifeste qu'en introduisant les extraits à doses élevées. Les recherches de M. Roger l'ont conduit à des résultats qui concordent parfaitement avec ceux de MM. Brown-Séquard et d'Arsonval. Afin qu'on puisse se rendre mieux compte des résultats obtenus, M. Roger les a résumés sous forme de tableau [1]. Il y a consigné le poids des animaux, les quantités de liquide et d'extrait qu'ils ont reçus, leur survie (le signe ∞ indique que les animaux n'ont pas succombé); enfin il a noté les principaux phénomènes de l'intoxication.

Ces chiffres doivent toujours être présents à l'esprit, et montrent quelle prudence et quel soin minutieux il importe d'apporter à la préparation des extraits.

— Cette toxicité spéciale aux différents organes, l'absence de certitude absolue où l'on est, malgré l'examen le plus sérieux du vétérinaire, de tomber sur des animaux sains, la possibilité d'introduire, dans le cours des manipulations, des germes morbides, tout cela rendait la mise en pratique de la méthode assez embarrassante.

Il fallait, sans avoir recours aux antiseptiques, et sans l'aide de la chaleur poussée à plus de 45°, assurer l'asepsie.

Il fallait pouvoir annihiler le pouvoir toxique de la plupart des tissus, et cela sans nuire à leur action thérapeutique.

Il fallait assurer aux liquides une certaine durée.

Il fallait, enfin, rendre les injections moins douloureuses que ne le sont les injections de liquides organiques à l'état pur.

Multiple et difficile problème qu'est cependant arrivé à résoudre M. d'Arsonval.

PRÉPARATION DES LIQUIDES

Nous ne nous attarderons pas à décrire les différentes phases par lesquelles a passé la préparation.

1. — *Bulletin de la Société de Biologie*, séance du 31 octobre 1891, page 729.

Disons, en deux mots, que, pour le moment, elle se résume dans les opérations suivantes :

1. — Division des organes [1] ;

2. — Macération dans la glycérine à 28 degrés ;

3. — Addition d'une certaine quantité d'eau salée ;

4. — Filtration à travers le papier Laurent ;

5. — Stérilisation par l'acide carbonique liquide, avec ou sans filtration à travers la bougie.

Nous allons examiner brièvement les raisons qui ont amené M. d'Arsonval à adopter ce mode de préparation.

— Pourquoi, d'abord, la glycérine ?

Parce que la glycérine dissout rapidement toutes les parties solubles contenues dans les tissus et, grâce à son affinité pour l'eau, en extrait toute la partie liquide. De plus, en durcissant les éléments non solubles, elle les empêche de venir obturer les pores du filtre et respecte parfaitement, et pour ainsi dire indéfiniment, toutes les propriétés des ferments solubles. C'est ainsi que M. d'Arsonval a pu obtenir des digestions artificielles complètes avec du pancréas qui était conservé depuis plus de dix ans dans la glycérine concentrée.

D'après les expériences de MM. Brown-Séquard et d'Arsonval, le liquide pancréatique, préparé d'après les règles de la méthode, saccharifie l'amidon, dissout l'albumine coagulée, et émulsionne l'huile, même après six semaines de préparation, et après avoir été étendu d'eau.

— Pourquoi l'addition d'une certaine quantité d'eau? Parce qu'avec la glycérine seule, les liquides, non seulement ne passeraient pas à travers le filtre, mais seraient excessivement douloureux.

— Pourquoi l'eau salée ? Voici : les liquides organiques, le

1. — Brown-Séquard s'est posé cette question : « Vaudrait-il mieux employer du sang veineux des parties diverses de l'organisme que du suc extrait de ces parties? Le sang veineux qui sort d'un organe contient, en effet, les principes de la sécrétion interne spéciale à cet organe. » L'illustre physiologiste répond ainsi à cette question (*Arch. de physiologie*, 1891, p. 498) : « Il est possible que, dans certains cas, le sang des veines d'un organe vaudrait mieux que le liquide qu'on en extrait par les procédés que nous avons indiqués. Mais, dans l'immense majorité des cas, c'est ce liquide qu'il faudra préférer. Celui qu'on retire de certains organes contient davantage des principes que l'on désire injecter qu'une quantité même assez considérable de sang veineux. C'est le cas pour le testicule et le canal déférent, où ces principes se trouvent soit dans la sérosité qui baigne les éléments de la glande, soit dans la liqueur spermatique. »

liquide testiculaire entre autres, un peu concentrés, déterminent des douleurs très vives, de la congestion, de la lymphangite. La glycérine, de son côté, produit aussi des douleurs *et des congestions*. Au début de la méthode, Brown-Séquard, pour éviter ces accidents, qu'il a éprouvés lui-même à maintes reprises, mais qui ne l'arrêtaient pas, encouragé qu'il était par les résultats qu'il obtenait des injections, Brown-Séquard ne pouvait que se borner à recommander l'addition d'une certaine quantité d'eau, variant suivant les susceptibilités individuelles. C'était un palliatif, sans doute, mais insuffisant. Il fallait trouver autre chose. Ce fut alors que M. d'Arsonval eut l'idée de préparer le liquide à l'eau salée. Comment agit le sel, on ne le sait pas. Toujours est-il que, par son action sur les terminaisons nerveuses, il supprime en grande partie la douleur, qu'il empêche les congestions et les lymphangites, et enlève aux liquides et à la glycérine leur action irritative.

Il permet, en outre, ce qui n'était pas possible auparavant, de préparer des solutions beaucoup plus concentrées et partant plus actives.

— Pourquoi, enfin, l'acide carbonique ?

Parce que M. d'Arsonval a montré que l'acide carbonique liquéfié est un antiseptique puissant, capable de stériliser *à froid* les liquides organiques, tout en respectant les ferments solubles et les albuminoïdes.

— Nous avons dit, enfin, que la stérilisation s'opérait au moyen de l'acide carbonique sous pression, *avec ou sans filtration à travers la bougie.*

De là, deux procédés différents auxquels correspondent des appareils spéciaux, le *stérilisateur-filtre* et l'*autoclave.*

Le stérilisateur-filtre consiste essentiellement en un tube, essayé à 200 atmosphères, communiquant à une extrémité avec une bouteille renfermant de l'acide carbonique liquéfié et muni à sa partie inférieure d'une bougie filtrante à travers laquelle passent les liquides, sous l'effort considérable de 50 à 60 atmosphères.

Le bouchon supérieur du tube stérilisateur, d'après la description même de M. d'Arsonval [1], porte un manomètre M don-

1. — *Arch. de physiologie*, avril 1892, page 373.

nant la pression en atmosphères et un robinet à pointe d'acier qui permet de laisser échapper le gaz dans l'atmosphère quand on veut cesser la pression. Le bouchon inférieur porte également un robinet V', à pointe d'acier, et un petit tube latéral *a*, qui permet de recueillir le liquide. La bougie *b* est fixée par un simple bout de tube en caoutchouc que la pression du gaz applique énergiquement contre elle. La double stérilisation se fait ainsi du même coup, de la façon suivante : après avoir versé le liquide à stériliser dans le tube FF, on bouche hermétiquement toutes les ouvertures et on ouvre le robinet R du réservoir à acide carbonique B. Le gaz se précipite au contact du liquide, et on en gradue la pression, à volonté, en surveillant la marche de l'aiguille du manomètre. On laisse le liquide sous pression le temps que l'on désire (une heure, 24 heures ou plusieurs jours suivant les besoins). On obtient ainsi la stérilisation par le contact de CO_2 ou *stérilisation chimique*. Quand on juge que cette première stérilisation est effectuée, on desserre la vis V, et après avoir mis un récipient stérilisé sous le tube *a*, on recueille le liquide, qui, pour sortir, est obligé de passer à travers la bougie en alumine *b*. On a ainsi une seconde stérilisation par filtration ou *stérilisation physique*. Si on ne

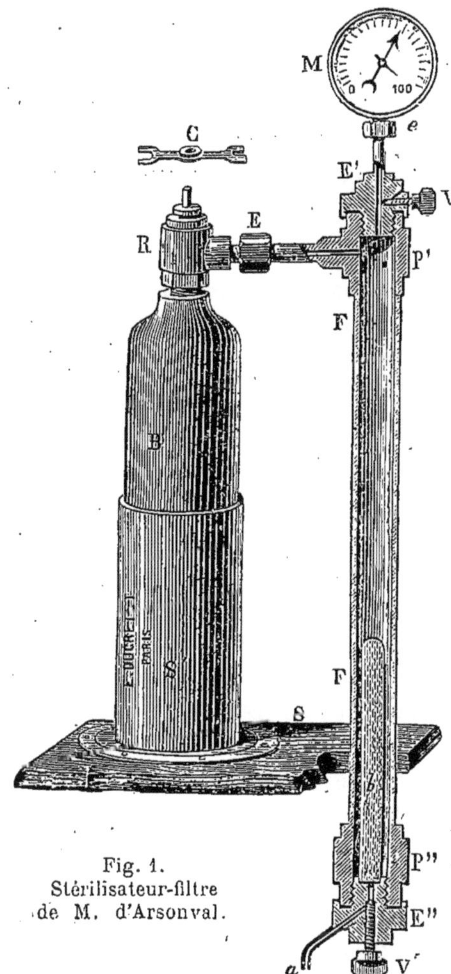

Fig. 1.
Stérilisateur-filtre de M. d'Arsonval.

désire que la stérilisation chimique, la bougie *b* n'est plus nécessaire et on peut l'enlever. L'appareil devient alors un petit autoclave à acide carbonique. Il faut avoir bien soin de ne pas ouvrir la vis d'échappement supérieure, placée sous le manomètre, quand on emploie la bougie, car, par suite de la détente du gaz à la partie supérieure du tube, l'excès de pression qui a lieu alors dans l'intérieur de la bougie la projette avec violence contre le haut du tube et la brise infailliblement. Dans ce cas, la bougie est perdue et on ne peut plus filtrer le liquide. Il suffit d'être prévenu pour éviter ce petit accident, dont la cause est facile à comprendre. »

Cette bougie filtrante, imaginée par M. d'Arsonval, est composée d'alumine gélatineuse chimiquement pure. De nombreux essais ont été faits sur les liquides filtrés à travers cette bougie, notamment par M. Strauss, à la Faculté de médecine, et par M. Gamaleïa. Il résulte de ces expériences que les liquides qui la traversent deviennent absolument aseptiques. Les microbes les plus ténus, comme celui de la septicémie de la souris, ne passent pas à travers elle. Le liquide recueilli et injecté à des souris ne leur a pas communiqué la maladie, bien que cela ait lieu, d'après Bouchard, quel que fût le filtre employé.

L'Autoclave, d'après la définition[1] qu'en donne M. d'Arsonval, se compose d'un récipient en cuivre rouge ou en acier R, d'un diamètre de 10 à 15 centimètres, fermé à sa partie supérieure par un épais couvercle en bronze CC, maintenu au moyen d'écrous *bb*. Une rondelle en cuir encastrée dans une rainure que porte le couvercle rend la fermeture absolument étanche, Ce couvercle porte un manomètre M. un robinet d'échappement à pointe d'acier V, et un tube souple en cuivre *t*, terminé par un raccord et qui permet de le relier à la bouteille d'acide carbonique. On voit à droite de la figure le détail du robinet d'échappement qui sert à cesser la pression quand on veut ouvrir l'appareil. Le maniement de cet appareil est des plus simples. Après avoir enlevé le couvercle, on place dans l'intérieur les tubes ou flacons contenant les liquides qu'on veut stériliser, après en avoir muni le goulot d'un tampon de ouate s'ils doivent être ensuite transportés hors de l'appareil. Cela fait, on

1. — *Arch. de physiologie,* avril 1892, pp. 373-378.

revisse le couvercle et on donne la pression de CO^2 qu'on peut maintenir à tel degré qu'on veut et pendant un temps quelconque, car l'appareil ne fuit pas. — On peut garder ainsi les liquides les plus altérables pendant un temps indéfini, ce qui est très précieux pour les liquides destinés aux injections thérapeutiques, car on peut en préparer ainsi une grande quantité à la fois. Si les récipients contenus dans l'autoclave sont munis de tampons de ouate, il faut avoir la précaution de donner et de retirer lentement la pression. Si on le faisait trop brusquement, on risquerait ou de faire tomber les tampons dans le liquide (au moment de la compression), ou de les faire sauter hors du goulot (au moment de la décompression). Il suffit, pour éviter ce petit accident, d'aller lentement et de surveiller le manomètre.

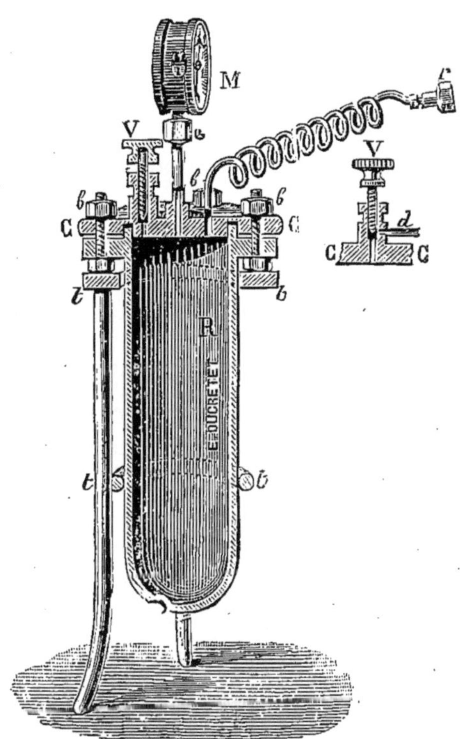

Fig. 2. — Autoclave de M. d'Arsonval.

— En résumé, deux procédés de stérilisation :

1.— Pression d'acide carbonique à 50 ou 60 atmosphères, et filtration à travers la bougie ;

2.— Pas de filtration à travers la bougie, mais élévation de la température, augmentant la pression de 50 à 95 atmosphères.

L'autoclave, en somme, est un stérilisateur dans lequel la bougie est remplacée par une pression d'acide carbonique plus considérable et une élévation de la température ne dépassant pas 45 degrés.

Quel mode de préparation doit-on choisir ?

Bien que M. d'Arsonval ait assez tardé à se prononcer, nous savions cependant qu'il avait reconnu des inconvénients à la bougie. Nous en avions pour preuve les paroles suivantes prononcées par lui à la séance de l'Académie de médecine, du 23 février 1892.

«... J'ai cherché, ces derniers temps, à simplifier le maniement des stérilisateurs à acide carbonique en évitant l'emploi de la bougie, *qui retient toujours certains principes du liquide filtré* en raison de la force que Chevreuil appelait affinité capillaire. »

Que sont ces principes retenus dans la bougie ? Il est certain que ce sont des substances actives, car les résultats obtenus avec les liquides à l'autoclave sont tout autres que ceux que donnent les sucs passés à travers l'alumine.

Puisque, de l'avis même de M. d'Arsonval, l'autoclave dans lequel on élève la pression à 95 atmosphères donne, comme le filtre, une sécurité absolue, pourquoi ne pas préférer les liquides obtenus à l'aide de cet appareil, s'ils sont plus actifs ?

Ce que nous pouvons affirmer, c'est que, de l'avis général, les liquides préparés à l'autoclave possèdent une plus grande puissance d'action que ceux qui ont passé à travers la bougie. L'acide carbonique, à des pressions élevées, offre d'ailleurs la même sécurité et jouit de propriétés antiseptiques puissantes.

Pour s'en assurer, M. d'Arsonval avait d'abord porté ses expériences sur la conservation de certains liquides organiques (sang, lait, urine). Ces liquides se conservent très bien, sans la moindre trace de putréfaction, dans une atmosphère d'acide carbonique à 40 kilog. par centimètre carré. Du bouillon et de l'urine contenus dans des tubes en verre et maintenus pendant cinq heures seulement dans l'appareil n'étaient pas encore altérés, lorsque M. d'Arsonval faisait paraître ce travail, bien qu'ils aient été exposés depuis quatorze jours à une température de 40 degrés, après être sortis de l'appareil et ramenés à la pression ambiante dans l'air atmosphérique. La stérilisation a donc été aussi efficace dans l'acide carbonique à 40 atmosphères et à *froid* que par un séjour de plusieurs heures dans l'autoclave chauffé à 120 degrés.

M. d'Arsonval a essayé ensuite de détruire par la pression de CO^2 à 50 atmosphères des micro-organismes bien déterminés tels que la levure de bière et des bacilles pyocyaniques qu'il devait à l'obligeance de M. Charrin. Ces micro-organismes ont été tués définitivement. A des pressions inférieures, on les rend malades et on obtient dans leur développement un retard d'autant plus grand que la pression et la durée de son action sont elles-mêmes plus considérables[1].

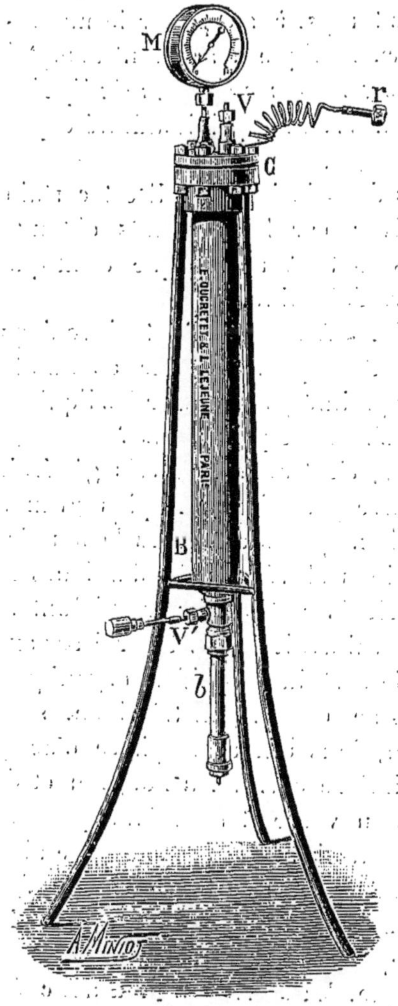

Comme le fait remarquer le savant physiologiste, on comprend l'importance de ce résultat dans le cas où il s'agit de stériliser des liquides organiques altérables par la chaleur (liquide testiculaire, albumine, etc.).

Au moment où M. d'Arsonval a publié ses premières recherches, il n'avait pas d'expériences suffisamment probantes pour décider si les spores sont capables de résister à l'action de CO^2 liquéfié.

On se souvient que de nouvelles recherches lui permirent d'affirmer la destruction des micro-organismes expérimentés, à la condition de faire intervenir à la fois la chaleur à 40 ou 45° et l'acide carbonique à 90 atmosphères.

Il résulte de recherches plus récentes encore qu'une pression de 50 atmosphères seulement, exercée pendant trois ou quatre heures, suffit à assurer l'asepsie des liquides fortement glycérinés.

Fig. 3. — Grand Autoclave-filtre de M. d'Arsonval.

M. Laveran [2] s'est d'ailleurs assuré à différentes reprises que

1. — *Arch. de phys.*, avril 1891, pp. 388-389.
2. — *Comptes rendus de la Soc. de Biologie*, 1893, p. 273.

les liquides préparés par pression d'acide carbonique, sans filtration sur porcelaine, ne contiennent pas de micro-organis-

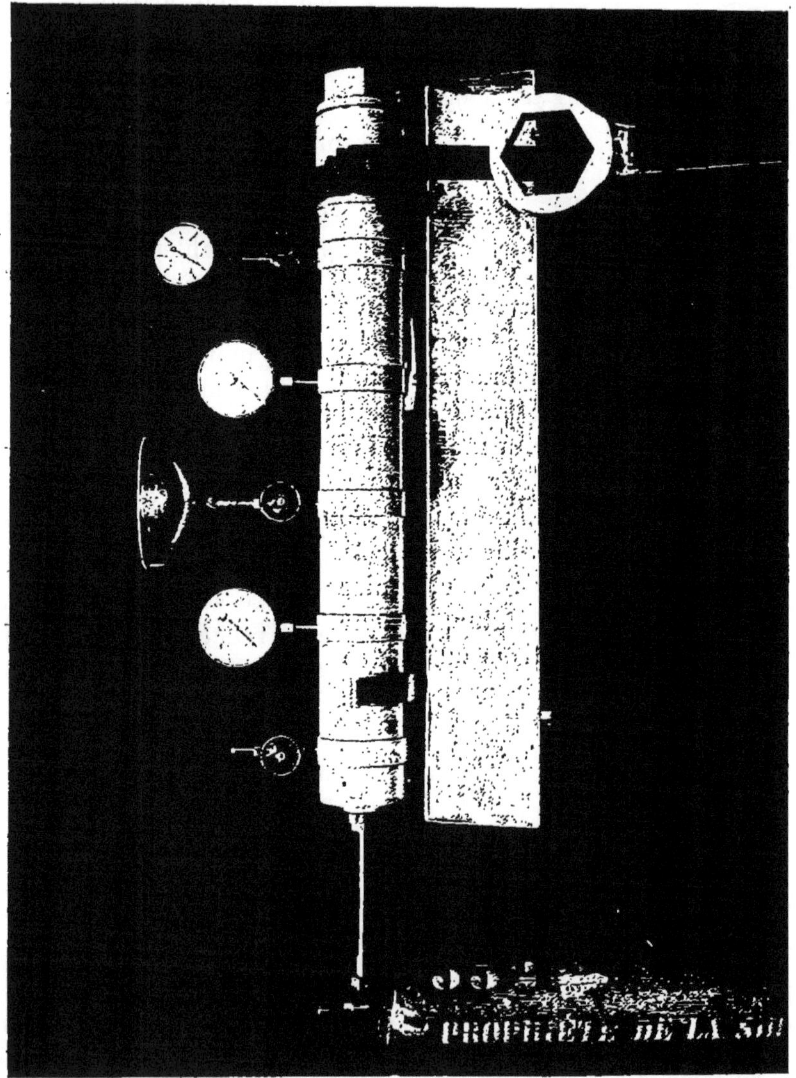

Fig. 4. — Autoclave du Dr Bra. — Appareil à pression d'acide carbonique et à vide alternatifs, employé par la maison Chaix et Rémy pour la stérilisation et le remplissage des ampoules de liquides organiques.

mes. Deux mois après la préparation, les cultures dans le bouillon ou sur gélose sont stériles. Ce qui est tout à fait particulier, c'est que les microbes de la suppuration ensemencés dans ce liquide disparaissent peu à peu. C'est ainsi que M. Laveran, après avoir ajouté à ces liquides aussi stérilisés des cultures de microbes ordinaires de la suppuration (*streptococcus pyogenes*, *staphylococcus aureus*, *B. pyocianeus*) a pu constater qu'au bout de vingt-quatre heures les ensemencements faits avec ce liquide ainsi souillé étaient absolument stériles. Les injections pratiquées sur des animaux n'ont amené aucun accident.

Seule la bactéridie charbonneuse n'avait pas perdu entièrement ses propriétés.

Les liquides glycérinés et soumis à une pression suffisante posséderaient donc un certain pouvoir microbicide. Ce procédé de l'autoclave donne donc une sécurité grande, ainsi qu'a pu s'en convaincre d'ailleurs la maison Chaix et Remy, qui s'est fait une spécialité des liquides organiques de la méthode et, qui, depuis quelque temps, à moins d'indications spéciales, a abandonné la stérilisation sur porcelaine et obtient ainsi des solutions douées d'une puissance d'action incomparablement supérieure. Or, sur des milliers d'injections, aucun accident n'a été signalé depuis l'emploi de ce dernier procédé.

Dans la certitude absolue, à laquelle est arrivé M. d'Arsonval, qu'un séjour de trois ou quatre heures dans l'autoclave à acide carbonique, sous pression de 50 atmosphères, suffit à assurer l'asepsie des liquides fortement glycérinés, le chef de laboratoire du Laboratoire de médecine au Collège de France a fait construire un autoclave[1] qui peut stériliser deux litres de liquide à chaque opération. La bougie filtrante, avec les préparations très chargées de glycérine, devient inutile. Le grand autoclave est néanmoins muni à volonté d'un tube filtrant, ainsi que le montre le dessin ci-joint (fig. 3), dont on s'explique clairement le fonctionnement.

On peut éviter la filtration au papier en bourrant le tube *b* du stérilisateur d'ouate hydrophile (après en avoir retiré la bougie).

Le liquide obtenu est un peu moins limpide que lorsqu'il a filtré lentement à travers le papier, mais il est tout aussi aseptique.

1. — *Arch. de physiologie*, janvier 1894, page 174.

J'ai imaginé, pour la stérilisation en grand des extraits organiques, un nouvel autoclave à acide carbonique (fig. 4). Il consiste essentiellement en un canon d'acier essayé à 200 atmosphères, et dans lequel on fait alternativement le vide et la pression. Lorsque les ampoules sortent de cet appareil, contenu et contenant, tout est stérilisé. Toute manipulation consécutive à la stérilisation est, par le fait, supprimée et toute chance d'infection écartée.

CONSERVATION DES LIQUIDES

Les liquides délivrés gracieusement par le laboratoire de physiologie du Collège de France étaient renfermés dans des flacons de 30 grammes, bouchés au liège et recouverts d'ouate.

Ce procédé présentait certains inconvénients. Étant obligé de déboucher le flacon à chaque injection, l'on s'exposait à en altérer le contenu et à y faire entrer des germes extérieurs. De plus, le liquide, subissant le contact de l'air à chaque opération, exigeait pour sa conservation une quantité de glycérine et une concentration qui ne permettaient pas de l'introduire sous la peau sans l'avoir préalablement étendu, par moitié, d'eau distillée bouillie et refroidie. Ce procédé, exigeait, en définitive, une manipulation peu commode, car, pour avoir quelque sécurité, il fallait attendre que l'eau bouillît et refroidît sous ses yeux, ce qui exigeait un temps relativement considérable.

On a abandonné avec raison ce système et renoncé aux flacons plus ou moins hermétiquement fermés. Il est certain que la mise en ampoules est supérieure au premier mode de conservation. Cela ne supporte pas la discussion. Comme le fait remarquer M. Dujardin-Beaumetz, dans son Annuaire de thérapeutique, les ampoules fermées à la lampe présentent ce grand avantage que, « suffisant pour une injection, elles évitent l'altération du liquide ». Elles lui assurent, par la même raison, une durée presque indéfinie et permettent de l'expédier dans tous les pays du monde.

Depuis l'addition aux liquides organiques d'une proportion de sel marin, il est bien rare que l'on soit obligé d'ajouter au contenu de l'ampoule une certaine quantité d'eau, comme le conseillait Brown-Séquard, dans le but d'éviter la douleur.

Nous avons essayé maintes fois sur nous-même des solutions

au 5e, et même à 2 1/2, sans éprouver autre chose qu'une sensation de cuisson très supportable, égale, peut-être, à celle que produit une injection de morphine, mais, en tous cas, infiniment plus tolérable que celle que détermine une injection d'eau distillée pure.

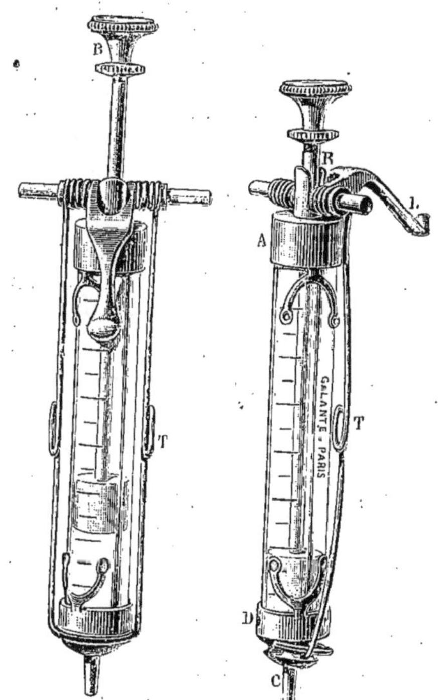

Fig. 5 et 6. — Seringue du Prof. Debove.

L'addition de sel marin aux liquides organiques a rendu à la méthode un service incalculable.

CHOIX DE LA SERINGUE

En principe, toutes les seringues hypodermiques peuvent servir, pourvu qu'elles soient stérilisées. Lorsque, comme la seringue de Pravaz, elles ne sont pas stérilisables par la chaleur, on se contente de les laver avec une solution phéniquée à 2 ou 3 pour 100, avant et après l'injection; c'est un pis-aller.

Lorsque, toujours comme la seringue de Pravaz, elles ne possèdent pas une contenance suffisante, l'on fait plusieurs piqûres.

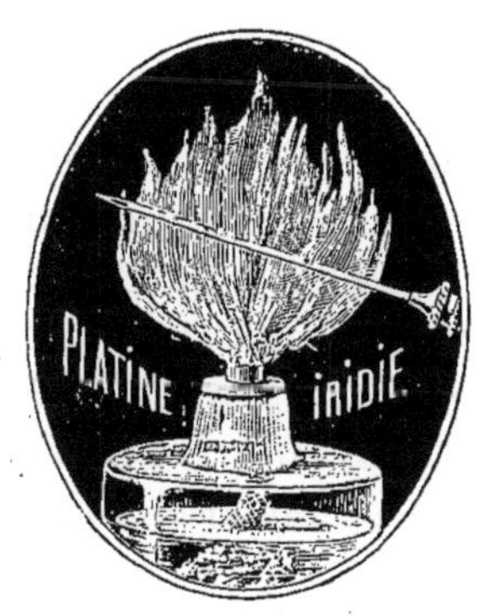

Fig. 7.— Flambage des Aiguilles en Platine.

Nous n'avons pas l'intention de passer en revue les innombrables seringues, et nous nous contentons de signaler la seringue de M. le professeur Debove qui, entièrement et facilement démontable, munie d'un piston en amiante et d'aiguilles en platine iridié, supporte admirablement et sans se détériorer la stérilisation absolue par la chaleur.

Cet instrument, qui a été présenté par M. d'Arsonval à la Société de Biologie, a atteint, croyons-nous, le summum de perfection.

Il existe de cette seringue des modèles différents correspondant à un, deux, trois, quatre, cinq, six, sept, huit, neuf, dix, quinze, vingt centimètres cubes.

Le type à choisir, de préférence, est celui de six centimètres cubes, puisqu'il permet d'injecter le contenu d'une ou deux ampoules; dose que l'on atteint souvent, mais qui est rarement dépassée.

LIEUX D'ÉLECTION DES PIQURES

MM. Brown-Séquard et d'Arsonval conseillent de faire les piqûres sur les côtés de l'abdomen, entre les épaules et à la fesse. Après avoir fait un pli à la peau, on introduit la canule dans toute la longueur sous la peau et parallèlement à sa surface.

Faisons remarquer que les injections intra-musculaires faites à la fesse, en enfonçant l'aiguille tout entière, et perpendiculairement à la peau, sont incomparablement moins douloureuses.

DOSES

Nous n'en parlerons pas ici, nous réservant de traiter cette question dans l'étude de chaque liquide organique en particulier.

CONCLUSIONS

Préparation, asepsie, conservation, mode d'emploi, tout, à l'exception de la posologie, encore indécise pour tout autre liquide que les liquides orchitique et thyroïdien, tout est réalisé, tout obéit à des règles fixes, magistralement exposées, et M. d'Arsonval qui, grâce à son talent et à son ingéniosité, est venu à bout de toutes les difficultés, est autorisé à affirmer et à accentuer ce qu'il vint, en ces termes, déclarer à l'Académie de médecine [1].

« Nous avons constaté une différence radicale entre les effets des injections de liquides non aseptisés et ceux des injections

1. — Bulletin de l'Académie de médecine, séance du 22 février 1892.

de liquides préparés par l'acide carbonique; ces derniers, même à doses considérables, manifestent des effets physiologiques très accentués, et variables suivant leur provenance, mais n'entraînent pas la mort de l'animal en expérience.

« Cette constatation, faite à différentes reprises sur un grand nombre d'animaux, et pour la plupart des tissus ou organes (foie, reins, cerveau, moelle, glande thyroïde, capsules surrénales, pancréas, muscles, etc.), nous a permis de reprendre ces recherches d'un intérêt capital.

« La question s'est donc élargie, et maintenant nous croyons que *tous les tissus*, glandulaires ou non, donnent quelque chose de spécial au sang, que tout acte de nutrition s'accompagne d'une *sécrétion interne,* nous croyons, en conséquence, que tous les tissus pourront et devront être employés dans des cas spéciaux comme mode de traitement, qu'il y a, en un mot, à créer une nouvelle thérapeutique dont les médicaments seront des produits fabriqués par les différents tissus de l'organisme. Les produits bactériens nous ont appris combien étaient actifs les composés chimiques élaborés par les infiniment petits; la cellule vivante, à quelque tissu de l'organisme qu'elle appartienne, doit, par analogie, sécréter des produits dont l'efficacité n'est pas moindre. C'est l'étude de cette action physiologique que nous poursuivons depuis qu'il nous a été prouvé que l'action de l'acide carbonique à haute pression permettait : 1° de rendre aseptiques les extraits de tous les tissus, et 2° conservait aux ferments qu'ils sécrètent toutes leurs propriétés. Dès à présent, ces liquides peuvent être injectés à l'homme sans danger, dans un but thérapeutique. Le champ ouvert aux recherches dans cette voie est immense. »

Le champ est immense, en effet, et demandera, pour être entièrement exploré, l'effort de nombreuses années.

CHAPITRE II

DES LIQUIDES ORGANIQUES

EN PARTICULIER

> Il nous appartient, croyons-nous, d'avoir été les premiers à généraliser cette notion et d'avoir essayé de montrer que, non seulement les glandes de toutes espèces, mais que tous les tissus jouent le rôle de modificateurs du sang, autrement que par les simples échanges de nutrition, et que l'acte de sécrétion interne accompagne partout les actes de nutrition.
>
> BROWN-SÉQUARD.
>
> (*Arch. de phys.*, janvier 1893, page 200.)

Dans cette revue, nous étudierons spécialement les liquides organiques qui, jusqu'à présent, ont le plus attiré l'attention des physiologistes et des cliniciens, et, indépendamment des applications thérapeutiques, de la posologie encore mal déterminées pour quelques-uns d'entre eux, des observations souvent insuffisantes, nous nous attacherons surtout à faire ressortir les expériences qui établissent la réalité et l'importance d'une sécrétion interne propre à chaque organe, à chaque tissu en particulier; c'est la base de la méthode.

L'effort des physiologistes, dans ces dernières années, s'est porté sur plusieurs organes principaux; d'autres organes sont restés dans l'ombre. De là les irrégularités inévitables que l'on pourra remarquer dans le cours de cet ouvrage.

MÉDICATION ORCHITIQUE OU TESTICULAIRE

> Mais, dans la série de ses transformations normales, si la matière passe par des stades où elle est nuisible, elle a des états aussi où elle est utile. Il appartient à Brown-Séquard de nous avoir rendus attentifs à ce mécanisme d'après lequel certains accidents morbides résulteraient de la suppression d'une sécrétion utile.
>
> Ajoutez à cela les influences que le système nerveux aux prises avec la cause morbifique exerce sur les appareils pour provoquer leur fonctionnement ou, suivant cette autre conception maîtresse de Brown-Séquard, pour la rendre impossible, et vous aurez les éléments de notre doctrine médicale
>
> Professeur BOUCHARD, Congrès de Besançon, Session de 1893 (Discours d'ouverture).

Considérations générales. — Brown-Séquard, ainsi qu'on a pu s'en rendre compte, avait été mis sur la voie de la notion des sécrétions internes des tissus et organes, et des testicules en particulier, par la considération des modifications profondes qui, au physique et au moral, se produisent chez l'individu, soit après la castration, soit à la suite d'abus génésiques, soit encore sous l'influence des progrès de l'âge et de la sénilité.

Il est certain, en effet, que toute modification de la fonction de reproduction, ainsi qu'il arrive aux différentes phases de la vie : enfance, puberté, ovulation, âge mûr, ménopause, vieillesse, transforme puissamment la personnalité physique et psychique. Au moment où se produit la puberté, à mesure que se dessine l'évolution des organes génitaux qui commencent à sécréter, parallèlement il se fait une transformation profonde dans toutes les parties de l'organisme : les formes s'affirment, le système musculaire, le système pileux, le larynx se développent, la voix change de timbre et il semble, comme le disait le regretté Peter, dans ses leçons à l'hôpital Necker [1], que « le mâle veuille annoncer bien haut qu'il est apte à la reproduction ». On observe, en même temps, une révolution radicale dans les aptitudes, la manière d'être, les aspirations de l'individu. Les goûts

1. — *Les injections sous-cutanées de liquide testiculaire.* Leçon du 16 novembre 1892.

changent et se spécialisent. Le sexe s'affirme psychiquement et physiquement à la fois. Est-il, par exemple, rien de plus suggestif que la transformation brutale qui s'observe chez le jeune garçon dans le cas particulier où les testicules, jusqu'alors absents dans les bourses, opèrent tout à coup leur descente? Une *grande garce* devient un beau jeune homme, comme disait A. Paré.

A l'âge adulte, lorsque la fonction de reproduction est à l'apogée de sa puissance, la différenciation entre les sexes est à son maximum, le *moi* sexuel dans son entier épanouissement.

Arrivé à cette période, l'individu, pour peu qu'il soit robuste, vient-il à se priver absolument de relations sexuelles, les puissances de la moelle épinière et du cerveau s'exagèrent jusqu'à atteindre souvent un état morbide. Buffon qui, en 1774 (il y a plus d'un siècle, par conséquent) semble avoir entrevu un rapport de cause à effet entre la secrétion testiculaire et les modifications de l'organisme, Buffon avait reçu d'un jeune prêtre, qui souffrait beaucoup de la continence qui lui était imposée, un long mémoire dans lequel ce jeune homme lui détaillait ses ennuis. Dès l'âge de onze ans, il avait eu des appétits sexuels, mais comme il était destiné au sacerdoce, et profondément convaincu, il ne les avait jamais satisfaits. Quand il fut arrivé à l'âge d'homme, ses souffrances devinrent atroces ; il eut d'abord des hallucinations; toute femme était pour lui entourée d'une auréole lumineuse. Plus tard, il éprouva des crises convulsives et des accès de délire pendant lesquels il exprimait, par la parole, les idées les plus lubriques. Parfois, il avait des éjaculations spontanées, et alors il était soulagé pour quelque temps.

Les faits de cet ordre ne sont pas rares.

D'autre part, les excès génésiques, en amenant un amoindrissement des fonctions des testicules, entraînent après eux une véritable déchéance physique et intellectuelle. La nature, dit Buffon, « la nature ne veut pas qu'on renferme la surabondance « de la liqueur séminale, elle est destinée à passer de corps en « corps. Mais ce n'est que dans la force de l'âge et pour les hom- « mes vigoureux que cette évacuation est absolument néces- « saire ; elle n'est même salutaire qu'aux hommes qui savent se

« modérer. Pour peu qu'on se trompe en prenant ses désirs pour « des besoins, il résulte plus de mal de la jouissance que de la « privation. On a peut-être mille exemples de gens perdus par « les excès, pour un seul malade de continence.

« Dans le commun des hommes, dès que l'on a passé cin- « quante-cinq à soixante ans, on peut garder en conscience et « sans grand tourment la liqueur séminale qui, quoique aussi « abondante, est bien moins provoquante que dans la jeunesse. « *C'est même un baume pour l'âge avancé* [1]. »

Comme le faisait remarquer le professeur Peter, ne dirait-on pas entendre parler Brown-Séquard ?

De même que la vigueur a pour condition nécessaire l'activité de la glande, de même la déchéance de l'individu s'établit à mesure que les fonctions génitales déclinent. C'est ainsi que la cessation des règles et de l'ovulation retentit sur tout l'organisme et spécialement sur les organes génitaux ; les ovaires s'atrophient, ainsi que l'utérus, les parties génitales externes se flétrissent, perdent leur excitabilité ; les poils du pubis blanchissent et tombent, les seins s'affaissent ; la voix devient grave, le système pileux extra-génital se développe, en particulier au visage : — en somme, les caractères de la sexualité tendent à s'affaiblir et à disparaître. Le sexe devient neutre comme dans l'enfance. Dans la vieillesse, enfin, chacun sait, sans qu'il soit besoin d'insister, combien la diminution de l'activité physique et intellectuelle est liée intimement au déclin de l'activité génésique.

Il est certain aussi que toute altération du testicule, qu'elle soit due à une malformation *congénitale*, comme l'anorchidie, l'hermaphrodisme avec toutes ses variétés, ou *acquise* (féminisme lié à des altérations de la glande, atrophie dégénérative, orchites chroniques ou même ralentissement de l'activité de l'organe dû au varicocèle ou à la compression exercée par une hernie) ; ou bien *artificiellement provoquée* (ovariotomie, castration), il est certain que toute altération qui rétrécit le champ génital imprime à l'individu une physionomie spéciale. C'est ainsi que, pour prendre l'exemple le plus radical, l'eunuque, au lieu d'acquérir à la puberté les signes de la virilité,

1. — Buffon, *Œuvres*, t. IV, p. 88.

prend un type indécis, équivoque. Les forces, l'intelligence diminuent, le système musculaire s'atrophie, le système pileux est arrêté dans son développement[1]. Le sexe chancelle; la voix prend la tonalité de la voix de fausset (fait dû, d'après Owen (*Anatomy of Vertebrates*) et Darwin (origine de l'*homme*), à ce que la castration arrête l'accroissement du cartilage thyroïde qui accompagne l'allongement des cordes vocales). L'eunuque est, en général, gros et gras et son visage glabre ressemble à celui d'une vieille femme. La démarche, le langage, les manières, l'écriture, tout respire le manque d'énergie, l'émasculisation. Au point de vue moral, il y a parallèlement mollesse, pusillanimité, indécision.

Dans toutes les espèces animales, la castration produit des effets analogues. Rappelons qu'il est d'usage de recourir à cette opération pour dompter les animaux. Le bélier châtré, de batailleur qu'il était, acquiert la douceur du mouton. Le cheval hongre se distingue du cheval entier par une humeur plus douce, une plus grande mollesse. La combativité, le plumage, le chant du coq font absolument défaut aux chapons, etc.

Les faits que nous venons de résumer sont assez connus pour que nous soyons autorisé à dire, d'une manière générale et sans craindre d'être contredit, qu'il y a rapport constant entre l'énergie et le fonctionnement de l'organe et corrélation absolue entre l'apparition, l'apogée et le déclin de l'un et l'autre.

1. — Cette action remarquable exercée par les testicules sur le développement ou la régression des différents organes vient d'être une fois de plus mise en lumière par M. Launois (congrès de Caen, 1894). M. Launois a étudié les relations qui unissent les testicules et la prostate, en se basant sur l'embryologie, l'anatomie et la physiologie normales, et il a pu se convaincre du rapport intime qui existe entre l'évolution et la formation de la prostate et celle des testicules.

Les mêmes relations se retrouvent dans les vices de conformation et dans les différentes atrophies des testicules.

Dans les vices congénitaux de développement ou de migration des testicules, la prostate est atrophiée; dans la monorchidie ou l'ectopie unilatérale, le lobe correspondant de la prostate est seul atrophié; l'atrophie de la prostate est totale dans le cas d'absence complète des testicules ou de cryptorchidie.

L'atrophie des testicules consécutive aux lésions inflammatoires s'accompagne d'atrophie de la prostate.

Enfin, les relations qui existent entre les testicules et la prostate deviennent des plus évidentes quand on étudie les résultats éloignés de la castration double du côté des organes génitaux profonds chez les animaux ou chez l'homme. La double castration chez les animaux ou chez l'homme détermine, en effet, une atrophie considérable de la prostate et des vésicules séminales; lorsque la prostate est hypertrophiée, la castration double est suivie d'une atrophie de la glande, de sorte que, chez l'homme, cette opération peut devenir une méthode curative dans certains cas de dysurie mécanique par hypertrophie de la prostate.

Ce rapport était tellement d'observation commune qu'en se plaçant au seul point de vue de la réaction de la sexualité sur l'état de l'individu, l'on en était arrivé à dire, comme le Dr Chevalier dans son livre si documenté, que « le testicule et l'ovaire sont des sortes de cerveaux [1] ».

En se plaçant à un point de vue plus général encore, et en considérant l'influence de la sexualité sur l'organisme tout entier, l'on peut affirmer, sans être soupçonné de paradoxe, que l'on a, en définitive, l'âge de ses testicules.

Mais si ces faits étaient connus, ils n'étaient pas compris. Par quel mécanisme, en effet, expliquer cette relation constante entre l'énergie et l'état de la glande ? Tout cela était de nature, cependant, à agiter l'esprit des physiologistes. L'on peut trouver, en effet, dans les écrits de quelques-uns d'entre eux, des traces palpables de ces préoccupations. Nous en donnons pour preuve cette phrase de Claude Bernard : « Il y a entre les glandes et leur appareil vasculaire une facilité de communication, que les notions anatomiques actuelles sont loin d'expliquer. » (Cl. Bernard, *Subst. toxiques*, page 289.)

Citons aussi cet essai de classification basée sur la nature ou la destinée des produits sécrétés : « Les diverses glandes, disait Claude Bernard dans son cours de 1859-1860, doivent être divisées en deux grandes classes : celles qui retirent du sang certains principes particuliers qui communiquent à chaque sécrétion ses propriétés individuelles, et celles qui paraissent, au contraire, sécréter le sang lui-même, si je puis me servir de cette expression, ou qui sont destinées à enrichir le fluide circulatoire de produits élaborés à l'intérieur de leur tissu. »

Cette idée est encore plus précise dans son *Rapport sur les progrès de la physiologie*, lorsqu'il écrit (page 79) : je pense que le sang, ou autrement dit le milieu intérieur organique, doit être regardé comme un produit de sécrétion des glandes vasculaires internes.

Même ici, cependant, comme l'a fait remarquer M. Gley, dans sa leçon d'ouverture à l'École de médecine de Paris [2], il

1. — *L'Inversion sexuelle*, Dr Chevalier, Paris, 1892, p. 33.
2. — *Revue scientifique*, 1893, 2e sem., n° 1, p. 8. Conception et classification physiologique des glandes. Leçon d'ouverture des conférences de physiologie à la Faculté de médecine à Paris.

semble que Claude Bernard ait eu surtout en vue, en parlant de la *sécrétion interne*, la formation du sang. « A la vérité, observe le savant physiologiste, un peu plus loin (page 83), Claude Bernard considère bien la sécrétion glycogénique comme une sécrétion interne, parce qu'elle se déverse directement dans le sang, et le foie, par conséquent, comme un organe fournissant deux sécrétions : l'une externe, qui coule dans l'intestin, la bile ; l'autre interne. Néanmoins, l'idée resta sans doute chez lui un peu indécise, de sorte qu'il ne l'a ni approfondie, ni développée. »

Il était réservé à Brown-Séquard, qui l'avait conçue de son côté et qui l'avait exposée à la Faculté de médecine, en 1869, d'en comprendre toute la portée et de la généraliser. C'est ainsi, par exemple, que l'illustre physiologiste, en partant de la fonction testiculaire, vint nous montrer que la faiblesse dépend non seulement de l'état sénile des organes, mais aussi de ce que les glandes sexuelles ne donnent plus au sang des principes qui, à l'âge adulte, contribuent largement à maintenir la vigueur à cet âge.

A la puberté, en effet, et à l'âge adulte, le mâle, en résorbant une partie de la liqueur séminale qu'il sécrète, s'en imprègne, s'en sature, et en acquiert une vigueur spéciale : la virilité, pour nous servir des expressions de Peter, dont l'esprit si fin, si français, avait été séduit, comme on sait, par les doctrines du Collège de France.

Comment se fait cette imprégnation générale de l'organisme ? Par une sécrétion interne de l'organe, est venu affirmer Brown-Séquard, dans les termes que nous avons consignés dans la partie historique de cette étude.

Les faits que nous avons résumés plus haut démontraient, en effet, jusqu'à l'évidence que les testicules [1] et les ovaires ont au moins trois grands usages distincts consistant : le premier, dans leur rôle bien connu dans la génération ; le second, dans l'influence aussi très connue qu'exercent les principes résorbés dans ces glandes sur les centres nerveux et qui donnent à l'homme et à la femme les caractères physiques, moraux et

1. — Comptes rendus de la Société de Biologie, 15 juin 1889, p. 415. *Arch. de physiologie*, juillet 1891, p. 491.

intellectuels qui appartiennent enpropre à l'un ou à l'autre ; le troisième, dans une action tonifiante spéciale qui augmente certaines puissances d'action de la moelle épinière et du cerveau, en d'autres termes « que les glandes sexuelles fournissent au sang, par résorption, des principes qui donnent de l'énergie au système nerveux et probablement aussi aux muscles [1] » et qu'il existe une *sécrétion interne* de ces organes marchant de pair avec la sécrétion externe avec laquelle elle partage vulgairement et généralement parlant, la bonne et la mauvaise fortune.

Depuis qu'à la lumière de la théorie émise par Brown-Séquard l'existence des sécrétions internes est démontrée expérimentalement, non seulement pour les *glandes protectrices de l'organisme contre lui-même* (Gley) [2], la glande thyroïde, le foie (fonction anti-toxique, formation de l'urée), les capsules surrénales, glandes ayant toutes un rôle chimique, mais encore pour les glandes *excréteuses*, telles que le rein, *digestives* comme le pancréas, etc., etc. Depuis qu'il est désormais établi que les substances spéciales déversées dans le sang par les tissus glandulaires jouent un rôle essentiel dans l'économie, on se demande comment il se pourrait faire que les glandes servant à la reproduction de l'être pussent échapper à la loi générale, et l'idée primordiale du maître, comme toutes les idées géniales, revêt un caractère de simplicité extraordinaire.

Gley, le savant professeur agrégé de physiologie à la Faculté de Paris, a, en effet, raison de faire observer qu'au milieu du bruit qui s'est fait autour de la découverte on a oublié deux choses : « la première, c'est que le système nerveux des animaux privés de testicules est notoirement dans un état d'infériorité, et par suite qu'il n'y a rien d'irrationnel à supposer, comme l'a fait tout d'abord Brown-Séquard, que ces glandes sécrètent, outre la liqueur séminale, une substance agissant sur le système nerveux pour en augmenter les puissances; et la seconde, c'est qu'il est parfaitement possible, au point de vue de la physiologie générale, qu'une glande produise une telle substance, puisque certaines cellules végétales éla-

1. — Académie des sciences, 23 mai 1892.
2. — *Loc. cit.*

« borent des composés dont l'action sur le système nerveux est « extrêmement énergique [1]. »

Mais il ne faudrait pas oublier que tous les récents progrès réalisés dans le domaine de la physiologie sont dus à la notion même que Brown-Séquard a mise au jour et dont il a été seul, au début, à comprendre toute la portée, et c'est à bon droit qu'il peut formuler cette revendication dont nul ne saurait contester la légitimité : « Il nous appartient, croyons-nous, d'avoir été le premier à généraliser cette notion et d'avoir essayé de montrer que, non seulement les glandes de toutes les espèces, mais que tous les tissus jouent le rôle de modificateurs du sang, autrement que par les simples échanges de nutrition, et que l'acte de sécrétion interne accompagne partout les actes de nutrition. »

C'est bien, en effet, l'illustre physiologiste qui a créé l'idée, et cette constatation apparaîtra plus clairement encore à l'esprit si l'on met en parallèle les aperçus sommaires et incertains de Claude Bernard (qui n'avait apparemment en vue que la sanguification) avec cette autre déclaration de MM. Brown-Séquard et d'Arsonval :

« Nous admettons que chaque tissu et, plus généralement, chaque cellule de l'organisme sécrète pour son propre compte des produits ou *ferments spéciaux* qui, versés dans le sang, viennent influencer par l'intervention de ce liquide toutes les autres cellules rendues ainsi solidaires les unes des autres par un mécanisme autre que celui du système nerveux. »

La prescience de Claude Bernard n'était certainement pas assez accentuée pour l'amener à dire, comme le font MM. Brown-Séquard et d'Arsonval, que *tous les tissus, glandulaires ou non, cerveau, muscles, moelle, foie, rate*, etc., donnent ainsi à l'organisme quelque chose de *spécial*, encore indéterminé, sans doute, mais spécial à chaque glande, à chaque espèce de tissus. Aussi, qu'il s'agisse de médication orchitique, de médications thyroïdienne, pancréatique, rénale, surrénale, de médication par liquide de substance grise, etc., que ces diverses médications reçoivent temporairement le nom des cliniciens qui les auront

1. — Article nécrologique (*Arch. de phys.*, juillet 1894).

le plus illustrées, c'est et ce sera toujours la méthode Brown-Séquard.

— Quant à la genèse de la découverte, nous nous sommes parfois demandé si la seule observation des phénomènes qui surviennent après la castration ou dans la régression sénile avaient suffi pour inspirer à Brown-Séquard la conviction et l'énergie avec lesquelles l'éminent professeur a affirmé envers et contre tous la réalité de cette théorie des sécrétions internes, et si l'idée première ne lui en était pas venue d'une découverte qu'il fit, alors qu'il professait aux États-Unis.

Dans le cours d'expériences sur les serpents à sonnettes, il avait, en effet, remarqué ce fait gros de conséquences : après avoir enlevé les glandes venimeuses à l'un de ces reptiles, et lui avoir injecté du venin de même espèce, on constate que, dans ces conditions nouvelles, cet animal, antérieurement réfractaire, succombe à cette inoculation.

Les glandes à venin fournissent donc un principe assurant l'immunité relative à l'animal pour son propre venin [1].

Cette expérience qui contient, en germe, l'idée maîtresse des sécrétions internes et qui dut, à cette époque, impressionner vivement le savant physiologiste, n'aurait-elle pas été le point de départ de la méthode ? Ne lui devrions-nous pas, dans une certaine mesure, la théorie des sécrétions internes et la thérapeutique des tissus ? Quoi qu'il en soit, en 1875, Brown-Séquard était définitivement fixé sur leur réalité, puisque, dans le but de trouver un moyen de donner au sang des vieillards affaiblis les principes que les glandes sexuelles ne lui fournissent plus et de remplacer l'injection physiologique venant à manquer par une greffe thérapeutique, il entreprit dès cette époque, à Nahant (États-Unis), des essais de traitement basés sur ces propriétés

1. — Cette expérience vient de recevoir une éclatante confirmation d'un travail de MM. Phisalix et Bertrand : Recherches sur la toxicité du sang du crapaud commun, contribution à l'étude de la sécrétion interne des glandes à venin (*Archives de phys.*, juillet 1893). Les savants physiologistes aboutissent, en effet, à la conclusion suivante : « Il existe dans le sang du crapaud des principes actifs doués des mêmes propriétés physiologiques que ceux du venin, mais ils ne s'y trouvent qu'en très faible quantité. Ils proviennent sans doute d'une *sécrétion interne* des glandes cutanées. C'est à cette sécrétion interne qu'il faut attribuer l'accoutumance et l'immunité relative de cette espèce pour son propre venin. » Les nouveaux et brillants travaux de MM. Phisalix et Bertrand, sur le venin de la vipère, ne font que confirmer cette manière de voir.

des glandes. Il pensa d'abord à greffer des parties de jeunes cobayes sur une douzaine de vieux chiens. On se souvient que, malgré les difficultés inhérentes à ce genre d'opération, le célèbre professeur obtint, dans un cas, une confirmation des vues auxquelles il avait été rationnellement conduit, mais on comprend que tout essai de cette nature sur l'homme était impossible.

Ce n'est qu'en 1889 que Brown-Séquard conçut et expérimenta le procédé qui consiste « en injections sous-cutanées d'un liquide obtenu par le broiement de testicules avec addition d'un peu d'eau ». Après la greffe, l'injection thérapeutique.

Nous ne décrirons pas à nouveau les premiers essais, les ayant auparavant exposés; nous nous bornerons à prendre la question au point où elle est arrivée aujourd'hui.

LIQUIDE ORCHITIQUE

PROVENANCE. — COMPOSITION. — ACTION PHYSIOLOGIQUE. — PRÉPARATION. — DOSES. — FRÉQUENCE DES INJECTIONS

> Il importe que l'on se rappelle que le liquide testiculaire contient des éléments qui, pour une moitié, avant leur réunion avec certains éléments de l'ovaire, lors de la fécondation, représentent en germe tous les organes avec toutes leurs propriétés et puissances. Il y a, dans ce fait, une des explications du rôle que le suc testiculaire joue dans le cas où il est injecté pour rétablir les fonctions disparues ou altérées des divers organes.
>
> BROWN-SÉQUARD.
>
> (*Archives de physiologie*, janvier 1893, page 201.)

PROVENANCE

La fonction testiculaire étant essentiellement la même chez les divers animaux, chien, cobaye, lapin, bélier, taureau, porc, coq, etc., il serait naturel de supposer que l'extrait orchitique peut agir, quelle que soit sa provenance. Et cependant il paraît exister des nuances dans la puissance respective des divers extraits.

On se souvient que les animaux qui servirent aux premières expériences furent le chien et le cobaye. Puis, lorsque MM. Brown-Séquard et d'Arsonval, pour favoriser les essais, préparèrent les énormes quantités de liquide orchitique qu'ils mirent si libéralement à la disposition du corps médical, le bélier, à son tour, fut employé, non parce que le cobaye ne donnait pas de résultats satisfaisants, mais parce que un testicule de bélier fournit une quantité de liquide que seule une véritable hécatombe de cobayes pourrait donner.

Les essais furent sensiblement inférieurs. Ce fut alors que les savants physiologistes pensèrent à se servir du taureau. Ce dernier donnant, comme le dit avec raison M. d'Arsonval, un extrait puissant, facile à préparer et se conservant longtemps, est aujourd'hui le plus en faveur. Quoi qu'il en soit, et que l'on emploie les testicules d'un animal quelconque, il est de toute évidence que le point essentiel est que cet animal soit apte à la reproduction et possède des organes en pleine activité.

Il n'est peut-être pas superflu de donner ici quelques règles générales relatives aux différents âges auxquels se manifeste cette aptitude à la reproduction chez divers animaux.

Cobaye. — Il résulte des expériences de M. Hénocque (*Archives de physiologie*, janvier 1891) que l'aptitude du cobaye au coït commence à deux mois. D'après le directeur adjoint du laboratoire de médecine au Collège de France, un cobaye de 400 à 500 grammes ayant les caractères suivants : saillie des testicules sous la peau, gland entièrement découvrable, muni de papilles cornées ou denticulées, coroliforme dans l'érection, doit être considéré comme apte à la reproduction et, par conséquent, peut servir à la préparation des extraits.

M. Caby, l'un de nos plus distingués inspecteurs vétérinaires des abattoirs parisiens, a bien voulu nous adresser le travail suivant relatif à cette aptitude à la reproduction chez les principaux animaux de boucherie, travail rempli de données précises et pratiques et qu'on consultera avec profit.

Bélier. — Les béliers peuvent féconder leur femelle à l'âge de 6, 7 mois, s'ils ont été bien nourris.

Cependant l'on attend l'âge de 18 mois comme reproduction supplémentaire, et c'est seulement à 2 ans ou 30 mois qu'ils doivent entrer réellement en service.

Un bon bélier peut faire la monte jusqu'à l'âge de 10 ans.

Porc. — Très prolifiques, les porcs peuvent se reproduire à l'âge de 6 à 7 mois et, autant que possible, il faut employer les verrats jeunes de 10 à 12 mois.

Cheval. — Le fondateur des écoles vétérinaires (Bourgelet) ne voulait employer à la reproduction que des chevaux de 4 ans pour les races du Nord, et de 6 ans pour celles du Midi. Aujourd'hui, avec une bonne nourriture, l'usage de l'avoine et le sevrage fait à 4 mois, on peut, sans inconvénient, hâter le développement des jeunes animaux. Toutefois, l'expérience a prouvé que les reproducteurs qui ont acquis tout leur développement, qui ont le tempérament formé, donnent de meilleurs produits, c'est-à-dire de 3 à 4 ans.

Les propriétaires qui emploient au service de la monte des poulains de 18 mois n'ont que des produits à tempérament lymphatique, à articulations molles, sans aplombs.

D'un autre côté, il n'y a aucun risque à employer des étalons âgés; l'expérience nous l'a également prouvé. Les plus célèbres étalons n'ont montré leur supériorité que dans un âge avancé : Le père d'Éclipse avait 14 ans, celui d'Élis 16 ans, celui de Walebone 17 ans, celui de Whisker 22 ans, lorsque ces grands coureurs furent engendrés.

Taureau. — A l'âge de 10 à 12 mois, le taureau peut féconder sa femelle, mais ce n'est qu'en nourrissant abondamment les veaux que l'on peut les employer avantageusement comme *étalons* à l'âge de 14, 15 mois.

Je viens de parler des animaux destinés à la boucherie, mais lorsqu'il s'agit des bœufs de travail, les *étalons* doivent avoir 2, 3 et 4 ans. On ne garde guère de taureaux plus âgés; ils peuvent naturellement être encore très aptes à la monte, mais, à partir de cet âge, ils deviennent généralement vieux et méchants; de plus, ils sont d'un engraissement difficile.

J'ajouterai cependant que l'on garde plus longtemps les taureaux d'un très grand prix.

Deux mots en terminant :

Si, en principe, tous les animaux mâles peuvent servir à la préparation de l'extrait orchitique, pourvu qu'ils soient sains, vigoureux et aptes à la reproduction, il est évident, sans qu'il soit besoin d'insister, qu'il est élémentaire d'employer cependant, de préférence, ceux qui ont, jusqu'ici, donné les meilleurs résultats, c'est-à-dire, le cobaye et le taureau.

COMPOSITION

La composition du liquide testiculaire est extrêmement complexe, car, indépendamment des éléments du sperme qu'il renferme, il contient nombre d'autres substances identiques à celles que l'on rencontre dans toutes les glandes de l'économie. A ne considérer que le liquide séminal lui-même, l'analyse démontre la présence des *matières albuminoïdes*, la *nucléïne*, les *leucomaïnes*, la *lécithine*, de la cérébrine, du protagon, de la *cholestérine*, du chlorure de sodium, des *phosphates alcalins* et *terreux*, des *matières grasses*. Lorsqu'on l'abandonne à l'air, il laisse déposer des cristaux rhomboïdaux identiques à ceux qu'avait remarqués Charcot dans le sang des leucocythémiques et que l'on avait surnommés *cristaux de Charcot*.

Ces cristaux sont les phosphates d'une base que Schreiner avait découverte en 1878, la *spermine*, et à laquelle il avait donné la formule C^2H^5Az.

Pour obtenir la spermine, Schreiner se servait de sperme humain frais qu'il lavait sur un linge avec de l'eau tiède. Le liquide évaporé à siccité laisse un résidu que l'on reprend par l'alcool. La partie insoluble séparée par filtration est lavée et desséchée à 100°. Elle contient le phosphate de spermine que l'on triture et que l'on traite ensuite par l'eau ammoniacale tiède. Le phosphate cristallise de cette solution. Pour obtenir la spermine, il suffit alors de décomposer le phosphate par la baryte, puis on filtre et l'on évapore le liquide qui, par refroidissement, laisse déposer des cristaux.

Quand on se sert de l'alcool, les cristaux absorbent l'eau et l'acide carbonique de l'air; ils se dissolvent dans l'eau, l'alcool absolu. Ils sont très peu solubles dans l'éther, ils ont une réaction fortement alcaline, et, chauffés sur une lame de platine, brûlent en dégageant une légère odeur ammoniacale.

Lorsque l'on dissout la spermine dans l'eau, elle présente toutes les réactions des alcaloïdes.

Réaction caractéristique. — Lorsque l'on place dans une

éprouvette quelques gouttes d'une solution de chlorure d'or et du magnésium en poudre, en présence du chlorhydrate de spermine, on perçoit aussitôt l'odeur spéciale du sperme.

La spermine se combine avec les acides pour donner des sels :

Le *chlorhydrate* se présente sous la forme de prismes hexagones réunis en touffes. Très soluble dans l'eau, il est presque insoluble dans l'éther et l'alcool absolu.

L'*aurochlorure* cristallise sous forme de lames d'un jaune d'or, qui, récemment précipitées, sont très solubles dans l'eau, l'éther et l'alcool. Après la dessiccation, elles deviennent très peu solubles.

Le *phosphate* de spermine se présente sous forme de prismes peu solubles dans l'eau chaude, insolubles dans l'alcool, très solubles dans les alcalis, les carbonates, les acides étendus. Il fond à 170° et se décompose alors.

Tous les chimistes n'admettent pas la formule C^2H^5Az, assignée par Schreiner à la spermine.

Pour MM. Abel et Ladenburg, la formule de ce corps se confond avec celle de l'éthylénimine et pour M. Kobert, le polymère de l'éthylénimine, la pépérazine, $C^4A^{10}Az^2$, ne serait autre chose qu'une *dispermine*.

M. Poehl (de Saint-Pétersbourg) professe une autre opinion. La spermine pure, d'après lui, répondrait à la formule $C^5H^{14}Az^2$, et peut-être à une formule plus complexe. Contrairement à l'opinion de Kobert, Ladenburg et Abel, elle ne se changerait pas en pipérazine et ne saurait être confondue avec l'éthylénimine. Il existerait, du reste, entre ces trois corps un ensemble de propriétés différentielles qui ont été, d'un autre côté, constatées par M. Mendeleeff.

M. Poehl, qui voit dans la spermine l'agent actif du liquide testiculaire, s'est efforcé, d'ailleurs, de démontrer qu'il y avait une réelle différence d'action entre la spermine et la pipérazine.

La spermine est-elle réellement l'agent actif du liquide testiculaire? — Plusieurs médecins russes se sont occupés de cette question. Pour Rostchinine, les résultats obtenus avec la spermine sont analogues à ceux du suc testiculaire, mais ce dernier aurait, cependant, une action plus énergique. Schichoreff pense qu'il n'est pas encore temps de constater scientifiquement l'indication et la contre-indication de la spermine dans la thérapeutique; mais c'est un médicament qui mérite d'attirer l'attention. Weljaminoff dit en avoir obtenu de bons effets chez des malades affaiblis qui n'auraient pu supporter, paraît-il, ni le choc opératoire, ni la chloroformisation. Quant à Victoroff [1], l'action de la spermine serait identique à celle du liquide testiculaire. Comme lui, elle agit sur les centres moteurs de l'axe cérébro-spinal, en augmentant la force des membres et en régularisant les fonctions urinaires, génitales, les déjections. Elle amène, de plus, l'amélioration de la sensibilité générale.

M. Poehl va plus loin : il essaie d'expliquer chimiquement les phénomènes observés avec la spermine. Cette base, dit-il, n'est pas un oxydant, mais elle détermine une accélération des oxydations tant minérales que physiologiques. Et il en donne pour preuve l'expérience suivante :

En plaçant dans un vase du chlorure d'or et du magnésium en poudre, il se dégage de l'hydrogène et il se forme du chlorure de magnésium. Mais si l'on ajoute un peu de chlorhydrate de spermine, aussitôt une mousse abondante d'hydrate de magnésie se produit et remplit le vase en même temps que se dégage l'odeur du sperme humain. Le chlorhydrate dilué au centième, au millième, et même au dix-millième, produit cet effet, et la solution filtrée, pour séparer la magnésie, la reproduit encore une fois. Les chlorures de platine, de mercure, de cuivre, etc., agissent de la même façon [2].

La spermine favoriserait donc dans cette réaction, par son contact, l'oxydation du magnésium aux dépens de l'eau.

M. Poehl a remarqué que du sang très dilué et même putréfié, additionné d'une petite quantité de chlorhydrate de spermine, oxyde très rapidement à l'air la teinture de gayac, qui bleuit à son contact, comme si l'on s'était servi d'eau oxygénée.

Le chimiste russe, se basant sur les recherches d'Armand Gautier qui a établi que les leucomaïnes produites dans les tissus sont les témoins des oxydations incomplètes, a cherché à obtenir une évaluation du pouvoir excitateur de l'oxydation attribuable à la spermine, en mesurant le rapport qui existe dans les

1. — *Berliner. Klin. Wochenschrift* (octobre à décembre), 1891.
2. — Poehl, *Académie des Sciences*, 11 juillet 1892.

urines, entre l'azote excrété et l'azote de l'urée. Il a trouvé que, dans certains cas, sous l'influence de la spermine, ce rapport se rapproche de l'unité et passe de 100 : 87 à 100 : 96. La spermine exciterait donc les oxydations intra-organiques et restituerait au sang ses propriétés de transport de l'oxygène aux éléments veineux. Ainsi s'expliqueraient ses effets *toniques* et *nervins*. Ainsi s'expliqueraient les effets heureux provoqués par cette substance chez les individus soumis à l'action du chloroforme; agent qui enraye les oxydations, etc. Malheureusement, il faut en rabattre, et la théorie de M. Poehl, pas plus que son agent de prédilection, la spermine, ne résistent à l'examen.

Voici d'abord Duclaux qui fait remarquer que l'oxydation du magnésium par la spermine, en présence du chlorure d'or, signalée par Poehl, n'est pas une action spécifique, attendu que la saponine, l'eau de savon, etc., se comportent de la même manière, non seulement en ce qui a rapport à l'aspect extérieur de la réaction, mais encore en ce qui concerne ses produits, car on ne trouve pas plus de magnésium oxydé ou de magnésie produite, qu'on mette ou non de la spermine ou de la saponine en contact avec le chlorure d'or ou le magnésium.

Si donc la spermine possède des propriétés curatives, elle ne les doit pas aux raisons invoquées par M. Poehl.

Mais possède-t-elle même ces propriétés curatives?

Dans un travail publié dans les *Archives de physiologie* (1891, page 401), Brown-Séquard a montré que la *spermine*, qui forme les cristaux que Charcot et Schreiner ont fait connaître, n'est pas l'agent actif qui, dans les injections sous-cutanées de liquide testiculaire, produit les effets dynamogéniques observés.

La question est assez importante pour que nous croyions devoir donner ce travail in-extenso.

Voici comment, à ce sujet, s'exprime le professeur du Collège de France :

« La spermine du professeur Poehl, de Saint-Pétersbourg [1], et de quelques autres chimistes, est-elle la substance qui agit si puissamment lors de l'emploi, en injections sous-cutanées, de la solution du suc testiculaire dont j'ai recommandé l'usage ?

1. — Voyez la brochure : *Spermin, ein neues Stimulans,* von Prof. Dr A. Pœhl. Saint-Pétersburg, 1890.

« Depuis la publication de mes recherches sur le liquide testiculaire, nombre de chimistes, en Amérique, en Russie, en Autriche, en Allemagne, ont pensé que la substance cristallisable, fort peu ou fort mal étudiée sous le nom de spermine ou de spermatine, devait être le principe actif de la solution du suc que j'extrais des testicules et des canaux déférents d'animaux venant de mourir. Je ne puis pas déclarer positivement que cette supposition est fausse, mais je puis dire que, quand même il serait bien établi, comme le soutiennent le professeur Tarchanoff et nombre de médecins russes, que la spermine de Pœhl serait douée de propriétés analogues à celle du liquide testiculaire, tel qu'on le prépare au Collège de France, il ne serait pas démontré que c'est à ce principe cristallisable qu'est due la puissance de ce liquide.

« Les faits suivants donnent une démonstration péremptoire à cet égard. Les préparateurs de spermine, pour en faire l'extraction, emploient le sperme *total*, c'est-à-dire les animalcules spermatiques, les cellules dont ils proviennent, ainsi que le liquide dans lequel se trouvent ces éléments anatomiques. Or, il est tout aussi bien possible que la spermine soit fournie seulement par ces éléments anatomiques ou par l'un d'eux, que par le liquide dans lequel ils se trouvent, ou enfin par toutes ces parties à la fois. On sait, en effet, que je n'emploie en injections sous-cutanées qu'un liquide filtré, parfaitement transparent et ne contenant rien de solide que le microscope puisse faire voir. Les animalcules spermatiques, leurs cellules formatrices et tout ce que l'œil peut voir à l'aide du microscope dans le sperme n'ont donc rien à faire avec la puissance dynamogénique du liquide du Collège de France. Ceci n'empêche pas que le sperme *entier* (c'est-à-dire le liquide, les animalcules et les cellules) ait pu rappeler à la vie, à trois reprises différentes, la femme d'un jeune médecin, qui en a reçu en injections sous-cutanées. (Voy. *Arch. de Physiol.*, 1890, p. 641.)

« On dit que la spermine est une leucomaïne (C^2H^5Az) que Schreiner (en 1878) a bien étudiée au point de vue chimique et physique. Il l'a retirée non seulement du sperme [1], mais du cœur et du foie de veau, des testicules du taureau et *de la surface de préparations anatomiques tenues dans de l'alcool*. Avant Schreiner, on en connaissait les cristaux, qu'on appelait cristaux de Charcot-Neumann, et qui étaient du phosphate de spermine. On les avait trouvés dans des crachats, dans un cas d'emphysème avec catarrhe, dans les expectorations de la bronchite, aiguë ou chronique, dans le sang, dans la rate chez des leucocythémiques et des anémiques, dans la moelle des os, etc.

« Nous croyons avoir établi que le principe actif du liquide que nous

1. — « Il est remarquable que Schreiner ait retiré cette substance d'un mélange de sperme et de fluide prostatique et qu'il l'ait appelée spermatine, bien qu'il sût qu'elle provenait de ce fluide et non du sperme proprement dit. » (Landois, *A Text-Book of Physiologie.* Transl. by Stirling, 1886, vol. II, p. 1167.) Le sperme éjaculé est un mélange de sécrétion des testicules, des glandes séminales, de la prostate, des glandes de Cowper et de la muqueuse uréthrale et de cellules épithéliales des voies génito-uréthrales.

avons employé est le même qui provient par résorption de liquide spermatique dans les testicules, dans les vésicules séminales et dans les conduits déférents, et qui possède toute son énergie chez les hommes jeunes et vigoureux. Ce principe ne peut donc pas consister en une substance que l'on trouve partout, non seulement chez l'homme, mais aussi *chez des femmes atteintes d'anémie ou de leucocythémie.*

« Qu'il y ait une leucomaïne, que l'on nomme spermine, dans le fluide prostatique, dans le sperme, dans le foie, dans la rate et ailleurs, je n'ai aucune raison pour le nier, mais les chimistes ont encore à trouver quel est le principe actif (ou peut-être quels sont les principes actifs) du liquide provenant des testicules et que j'ai employé en injections sous-cutanées. Si l'on voulait faire cette recherche, c'est dans la partie absolument fluide et soluble dans l'eau que l'on retire des testicules et des canaux déférents, qu'il faudrait la faire. C'est cette partie seule qui passe à travers le filtre Pasteur et que j'injecte. Les animalcules spermatiques, dont la fonction propre est si radicalement différente de celle de la partie liquide du sperme [1], contiennent peut-être le principe actif de cette portion liquide; c'est ce que des recherches faites par des chimistes pourraient établir. Il serait facile d'avoir une quantité considérable de spermatozoïdes, dans le liquide que nous savons posséder le principe actif dont il s'agit, puisque ces animalcules restent dans le filtre, d'où l'on pourrait les retirer. Il serait facile de faire ce qu'à ma connaissance les chimistes n'ont pas encore fait : étudier comparativement les portions liquide et solide du sperme.

« Les propriétés physiologiques de la spermine de Poehl ont été bien étudiées par un savant de grand mérite, le professeur Tarchanoff. Je montrerai dans un autre travail qu'elles diffèrent notablement de celles du liquide testiculaire préparé par d'Arsonval ou par moi. Il n'y a pas lieu de s'étonner de ces différences, puisque cette spermine est retirée du sperme entier, tandis que le liquide que j'ai recommandé ne contient que la partie fluide du sperme.

« *Conclusions.* — 1° la substance qui forme les cristaux de spermine de Charcot, Neumann et Schreiner ne peut être douée d'une puissance dynamogénique notable; 2° la spermine de Poehl, quelle qu'en soit la valeur, diffère trop du liquide testiculaire préparé, comme je l'ai indiqué, pour pouvoir le remplacer; 3° la question de savoir quelle est la

1. — « J'ai rapporté un cas extrêmement remarquable montrant bien que la sécrétion spermatique peut posséder toute sa puissance dynamogénique pour l'individu qui la produit, bien qu'elle ne contienne pas de spermatozoïdes. (Voy. *Arch. de Physiol.*, 1889, p. 742.) Mac Carthy, Ch. Robin et Hirtz ont rapporté des cas semblables (*a*). »

a. Brown-Séquard fait allusion au cas d'un officier de cavalerie donnant la preuve indéniable que les diverses activités physique, morale et intellectuelle, qui font défaut aux eunuques, sont liées à une sécrétion interne et non au liquide excrété, contenant des spermatozoïdes. A l'examen histologique, absence complète d'animalcules. Cependant, cet homme possédait tous les attributs d'une grande vigueur physique, de l'énergie morale et les apparences extérieures d'une réelle puissance sexuelle. Robin et Mac Carthy ont fourni des observations analogues.

substance dynamogénique du liquide testiculaire est entièrement à résoudre[1]. »

M. le Dr Louis Henry, dans un article paru dans le *British and colonial Druggist*, reproduit dans *the New-York medical Journal* (July, 18, 1891, p. 74) et analysé par Brown-Séquard (*Archives de ph.*, avril 1892, p. 406), montre, par des faits nouveaux, combien l'éminent physiologiste avait raison. M. Henry a préparé des cristaux de spermine par trois procédés, à l'aide, soit de baryte et d'ammoniaque, ou d'hydrogène sulfuré ou d'acide phosphotungstique. Par chacun de ces moyens, il n'a obtenu que des quantités insignifiantes de spermine; environ 40 onces de testicules de lapins, de lièvres, de canards et de coqs n'ont donné qu'environ deux grains de ce produit. Les cristaux avaient les caractères connus. Les essais cliniques faits en grande quantité avec cette substance sur des malades atteints de débilité, phtisie, paralysie, sénilité, n'ont donné aucun résultat. Dans certains cas, il a été injecté jusqu'à deux grains de sels de spermine, sans qu'il s'ensuive un effet physiologique quelconque. Le Dr Henry s'est fait à lui-même de ces injections et n'en a rien éprouvé.

M. Furbringer[2] a maintenant institué à l'hôpital de Friedrichshain, sur la valeur thérapeutique de la spermine de Poehl, de nouvelles recherches systématiques qui ont été suivies de résultats presque absoluments négatifs.

M. Posner[3] a administré la spermine de Poehl chez des neurasthéniques, non pas pour agir sur leurs fonctions génésiques, mais au point de vue de l'action de cette substance sur la santé générale. A part quelques effets transitoires, dus évidemment à la suggestion, la spermine de Poehl ne lui a paru jouir d'aucune action.

M. Senator a également eu recours à la spermine de Poehl, ainsi qu'à plusieurs autres extraits glandulaires, sans jamais avoir obtenu le moindre résultat. Il a soigné par ce procédé des tabétiques, des neurasthéniques, des diabétiques, et il n'en est résulté aucun effet durable. Poehl a soutenu que les injec-

1. — Remarques sur la spermine et le liquide testiculaire. *Arch. de phys.* 1891, pp. 401-403.
2. — *Société de Médecine interne* de Berlin, 12 mars 1894.
3. — *Ibidem*.

tions de spermine diminuaient les ptomaïnes dans l'urine, mais malheureusement, comme le fait observer M. Senator, il n'est aucun moyen qui permette de constater cette diminution.

Comme le fait observer Brown-Séquard, il est clair, par conséquent, que la spermine n'est pas l'agent actif du liquide testiculaire. Voilà pour la spermine. Quant à la *pipérazine*, substance izomère de cette dernière, les expériences de Schultze sur les aliénés, de Boch sur les lapins en ont fait justice. Il n'existe entre elle et le liquide testiculaire aucune analogie soit au point de vue physiologique, soit dans le sens thérapeutique.

Parlerons-nous de la *nucléine*, substance globulaire retirée du sang? Elle est riche en phosphates et guérit la pleurésie et la pneumonie en trois jours !!! Bien qu'elle ait eu les honneurs de la tribune à l'Académie, passons...

— M. Jules Héricourt [1], dans le but de savoir, au sujet de la valeur thérapeutique des injections sous-cutanées de liquide orchitique, si, dans ce liquide, c'est la spermine ou de légères quantités de phosphates qui agissent et si, comme l'affirment quelques médecins, on obtient avec des injections de solutions de phosphate de soude ou de quelques sels minéraux, les mêmes effets qu'avec les injections de Brown-Séquard, M. J. Héricourt, dis-je, s'est livré à des expériences très démonstratives.

Parmi les malades auxquels il a fait des injections orchitiques il en est un qui, par la nature spéciale de ses réactions, pouvait fournir quelques éclaircissements sur cette prétendue similitude du liquide orchitique et des diverses solutions minérales qui ont été proposées.

Ce malade, M. X..., âgé de 30 ans, de bonne santé habituelle, était seulement atteint d'une neurasthénie de convalescence consécutive à la grippe, et caractérisée par un sentiment accentué de faiblesse musculaire et d'inaptitude au travail intellectuel.

Contrairement à ce que M. Jules Héricourt a observé chez le plus grand nombre des malades qui ont été soumis aux injections de liquide orchitique, celles-ci ne produisaient pas, chez M. X..., d'effets persistants, plus ou moins durables ; chaque injection était suivie cependant d'une réaction très marquée, très caractéristique, mais d'une durée très

1. — Sur une action spéciale des injections sous-cutanées de liquide orchitique, par M. Jules Héricourt. Note présentée par Brown-Séquard. (Société de biologie, 29 avril 1893.)

courte, de trois à cinq heures, et, après une vingtaine de ces injections, les effets en étaient toujours les mêmes, toujours aussi vifs et toujours aussi courts.

Cette réaction, que l'on pourrait appeler physiologique, — car elle a paru ne guère modifier l'état nerveux du malade en dehors du temps où elle se produisait, — consistait en un état de bien-être et de gaieté, sorte d'ivresse psychique, qui apparaissait une heure environ après la piqûre. Alors M. X... éprouvait un grand besoin d'activité musculaire, une sensation de force tout à fait inaccoutumée, et son état psychique, quelque peu mélancolique et pessimiste à l'état normal, se transformait du tout au tout.

L'injection étant faite vers deux heures de l'après-midi, cet état, qui commençait à apparaître vers trois heures, persistait jusque vers huit ou neuf heures, quelquefois plus tard ; mais le lendemain matin, il n'en restait rien.

Il était donc intéressant, pour juger la question que M. Héricourt a indiquée, de voir si les injections de sérum artificiel ou même d'extraits de substance nerveuse produiraient chez ce sujet des effets analogues à ceux qu'il vient de rapporter, lesquels étaient absolument constants et caractéristiques.

Sans prévenir M. X..., M. Héricourt a donc substitué, à des intervalles irréguliers, aux injections de liquide orchitique, des injections :

1° De phosphate de soude, à 2 p. 100, dans de l'eau de laurier-cerise, suivant la formule de M. Crocq ;

2° De sérum artificiel, dans lequel entrait du chlorure de sodium, du phosphate de soude et du sulfate de soude, suivant une formule analogue à celle de M. Chéron ;

3° De l'extrait de cerveau de mouton, suivant la formule de M. Constantin Paul ;

4° De la spermine en solution aqueuse (à 2 p. 100) que lui avait adressée M. Poehl, de Pétersbourg.

Or ces substitutions, qui ont été faites deux fois pour chacune des préparations, ont donné les résultats suivants :

Pour les injections de M. Crocq, de M. Chéron et de M. Constantin Paul, les effets ont été *absolument nuls*.

Pour les injections de spermine de M. Poehl, une fois les effets physiologiques ont été de tous points les mêmes qu'avec le liquide orchitique, et, la seconde fois, les effets ont été à peine sensibles.

Sans traiter la question de la valeur thérapeutique du liquide orchitique, dit en terminant M. Héricourt, il paraît donc possible de conclure de ces essais qu'il existe réellement, dans ce liquide, une substance qui agit comme un excitant spécial du système nerveux, et que cette substance n'est ni la glycérine, ni le phosphate de soude, ni aucun des autres sels minéraux existant dans le sérum artificiel.

En même temps, la suggestion, invoquée par quelques médecins pour expliquer les effets des injections sous-cutanées du liquide orchitique, se trouve éliminée, puisque les effets physiologiques des injections ne se produisaient que pour ce liquide, alors que le sujet était dans l'ignorance de la nature des injections faites, et qui toutes étaient également contenues dans des ampoules de verre du même modèle.

M. Héricourt ajoute que ces effets étaient toujours plus marqués pour le liquide orchitique non filtré, préparé avec toutes les précautions aseptiques requises, que pour le liquide filtré suivant le procédé de M. d'Arsonval [1].

La suggestion ne tenait, du reste, pas debout devant les expériences faites sur les aliénés. Ainsi que le fait remarquer M. Cullerre, *Gazette médicale*, nos 36 et 37, 1893 :

« Des déments ne se suggestionnent pas eux-mêmes : ce qu'on leur fait leur est bien égal et c'est avec la plus complète indifférence qu'ils reçoivent les injections. Des maniaques ne s'autosuggestionnent pas davantage. Quant aux mélancoliques, s'ils sont disposés à se suggestionner, c'est dans un sens tout opposé aux intentions de l'opérateur. Ils prendront plutôt les injections pour une épreuve, un supplice, un procédé d'exécution lente, que pour un moyen destiné à leur rendre les forces et la santé. Et, en fait, ils ne se laissent jamais piquer sans protester par leurs plaintes et leurs récriminations délirantes. Et, cependant, on en voit dont le poids augmente en quelques semaines de plusieurs kilogrammes sans modification de l'état mental. » Aussi le savant aliéniste tient à s'inscrire en faux contre cette opinion, qui veut que l'action favorable des liquides organiques soit due à une auto-suggestion et que la méthode nouvelle ne soit qu'une application du traitement moral déjà remis à la mode par l'hypnotisme, opinion reproduite à satiété par nombre de journaux de médecine, tant à propos des injections de liquide testiculaire que des injections de substance grise.

Nous voilà loin de la suggestion et de la théorie émise par M. Chéron, théorie qui, on le sait, se résumait ainsi : « Toutes les transfusions hypodermiques produisent des effets analogues, quelle que soit la nature du liquide introduit sous la peau, pourvu qu'il ne possède aucun pouvoir toxique et qu'il n'exerce aucune action locale nocive [2]. »

---

1. — Tous les liquides injectés, sauf la solution de spermine, que M. Héricourt devait à l'obligeance de M. Pœhl, avaient été préparés au laboratoire de physiologie de la Faculté de médecine.

2. — Cette théorie supportait, d'ailleurs, difficilement la discussion. Ainsi, à ne considérer que l'action thermogénique des injections, nous ferons observer que, pour les liquides organiques, cette action, non seulement est incontestée, mais qu'elle varie suivant la nature des organes qui ont servi à les préparer. M. A. Rouquès a institué, à ce sujet, des expériences qu'il a présentées à la Société de biologie dans la séance du 23 juin 1893. Le savant physiologiste a porté ses expériences successivement sur le poumon, les capsules surrénales, le cerveau, le foie, larate, le corps thyroïde (nous rendrons compte de ces expériences dans

Cette théorie a pris soin de choisir d'elle-même la place qui lui est destinée : le roman soi-disant scientifique.

Si, ni la suggestion, ni la spermine, ni la glycérine, ni le phosphate de soude, ni aucun des autres sels minéraux existant dans le sérum artificiel ne peuvent expliquer les effets produits par le liquide testiculaire sur le système nerveux, à quels principes ce dernier doit-il son action ?

On ne sait et même, comme l'a dit Brown-Séquard à l'Académie des sciences[1], « ceux-là perdraient leur temps qui chercheraient à trouver dans le liquide orchitique un ou plusieurs principes chimiques capables de produire les deux actions que nous venons de désigner (à savoir : l'introduction dans le sang d'éléments organiques rénovateurs et une influence tonifiante spéciale). *Il en serait de cette recherche comme de celle que l'on pourrait tenter aussi de faire en essayant de découvrir dans le spermatozoïde ou dans l'ovule le principe chimique qui doit former le foie ou celui qui doit former le cerveau, la rate, le rein ou un organe quelconque* ».

Envisagée de cette façon, il est certain qu'en l'état actuel de la science cette question est insoluble.

ACTION PHYSIOLOGIQUE

Disons-le tout de suite : la physiologie du liquide testiculaire n'est pas complète, mais les faits acquis sont cependant très nombreux et très importants. Nous allons les exposer un peu

---

l'étude de ces différents organes). Ces organes, pris à des animaux, lapins ou cobayes, tués en pleine santé, ont été triturés à froid dans l'eau distillée contenant 7 grammes de chlorure de sodium pour 1000. Tous les liquides, injectés dans le système nerveux du lapin, ont été préparés au moment même de l'opération aussi aseptiquement que possible. « L'élévation thermique, se produisant d'ailleurs, dès le moment de l'injection, ne peut être mise sur le compte d'une infection quelconque.»

Rappelons que MM. Bouchard, Charrin, Murray ont observé que le liquide thyroïdien élève légèrement, mais nettement les températures axillaire et rectale.

Comme le fait remarquer le savant physiologiste, on ne saurait incriminer les effets de l'eau salée agissant isolément, attendu qu'il a injecté ce liquide sans autre élément. *Or, il n'a pas obtenu de variations de température de plus de 4 à 5 dixième de degré, variations bien éloignées des résultats précédents.*

L'action thermogénique des différents organes a d'ailleurs, ainsi que nous le verrons par la suite, été constatée par MM. Charrin et Ruffer pour l'extrait musculaire, par M. Lépine pour le rein, par M. Roux pour la rate.

Que reste-t-il alors de la théorie émise par M. Chéron ? Il est probable que ces expériences ont échappé au distingué médecin, et, comme le dit Brown-Séquard (Voy. *Arch. de phys.*, octobre 1893, page 809) : « On ne pouvait pas montrer une plus grande ignorance des faits relatifs aux liquides organiques. »

1. — Brown-Séquard et d'Arsonval, Effets physiologiques et thérapeutiques d'un liquide extrait de la glande sexuelle mâle (Académie des sciences, 24 avril 1893).

au hasard, sans avoir la prétention de les classer suivant un ordre méthodique et définitif.

ACTION SUR LE SYSTÈME NERVEUX

Influence dynamogénique du Liquide orchitique sur les Animaux que l'on va faire mourir par Hémorrhagie. — Brown-Séquard a fait une série d'expériences qui démontrent que le liquide testiculaire augmente les puissances d'action des centres nerveux en diminuant (suivant la loi qu'il a fait connaître en 1857 dans son livre sur l'épilepsie) l'excitabilité réflexe de ces centres [1].

Il résulte de ces expériences, faites avec le concours de MM. d'Arsonval et Hénocque, et relatées dans la séance du 2 juillet 1892 de la Société de biologie, que si l'on fait perdre rapidement du sang à des lapins, des cobayes et des grenouilles, on constate que les phénomènes diffèrent notablement suivant que l'on a ou non injecté, sous la peau, du liquide testiculaire. Non seulement, les phénomènes si bien connus de la mort par hémorrhagie assez rapide (ou très rapide) sont plus lents à se montrer et sont moins violents chez ceux qui ont reçu l'injection, mais encore, la mort arrive plus tard et le cœur bat plus longtemps après la cessation de la respiration chez ces derniers animaux. Enfin, dans les cas où (à Nice) Brown-Séquard a cherché si les muscles et les nerfs étaient influencés par l'injection sous-cutanée du liquide testiculaire, il a trouvé que ces organes étaient dynamogéniés par ce liquide.

Dans un mémoire, présenté à l'Académie des sciences par M. le professeur Bouchard, M. Meyer aboutit aux mêmes conclusions. D'après lui, l'injection intraveineuse de liquide orchitique ne paraît pas modifier la respiration ou la circulation des animaux bien portants. Mais lorsque, par suite d'hémorrhagie, le cœur est devenu très faible et irrégulier, l'injection intravasculaire de liquide orchitique lui a paru régulariser rapidement le cœur et augmenter l'amplitude des systoles affaiblies par l'hémorrhagie.

1. — Brown-Séquard a montré que la force des actes réflexes est en raison inverse de l'excitabilité réflexe ou, en d'autres termes, que plus un individu est fort, moins il a d'excitabilité réflexe.

Effets physiologiques du Liquide testiculaire dans l'Ataxie locomotrice et les Paralysies expérimentales. — Dans une note « *sur les conclusions physiologiques et cliniques qui ressortent de certaines expériences dans lesquelles l'ataxie locomotrice ou la paralysie, dues à des lésions de la moelle épinière, ont été guéries ou améliorées par des injections de liquide testiculaire* », note présentée à la Société de biologie, dans la séance du 15 avril 1893, Brown-Séquard a exposé les faits suivants qu'il a observés depuis très longtemps déjà, mais avec plus d'attention, plus récemment.

I. — On sait que l'éminent physiologiste a trouvé, depuis plus de trente ans, que l'on ne peut piquer ou irriter d'une autre manière le ventricule spinal des oiseaux, ou plutôt les méninges qui le recouvrent, sans déterminer de l'ataxie locomotrice. Il s'est servi de ce fait pour considérer cette affection chez l'homme comme un effet réflexe d'une irritation périphérique. Les oiseaux ainsi atteints restent toujours ataxiques, mais à un moindre degré que durant les premiers jours après la lésion.

Sur des pigeons opérés depuis une ou deux semaines et étant ataxiques à un degré très marqué, Brown-Séquard a constaté que, sur ceux auxquels il faisait des injections journalières de liquide testiculaire (préparé à la manière ordinaire par d'Arsonval) et qu'il comparait à d'autres laissés comme témoins sans traitement, il y avait, au bout de quelques jours, une amélioration et que finalement, après un mois, on constatait chez eux presque une guérison, tandis qu'il y avait à peine du changement chez les témoins. Il est clair, conséquemment, que le liquide testiculaire (à la dose d'un demi-centimètre cube chaque jour, *dose énorme* comparée à celle que nous employons chez l'homme) a produit dans ces expériences, répétées sur plus de 20 pigeons, des effets curatifs extrêmement marqués, semblables à ceux que l'on obtient chez l'homme à l'aide de doses beaucoup moindres.

II. — Après avoir produit des paralysies par l'une ou l'autre des deux espèces de lésions qui vont être mentionnées, chez des mammifères, Brown-Séquard a constaté, sous l'influence d'injections de liquide testiculaire, la disparition rapide des phénomènes paralytiques. Suit une brève indication des dernières expériences de cette espèce qu'il a faites.

Expérience I. — Au mois d'octobre dernier, j'ai essayé de couper, à travers le crâne, en avant du cervelet, et à travers l'extrémité postérieure de l'hémisphère cérébral *droit*, chez 6 cobayes de dix à douze mois, le tubercule nates et le pédoncule cérébral, à *droite* aussi. Après des troubles variés que je n'ai pas à décrire, ces 6 animaux ont pu se tenir assez bien sur leurs membres, mais ils présentaient dans la marche le mouvement de manège appartenant à cette lésion. Le lendemain, malgré la continuation du tournoiement, il était possible de distinguer de la parésie des membres gauches. Trois jours après, la parésie, peu marquée cependant, se distinguait davantage, le tournoiement ayant encore diminué. Je commençai alors à faire, chez 4 de ces 6 cobayes, des injections journalières de la dose énorme d'un gramme de liquide testiculaire, préparé par d'Arsonval [1]. Je gardai comme témoins les deux cobayes ayant le moins de parésie et qui ne tournaient presque plus. De ces deux individus, l'un n'a cessé de montrer de la parésie que quinze jours, l'autre près d'un mois après. Les 4 autres, au contraire, étaient guéris complètement, l'un six jours après la première injection, un autre huit jours et les deux autres 10 ou 11 jours après. Le tournoiement a disparu, chez tous ces derniers, dès le lendemain de la première injection.

Expérience II. — En novembre 1892, répétant des expériences que j'avais déjà faites en 1890, j'ai coupé transversalement presque la totalité de la moitié *droite* de la moelle épinière, au niveau de la 10e dorsale, chez 3 cobayes de 5 à 600 grammes. Les phénomènes ordinaires de cette lésion se sont montrés : paralysie et hyperesthésie au membre postérieur *droit*, avec anesthésie complète chez l'un et incomplète chez les deux autres, au membre postérieur *gauche*. Je choisis alors les deux cobayes chez lesquels les phénomènes (paralysie, hyperesthésie, anesthésie) étaient le plus marqués et je fis, chez chacun d'eux, quelques heures après la lésion de la moelle, une injection de 1 gramme de liquide testiculaire. Chaque jour, pendant une semaine, la même quantité de liquide fut injectée. Au bout de ce temps, l'animal gardé sans injection, comme témoin, avait encore au membre postérieur gauche une anesthésie assez marquée et presque autant que le lendemain de l'opération ; la paralysie incomplète (il n'y a jamais de paralysie complète après une hémisection de la moelle dorsale, chez des cobayes) avait à peine diminué et l'hyperesthésie affaiblie persistait. Tout au contraire, chez les deux animaux injectés, il y avait à bien peu près l'état normal dans les deux membres postérieurs. L'équilibre de la sensibilité s'était presque rétabli, l'anesthésie persistant à peine et l'hyperesthésie n'existant plus. Quant à la paralysie, j'ai cherché vainement à la constater. Sans faire

1. — Ces animaux pesaient de 450 à 550 grammes, d'où il suit que leur poids moyen étant de 500 grammes, chacun d'eux recevait le cinq centième de son poids de liquide testiculaire, ce qui, pour un homme de 50 kilogrammes, donnerait une proportion de 100 grammes de liquide par jour. On sait que chez l'homme, le maximum injecté par jour a été de 5 à 10 grammes, c'est-à-dire du vingtième au dixième de la dose employée chez ces cobayes.

de nouvelles injections, l'état normal était revenu au bout d'un mois et, chose remarquable, l'épilepsie qui survient si souvent chez les cobayes après une hémisection de la moelle épinière ne s'est pas montrée, tandis que chez l'individu non injecté, non seulement de l'épilepsie (à un faible degré) a paru au bout de près d'un mois, mais les troubles sensitifs et moteurs persistaient encore, bien que diminués. Ils durent encore, mais amoindris notablement, à l'heure actuelle, plus de cinq mois après la lésion, et l'on peut encore provoquer de légères attaques d'épilepsie par l'irritation de la zone épileptogène.

Le savant professeur laisse à dessein de côté, dans cette brève communication, ce qui est relatif à l'influence exercée sur les centres nerveux quant au tournoiement et à l'épilepsie [1], mais, comme il le fait remarquer, il n'est pas possible de ne pas tirer de ces dernières expériences et de celle relative à l'ataxie les conclusions suivantes, quant à la puissance du liquide testiculaire :

1. — Il peut faire diminuer chez les pigeons les phénomènes d'ataxie locomotrice causés par une irritation *périphérique* (celle des fibres nerveuses des méninges spinales) ;

2. — Il peut faire disparaître la paralysie causée par une lésion de la base de l'encéphale, chez le cobaye ;

3. — Il peut faire cesser la paralysie, l'anesthésie et l'hyperesthésie, causées par une hémisection de la moelle dorsale et donner par là, aux physiologistes comme aux cliniciens, la preuve que l'hémisection de la moelle ne fait pas apparaître la perte du mouvement ou de la sensibilité par suite d'une section de conducteurs, car le retour des fonctions perdues est beaucoup trop rapide pour qu'on puisse supposer que ce retour est dû à la réunion des conducteurs coupés.

De son côté, M. le professeur H. N. Vitzou (de Bucarest) a fait part à la Société de biologie [2] des deux observations suivantes qui viennent à l'appui des faits précédents :

Observation I. — Singe (sapajou) mâle, qui avait été très vigoureux ; fut atteint en octobre 1889 de paralysie des membres postérieurs et, plus

1. — Sur de nombreux cobayes, ayant de l'épilepsie à la suite de la section du nerf sciatique, Brown-Séquard a constaté « que des injections de liquide testiculaire, à fortes comme à faibles doses, n'ont pas modifié cette affection d'une manière notable. Peut-être y a-t-il eu un peu de diminution dans la violence des attaques, mais ce serait là tout le bien obtenu ».

2. — Influence dynamogénique puissante du liquide testiculaire chez deux singes paralysés, par M. le professeur H. N. Vitzou (de Bucarest). Note présentée par Brown-Séquard, *Société de biologie*, 15 avril 1893.

tard, des antérieurs. Comme d'autres singes attaqués de la même façon, il se traînait avec grande difficulté et ne pouvait grimper, ni prendre sa nourriture avec ses pattes.

Le 7 *décembre* 1889, on lui fait une première injection de 1 centimètre cube, sous la peau de l'abdomen, du liquide provenant de la trituration, dans 10 centimètres cubes d'eau distillée, de deux testicules frais d'un lapin très vigoureux. — Il ne semble pas souffrir de l'injection.

Le 8 *décembre*, on lui fait une deuxième injection de 2 centimètres cubes de liquide testiculaire (lapin) sous la peau de l'abdomen. Le lendemain, il est plus gai, semble prendre part aux caresses qu'on lui prodigue et l'appétit lui est revenu de manière qu'il mange le double de ce qu'il prenait d'habitude depuis sa maladie.

Le 13 *décembre*, on fait une autre injection de 2 centimètres cubes de liquide testiculaire (lapin) à l'aisselle du membre antérieur gauche.

Le 19 *décembre*, on fait une autre injection de 2 centimètres cubes du liquide testiculaire (lapin) en deux fois : 1 centimètre cube est injecté sous la peau de l'aisselle du bras gauche et 1 centimètre cube sous la peau de l'aisselle du bras droit.

L'animal se porte mieux qu'auparavant, a un bon appétit et commence à se servir de ses membres antérieurs pour prendre les morceaux de pain et des carottes qu'on lui donne.

Le 27 *décembre*, on fait une autre injection (la cinquième) à l'aisselle du bras droit, de 2 centimètres cubes du liquide testiculaire frais du lapin. J'interromps alors les injections après avoir remarqué une grande amélioration dans l'état général de l'animal. Les membres antérieurs ne sont plus paralysés; le singe s'en sert et se déplace avec une grande facilité, tout en se traînant sur les membres postérieurs qui sont encore paralysés.

Le 27 *janvier* (1890), on fait une autre injection de 1 cc. 1/2. L'animal donnait très facilement les pattes, l'état général était satisfaisant et il pouvait se tenir debout sur ses quatre pattes; cependant, la paralysie des membres postérieurs persistait.

Le 26 *février*, le singe est très gai, mange d'un bon appétit et les membres antérieurs ne sont pas paralysés. Ce jour-là, on lui fait une autre injection (la septième) de 1 cc. 1/2 de liquide testiculaire (lapin).

Les injections ont été suspendues à partir de ce jour; l'état général s'est maintenu jusque vers la moitié du mois de mars, lorsque le singe, déjà phtisique, a été atteint d'une forte pneumonie à la suite de laquelle il a succombé. L'autopsie n'a malheureusement pas pu être faite.

Pendant que le singe n'était atteint que de la paralysie des membres, les injections du liquide testiculaire de lapin ont eu une grande puissance sur la moelle. Après la quatrième injection, la paralysie des membres antérieurs avait disparu, et, à la sixième injection, il pouvait se tenir debout sur ses quatre pattes, quoique la paralysie des membres postérieurs n'eût pas complètement disparu. Il n'est pas douteux, pour M. le professeur Vitzou, que si les injections avaient été suivies et répétées à des intervalles moins longs, les progrès de l'amélioration des membres postérieurs auraient été plus grands que ceux qu'il a pu enregistrer.

Observation II. — Singe mâle (Papillon), atteint de paralysie des membres postérieurs depuis six mois. On lui fait seulement deux injections à l'aisselle droite, chacune de 2 cc. 1/2 de liquide testiculaire d'un chien très vigoureux et jeune. La première injection a été faite le 14 mars 1890 et la seconde le 16 mai. Après ces deux injections, l'animal se portait assez bien, l'appétit lui était revenu et il pouvait grimper avec grande facilité sur la grande cage des singes lorsqu'on le mettait en liberté.

Au mois de juin et les mois suivants, l'animal pouvait marcher sur les membres postérieurs qui n'étaient plus paralysés. Cet état s'est maintenu jusqu'au mois de novembre sans avoir eu recours à d'autres injections. Ce singe est encore vivant (20 mars 1893). Depuis octobre 1892, il se traîne sur ses membres supérieurs et j'ai recommencé à lui faire des injections.

Voici les conclusions que l'honorable professeur tire de ces deux observations : « Les injections sous-cutanées du liquide testiculaire frais de lapin ou de chien, préconisées pour la première fois par Brown-Séquard, ont une puissance dynamogénique considérable sur la moelle des singes atteints de paralysie dans les membres antérieurs et postérieurs. »

Action du Liquide orchitique dans la Paraplégie. — M. M. P. Mégnin a présenté à la Société de biologie, séance du 13 mai dernier, une observation qui vient démontrer une fois de plus l'influence du liquide orchitique sur la paraplégie, même liée à l'existence d'un fibro-sarcome généralisé :

Il s'agit d'un gros chien de montagne, de la race dite « de Léonberg », ayant une taille de 80 centimètres au garrot, appartenant à une dame de la colonie russe de Paris, Mme K..., qui m'a donné les renseignements suivants :

Ce chien est arrivé à Paris en septembre 1889, à l'âge de onze mois. Il était bien portant, mais maigre, et avait peu d'appétit.

A partir du mois d'août 1891, l'appétit devint meilleur et le chien commença à engraisser. En décembre de la même année, il fut pris d'une bronchite et traité en conséquence. Il commençait à se remettre lorsqu'un soir, après un repas très gras, croit-on, il fut pris de malaises, d'insomnie, de fièvre continue, de plaintes lorsqu'il était couché sur le côté ; il était plus tranquille et assez gai pendant le jour. Peu à peu, ses mouvements devinrent gênés; il pouvait à peine courir, boitant de la jambe gauche, traînant ses membres postérieurs et ayant l'air d'être très fatigué.

On le traita pour anémie et faiblesse générale, en lui administrant des stimulants et des fortifiants.

Malgré cela, le chien dépérissait progressivement, et cela malgré une nourriture très substantielle et très abondante : il mangeait 2 kilogrammes à 2 kilogrammes 1/2 de viande par jour, avec du pain qu'il n'absorbait qu'en employant mille ruses. Il avait fréquemment des vomituritions, qu'on rendait plus rares par l'usage du bicarbonate de soude.

Au mois de mai de l'année dernière, il eut une attaque de dysenterie qui dura deux mois, et qui l'exténua tout à fait, l'amenant à un degré de maigreur effrayant : il n'avait plus littéralement que la peau sur les os. Il avait perdu entièrement ses forces; il titubait et tombait après avoir fait avec peine quelques pas, en traînant son train de derrière; il lui était impossible de monter et de descendre une marche d'escalier. A ce moment, on le nourrissait presque exclusivement de lait coupé d'eau de Vichy, 2 à 3 litres par jour, et d'un peu de viande.

Quand il était debout ou assis, si on lui relevait la tête, il tombait comme dans un accès de vertige.

Mme K..., ayant beaucoup entendu parler des injections Brown-Séquardiennes et de leur puissance reconstituante, voulut en essayer pour son chien. Le liquide testiculaire fut d'abord donné en lavement. Presque immédiatement, on remarqua un relèvement de l'appétit et de l'énergie.

Encouragée par ce commencement de succès et craignant des accidents, avec un liquide plus ou moins pur, Mme K... sollicita, par mon intermédiaire, M. d'Arsonval, qui voulut bien lui délivrer du liquide organique préparé à son laboratoire, en raison de l'intérêt qu'il y avait à poursuivre cette expérience sur un animal, le cas étant jusqu'à présent presque unique. A partir du mois d'octobre, des injections sous-cutanées furent faites régulièrement selon les prescriptions, et on put constater presque aussitôt une amélioration croissante et constante : l'appétit augmenta, les éructations diminuèrent et les forces revinrent assez rapidement. Après quinze jours de traitement, le chien pouvait de nouveau monter les escaliers ; il ne tombait plus sur son train de derrière, excepté après de grandes émotions, où une faiblesse momentanée s'accusait ; il dormait tranquillement, ne se plaignait plus que rarement et recommençait à courir.

Bref, au commencement de janvier de cette année, il était comme transformé et tous ceux qui l'avaient vu dans son état de délabrement physiologique extrême n'en pouvaient croire leurs yeux : il avait de nouveau de l'embonpoint, un beau poil bien fourni et montait gaillardement les deux étages de l'hôtel de la rue Jean-Goujon qu'habite sa maîtresse; lorsqu'un accident, une indigestion avec hémorrhagie gastrique, est venu terminer son existence et donner l'occasion de faire son autopsie.

Elle fut pratiquée par un vétérinaire du quartier, et les pièces intéressantes examinées au laboratoire d'histologie du service de l'inspection de la boucherie.

Nous transcrivons ici la note fournie à cette occasion par le vétérinaire en question, M. Lesecq.

Poumons. — Tubercules nombreux à la surface du poumon formant des élevures de la grosseur d'un grain de plomb à celle d'une lentille.

Péricarde. — Tapissé intérieurement et extérieurement d'une quantité considérable de tubercules aplatis à la face interne des élevures plus saillantes et plus ou moins volumineuses, plus ou moins rapprochées, quelquefois réunies en forme d'agglomérats.

Cœur. — Sa surface est tapissée de petites néoplasies disséminées, donnant au toucher la sensation d'une râpe ; au niveau des oreillettes, les tubercules sont plus nombreux, plus rapprochés, plus volumineux et forment des masses plus ou moins développées.

Rien dans les cavités auriculaires et ventriculaires.

Mésentère. — Couvert de tumeurs assez grosses, isolées ou agglomérées ; quelques-unes atteignent le volume d'un œuf de poule et même plus.

Estomac. — Face interne parsemée de nombreuses petites élevures de la grosseur d'un grain de mil ; nombreuses petites déchirures et rupture hémorrhagique de la muqueuse.

Moelle. — Enveloppes de la moelle dures, sèches.

Rien dans le foie, dans l'aorte, dans la tranchée, dans l'œsophage ou les autres organes non signalés.

En général, les tumeurs généralisées se présentent sous forme de masses dures, résistantes, difficiles à inciser. A la coupe, elles ont un aspect blanc jaunâtre et paraissent formées de petits tubercules réunis par du tissu conjonctif; il est impossible de les triturer pour en obtenir du suc, tellement elles sont dures et fibreuses. L'examen microscopique au point de vue de la tuberculose est négatif. En somme, c'est du fibrosarcome généralisé, compliqué de paraplégie et l'effet des injections Brown-Séquardiennes a été remarquable dans ce cas.

Accélération de la Vitesse des Transmissions sensitives chez un Ataxique traité par des Injections de Liquide testiculaire de Cobaye. — Dans une note présentée par Brown-Séquard à la Société de Biologie, dans la séance du 18 juin 1892, M. le Dr Grigorescu (de Bucharest), relate l'observation suivante :

C. G..., âgé de 42 ans, souffrant d'ataxie locomotrice. La maladie a commencé depuis dix ans et s'est bien confirmée depuis trois ou quatre ans.

Pendant ce temps, il a essayé presque tous les moyens pharmaceutiques et en 1889 a consulté M. Charcot. Mais la maladie a fait des progrès et elle n'a présenté qu'une amélioration passagère après le traitement ordonné par ce médecin.

Le 23 février, M. C. G... est venu me prier de lui appliquer le traitement au suc testiculaire. L'état de la maladie était alors comme il suit :

Epuisement général assez prononcé. Marche très difficile et fatigante; l'ataxie assez avancée; tremblement des pieds; le talon frappe fortement la terre; la base de sustentation est très large; le malade ne peut pas s'asseoir ou se lever sans s'aider considérablement de ses mains, etc. Les douleurs fulgurantes sont très grandes. La sensibilité de la plante des pieds et de la paume des mains est très anormale, les réflexes tendineux sont abolis, etc. Appétit altéré, constipation rebelle; rétention de l'urine avec mixtion très difficile et non sentie.

Après un traitement au suc testiculaire de cobaye (extrait aqueux filtré à la bougie) continué pendant vingt jours, il est survenu *une amélioration surprenante dans tous les symptômes* et j'ai été obligé de la reconnaître, malgré mes idées plus ou moins défavorables à cet égard. L'état général était très bon aussi. Ce traitement a été continué jusqu'au 12 avril avec des interruptions successives durant quelques jours et l'amélioration s'est encore accentuée. A cette date, nous avons suspendu le traitement pendant quinze ou vingt jours et, malheureusement, nous avons remarqué que la maladie avait légèrement empiré, les douleurs surtout étaient en partie revenues. Mais il est à noter que, pendant ces quinze ou vingt jours, il a fait presque toujours mauvais temps.

C'est à cette époque que nous avons mesuré la vitesse de l'activité nerveuse sensitive (appareil d'Arsonval) et elle a été de $27^{m},40$ par seconde. Nous avons recommencé le traitement, et après dix-huit jours l'amélioration est revenue; *la vitesse de transmission des impressions sensitives est devenue de $32^{m}50$, par seconde;* elle s'était donc accrue de $5^{m},10$ par seconde.

Enfin, depuis douze jours, le traitement est interrompu et pourtant le malade se sent toujours bien, mieux même qu'auparavant.

Dans une communication antérieure (20 mai 1892), M. Grigorescu avait déjà signalé chez un paraplégique et un ataxique [1] cette augmentation de vitesse de transmission des impressions sensitives, coexistant avec l'amélioration de leurs symptômes paraplégiques ou ataxiques sous l'influence des injections orchitiques.

Brown-Séquard, dans la même séance (18 juin 1892), fait suivre ces observations des considérations suivantes :

La vitesse des impressions sensitives dans les membres est, en moyenne, de $33^{m},72$ par seconde, d'après M. Rémond, qui a fait à ce sujet de nombreuses recherches, à l'aide de l'appareil de d'Arsonval [1]. Dans le premier cas (paraplégie), la vitesse est montée de $27^{m},83$ à $33^{m},40$ par se-

1. — Toutes ces observations ont été publiées dans les *Archives de physiologie*, avril 1894.

conde; dans le deuxième cas, elle est montée de 26m,66 à 34m,22 par seconde et enfin dans le troisième de 27m,40 à 32m,50.

Deux fois, conséquemment, la vitesse est arrivée à être à bien peu près celle de l'état normal. Dans les trois cas, il y a eu à la fois une amélioration considérable de cette vitesse et des autres symptômes, ce qui montre combien est grande l'influence favorable du liquide testiculaire dans des cas de lésion organique de la moelle épinière.

Augmentation de Force et de Poids chez le Fœtus sous l'Influence d'injections de Liquide orchitique chez la Mère. — Le Dr Kahn, d'après Brown-Séquard [1], a constaté qu'un fœtus ne donnant guère de signes d'activité motrice chez une ataxique, grosse de six mois, devint presque immédiatement actif après une injection de liquide orchitique. L'enfant se développa à un tel point, sous l'influence de ce liquide, qu'il pesait 5 kilos à sa naissance. Malgré l'état déplorable de la mère, il était, de plus, extrêmement vigoureux.

Brown-Séquard ajoutait que des faits, qu'il se proposait de publier bientôt, lui ont montré que, chez les cobayes, les injections de ce liquide déterminent des effets analogues à ceux que le Dr Kahn a constatés.

Il ne nous est pas possible de ne pas faire remarquer que, dans les observations qui vont suivre, partout on retrouvera cette action dynamogénique du liquide orchitique sur l'axe cérébro-spinal se manifestant sur les organes les plus divers et sur toutes les fonctions de l'économie. C'est ainsi que, sous son influence, on observera, depuis la stimulation des parties supérieures de cet axe, qui se traduit par le retour à l'activité psychique, jusqu'à la stimulation des parties les plus inférieures de la moelle, comme le prouve la plus grande puissance des fonctions génésiques, la régularisation de la mixtion et de la défécation, etc...

ACTION SUR LE SYSTÈME MUSCULAIRE

Vito Cipriati s'est livré à des expériences sur la force nerveuse et musculaire chez l'homme, mesurée par l'ergographe après les injections de liquide testiculaire. (*Annali di Nevrologia Napoli*, fasc. I, II et III; 1892.)

1. — *Arch. de phy.*, janvier 1893, p. 207.

L'examen du travail mécanique des deux mains a été fait *avant*, *pendant* et *après* les injections.

Chez un des individus en observation, la moyenne, durant six jours, avant la première injection, a été de 8.036 kilogrammètres, pendant dix jours d'injections de 8.525 kilogrammètres, et durant les huit jours qui ont suivi, de 9.857 kilogrammètres. Donc 1.212 kilogrammètres en plus, ainsi que le montre excellemment le tableau suivant dressé par Brown-Séquard.

	Avant,	Pendant,	Après,	Gain.
Maximum	9.525	9.823	10.821	1.296
Minimum	6.555	7.302	8.640	2.085

Entre le minimum observé avant les injections et le maximum observé après celles-ci, il y a donc la différence considérable de 4.260 kilogrammètres. Pour l'autre individu, l'accroissement de la force est consigné dans le tableau ci-dessous.

	Avant,	Pendant,	Après,	Gain.
Maximum	5.742	6.690	6.840	1.098
Minimum	4.497	4.866	5.550	1.053

Donc, 2.343 kilogrammètres de différence entre le minimum observé avant les injections et le maximum obtenu après celles-ci.

ACTION SUR LES FONCTIONS DIGESTIVES ET LA NUTRITION

Comme on le verra dans les observations qui suivront, sous l'influence du liquide orchitique, l'appétit se réveille, les fonctions digestives se régularisent, la nutrition est activée, la constipation cesse, le poids du corps augmente. Ce sont là des faits d'observation commune et définitivement établis. Le liquide orchitique est un stimulant des fonctions digestives et de la nutrition.

ACTION SUR LA TEMPÉRATURE

Les résultats sont contradictoires et cela est facile à comprendre, car non seulement, dans les études qui ont été faites de différents côtés, on a employé des liquides différant entre eux sous le rapport de la quantité et de la composition, mais les uns (Vito Cipriati) ont pratiqué leurs essais sur des individus sains et les autres sur des malades (Hénocque) ou des aliénés (Mairet). On ne peut rien conclure d'expériences aussi disparates et il faut attendre de nouveaux essais.

Le liquide orchitique est-il un agent *hyperthermique* ou *régulateur thermique?* Toute la question est là et les avis sont encore partagés.

ACTION PHYSIOLOGIQUE SUR LES SÉCRÉTIONS

Son Influence sur la Fonction urinaire. — Le Dr Chabrié, de Paris, au Congrès de Besançon, tenu au mois d'août 1893, dit avoir examiné les urines de divers malades soumis aux injections de liquide testiculaire avant et après ce traitement. Comme d'autres observateurs l'ont déjà signalé, M. Chabrié a noté que l'urée était considérablement augmentée après les injections. Mais, chose remarquable, que l'honorable médecin a été, croyons-nous, le premier à constater, c'est la diminution de l'acide phosphorique des urines, au moment même où se fait l'hypersécrétion de l'urée et inversement.

La quantité d'urine n'a pas été sensiblement modifiée par les injections. M. Bayroff dit, au contraire, qu'il y a diminution. Cette diminution de la phosphaturie est bien due au liquide testiculaire, car les injections du sérum artificiel ne la produisent pas.

Ajoutons que M. Bayroff a noté l'augmentation de la salivation. Cette étude sur l'influence exercée par le liquide orchitique sur les sécrétions est intéressante et demande à être reprise systématiquement.

Son Influence sur la Menstruation. — Au cours d'expériences qu'ont faites M. Barsby, professeur à l'École de médecine de Tours, et M. Lallemant, médecin en chef de l'Asile des aliénés (expériences présentées le 24 décembre 1892 à la Société de biologie), dans le but d'observer l'action exercée sur le flux menstruel par les injections du liquide orchitique, ces médecins distingués ont été amenés aux résultats suivants :

Dans une première série d'injections faites au mois d'octobre, pendant six jours consécutifs, sur des malades de leur service, avec du liquide testiculaire dilué, ils n'ont observé aucune action sur les menstrues.

Dans une seconde série de six jours d'injections faites sur les mêmes malades, non plus avec du liquide dilué, mais avec un extrait plus concentré de liquide testiculaire, MM. Barsby et

Lallemant ont vu, chez deux d'entre elles, apparaître les règles supprimées chez l'une depuis trois ans, chez l'autre depuis deux ans.

Une autre malade soumise aux injections de liquide concentré et dont les règles étaient supprimées depuis dix mois environ vit réapparaître les époques au dixième jour de l'injection.

Enfin, chez un autre malade qui avait eu un écoulement menstruel normal dix jours auparavant, on a pu constater que, le deuxième jour des injections, un nouvel écoulement menstruel était apparu, douze jours par conséquent après le premier.

En présence de ces faits, les expérimentateurs ont continué leurs expériences avec du liquide dilué, sur une infirmière du service atteinte de chlorose assez prononcée, dont les règles ont cessé de se montrer depuis deux ans ; le troisième jour de l'injection, cette malade a été prise d'une épistaxis assez abondante en même temps qu'elle éprouvait de vives douleurs dans les cuisses et dans le bas-ventre.

Or, cette infirmière a affirmé ne pas se souvenir d'avoir jamais eu de saignement de nez dans le cours de son existence. On continua les injections pendant dix jours consécutifs, mais, cette fois, avec la solution du suc testiculaire concentré : les règles ne se sont pas montrées, bien que la malade continuât à se plaindre de douleurs dans le bas-ventre et dans les cuisses; ces douleurs ont d'ailleurs disparu après la cessation des injections.

Sans vouloir rechercher, pour le moment, par quel mécanisme les injections de suc testiculaire agissent sur la menstruation et tout en constatant que ce liquide semble favoriser l'éréthisme des organes qui sont le point de départ de l'écoulement menstruel, MM. Lallemant et Barsby font suivre cet exposé succinct des faits des réflexions suivantes :

1° Il semble que, en présence des faits observés et relatés plus haut, le liquide testiculaire paraît posséder bien réellement une action qu'on pourrait qualifier d'emménagogue ;

2° L'épistaxis survenue chez l'infirmière soumise aux injections de suc testiculaire paraît appartenir à la catégorie des épistaxis succédanées de l'écoulement menstruel.

Ils se proposent d'ailleurs de continuer ces injections sur un certain nombre de malades dont les règles ont disparu depuis un temps plus ou moins long.

ACTION SUR L'HÉMATOSE

M. Hénocque a observé les modifications de la quantité d'oxyhémoglobine et de la durée de la réduction de cette substance, c'est-à-dire l'activité des échanges entre le sang et les tissus du pouce, chez vingt-deux malades traités par les injections de tuberculine à l'hôpital Laënnec, et sur quatre malades traités à la Charité, par le liquide testiculaire, dans les services du professeur Cornil. L'un de ces malades ayant successivement reçu les injections des deux liquides, l'analyse comparative des effets produits est d'autant plus intéressante qu'elle démontre deux modes d'action typiques des liquides provenant, d'une part, de l'extrait d'un tissu glandulaire normal, et, d'autre part, d'une sorte de sécrétion pathologique et bacillaire.

Comme le fait remarquer M. Hénocque, pour bien apprécier les effets des injections de tuberculine sur la quantité d'oxyhémoglobine, il faut, non seulement, constater les résultats de trois à cinq ou six inoculations, mais aussi les résultats ultérieurs, c'est-à-dire deux ou trois semaines après le traitement.

C'est ainsi que, dans une première série comprenant 22 malades, du 29 novembre au 13 décembre, ce physiologiste avait d'abord observé les résultats suivants :

Chez 13 malades, il y avait eu diminution de la quantité d'oxyhémoglobine de 1 à 3 et même 5 p. 100 ; la variation avait été nulle pour 3 des 9 autres malades ; mais, au contraire, il y avait eu augmentation de la quantité d'oxyhémoglobine chez 6 malades, après une diminution initiale chez 3 d'entre eux. Cet accroissement a coïncidé avec une augmentation de poids chez plusieurs malades.

En somme, il y a eu dans quelques cas une augmentation immédiate ou consécutive à plusieurs injections, mais chez 8 malades, qui avaient plus ou moins oscillé vers l'augmentation, les examens pratiqués de huit à quinze jours après la cessation des injections ont démontré une diminution définitive de la quantité d'oxyhémoglobine.

M. Hénocque fait observer que l'augmentation observée dans quelques cas ne peut pas seulement s'expliquer par le repos, le séjour à l'hôpital, l'amélioration des conditions dans lesquelles se trouvaient les malades, les influences psychiques, puisqu'elle a été quelquefois immédiate ; il la croit due à l'action excitante et phlogogène de la turberculine, d'autant plus qu'un phénomène analogue a été observé quelquefois au début de la fièvre typhoïde, par M. Baudoin, et aussi par divers expérimentateurs, à la suite d'injections de liquides septiques. Enfin, chez un singe dont il a présenté l'observation, le 21 février, la quantité d'oxyhémoglobine s'est élevée de 9 à 12 p. 100, sous l'influence d'une tuberculisation aiguë qu'il a rapportée à l'action de la tuberculine.

En résumé, la quantité d'oxyhémoglobine, exceptionnellement augmentée au début des injections de tuberculine, a diminué presque toujours et quelquefois très rapidement sous l'influence de ces injections.

A la suite des injections de liquide testiculaire, les phénomènes sont plus simples; chez les quatre tuberculeux, la quantité d'oxyhémoglobine a augmenté lentement, progressivement, et s'est maintenue chez deux d'entre eux, pendant leur séjour à l'hôpital, où ils ont reçu : l'un, 16 injections, du 16 mars au 18 avril; l'autre, 31 injections, du 11 mars au 25 avril 1891 ; nettement prononcée dans les deux cas de tuberculose pulmonaire, où l'amélioration a été évidente. L'analyse de ces observations a été publiée par Brown-Séquard, dans le n° 4 des *Archives de physiologie* (octobre 1891).

En somme, avec la tuberculine, liquide spécifiquement septique, l'on observe des réactions intenses, irrégulières, passagères, lorsqu'elles ne se transforment pas en complications suraiguës; tandis qu'avec le liquide testiculaire l'action dynamogénique, plus régulière, se démontre, avec d'autres symptômes, par l'augmentation progressive de la quantité d'oxyhémoglobine et par la régularisation de l'activité des échanges.

Si l'on envisage les modifications de la durée de la réduction dans ces deux séries d'injections, l'on constate, dans les inoculations de tuberculine, les plus grandes variations, comparables à celles de la fièvre, et les courbes de la température et du pouls sont aussi troublées que celles de la durée de la réduction et par conséquent de l'activité des échanges, la réaction immédiate, l'influence des complications ultérieures, prochaines ou éloignés, amènent des modifications fort variables. Au contraire, avec le liquide testiculaire, M. Hénocque a noté, parallèlement à une absence complète de réaction immédiate notable au pouls ou à l'examen thermométrique, une marche graduelle et continue vers la régularité de l'activité des échanges, une tendance au relèvement de cette activité [1].

ACTION SUR LES INFECTIONS MICROBIENNES

On pourrait croire, en lisant ce titre, que, dans notre pensée, le liquide orchitique possède une action anti-bacillaire directe. Telle n'est pas notre pensée. Il est à supposer que s'il est capable de mettre les animaux en état de lutter contre l'infection, il procède par une voie détournée, en augmentant les puissances d'action du centre cérébro-spinal. Des micro-organismes se développent, d'ailleurs, quoique mal, dans le liquide orchitique et des expériences multipliées ont montré à MM. Brown-Séquard et d'Arsonval que s'il possède une influence directe, cette influence est des plus minimes, car chez des cobayes ayant été blessés également des deux côtés du corps (section, avec meurtrissure de la peau et des muscles), aux épaules et aux lombes, il n'y a pas eu de différence évidente quant à la rapidité de la cicatrisation des plaies, suivant qu'on les soumît ou non à plusieurs lavages chaque jour avec des dilutions plus ou moins étendues de liquide orchitique. Comme le fait remarquer Brown-Séquard, « il est évident, conséquemment, qu'une action favorable, directe, causant la guérison des ulcères dans le cancer, dans la lèpre, etc., n'existe pas ou existe à peine [2] ». Les faits que nous allons exposer devraient donc être expliqués par des manifestations d'ordre purement dynamique.

MM. Claudius Nourry et Ch. Michel, estimant que la prophylaxie des maladies contagieuses réside tout entière dans les moyens capables d'augmenter la puissance de réaction organique, et non dans la chasse au microbe, instituèrent des expériences sur l'immunité à la turberculose à l'aide d'injections préventives de liquide testiculaire, expériences qui ont été l'objet d'un rapport présenté à la Société de biologie, le 4 juin 1892. Le 10 juillet 1891, les habiles expérimentateurs ont commencé sur deux chiennes des injections de liquide à la dose de 5 cen-

1. — *Société de biologie*, 24 octobre 1891.
2. — *Arch. de phy. norm. et path.* (juillet 1893), p. 549.

tigrammes, portée le lendemain à 10 centigrammes et le surlendemain à 15 centigrammes.

Le 9 août suivant, ils ont prélevé un morceau de poumon d'une vache atteinte de tuberculose généralisée au dernier degré, et le 10 au matin, ayant réuni 2 chiens témoins, ils inoculèrent une quantité d'un centimètre cube de virus actif recueilli la veille.

Le 14 août, le dos de chaque chien présentait un œdème dont il est sorti du pus à la pression. Cet œdème était juste au point d'inoculation. Les deux témoins étaient plus tristes que de coutume. Les deux autres, au contraire, ne présentaient aucun trouble.

Le 20, la tristesse des chiens témoins s'augmentait d'inappétence.

Les autres avaient toutes les apparences de la santé.

Le 4 septembre, l'un des chiens témoins mourait, présentant les lésions caractéristiques de la turberculisation par inoculation. On le pesa. Son poids, qui était de 11 kil. 300 à l'origine des expériences, le 9 août, était tombé à 6 kil. 200.

Le 10 septembre, l'autre témoin mourait dans les mêmes conditions. Son poids, qui était de 13 kil. 100, était tombé à 6 kil. 800.

Quant aux deux chiens immunisés, ils vivaient encore le 17 juin 1892. Leurs poids qui étaient, le 10 juillet 1891, de 6 kil. 500 et 7 kilogrammes, sont maintenant de 7 et de 8 kilogrammes.

Ainsi, les injections sous-cutanées de liquide testiculaire ont donné à deux chiens, contre la tuberculose bovine, une immunité absolue.

A la suite de cette communication, Brown-Séquard fit, dans la même séance, les réserves suivantes :

Tout le monde sait que le chien résiste souvent aux inoculations de matière tuberculeuse. Les expériences de MM. Nourry et Michel n'ont, conséquemment, pas toute la valeur désirable, d'autant plus qu'elles n'ont été faites que sur un très petit nombre de chiens. Je dois faire remarquer, cependant, que la quantité de matière tuberculeuse inoculée a été assez considérable et surtout que les deux chiens témoins sont rapidement morts de tuberculose. Je crois qu'il est utile d'appeler l'attention sur ce mode d'expérimentation au moment de la publication des faits si extraordinaires de M. Uspensky sur l'immunité au charbon malin et à la morve, à l'aide d'injections préventives de liquide testiculaire. Les faits de MM. Nourry et Michel sont, du reste, du même ordre que ceux de M. Uspensky, et si vraiment le liquide testiculaire a pu, dans ces différents cas, donner l'immunité aux animaux mis en expérience, cela ne prouve rien autre chose que ce j'ai montré, à savoir : que ce liquide augmente considérablement la puissance d'action des centres nerveux.

De plus, Brown-Séquard se demande encore si vraiment le liquide orchitique est capable d'empêcher l'apparition de la tuberculose, de la morve et du charbon malin, chez des animaux soumis à des injections de ce liquide, avant d'être soumis à des inoculations des matières spéciales qui produisent ces maladies, et il conclut [1] que la question est peut-être encore à résoudre. Dans un assez grand nombre d'expériences faites au laboratoire de Bouchard par Brown-Séquard, Charrin, d'Arsonval et Roger, avec des liquides de la morve, de la maladie pyocyanique, et du charbon malin, la mort n'a pu être empêchée et elle est venue tout aussitôt que si le liquide n'avait pas été employé. Comme le fait remarquer l'illustre professeur, ce résultat n'est pourtant pas aussi décisif qu'il en a l'air contre les résultats positifs d'Uspensky. Il est probable que ces expériences du médecin russe n'ont pas été faites de la même manière ; de plus, au laboratoire de Bouchard, les poisons morbides soumis à l'expérimentation ont été, peut-être, employés à doses beaucoup trop fortes.

Il n'en est pas moins vrai que les récentes recherches de M. le Dr Gramatchikoff de Saint-Pétersbourg [2] confirment les expériences de Bouchard, Brown-Séquard, Charrin, d'Arsonval et Roger. Voici, en effet, le résultat de ses expériences :

Le traitement préventif avec des substances albuminoïdes du thymus et des testicules, préparées d'après la méthode de Wright, n'ont pas préservé les lapins contre l'inoculation de la bactéridie charbonneuse. Seize lapins employés dans cette série d'expériences sont tous morts du charbon.

Un premier groupe (5 lapins) a été soumis au traitement préventif par l'extrait de thymus et a été encore traité après l'inoculation du virus. Le résultat a été négatif ; tous les animaux sont morts charbonneux.

Un second groupe (6 lapins) a subi le même traitement par l'extrait de testicules ; tous sont morts charbonneux.

Enfin, un troisième groupe (6 lapins) a été soumis pendant 34 jours

1. — *Archiv. de phys.* (janvier 1893), p. 206.

2. — Recherches sur l'influence des extraits de thymus et des testicules sur l'infection charbonneuse (*Annales de l'Institut Pasteur*, 25 décembre 1893).

au traitement préventif par l'extrait de thymus. Ces lapins ont reçu 14 fois des injections préventives. Le lapin n° 1 a reçu en tout 22 cc. ; le n° 2, 77 cc. ; tous les deux dans le tissu conjonctif sous-cutané. Quatre autres lapins ont été traités par injections dans le péritoine; ils ont reçu les doses suivantes : n° 3, 14 cc.; n° 4, 70 cc.; n°s 3, 5 et 6, chacun 140 cc. Dix jours après la dernière injection, ces lapins ont été inoculés avec le charbon sporogène. Tous sont morts charbonneux.

L'auteur conclut que: « l'extrait du thymus et des testicules n'exerce aucune action vaccinante contre le charbon des lapins. »

Il existe donc, au moins pour l'immunité charbonneuse, de grandes incertitudes, pour ne pas dire plus.

PRÉPARATION DU LIQUIDE ORCHITIQUE

Nous avons vu, lorsque nous avons parlé des liquides organiques en général, que la préparation des extraits a passé par différentes phases. Nous avons vu que la filtration sur porcelaine a été abandonnée et remplacée par le procédé de l'autoclave.

Les liquides obtenus par ce procédé sont, non seulement aseptiques, mais doués de propriétés antiseptiques assez accentuées.

Brown-Séquard a publié (*Archives de Physiol.*, oct. 1893, p. 797) des expériences qui semblent le démontrer. Il a vu que des poids égaux de viande de même provenance (gros cobaye) placés dans des volumes égaux de liquide orchitique, de liquide testiculaire non glycériné stérilisé par l'acide carbonique, de glycérine diluée de trois fois son poids d'eau et, enfin, d'eau distillée, émettaient une odeur de putréfaction très évidente dès le sixième jour lorsqu'ils étaient plongés dans l'eau pure; cette odeur n'apparaissait qu'au bout de douze jours pour les flacons renfermant le liquide testiculaire ou la glycérine diluée; enfin, les vases contenant le liquide orchitique étaient encore inodores au bout d'un mois.

MM. Sabrazès et P. Rivière font remarquer que ces derniers résultats [1] ne sont peut-être pas suffisamment rigoureux au point de vue bactériologique; c'est mal juger de la pureté d'un liquide que de s'en tenir à l'odeur qu'il répand.

Néanmoins, il est utile d'en tenir compte.

1. — *Société d'anatomie et de physiologie de Bordeaux*, séance du 6 novembre 1893.

MM. Sabrazès et Rivière ont opéré sur le staphylocoque orangé, le coli bacille, le bacille d'Éberth et la bactéridie charbonneuse *sans spores*. Ces microbes provenaient de cultures récentes sur agar peptonisé. Une anse de platine de chacune d'elles a été transportée dans des tubes de suc testiculaire glycériné préparés d'après le procédé de M. d'Arsonval, et pesant 16° à l'aréomètre de Baumé. Les tubes étaient maintenus à la température de 37° c.

Les auteurs ont vu, par des transports quotidiens sur gélose, que la bactéridie charbonneuse ne cultivait plus après un jour ; qu'au bout de trois jours le staphylocoque doré ne donnait plus de cultures; mais que le coli bacille et le bacille typhique vivaient encore au cinquième jour.

Les moisissures s'accommodent aussi très bien de ces liquides testiculaires; les mucor y poussent très abondamment.

En présence de ces résultats, remarquant que les organismes inférieurs qui résistent le plus longtemps à l'influence de l'extrait testiculaire glycériné paraissent être ceux-là mêmes qui peuvent se développer dans des milieux légèrement acides, les expérimentateurs ont songé à voir si le liquide testiculaire utilisé ne présentait pas cette dernière réaction.

L'expérience a montré qu'il en était ainsi. Or, cette acidité dépendait-elle d'un reste d'acide carbonique dissous par suite de la stérilisation ou d'un produit acide existant dans les extraits?

L'analyse des gaz, extraits du liquide frais par la pompe à mercure, n'a décelé que des traces d'acide carbonique. D'ailleurs, on constate que les liquides non passés par l'acide carbonique et filtrés sur papier sont également acides.

Voici les résultats obtenus en saturant divers extraits testiculaires par la soude décinormale.

L'acidité y est exprimée en HCL :

Liquide testiculaire du 2 novembre, passé par CO^2......	0g639
Liquide testiculaire du 3 novembre, passé par CO^2......	0 710
Deuxième liquide testiculaire du 3 novembre, passé par CO^2....................................	0 639
Liquide testiculaire du 27 octobre, passé par CO^2......	0 710
Liquide testiculaire du 23 septembre, passé par CO^2.....	0 355
Macération testiculaire glycérinée du 5 novembre, non passée par CO^2, sans addition de HaCl............	0 568
Liquide testiculaire du 5 novembre, filtré sur papier....	0 710

La glycérine et les solutions de chlorure de sodium ayant servi à la préparation de ces extraits sont d'ailleurs rigoureusement neutres, ainsi que de nombreux examens l'ont prouvé.

Il est probable que l'acidité signalée est la grande cause qui nuit au développement de certains germes dans le liquide testiculaire, sans empêcher cependant celui de quelques autres (bacterium coli, moisissures) qui ne sont pas normalement gênés par elle.

Dans un prochain travail, MM. Sabrazès et Rivière se proposent de chercher la nature du principe acide contenu dans le liquide testiculaire et de voir aussi, en neutralisant les extraits, s'ils ne deviennent pas plus favorables au développement des bactéries.

— Dans un travail publié par les *Archives de physiologie*, janvier 1894, M. d'Arsonval indique en outre le moyen d'obtenir un liquide orchitique très actif et d'en assurer la conservation pour un temps fort long.

Le liquide préparé dans les conditions que nous allons faire connaître n'est pas seulement aseptique, il jouit, en outre, de propriétés antiseptiques telles que, si on le contamine par des germes pathogènes, ces germes sont tués rapidement ou réduits à l'impuissance. Le fait a été vérifié par Charrin au laboratoire de Bouchard.

Voici comment on procède à la préparation : on prend un vase cylindrique en fer blanc de 20 à 25 centimètres de diamètre; on fait ajuster dans ce vase un disque de fer-blanc épais, portant à son centre une tige de fer étamé qui en fait une espèce de piston pouvant glisser facilement dans l'intérieur du vase. Le disque est percé de nombreux trous ayant de 15 à 20 millimètres de diamètre. La tige passe au centre du couvercle du vase. Pour procéder à la préparation du liquide orchitique, on verse dans le vase, muni de son couvercle et du piston, environ un demi-litre d'eau qu'on porte à l'ébullition pendant dix minutes. On rejette l'eau, et le vase se trouve stérilisé, prêt à servir.

Après avoir retiré le piston, on introduit dans le vase des testicules de taureau coupés en trois ou quatre morceaux seulement. Ceci fait, on place le piston sur les morceaux de testicules et on verse par-dessus la glycérine neutre à 32°. Il faut environ un litre de glycérine par kilogramme de testicules. On place le couvercle en ayant soin de maintenir le piston, de manière que les testicules restent immergés au fond du vase. Dès lors, la glycérine qui a dissous la substance testiculaire monte à la surface et l'épuisement se fait automatiquement, sans qu'on ait besoin d'agiter le liquide. On évite, de plus, toute action de l'air sur la substance testiculaire maintenue au fond du liquide. Cette opération est terminée au bout de vingt-quatre heures. Pendant tout ce temps, la température du mélange doit être maintenue au-dessous de 20°. On jette alors le mélange sur un filtre en papier à gros grain ; la filtration met vingt-quatre heures à s'effectuer.

Le liquide filtré est parfaitement limpide et présente une légère teinte rosée due à la présence de l'hémoglobine [1]. Ce liquide est stérilisé par un séjour de trois ou quatre heures dans l'autoclave à acide carbonique, sous une pression de cinquante atmosphères. M. d'Arsonval s'abstient donc définitivement de filtration par la bougie poreuse, et, après la stérilisation par l'acide carbonique, le liquide est prêt à être employé.

Les nouveaux extraits ainsi obtenus sont beaucoup plus actifs que ceux que M. d'Arsonval préparait antérieurement. Les effets physiologiques observés par Brown-Séquard et par lui ne laissent aucun doute à cet égard.

En résumé, deux résolutions :

1° Suppression de la filtration sur alumine, au moins pour le liquide orchitique ;

2° Adoption de l'autoclave qui permet de préparer des liquides plus concentrés et, partant, plus actifs.

Résolutions que nous avions fait prévoir.

TITRE DES SOLUTIONS

— Au début, en effet, les proportions proposées par le Laboratoire de Médecine (*Arch. de Phys.*, juillet 1891, page 502) étaient les suivantes :

Tissu.............................. 1 kilo

1. — Comme le fait remarquer M. d'Arsonval, cette coloration n'offre d'ailleurs que des avantages, puisqu'elle certifie l'origine animale du produit.

Glycérine officinale pure............	3 kilos
Eau distillée..........................	6 kilos

C'était donc une solution au 10me.

— En avril 1892, les proportions proposées ont été les suivantes (*Archives de Physiol.*, avril 1892, page 377) :

Tissu..............................	1 kil.
Glycérine à 28................	1 ou 3 kil.
Eau bouillie contenant 1 cc. de chloroforme par litre..........................	3 ou 9 kilos

Suivant que l'on ajoutait une quantité de glycérine égale à 1 ou 3 fois le poids du tissu, on obtenait donc des solutions au 13e ou au 5e.

— Au commencement de l'année 1893, MM. Brown-Séquard et d'Arsonval, renonçant à l'addition de chloroforme, ajoutèrent du sel marin aux solutions, ce qui les rend infiniment moins douloureuses et qui permet de préparer des liquides plus concentrés et plus actifs.

Voici la dernière formule (*Arch. de Phys.*, janvier 1893, page 183) :

Tissu..........................	1 kilogr.
Glycérine à 30°........	1 litre, soit 1200 gr.
Eau salée à 5 p. 100....	1/2 litre, soit 500 gr.

Ce qui donne une solution un peu au-dessus de 2 1/2, mais qui n'est, en réalité, que légèrement supérieure au 5e, si l'on veut bien considérer que les liquides fournis gracieusement par le Collège de France devaient être, avant l'injection, étendus d'un égal volume d'eau. Les solutions au 10e devenaient donc, par le fait, des solutions au 20e, les solutions au 5e des solutions au 10e et les solutions à 2 1/2, des solutions au 5e.

Tout en suivant, à la lettre, les règles de préparation et les proportions adoptées par le Collège de France, et simplement en modifiant légèrement les quantités de sel marin, ce qui n'a aucune importance au point de vue de l'efficacité des produits, l'addition de sel marin n'ayant été proposée par MM. Brown-Séquard et d'Arsonval que dans le but de diminuer la douleur produite par les injections, la maison Chaix et Remy est arrivée à préparer des liquides au titre 2 1/2, par conséquent plus actifs, *directement injectables*, sans qu'ils soient pour cela plus douloureux, et sans qu'il soit besoin de recourir à ce manuel opératoire qui consistait à les étendre d'eau préalablement bouillie et récemment refroidie, manipulation longue, peu commode dans la clientèle et sujette à des causes d'erreur.

Il est évident que si le malade ne pouvait supporter la douleur, si légère qu'elle fût, il est toujours loisible de remplir la seringue, à moitié seulement d'eau distillée, récemment bouillie et froide, et de compléter l'emplissage avec le liquide organique, mais cette complication est bien peu souvent nécessaire.

CONSERVATION DES LIQUIDES. — CHOIX DE LA SERINGUE. — LIEUX D'ÉLECTION DES PIQURES. — STÉRILISATION DE LA PEAU.

Nous ne nous étendrons pas sur ces différentes questions, les ayant étudiées lorsque nous avons parlé des liquides organiques en général. Deux mots seulement au sujet de la stérilisation de la peau. Elle se résume à laver l'endroit d'élection, avant chaque injection, à l'aide d'un tampon d'ouate hydrophile imbibée d'une solution phéniquée forte.

DOSES

Quant à la dose qu'il faut employer, comme le fait remarquer Brown-Séquard, « c'est le médecin qui fait les injections qui doit la trouver pour chaque individu. Elle dépend, non seulement de l'espèce, du degré et de la durée de la maladie, mais aussi, — nous avons à peine besoin de le dire, — de l'idiosyncrasie du sujet[1] ».

Le minimum est de 1 gramme de liquide pur.

Le maximum est de 5 à 6 grammes.

Dans l'immense majorité des cas, selon les éminents physiologistes du Collège de France, *la dose doit être de 2 à 5 grammes de liquide pur, lorsqu'on a à combattre des affections organiques quelconques, et de 3 ou 4 ou 5 grammes contre l'ataxie et les autres scléroses de la moelle épinière.* — En résumé, si l'on prend pour type les liquides à 2 1/2 comme ils sont préparés par Chaix et Remy, la dose moyenne est repré-

1. — *Loco citato.*

sentée par une ampoule (3cc.), la dose maxima : deux ampoules (6 cc.)

Les règles générales sur les doses et la fréquence des injections sont, d'ailleurs, fort difficiles à établir et la lecture des observations qui suivront montrera, mieux que ne le pourraient faire ces évaluations un peu vagues, quelle est la conduite à tenir dans les cas particuliers.

FRÉQUENCE DES INJECTIONS

Brown-Séquard tenait à ce que l'on sût bien[1] qu'il est absolument essentiel, lorsqu'on emploie le liquide orchitique contre une affection organique quelconque, ou même contre une simple névrose (neurasthénie, hystérie, chorée, névralgie, etc.), *de faire des injections tous les jours*. L'éminent professeur ne connaît qu'une exception à cette règle : elle est relative à la sénilité, état organique qui, dit-il, à cause de la lenteur de son développement, ne réclame d'injections que par périodes de cinq à six jours, deux ou trois fois par mois, suivant l'état du sujet.

Comme le fait remarquer Brown-Séquard, c'est encore une question difficile à décider, de trouver combien de temps, dans certaines maladies, il faut continuer l'emploi du liquide, lorsque les bons effets attendus ou désirés ne se montrent pas, malgré des injections quotidiennes à dose convenable.

Les savants physiologistes admettent volontiers que, dans les affections neurotiques ne dépendant pas d'une lésion organique, il est très souvent inutile, après dix ou douze jours d'injections, de continuer à en faire, si les bons effets ne se sont pas encore montrés ; mais, dans la sénilité, et encore plus dans les cas de maladie organique, et spécialement dans les scléroses des cordons latéraux et des cordons postérieurs, il est essentiel de persévérer :

« Comme un effet favorable peut ne se montrer qu'après quelques semaines de traitement, il ne faut pas cesser les injections avant au moins trois ou quatre semaines, lorsque cet effet

1. — *Quelques règles relatives à l'emploi du liquide testiculaire.* MM. Brown-Séquard et d'Arsonval, comptes rendus Biologie, 14 janvier 1893.

ne s'obtient pas. Un ataxique, maintenant guéri, n'a commencé à s'améliorer qu'au bout d'un mois. « Il y a nombre d'affections pour lesquelles le traitement doit être continué sans limite qu'on puisse prévoir. C'est le cas pour la tuberculose pulmonaire, le cancer, la maladie d'Addison, la maladie de Parkinson, la lèpre, etc. Les scléroses de la moelle épinière (celle des cordons latéraux ou des cordons postérieurs), la myélite, les tumeurs fibreuses de l'utérus, etc., réclament au moins deux ou trois mois de traitement. Il va sans dire que les injections contre la sénilité doivent être continuées jusqu'à la mort[1].

APPLICATIONS THÉRAPEUTIQUES

> Les manifestations morbides les plus variées peuvent disparaître sous l'influence du liquide orchitique, d'où il résulte que le système nerveux, en raison de l'augmentation de sa puissance par ce liquide, peut modifier la nutrition beaucoup plus qu'on ne savait.
>
> BROWN-SÉQUARD,
> *Arch. de phys.*, juillet 1893, page 549.

Dans une question aussi vaste que celle des applications du liquide orchitique à la thérapeutique, on comprend qu'il soit nécessaire de se limiter. Il est, en effet, impossible de publier toutes les observations ; il est, en outre, indispensable de faire un triage sérieux et de chercher à distinguer le bon grain de l'ivraie. Aussi, dans le travail auquel nous nous sommes livré, avons-nous résolu d'accorder, en général, la première place aux observations qui ont affronté la tribune des sociétés savantes ou ont marqué une étape de la méthode. Nous les ferons suivre régulièrement des chiffres fournis par la statistique Brown-Séquard-d'Arsonval et des considérations que ces derniers ont inspirées aux savants physiologistes.

DÉBILITÉ SÉNILE

> Chez les vieillards, dont les glandes spermatiques ont notablement perdu de leurs fonctions, des injections de liquide testiculaire peuvent fournir ce qui manque, quant à la puissance des centres nerveux.
>
> BROWN-SÉQUARD.

Nous avons exposé, dans l'historique de la méthode, l'auto-

1. — *Note relative à l'emploi du liquide testiculaire*, par MM. Brown-Séquard et d'Arsonval, page 11. Paris, Masson, éditeur.

observation de Brown-Séquard telle qu'il l'a lue à la Société de Biologie le 1er juin 1889. Cette observation était destinée à poser la première pierre du nouvel édifice thérapeutique.

On pouvait se demander si les effets signalés persisteraient et si l'éminent professeur n'avait pas été le jouet d'une illusion passagère. Le temps seul pouvait prononcer et prouver si, au moyen des injections de suc orchitique, l'on peut acquérir les forces d'un âge moins avancé.

Brown-Séquard a attendu trois ans avant de donner la suite de son observation, et c'est le 23 mai 1892 qu'il est monté à la tribune de l'Académie des sciences [1], pour lire la communication suivante destinée à compléter la première et dont nous croyons devoir donner la partie terminale en entier, la presse hebdomadaire s'étant bornée, en général, à n'en publier que des extraits :

«... Depuis mars 1860, où ce savant a commencé, à l'aide du dynamomètre universellement employé par les médecins, à mesurer la force des muscles fléchisseurs à son avant-bras droit, cette force avait graduellement diminué jusqu'en mai 1889, où les premières injections ont été faites. Le poids maximum, d'après les indications de l'index, a été, en 1860, de 50 kilos. En 1863, il était de 46 kil. et en 1889 (du 5 au 15 mai) de 37 kil. La moyenne d'un très grand nombre d'essais durant les dix jours qui ont précédé la première injection, faite le 15 mai, a été de 34 kil. 5 (de 32 kil. à 37 kil.). Dès le lendemain de cette injection, cette moyenne s'était élevée à 41 kilos (de 39 à 44 kil.). Le maximum de force marqué par le dynamomètre en 1863 avait été de 46 kilos. Ce chiffre a été presque atteint vingt-six ans après, puisque le maximum, en 1889, après les injections, a été de 34 kilos ; chiffre bien plus considérable que celui qui avait été observé avant la première injection, lequel, au maximum, n'avait été que de 37 kilos. Le sujet de l'expérience, âgé aujourd'hui de 75 ans, a pu, en présence de plusieurs membres de l'Académie, mouvoir encore 43 kilos.

« Le sujet de l'expérience avait notablement perdu ses forces durant les dix ou douze années qui avaient précédé. Avant

1. — Brown-Séquard, *Effets physiologiques d'un liquide extrait des glandes sexuelles et surtout des testicules* (Académie des sciences), 23 mai 1892.

le 15 mai 1889, il était si faible qu'il lui fallait toujours s'asseoir après avoir travaillé debout une demi-heure, au laboratoire. Même en restant assis, il était épuisé après trois ou quatre heures d'expérimentation, et quelquefois même après deux heures seulement. Très fréquemment, depuis plus de dix ans, l'épuisement était tel, le soir, lorsqu'il quittait le laboratoire, qu'il était obligé de se mettre au lit, où le sommeil lui faisait défaut à cause de l'excès de fatigue.

« Dès le lendemain du jour de la première injection, mais plus encore les jours suivants (cinq injections avaient été faites en trois jours, les 14, 16 et 17 mai), un changement radical avait eu lieu en lui et il avait recouvré autant de force que nombre d'années avant. Au grand étonnement de ses assistants, MM. d'Arsonval et Hénocque, il était devenu capable de faire des expériences pendant plusieurs heures, en se tenant debout sans ressentir le besoin de s'asseoir en rentrant du laboratoire, il était si peu fatigué qu'il était devenu capable de s'occuper longtemps de la rédaction de Mémoires sur des sujets difficiles, ce qu'il n'avait pu faire depuis un très grand nombre d'années [1].

« Le jet de son urine, mesuré avec un grand soin dans les dix jours qui ont précédé et les vingt jours qui ont suivi sa première injection, a montré un gain de plus d'un quart. Je n'ai pas besoin de dire que les circonstances étaient les mêmes, dans tous les cas, avant et après chaque injection ; les émissions avaient lieu à la même heure, après un repas se composant d'aliments semblables et de la même quantité de boisson. Ici, comme pour la force des membres, on a la preuve que la puissance de sa moelle épinière était considérablement augmentée. Il en a été de même, à l'égard de la défécation, qui, chez lui, était devenue extrêmement laborieuse et même quelquefois impossible sans moyens artificiels. Dans les quinze jours qui ont suivi la première injection, un changement radical est survenu

1. — Le sujet de l'expérimentation, le 28 octobre dernier, se disposant à partir pour Nice, où il devait passer six mois, a eu à rester debout ou à marcher pendant plus de seize heures, surveillant l'emballage de livres, de manuscrits, d'instruments, etc. ; il est arrivé à Nice le lendemain soir, ayant à peine dormi, et néanmoins il ne ressentait aucune fatigue. Il était à ce moment âgé de 74 ans et 8 mois.

chez lui ; l'acte réflexe de la défécation avait repris son état normal.

« Enfin, le travail intellectuel, qui était devenu très pénible, est redevenu très facile dès après les premières injections.

« Ceux qui connaissent la puissance des auto-suggestions se demanderont si tous les effets montrant une augmentation de force chez le vieillard dont j'ai donné l'histoire n'ont pas été produits par une simple influence du moral sur le physique. Que cette influence ait une part dans la production de ces effets, ce n'est pas moi qui le nierai. Mais des faits extrêmement nombreux et absolument décisifs se sont accumulés depuis trois ans, montrant que c'est bien à une action physique et directe du liquide testiculaire sur le centre cérébro-rachidien et surtout sur la moelle épinière qu'il faut attribuer, dans l'immense majorité des cas, les augmentations de force qu'on observe après l'injection sous-cutanée de ce liquide.

« Une expérience de M. Variot en a donné la preuve pour la première fois. Dans un service d'hôpital, où nombre de vieillards avaient réacquis de la force après l'injection du liquide testiculaire, on annonça à un vieillard très affaibli qu'on allait lui donner la force comme aux autres et par le même moyen, mais, sans qu'il le sût, au lieu du liquide tonifiant, on lui injecta de l'eau pendant nombre de jours, sans qu'il y eût chez lui la moindre apparence d'augmentation de force. A l'improviste, et sans que le malade pût savoir qu'on avait fait un changement, on fit une injection du liquide testiculaire. Dès le lendemain, la vigueur générale avait augmenté et elle continua à croître après d'autres injections de ce liquide.

« Je connais un grand nombre de faits plus ou moins analogues à celui-là, et nombre d'autres d'un caractère bien différent, mais conduisant à la même conclusion. Ainsi, des individus affaiblis par l'âge ou la maladie et qui étaient soumis à des injections de morphine ou de strychnine, ou d'atropine, sans changement dans leur vigueur, ont reçu, sans en avoir le moindre soupçon, des injections de liquide testiculaire, après lesquelles la force leur est revenue à un très notable degré.

« De plus, chez des centaines de malades affaiblis par les causes les plus variées, qui avaient un très grand espoir d'acquérir de la force par des injections de liquide testiculaire, le retour de la vigueur n'est venu qu'après plusieurs et même un grand nombre d'injections et souvent avec lenteur. Très fréquemment donc, l'auto-suggestion ne joue aucun rôle dans la production des effets des injections de liquide testiculaire, et ces effets doivent être attribués surtout ou entièrement à une influence dynamogénique ou tonifiante de ce liquide, s'exerçant sur les centres nerveux.

« La durée des effets produits par le liquide testiculaire chez les vieillards est considérable quelquefois. Pour abréger, je me bornerai à dire que la vigueur de moelle épinière montrée par la force des membres peut durer un mois et même plus après la cessation des injections, et que la force de vessie et du rectum peut persister encore davantage.

« Je crois devoir montrer, par quelques cas remarquables, combien est grande l'influence dynamogéniante du liquide testiculaire.

« Un vieillard de 89 ans était affaibli à un degré tel qu'il pouvait à peine monter ou descendre l'escalier de sa maison, bien qu'il demeurât au premier étage. Après un certain nombre d'injections de liquide testiculaire, faites par le Dr Variot, il avait recouvré tant de force qu'il pouvait faire de longues promenades à cheval sans fatigue. Ce retour à la vigueur persistait encore après deux ans, pendant lesquels le Dr Variot n'avait pourtant pas fait un grand nombre d'injections.

« Chez un vieillard mourant de cachexie paludéenne, ne pouvant plus même ouvrir les yeux, une injection de liquide testiculaire de singe, faite par le Dr Laurent, de Port-Louis (île Maurice), a eu un tel effet que le malade a pu, le lendemain, se lever seul, après avoir été plusieurs années confiné au lit. Dans une lettre qui m'a été communiquée par le Dr Tholozan, ami du malade, celui-ci, après plusieurs injections de liquide testiculaire de cobaye et de singe, déclare qu'il est « complètement rétabli et plus fort qu'il y a trois ans ».

« Un physiologiste de grand mérite, plusieurs fois lauréat de l'Académie, M. E. Gley, m'a fourni l'histoire d'une jeune malade, femme d'un médecin de Paris, qui a été tirée quatre fois, dans l'espace de quatre ou cinq mois, d'un état de profonde anémie, consécutif à de profuses hémorrhagies pulmonaires, à l'aide d'injections du liquide séminal. La première fois, en juillet 1889, la faiblesse était telle que la malade ne pouvait plus dire que quelques mots et à voix basse. Quelques heures après une seule injection du liquide spécial qui était employé, l'état adynamique avait disparu, et déjà, les jours suivants, la malade avait pu supporter sans fatigue des excursions à la campagne et des visites prolongées à l'Exposition.

« L'expérimentateur, sur lequel les premières recherches sur le liquide testiculaire ont été faites, a été très malade à Nice, en janvier 1891. Bien que soigné par notre éminent confrère M. Bouchard, il était arrivé presque à l'agonie.

« Affaibli d'abord par une entérite extrêmement intense, qui avait résisté à un traitement très énergique pendant plus de dix jours et qui s'était montrée chez lui au quinzième mois d'une coqueluche violente, il avait été atteint de contracture rhumatismale des muscles du thorax (intercostaux et autres) et parfois aussi du diaphragme. De plus, l'état morbide du bulbe dû à la coqueluche, après avoir causé du hoquet d'une manière presque non interrompue pendant deux ou trois jours, déterminant parfois du spasme de la glotte et d'autres fois, simultanément : 1° de l'arrêt des échanges entre les tissus et le sang, montré par le fait que le sang était rouge dans les veines, malgré une cessation complète de tout mouvement respiratoire (durant souvent plus de deux minutes) ; 2° une diminution considérable (en force et en vitesse) de l'action cardiaque.

« M. Bouchard ayant été obligé de le quitter, il était soigné par le Dr Frémy, qui, le trouvant mourant, voulut bien lui faire une injection de 2 grammes d'un liquide testiculaire très fort, préparé tout exprès quelques jours avant par M. d'Arsonval. Deux heures après l'injection, tous les phénomènes morbides dépendant de l'état du bulbe ainsi que les contractures rhumatismales des muscles respiratoires disparurent complètement et ne se sont plus remontrés depuis lors. Quant à la faiblesse qui, avant l'injection, était telle que le malade ne pouvait pas soulever sa tête, qu'il ne pouvait se tourner dans son lit et encore moins en descendre ou y remonter, elle avait cessé à ce point que tous ces actes étaient devenus faciles.

« En présence d'un fait si remarquable, il y a lieu de se demander si c'est vraiment l'injection qui a fait disparaître si rapidement les manifestations des états morbides divers qui existaient. Je ne puis pas l'affirmer, mais ce qui est certain, c'est que la faiblesse si considérable qui avait envahi depuis nombre de jours presque toutes les parties du corps et atteint depuis vingt-quatre heures le degré d'une paralysie à bien peu près complète, a promptement cessé sous l'influence tonifiante du liquide injecté.

« Les faits que j'ai rapportés et un très grand nombre d'autres montrent clairement la puissance du liquide extrait des testicules pour augmenter les forces d'action des centres nerveux. Mais la question reste de savoir par quel mécanisme ce liquide agit pour produire cet effet, après son entrée dans le sang, par absorption. Je suis obligé, aujourd'hui, de me borner à affirmer que ce liquide n'agit pas comme un excitant, comme un stimulant, mettant en jeu les forces qui préexistent et amenant nécessairement par là un épuisement plus ou moins grand. Jamais l'emploi du liquide testiculaire n'a été, après un temps plus ou moins long, suivi de la déperdition de forces que l'on peut constater après l'usage de certains stimulants. Ce qui a lieu, ainsi que je le montrerai dans un travail spécial, c'est une augmentation de ces transformations de forces auxquelles nous devons les puissances diverses de la moelle épinière et du cerveau. »

Depuis la première communication, les observations se sont multipliées.

Loomis (de New-York) a eu, sur 11 vieillards traités, 9 améliorations. Villeneuve, professeur de clinique chirurgicale à Marseille [1], a pratiqué des injections au nombre de 22 sur 11 malades, 7 hommes et 4 femmes, appartenant à son service de l'Hôtel-Dieu.

Elles se divisent ainsi :

Injections de testicules de cobaye	6
» » » de chien	9
» » » de lapin	2
» d'ovaires de cobaye	5

Ces injections n'ont été suivies, en général, d'aucune réaction locale.

Celles, en petit nombre, qui ont été pratiquées au bras ont été plus douloureuses que celles faites à la cuisse.

1. — Villeneuve, *Marseille médical*, 30 août 1889.

Deux ou trois ont été suivies d'un peu de rougeur, rapidement dissipée. Il n'en est pas de même de la douleur, qui était souvent assez intense et se prolongeait pendant une demi-heure au moins, jusqu'à trois heures au plus.

Le malade qui fait le sujet de la première observation, qui était « à peu près idiot », a reçu 2 injections, le second 2 injections, le troisième 2, le quatrième 2 aussi, le cinquième, le sixième, le septième, le huitième, une seule ; le neuvième, le dixième, 3 ; le onzième, 2. C'est peu, et M. le professeur Villeneuve, au lieu de penser « qu'arrivé à un certain degré de décrépitude rien ne peut plus ranimer l'énergie organique », ne serait-il pas plus autorisé à expliquer les sept insuccès qu'il a éprouvés par le nombre insuffisant des injections? Cela nous semble plus logique, car il s'adressait à des vieillards de 72, 77, 80, 87, 90 ans, en général, débiles et athéromateux. Une véritable série d'injections est alors nécessaire et M. le professeur Villeneuve était, en somme, encouragé par les faits à continuer plus longuement, puisqu'il avait remarqué que, dans les cas favorables qu'il a rencontrés, « c'est après la deuxième injection que l'effet paraît avoir été le plus marqué ».

Les succès, ainsi que le fait d'ailleurs remarquer le savant professeur, ont été très nets dans 4 cas, malgré cette insuffisance de doses et tout à fait remarquables pour le sujet de l'observation suivante :

Observation X. — P..., 50 ans, comptable.

(*Observation recueillie par* M. Vaudey, *interne du service.*)

Antécédents. — Crises convulsives avec chute, et pertes de connaissance en 1864, qui cessent en 1870. A la même époque, habitudes d'intempérance. Blennorrhagie ancienne qui a laissé après elle un rétrécissement peu serré. Le malade pisse sur ses souliers.

Carie costale il y a sept ans. Opéré à Alger, sans succès, sa carie se complique d'une fistule broncho-cutanée.

Opéré le 10 avril par le professeur Villeneuve ; résection de 3 côtes et pneumotomie au thermo-cautère.

Les douleurs thoraciques sont supprimées, l'expectoration diminuée, et la fistule a fini par guérir (juillet).

Mais l'état général est très mauvais.

Le malade est très cachectique, faible, sans énergie, essoufflé au moindre mouvement. En un mot, il présente les stigmates d'une vieillesse anticipée. Cependant, peu d'artério-sclérose. Les fonctions digestives s'accomplissent avec lenteur, mais il n'y a pas de constipation.

Cet homme est intelligent, il a reçu une éducation assez complète et rend parfaitement compte de ses sensations. Il a une confiance illimitée en notre maître, le professeur Villeneuve. Aussi, pour être à l'abri de tout phénomène de suggestion, il est tenu dans l'ignorance absolue de la nature du traitement qu'on va lui faire subir.

23 juin. — Dynanomètre D. 22
G. 16

24 juin. — 1re injection, testicule de cobaye.

Il y a des douleurs pendant environ trois heures.

25 juin. — Dynamomètre D. 26
G. 19 1/2

Il y a donc accroissement des forces.

Le malade dit se sentir beaucoup plus alerte ; il a pu marcher rapidement sans être essoufflé, monter des escaliers et chanter, ce qu'il n'avait pu faire depuis longtemps.

La défécation et la miction restent les mêmes.

29 juin. — 2me injection, testicule de cobaye.

Aucune douleur. Continuation de l'état de mieux.

1er juillet. — Dynamomètre D. 23
G. 19

La force a donc baissé de quelques kilogrammes depuis le 25 juin, tout en restant supérieure à la première constatation.

Dans l'après-midi de ce même jour, le malade vient nous trouver et nous fait la déclaration suivante, dont nous reproduisons textuellement les termes : « M. Vaudey, ce que je vais vous dire est peut-être une bêtise, mais c'est tellement extraordinaire que j'ai cru devoir vous en avertir. Cette nuit, j'ai eu une érection. »

Interrogé à ce sujet, il affirme à plusieurs reprises que depuis six ans il n'a plus eu de rapports sexuels ni éprouvé de désirs, et partant plus d'éjaculation, et que depuis six mois il n'avait plus eu aucune érection.

« Je me sens plus fort, plus alerte, plus vif qu'il y a sept ans, avant le début de ma carie. Enfin, je suis rajeuni de dix ans, » ajoute-t-il en employant ainsi exactement les mêmes termes que Brown-Séquard dans sa première communication.

En fait, il a considérablement changé depuis dix jours. Le facies est toujours amaigri; mais le port est droit et non plus courbé, l'œil vif; il se promène la plus grande partie de la journée, tandis qu'auparavant le moindre mouvement était suivi d'essoufflement et de fatigue prolongée.

3 juillet. — Nouvelle visite du malade. Pendant la nuit, à la suite d'un rêve voluptueux, il a eu une éjaculation, ce qui ne lui était pas arrivé depuis six ans.

Dynamomètre D. 27
G. 20

7 juillet. — 3e injection, testicules de cobaye.

Dynamomètre D. 25
G. 20

M. Villeneuve interroge avec soin le malade dans son cabinet, seul avec lui. Il confirme et répète tout ce qui vient d'être dit. Il ajoute que ses facultés intellectuelles ont aussi largement bénéficié du traitement, et qu'il peut maintenant lire, écrire, calculer (il est comptable de sa profession) sans fatigue. Il en était incapable auparavant.

Les fonctions digestives sont restées les mêmes. Mais il faut noter qu'il ne souffrait pas de la constipation, et que son vieux rétrécissement s'oppose à ce que ses mictions se fassent avec plus de facilité.

Le réveil des fonctions génitales n'a été observé que deux fois par M. le professeur Villeneuve ; mais des deux autres sujets, l'un avait 90 ans, et l'autre avait perdu ses deux ovaires.

Le distingué médecin conclut ainsi :

« A mon sens, ce qui est vraiment important dans les effets de cette méthode, et ce qui intéresse surtout le médecin, c'est le réveil de l'énergie organique et le rajeunissement des facultés cérébrales, qui permettent d'obtenir une somme de travail intellectuel, depuis longtemps devenue impossible. Le réveil des fonctions génitales, qui n'est qu'un côté et un cas particulier de cette réhabilitation organique, a surtout préoccupé le public extra-scientifique. Mais, loin de solliciter l'attention et les recherches, ce résultat pourrait plutôt, — s'il était le seul, — être la cause de l'abstention du médecin digne de ce nom. »

Nous l'avons dit plus haut, les observations de M. le professeur Villeneuve pèchent par l'insuffisance des injections, et n'ont de valeur qu'au point de vue des effets immédiats de l'injection. Elles ont été prises dans la période d'incubation de la thérapeutique des tissus, c'est-à-dire en l'absence de toute règle générale de conduite et d'orientation, mais il ne faut pas oublier que le savant professeur a le mérite d'avoir été un des initiateurs de la méthode, à une époque où il y avait quelque mérite à l'être. C'est surtout à ce titre que nous avons tenu à honneur de résumer son travail. Il a marqué une étape de la nouvelle thérapeutique.

Ces effets constatés par M. le professeur Villeneuve sont identiques à ceux qu'a observés Variot [1] : excitation nerveuse générale, augmentation de la force musculaire, excitation, régularisation de certaines fonctions viscérales, de l'intestin particulièrement, et un peu d'excitation cérébrale.

1. — Variot, *Comptes rendus de la Soc. de Biologie*, 29 juin 1889.

Dans deux cas sur trois, le savant médecin des hôpitaux constata de l'excitation génitale.

Brown-Séquard rapporte le fait suivant, qui est de la plus haute importance, quant à l'action purement physiologique du liquide testiculaire. Le sujet de l'observation était en bonne santé, mais atteint de la *faiblesse* propre à la vieillesse. C'est un savant très éminent et très estimé à l'Académie des sciences (de Paris). Il a reçu les injections des mains d'un médecin distingué de Boston, le Dr James J. Putnam, qui faisait usage d'un liquide testiculaire de cobaye que Brown-Séquard avait préparé trois ou quatre semaines avant qu'on en ait fait usage. L'opéré écrit à l'éminent physiologiste qu'après la première et la seconde injection il s'est senti plus fort, mais que, connaissant l'influence de l'imagination, il avait attendu pour se prononcer. « Mais depuis lors, dit-il, il n'y avait plus place au doute. Je suis tellement plus actif, tellement plus capable de travailler et de lutter contre les petits ennuis de la vie, que je me sens transformé. Mon énergie physique s'est accrue, ma marche plus rapide, la diminution de la lassitude dont je me plaignais ont attiré l'attention de mes amis, qui m'en ont complimenté [1]. »

Brown-Séquard souligne ainsi cette observation : « Je n'ai rien à dire à l'égard de ces effets physiologiques : ce sont ceux que j'ai éprouvés moi-même et très souvent, surtout à la suite de quatre maladies très sérieuses contre lesquelles j'ai eu à lutter depuis près de trois ans. »

MM. Brown-Séquard et d'Arsonval rapportent, entre autres, deux observations très intéressantes [2] :

Observation I. — Le 9 mai dernier, l'un de nous recevait d'un médecin éminent, le Dr Mesnet, la lettre suivante qui résume très brièvement une observation que nous avons reçue du médecin qui a soigné le malade. « Parmi les observations qui nous arrivent chaque jour sur les heureuses applications du suc testiculaire, il n'en est guère, je crois, de plus démonstrative que celle dont je vous envoie ici les plus intéressants détails... Le sujet de l'observation est un vieillard de 93 ans, qui, il y a trois mois, était dans un état de débilité générale et de déchet organique, tels que son médecin et sa famille le considéraient comme perdu à

1. — *Archives de phys.*, 1892, page 182.
2. — *Arch. de phys.*, 1893, pages 546-547.

très courte échéance. Il avait du sphacèle des deux pieds et des deux jambes, sur toute l'étendue de la peau jusqu'à la hauteur du mollet. Il ne mangeait plus, son estomac intolérant vomissait tout; il perdait ses urines et ses matières fécales; son état mental était dans le plus complet désarroi. Comme dernière ressource thérapeutique, les injections testiculaires furent faites à ce moment, sur vos indications. L'observation du médecin qui l'a soigné, et que je vous transmets in-extenso, vous donnera les différentes phases de l'acte thérapeutique. Quant à moi, qui viens de passer une dizaine de jours près de cet aimable vieillard, vivant dans son intimité, sous son toit et à sa table, je l'ai quitté émerveillé de sa santé générale, de son activité physique et mentale, de sa capacité digestive, de la précision de sa mémoire, en un mot, de la réfection complète de tout son être rajeuni de dix ans. »

La seconde observation n'est autre chose qu'une auto-observation du célèbre professeur Carl Vogt.

Observation II. — L'un de nous a reçu de l'éminent Carl Vogt, de Genève, l'histoire de son cas qu'il nous autorise à publier. Nous le résumons très brièvement ici. Il a maintenant 76 ans. Depuis l'âge de 59 ans, il souffre de rhumatisme. En novembre 1892, il était dans un état déplorable de neurasthénie et de faiblesse. « Absence de volonté, dégoût de la vie, incapacité complète pour le travail habituel. » Il commença les injections de liquide orchitique de notre laboratoire et n'en eut aucun effet pendant cinq jours. Peu après la sixième injection, le 18 novembre 1892, il ressentit une forte chaleur et transpira beaucoup pendant quelques heures et fut obligé de se coucher. Le 19, après la septième injection, il eut, à un bien moindre degré, les mêmes effets. Le 20, huitième injection; il se sent disposé au travail. Le 21, neuvième injection; transformation complète; il commence à travailler; « cela va bien. » Le 22, il reprend la vie ordinaire; il travaille de 9 à 11 heures, fait son cours de 11 heures à midi, toujours debout, sans fatigue, travaille de 3 à 6 heures au laboratoire et de 8 heures à minuit dans son cabinet, avec autant de facilité qu'autrefois. Il dort bien et au réveil se sent plus léger, plus dispos et tout le monde le félicite de son air de bonne santé. Depuis lors, il a repris sa vie ordinaire et a pu faire un long voyage sans fatigue. Il termine son récit en disant : « Les injections ont entièrement vaincu l'état neurasthénique. Leur effet a été merveilleux. »

Observation III. — M. le Dr Depoux (Société de Biologie), 5 novembre 1892.

C'est une observation de démence sénile.

Mme X..., 94 ans, a tous ses sens intacts. Le cœur, le poumon, le tube digestif, le rein, la vessie fonctionnent normalement. Elle a tous ses cheveux. Le corps a conservé toute sa souplesse ; elle se baisse pour ramasser une aiguille comme si elle n'avait que 40 ans. Mais depuis deux ans, elle ne profère que des paroles incohérentes. Elle ne reconnaît pas le sexe des personnes qui l'entourent et la soignent.

Une première injection de 1 cc. 1/2 de suc testiculaire est faite sans qu'elle s'en aperçoive. A la seconde injection, de même quantité, faite le lendemain, la malade se rend parfaitement compte de l'opération qu'elle vient de subir. A la suite de cette seconde injection, elle parle plus facilement, demande des nouvelles de son gendre, dont elle n'avait pas prononcé le nom depuis plus de deux ans, et s'informe d'un ami qu'elle n'a pas vu depuis un an et demi.

Par suite de certaines circonstances, le traitement n'a pas été continué et l'amélioration obtenue disparaît peu à peu.

Brown-Séquard fait quelques remarques sur cette observation [1]. Il a vu la fille de la nonagénaire et a appris d'elle que, non seulement l'intelligence et la mémoire étaient perdues, mais que la marche était impossible.

Les injections de liquide testiculaire ont rapidement fait revenir, non seulement les fonctions intellectuelles, mais aussi la puissance motrice volontaire.

Brown-Séquard ajoute que la fille et le gendre de la malade sont venus lui exprimer leur étonnement et leur bonheur à l'égard des résultats obtenus.

Ajoutons qu'une autre malade de M. Depoux, âgée de plus de 60 ans, membre de la Société des gens de lettres, qui était affaiblie physiquement et intellectuellement, a recouvré toute sa vigueur d'il y a douze ou quinze ans.

Terminons en donnant des chiffres :

Statistique Brown-Séquard-d'Arsonval. — *Sur 39 cas de débilité sénile, on compte à peine 4 ou 5 cas d'insuccès complet.*

Les effets favorables sont donc ici la règle générale.

MALADIES DU SYSTÈME NERVEUX

NÉVROSES

Neurasthénie. — Le liquide orchitique, dans de nombreux cas de débilité, à un âge quelconque, causée par des maladies et, en particulier, par l'influenza, a produit une augmentation de force et cela, en général, très rapidement. Les résultats sont même parfois étonnamment rapides et stupéfient l'entourage du

1. — *Société de Biologie*, même séance.

malade. Comme le fait remarquer Brown-Séquard, il en est de même dans les cas d'anémie ancienne et quelquefois consécutifs à l'accouchement, à un empoisonnement.

M. d'Arsonval cite au sujet de cette affection les très intéressantes observations qui suivent[1].

Le liquide employé provenait du cobaye et était préparé suivant le procédé de l'acide carbonique. L'extrait était fait dans la glycérine au *quart*.

Observation I. — M. P..., 35 ans, savant éminent, a vu sa santé s'altérer graduellement à la suite de travaux considérables et de veilles prolongées. Le travail cérébral était devenu fort pénible, les digestions mauvaises, les nuits sans sommeil. Le moindre effort musculaire amenait un épuisement rapide, la marche était difficile. Il y avait paresse du sphincter vésical et émission inconsciente d'urine. Rachialgie et accès de fièvre intermittente, alternant avec des frissons et une sensation de froid presque continue, surtout aux extrémités.

Injections quotidiennes de 1 gramme de liquide au vingtième. Dès la troisième injection, la tonicité du sphincter vésical avait reparu, suppression également des accès de fièvre et de la sensation de froid.

Au bout d'une semaine, la capacité de travail cérébral était normale et la marche était devenue assurée sans un reste de fatigue. Le malade est revenu à la santé au bout d'un mois.

Depuis huit mois, les injections ont été régulièrement continuées et toujours avec le même résultat. Le sujet peut suspendre son traitement pendant dix à douze jours, mais au bout de ce laps de temps il est obligé d'y revenir.

Le malade avait été traité antérieurement avec succès par le liquide orchitique. Il abandonna le traitement, les symptômes reparurent : c'était donc une récidive.

Observation II. — Dr L..., 50 ans, praticien ayant une clientèle très chargée, arrive au laboratoire en janvier complètement épuisé et demande à essayer les injections.

Constipation opiniâtre, anorexie, vertiges, insomnie; en somme, neurasthénie complète. Je lui remets du liquide et il se fait chaque jour deux injections de 1 gram. chaque de liquide au vingtième. Dès le second jour, la constipation disparaît à la grande joie du malade, et ne se montre plus. M. L... continue le traitement en espaçant les piqûres et peut vaquer depuis, sans fatigue, à ses nombreuses occupations.

Observation III. — M. X..., 30 ans, membre de l'enseignement, attaché à un de nos principaux laboratoires, est adressé au laboratoire

1. — D'Arsonval, Observations sur les effets des injections du liquide testiculaire. (*Archives de physiologie*, 1891, n° 49, page 816.)

par son chef : neurasthénie complète, travail intellectuel impossible, vertiges à chaque instant avec sifflement d'oreilles, névralgies erratiques violentes et céphalée presque continue, troubles gastriques et constipation opiniâtre.

Il commence en mai 1891 les injections, 1 gramme de liquide au vingtième chaque jour.

A la cinquième injection, la constipation, la céphalée et les vertiges ont disparu. Vers la fin du mois, le malade avait recouvré une parfaite santé et n'a pas eu de rechute jusqu'à la fin de juillet, où j'ai cessé de le voir.

Observation IV. — J'ai pu constater sur moi-même et à plusieurs reprises les effets toniques si puissants des injections testiculaires.

Le résultat a été surtout remarquable au point de vue de la résistance à la fatigue corporelle et intellectuelle. Dans mon cas, les injections ayant d'abord été faites le soir, au moment du coucher, produisirent de l'agitation, de l'insomnie. Le même effet m'a été signalé par des amis qui s'étaient soumis au traitement. On évite ce léger inconvénient en faisant, comme je l'ai toujours fait depuis, les injections avant le déjeuner.

M. d'Arsonval possède d'autres observations semblables ; mais celles que nous avons citées ont une valeur considérable, car elles ont été prises sur des personnes n'ayant « aucun parti pris et habituées, d'autre part, à l'observation attentive des faits et à la rigueur expérimentale ».

M. le Dr Pampoukis qui, le premier, a appliqué la méthode Brown-Séquard en Grèce, a fait une communication, à ce sujet, à la Société médicale d'Athènes, en mai 1892.

Le savant médecin a commencé le 21 novembre de faire des injections sur un vieillard neurasthénique. Après quelques injections, l'amélioration devint frappante. Ce résultat a conduit M. Pampoukis à appliquer sa méthode à d'autres malades.

Ses résultats, comme sa classification, sont un peu confus. Qu'on en juge.

M. Pampoukis a fait, dans le courant du mois de juin, plus de 600 injections chez différents malades, dont 11 souffraient de neurasthénie, 11 de spermatorrhée (diurne), 3 d'impuissance, 4 d'insomnie, 2 de constipation, 2 d'émission fréquente d'urine (par névrose de la vessie), 2 de palpitations de cœur (sans lésion organique), 3 d'hémiplégie, dont l'une était de nature hystérique, 2 de paraglégie, 1 d'agoraphobie, 1 d'ataxie locomotrice. Parmi ces malades, ceux qui étaient atteints de spermatorrhée, d'insomnie, de palpitations et de névrose de la vessie, ont été complètement guéris; des neurasthéniques, 8 seulement ont été guéris, l'autre n'a eu qu'une légère amélioration et les 2 derniers n'ont pas tiré le moindre profit. Sur les 3 impuissants soumis à ce traitement, un seul a été guéri, les autres ayant seulement obtenu une amélioration; les malades atteints d'hémiplégie, de paraplégie, d'agoraphobie et d'ataxie n'en ont guère profité.

Quelque opinion que l'on ait sur l'ordre clinique qui préside à cette statistique, il faut convenir qu'il y a des insuccès dans la neurasthénie.

A quelles doses ces injections ont-elles été faites? On remarquera, du reste, combien l'appréciation de M. Pampoukis, relative aux affections *organiques*, diffère de celle qu'émet Brown-Séquard, en s'appuyant sur son énorme statistique.

Dans une série d'articles parus dans la « *Revista de Sanidad Militar* » de Madrid [1], M. le Dr Cano, médecin en chef de l'armée espagnole, a publié sur la méthode un certain nombre d'observations prises ou provoquées par lui dans les principaux services hospitaliers de Madrid. La plupart de ces observations sont donc revêtues de deux signatures, celle du Dr Cano et celle des différents chefs de service qui se sont prêtés à ces expériences. Elles présentent donc une double garantie scientifique.

OBSERVATION I. — Dr Cano (de Madrid). Vers le milieu du mois de janvier dernier, nous vîmes se présenter à notre dispensaire le sieur B-F-B. N..., âgé de 32 ans, né à Séville, marié, père de deux enfants, employé et résidant à Madrid depuis de longues années. C'est un tempérament lymphatique, de nutrition moyenne, de constitution néanmoins assez bonne.

Le père mourut des suites d'une hémorrhagie cérébrale, la mère d'une affection aiguë de la poitrine et un frère est paralytique. Il nous dit s'être livré dans sa jeunesse à des excès de toute sorte, surtout aux plaisirs vénériens, ayant contracté à vingt ans un chancre suivi de rubéole et plus tard de plaques muqueuses. Soumis à un traitement spécial durant longtemps, il n'a eu aucune nouvelle manifestation de la maladie. Faisant ensuite allusion à ce qu'il éprouvait maintenant, il ajouta que, depuis des années, il ne se sentait pas bien, que, sans doute,

1. — Contribucion al estudio del valor terapeutico del metodo Sequardiano. *Revista de Sanidad Militar*, nùms 141, 142, 143, 144, 145; 1893.

par suite des ennuis que lui causa l'issue d'un procès entraînant pour lui des pertes sérieuses, sa santé se trouva ébranlée à un tel degré qu'il n'a pas eu un jour de répit (ce sont ses propres expressions). Il perdit l'appétit, les digestions devinrent mauvaises, l'insomnie le tourmentait; il avait des pertes séminales, généralement au moment de la défécation; surtout il éprouvait un affaiblissement physique et intellectuel ne lui permettant pas de se livrer au travail même le plus léger sans ressentir une grande fatigue et une indicible prostration, si bien qu'il se regardait comme étant dans l'impossibilité de s'occuper d'aucune affaire. Il y avait des périodes pendant lesquelles il éprouvait une certaine amélioration, sans être jamais bien, mais ensuite, et sans savoir à quelle cause l'attribuer, il était encore plus abattu et d'une tristesse inexplicable qui le poussait à rechercher la solitude. Souvent une douleur sourde à la partie postérieure de la tête le gênait et du côté droit de la poitrine, il avait de l'oppression ou même des palpitations. En raison de son état, il avait consulté, à différentes époques, plusieurs médecins, qui tous s'accordaient à qualifier la maladie de *neurasthénie,* mais qu'aucun traitement, y compris l'électricité qu'on lui avait appliquée largement, n'avait donné de résultats, bien qu'il eût suivi ces traitements très scrupuleusement.

Au récit si catégorique du patient et pour compléter le tableau morbifique, nous ajouterons que, dans l'exploration à laquelle on procéda avec le plus grand soin, on constata des douleurs provoquées par la pression en grande partie dans la région dorsale et au niveau des bords inférieurs des membres pectoraux, ensuite une certaine frigidité des extrémités, principalement des mains, où il ressentait parfois, d'après son dire, des fourmillements; enfin une irritabilité morale avec un pessimisme marqué à l'endroit de sa guérison. Ayant insisté dans nos questions sur quelques points, nous vîmes que ce qui l'impressionnait le plus, c'était son incapacité aux fonctions sexuelles, qu'il ne pouvait, disait-il, accomplir.

D'après tout ce que nous venons d'exposer, et en raison de la longue période écoulée depuis les prodromes de la maladie et pendant son cours, n'ayant pu constater une affection cérébrale ou médullaire comme causes des troubles observés chez le patient, nous avons diagnostiqué une *neurasthénie cérébro-spinale* de forme *hypochondriaque.* Or, considérant qu'il avait été traité par les moyens les plus rationnels et qu'on avait même épuisé toutes les ressources thérapeutiques sans aucun résultat, nous nous décidâmes à pratiquer les injections de liquides organiques. Le 20 janvier dernier, on lui injecta hypodermiquement et comme dose initiale, 3 grammes de cérébrine, en renouvelant l'injection de la même façon les 22 et 24 ; les 26, 27 et 28, on lui administra consécutivement les 3 grammes de chaque jour, et bien que le malade nous déclarât qu'il se sentait un peu plus dispos, en réalité nous ne remarquâmes aucun changement tant soit peu important; aussi nous commençâmes par lui injecter 3 grammes de suc testiculaire le matin, et 3 de liquide de substance grise le soir. Le quatrième jour, c'est-à-dire le 2 février, nous eûmes la surprise d'entendre le malade nous donner l'agréable nouvelle qu'il avait dormi cette nuit-là neuf heures tout d'une traite, comme dans son bon temps, et nous le trouvâmes plus confiant et plus expansif que jamais. Le 6, on eut soin d'augmenter les doses d'une injection de testiculine, c'est-à-dire de 6 grammes de suc testiculaire et 3 de cérébrine, chaque jour, jusqu'au 11, jour où nous jugeâmes terminée la première série, pendant laquelle on avait injecté 60 grammes des deux liquides organiques. A cette date, le rétablissement de santé du malade était si sensible que lui-même se considérait guéri de son mal ; l'insomnie avait disparu ainsi que les maux de tête ; il recouvra l'appétit, les digestions se firent régulièrement ; les fonctions intestinales s'accomplirent journellement dans des conditions normales ; les fréquentes pertes séminales, auxquelles il était sujet précédemment, s'arrêtèrent et à la prostration et à la débilité succédèrent une énergie et une activité manifestes. Mais ce qui ranima encore plus notre malade, le remplissant d'allégresse, ce fut le retour des désirs charnels, qu'il n'éprouvait plus depuis si longtemps ou qui lui causaient de la répulsion. Le tableau que présentaient le malade et sa famille avait changé du tout au tout. Le caractère intraitable, sombre et défiant du patient, les inquiétudes et appréhensions naturelles de la famille, en présence d'une maladie aussi douloureuse qu'obstinée, avait fait place à l'épanchement et à la joie, dispersant ainsi à jamais les épais nuages qui planaient au-dessus de ce malheureux foyer.

Nous laissâmes passer une quinzaine, afin que le malade fût reposé des nombreuses piqûres qu'on lui avait faites, et le 26 du même mois nous commençâmes la seconde série, tout en constatant que, dans ce laps de temps, rien n'avait été perdu de ce qu'on avait précédemment gagné. Le premier jour, nous pratiquâmes l'injection sous-cutanée de 3 grammes de liquide de substance grise, puis nous en administrâmes le jour suivant deux du suc testiculaire, une le matin, une le soir, soit 6 grammes, et nous continuâmes, en alternant de la sorte jusqu'au 10 mars, où définitivement nous cessâmes tout traitement.

Le malade s'était complètement rétabli et se consacrait à ses affaires avec l'activité de « son bon temps », suivant son expression favorite, et il en fut ainsi jusqu'à la fin du mois d'avril dernier, où il se rendit dans les provinces en raison de ses occupations, continuant à jouir là-bas d'une parfaite santé comme en témoigne une lettre que nous avons reçue de lui il y a une quinzaine de jours environ.

Observation II. — Dr Cano (de Madrid). Il s'agit d'un autre cas de neurasthénie, de forme cérébro-cardiaque, que nous eûmes à observer chez un jeune homme de vingt ans, nerveux, bien constitué et jouissant habituellement d'une bonne santé.

R.-L. L..., sans antécédents pathologiques dignes d'être mentionnés, commença à éprouver, à partir du mois de septembre dernier, des palpitations cardiaques, assez fréquentes, principalement quand il faisait quelque effort; oppression à la poitrine, faiblesse générale, inappétence, digestions laborieuses et tendance aux flatulences, somnolences parfois après le dîner, bourdonnements d'oreilles, vertiges et de temps à autre pertes séminales.

Son caractère, doux et affectueux jusque-là, était devenu réservé et froid, et en outre il était facilement irritable ; la plus légère contrariété le surexcitait à l'excès et le faisait entrer dans des accès de colère des plus violents.

Sa famille croyait à une maladie de cœur.

Après un soigneux examen, où il fut impossible de constater la moindre lésion positive de nature à expliquer le tableau symptomatologique que présentait l'affection de notre sujet, nous diagnostiquâmes une *neurasthénie* de forme *cérébro-cardiaque* et proposâmes des injections de liquides organiques comme traitement. La famille ayant accepté, nous commençâmes le 10 du mois de janvier de la façon suivante :

Le 10e jour 3 cent. cubes de cérébrine
— 11e — — — testiculaire
— 12e — — — cérébrine
— 13e 3 cc. cérébrine et 3 cc. testiculaire
— 14e — — — —
— 15e — — — —
— 16e 6 cent. cubes de suc testiculaire
— 17e 3 — — — cérébrine
— 18e 6 — — — testiculaire
— 19e 3 — — — substance grise
— 20e 6 — — — testiculaire

Ce qui fait en totalité 21 grammes de liquide de substance grise et 30 de liquide testiculaire en 17 injections hypodermiques.

Les effets obtenus furent réellemement surprenants. A partir de la sixième injection, c'est-à-dire du 15, le malade se sentit plus vigoureux, mangea de meilleur appétit, les fonctions digestives revenant à l'état normal, les nausées et les bourdonnements de l'ouïe, qui l'avaient tant incommodé, disparaissant. L'oppression et les palpitations de cœur commencèrent à diminuer, et, la série des injections terminée, le malade put se livrer à quelques exercices musculaires sans éprouver, comme auparavant, le moindre trouble cardiaque. De tout le tableau symptomatologique, il ne restait qu'un peu de faiblesse des muscles et une certaine indolence pour les études. Dans ces conditions, et voyant que l'amélioration continuait à se maintenir; je lui conseillai la gymnastique et je cessai de pratiquer de nouvelles transfusions de sucs organiques. Aujourd'hui, notre malade se porte à merveille, n'éprouve aucun trouble et déploie toute son activité et son énergie habituelles.

Statistique Brown-Séquard-d'Arsonval. — A la surprise générale, la *neurasthénie* donne moins de cas d'amélioration que les affections organiques, telles que diverses scléroses de la moelle. Les autres névroses sont comme la neurasthénie à cet égard.

Comme le fait observer le savant professeur, « il est extrêmement remarquable que des phénomènes morbides, liés à des affections organiques, cèdent au liquide orchitique beaucoup plus aisément que des groupes symptomatiques d'ordre purement dynamique comme les névroses. Les neurasthénies (nous en connaissons plus de 80 cas, si le diagnostic a été correct) nous ont donné cependant des améliorations très marquées et quelquefois une guérison paraissant complète. »

Hystérie.— **Statistique Brown-Séquard-d'Arsonval.**— « L'hystérie n'a fourni que 4 ou 5 cas favorables sur 11 cas. » Ce n'est pas le triomphe de la médication orchitique.

Épilepsie. — **Statistique Brown-Séquard-d'Arsonval.** — « L'épilepsie idiopathique n'a été traitée que trois fois et sans profit.»

M. Féré a fait à la Société de Biologie, le 3 juin 1893, sur les effets produits par la médication orchitique sur les épileptiques une communication qui eut un certain retentissement et qui ne fait que confirmer les déclarations de l'illustre physiologiste.

Voici ses observations :

1° M..., 31 ans, épileptique, très amaigri, a été mis en traitement une première fois le 19 octobre jusqu'au 17 novembre ; il est tombé de 55 kil. 500 à 54 kil. 500. Sa moyenne d'attaques des mois précédents était de 37 ; il en a eu 27 pendant le traitement et 47 le mois suivant. Il a été repris aux injections le 17 décembre jusqu'au 15 janvier. De 56 kilog. qu'il avait repris le 17 décembre, il est retombé à 55 kilog., il a eu 41 accès pendant ces quatre semaines.

2° B..., 63 ans, épileptique cachectique, a été en traitement deux mois sans interruption, du 29 octobre au 26 décembre : il pesait 42 kilos. 500 au début et 42 à la fin, après être tombé à 40 le 10 décembre. Les accès sont rares (0,4 par mois), il en a trois pendant le cours du traitement.

3° R..., 43 ans, épileptique, a été traité du 12 novembre au 12 décembre. Il pesait 53 kilog. 500 au début de cette période et 54 à la fin. Ses accès sont ordinairement fréquents (16,4 en moyenne les mois précédents), il en a eu 14 pendant le traitement, et 23 le mois suivant. Une seconde période de traitement reprend le 11 janvier et dure jusqu'au 8 février, il pesait encore 53 kil. 500 au début et 54 à la fin, il a eu 31 accès pendant cette période.

4° Q..., 21 ans, épileptique vertigineux, traité du 17 novembre au 10 décembre. A, en moyenne, 300 vertiges par mois, en a eu 274 dans les trois semaines de traitement, pesait 64 kilos 500 au début et seulement 60 à la fin.

5° R..., 26 ans, épileptique, et accès rares, cachectique, traité du 28 novembre au 27 décembre, a conservé exactement son poids de 45 kilog. Il a eu un accès dans le mois, c'est sa moyenne ordinaire depuis plusieurs mois.

6° R..., 22 ans, épileptique, du 2 au 31 décembre, poids 65 kilos 500 au début, 65 à la fin. A eu 72 accès pendant le mois, c'est-à-dire à peu près sa moyenne des mois précédents, qui est de 69.

7° G..., 21 ans, épileptique, traité du 7 décembre au 5 janvier. Poids 57 kilog. 500 au début, 57 à la fin. A eu 8 accès pendant le traitement au lieu de 5 dans les mois précédents.

8° Z..., épileptique, traité du 27 décembre au 27 janvier. Pesait 44 kilog. au début, 42 kilog. 500 à la fin. A eu 6 accès, chiffre qui se retrouve dans les mois précédents.

En somme, le traitement n'a eu aucun effet heureux sur le nombre des accès des épileptiques. Mais, ajoute M. Féré, « on aurait pu s'attendre à une amélioration avantageuse de l'état général. Or, sur ces malades, sept ont perdu du poids, un est resté stationnaire, et un a augmenté de 500 grammes. Il me semble donc que le suc testiculaire n'a pas fait, dans cette circonstance, ses preuves d'agent tonique et reconstituant ».

Si les crises augmentent sous l'influence des injections, comment l'état général pourrait-il s'améliorer?

Ces conclusions motivèrent, d'ailleurs, de la part de Brown-Séquard les réflexions suivantes (même séance) : « On dirait « vraiment que M. Féré a choisi des cas mauvais à dessein. « J'ai dit, j'ai publié que, dans l'épilepsie, les injections de liquide « testiculaire échouaient toujours, j'ai fait voir que l'hystérie « était très rebelle à cet agent thérapeutique. J'ai ajouté que « l'épuisement nerveux qui résulte de ces deux névroses n'é- « tait pas justiciable de ma méthode. Et M. Féré, quand il veut « expérimenter le liquide testiculaire, choisit des épileptiques et « un hystérique épuisés. S'il avait l'espoir d'échouer, s'il vou- « lait, obéissant à l'idée préconçue dont il se targuait au début « de sa communication actuelle, réunir des faits négatifs, il a « bien choisi ses sujets. Certainement, M. Féré, qui dénigrait « ma méthode dès mes premières communications, désirait « échouer et, avec l'esprit qu'on lui connaît, il a su réunir les « conditions nécessaires pour obtenir ce résultat. »

Nous ajouterons quelques mots.

La communication de M. Féré a été faite le 3 juin 1893.

Or, dans la séance du 15 avril 1893, Brown-Séquard, en rendant compte de ses expériences relatives aux effets produits par les injections de liquide testiculaire dans certaines affections dues à des lésions de la moelle épinière, s'exprimait ainsi textuellement :

« Sur de nombreux cobayes, ayant de l'épilepsie à la suite de la section du nerf sciatique, j'ai constaté que des injections de liquide testiculaire, *à fortes comme à faibles doses, n'ont pas modifié cette affection d'une manière notable.* Peut-être y a-t-il eu un peu de diminution dans la violence des attaques, mais ce serait là tout le bien obtenu. » (Comptes rendus de la Société de Biologie, séance du 5 avril, page 367.)

Cette déclaration n'a pu échapper à M. Féré.

M. le Dr Alombert-Goget, interne de M. le professeur Pierret (de Lyon), ayant soumis à la médication orchitique une malade atteinte de lypémanie anxieuse avec épilepsie héréditaire à crises rares, remarqua une augmentation dans le nombre des accès [1], en même temps qu'une amélioration dans l'état mental.

M. Alombert-Goget s'est alors demandé si le liquide testiculaire n'avait pas une action épileptisante et n'avait pas été, dans une certaine mesure, la cause de ces crises subintrantes au cours desquelles cette malade avait succombé.

Aussi ce fut sous l'empire de cette idée que le pouvoir dynamogénique du liquide testiculaire pouvait peut-être bien, à l'instar des agents convulsivants, favoriser les crises motrices et jouer vis-à-vis de l'épilepsie un rôle plus ou moins analogue à celui de la belladone (Pierret) et des médicaments similaires, que MM. Pierret et Alombert-Goget firent le choix des malades qu'ils voulaient soumettre aux injections de liquide testiculaire.

Les distingués auteurs voulaient aussi voir si cette amélioration de l'état mental, qu'ils avaient déjà constatée chez deux ataxiques et qui avait été si nette dans l'observation précédente, se réaliserait encore et viendrait confirmer leurs premiers résultats.

Les dernières expériences ont porté sur six épileptiques femmes.

1. — M. Alombert-Goget. — *Thèse de Lyon*, juillet 1893. Contribution à l'étude thérapeutique des injections de liquide testiculaire dans certaines formes d'aliénation mentale.

Commencées le 21 juin, elles ont été terminées le 14 juillet. Les auteurs se sont entourés des mêmes précautions que M. Féré. Seul le poids n'a pas été pris ; c'est, à leur avis, une donnée trop variable par elle-même pour qu'on puisse y attacher quelque importance.

Prise deux jours avant et continuée deux jours après, la température a été notée régulièrement tous les jours et toujours aux mêmes heures, le matin à 9 heures, environ un quart d'heure avant les injections, le soir à 5 heures, les auteurs toujours présents pour s'assurer de la régularité de cette opération.

Les malades n'ont pas été prévenues de la nature du traitement qu'on leur faisait subir ni du but qu'on poursuivait; du reste, au début, elles s'en préoccupaient fort peu, et ce n'est guère que dans les derniers temps qu'elles se demandaient ce que cela pouvait être et hésitaient entre eau, sirop et morphine.

Craintives au début et redoutant quelque peu les piqûres, elles s'y sont très vite habituées; jamais il n'a fallu user de la moindre contrainte pour qu'elles acceptassent les injections, quelle qu'ait été la quantité du liquide injecté.

Aussi a-t-il été facile d'augmenter progressivement les doses; les auteurs ont commencé par 2 cc.; quatre jours après, ils ont passé à 4 cc., puis de quatre en quatre jours ont augmenté de 1 cc., jusqu'à 8 inclusivement.

S'ils se sont arrêtés à cette dose, c'est que les modifications apportées dans l'état des malades ne semblaient plus s'accentuer et que la quantité de liquide que l'on était chaque jour obligé de leur injecter devenait un peu forte.

Ils se servaient d'une solution au 1/10.

Bien entendu, pendant toute la durée du traitement, le régime des malades est demeuré tel qu'il était auparavant.

M. Alombert-Goget publie, à la suite de ces considérations, six observations fort bien rédigées et fort complètes, accompagnées de tracés de température, des courbes présentées par les crises avant et pendant le traitement. Nous ne pouvons entrer dans le détail de ces observations et nous sommes obligé de n'en donner qu'un résumé sommaire.

Observation I. — Service de M. le professeur Pierret. — *Epilepsie à crises surtout nocturnes. Hémiplégie spasmodique. Maux de tête à gauche.*

X... (Blandine), 49 ans, entrée à l'asile en 1891. Célibataire, sans profession.

Sous l'influence des injections, le nombre de crises n'a pas augmenté, il reste tel qu'il était avant; mais, chose remarquable, le type des crises a changé. Elle ne prenait autrefois que des crises nocturnes, ce sont des crises diurnes qu'elle prend surtout maintenant; ces crises sont peut-être moins longues qu'elles n'étaient, mais elles sont toujours aussi complètes.

Quant aux vertiges, ils sont ce qu'ils étaient avant, et se traduisent toujours par un mal de cœur avec sensation de défaillance qui passe assez rapidement.

Ce qu'il y a de remarquable dans cette observation, c'est cet air de santé qu'a pris notre malade, c'est qu'elle ne gâte presque plus la nuit, qu'elle cause avec une certaine bonhomie et soutient à peu près sans défaillance intellectuelle une conversation ; en même temps, ses réponses sont devenues à peu près naturelles.

Observation II. — Service de M. le professeur Pierret. — *Idiotie avec épilepsie. Intelligence faible. Signes de dégénérescence physique.*

X... (Joséphine), sans profession, née à Lyon, entrée à l'asile au mois de novembre 1888, à l'âge de 22 ans.

Sous l'influence des injections, le nombre des crises qui, pendant la période précédente, avait été de 28 s'est élevé à 36; il y a donc eu une légère augmentation quant au nombre des crises. Celles-ci se sont un peu modifiées dans leur forme; elles sont devenues plus courtes et les impulsions que l'on voyait d'habitude les terminer ont totalement disparu.

Quant à l'état mental, il a bénéficié du traitement; le regard est plus vif, la physionomie plus expressive, la malade cause plus volontiers.

Observation III. — Service de M. le professeur Pierret. — *Epilepsie. Affaiblissement intellectuel.*

X... (Marie), piqueuse de bottines, née à Lyon, entrée à l'asile.

Dès le début des injections (4 centimètres cubes), la malade a vu la forme de ses crises se modifier, plus de cris au début, plus d'impulsions après, en même temps elles devenaient un peu plus fréquentes.

Au point de vue de l'état mental, nous notons peu de modifications importantes, la physionomie est bien plus expressive, mais la malade garde encore cet aspect sournois qu'elle présentait avant le début des injections et se tient toujours sur la réserve quand on lui adresse des questions.

Observation IV. — Service de M. le professeur Pierret. — *Epilepsie par suite de traumatisme. Dégénérescence physique.*

X... (Marguerite), née à Villefranche, entrée à l'asile à 14 ans, le 19 décembre 1886.

Aucune médication depuis le 12 février.

Très craintive au début, la malade se cache au moment des injections, remue pendant qu'on les lui fait. Dès le 27 juin, c'est-à-dire au moment où on injectait 4 centimètres cubes, on commence à obtenir quelques modifications du côté de la physionomie : les yeux sont moins abaissés vers la terre, le sourire paraît plus intelligent, déjà la malade semble moins méchante.

Entre le 29 juin et le 3 juillet, ces modifications heureuses ne font que s'accentuer; la malade regarde maintenant droit devant elle, et ne tient pas toujours ses yeux baissés et rivés au sol.

Du 3 au 7 juillet, les crises changent de forme, elles sont moins complètes, s'accompagnent d'un cortège moins brillant; peu ou pas de crises au début. La malade est de moins en moins méchante.

Du 7 au 11 juillet, son intelligence semble se réveiller de plus en plus ; son regard est presque normal. Le 9 au matin, nous sommes tout surpris en la voyant s'avancer à notre rencontre, nous prendre par la main et nous demander ce que nous allons faire.

Du 11 au 14 juillet, les mêmes modifications se maintiennent sans aucune amélioration nouvelle.

Durant toute cette période, le nombre des crises a augmenté de même que chez les autres malades ; on note aussi trois vertiges.

Observation V. — Service de M. le professeur Pierret. — *Type intermédiaire. Crises nocturnes. Convulsions. Impulsions.*

X... (Léonie), sans profession, entrée à l'asile le 23 janvier 1893, à l'âge de 15 ans.

Certificat de situation. 13 mars. — Crises convulsives nocturnes avec troubles de caractère, déviation du sens moral, accès subit de méchanceté active.

Plus de traitement depuis le 12 février.

Depuis son entrée, la malade a pris régulièrement une ou ou plusieurs crises chaque nuit après lesquelles elle est toujours impulsive. A la dernière période de vingt-quatre jours, leur nombre était de 44 et 5 vertiges; sous l'influence du traitement il s'est élevé jusqu'à 63, sans vertiges.

Le changement ne s'est manifesté que vers le cinquième jour, alors que l'on injectait 4 centimètres cubes de la solution, par une légère amélioration de l'état physique et mental de la malade.

A 5 centimètres cubes, la malade paraît très affective, cause, cause, a le regard moins vague et la parole moins traînante.

A 6 centimètres cubes, les crises diminuent de durée, augmentent de fréquence, la malade répond mieux aux questions qu'on lui pose.

A 7 et 8 centimètres cubes, ces améliorations se précisent, et l'état d'obnubilation intellectuelle existant au début a à peu près disparu.

Ajoutons que la malade, qui n'avait eu jusqu'au traitement que des crises nocturnes, les a vues survenir depuis aussi bien dans la journée que dans la nuit.

Observation VI. — *Epilepsie.* — *Maux de tête.*

X... (Victorine), née à Lyon, entrée à l'asile le 13 février 1889, à l'âge de 25 ans, mariée, sans profession.

Cette dernière malade a ressenti un peu moins que les autres l'influence de la méthode Brown-Séquard, tant pour la différence du nombre des crises que pour le changement survenu dans son état physique et mental. Le nombre des crises, en effet, ne s'est élevé que de 49 à 51 pour une même période de vingt-quatre jours. On note aussi 3 vertiges. Quant à l'état de la malade, bien qu'il n'ait pas subi les modifications profondes apportées chez les autres, il ne s'en est pas moins légèrement amélioré ; à partir des doses de 5 centimètres cubes, elle est devenue plus gracieuse et plus gaie ; puis, son rire si niais a fait place à un sourire plus intelligent, et, lors des injections à 7 et 8 centimètres cubes, les maux de tête dont elle souffrait depuis son entrée ont disparu.

Voici les conclusions que M. Alombert-Goget croit pouvoir tirer de ces observations :

Si nous jetons maintenant un coup d'œil d'ensemble sur les observations ci-dessus, nous constaterons des modifications physiques et intellectuelles remarquables ; ce sont elles que nous allons passer successivement en revue, en nous arrêtant à celles qui nous paraîtront les plus dignes d'intérêt.

Ces modifications ont porté :

Sur l'état mental ;

Sur la fréquence et la forme des crises ;

Sur la nutrition générale ;

Sur la température centrale.

Ces épileptiques présentaient, comme nous l'avons vu, des troubles psychiques graves, les sens étaient engourdis, la sensibilité émoussée, les facultés intellectuelles considérablement affaiblies sinon abolies chez quelques-unes, la physionomie était immobile, niaise et plutôt bestiale qu'humaine.

Or, peu à peu, sous l'influence des injections, le masque s'est dépouillé de son immobilité, l'œil, qui était atone et sans expression, est devenu vif, le regard a pris, en quelque sorte, une allure intelligente. En même temps, l'état mental s'améliorait chez toutes, les impulsions devenaient moins fréquentes ; d'autres, de capricieuses et de méchantes qu'elles étaient, devenaient obéissantes et attentives ; enfin celles qui, jusqu'alors, étaient restées dans un mutisme presque complet, demeurant indifférentes aux choses extérieures, commençaient à parler et à s'intéresser à ce qui se faisait autour d'elles.

N'avons-nous pas vu la malade qui fait l'objet de l'observation IV et qui joignait à la méchanceté une certaine sauvagerie, venir après quelques jours de traitement nous prendre la main et nous demander ce que nous allions faire ? Et cette malade, qui présentait un état de lypémanie anxieuse depuis plusieurs mois, sortir de son mutisme et de son immobilité pour causer et dire qu'elle se trouvait mieux ?

Les crises, elles aussi, ont été modifiées.

Sauf dans un cas (observation I), toujours leur nombre a été augmenté et, chose remarquable, chez toutes celles chez qui l'augmentation du nombre des crises fut plus appréciable, les vertiges disparurent.

Partout aussi, les crises changeaient plus ou moins de forme, et des malades qui, jusqu'alors, n'avaient pris des crises que pendant la nuit en ont vu apparaître pendant le jour (observations I et V).

Mis à part le cas de la malade qui mourut de crises subintrantes pendant qu'elle était soumise au traitement des injections sous-cutanées de liquide testiculaire, nous pouvons donc dire qu'en général les crises se sont montrées plus courtes et moins complètes ; ici, c'est le cri du début qui manque, là, c'est la période clonique qui semble atténuée ; bref, on peut avancer qu'il y a un changement dans la forme des crises, changement sur lequel nous ne sommes pas encore suffisamment fixé et qu'une nouvelle série d'expériences serait peut-être seule capable de faire apprécier à son exacte valeur.

En outre, loin d'être incommodées par ce traitement, qui nécessitait de nombreuses piqûres, piqûres qui n'ont jamais donné lieu à la moindre réaction inflammatoire ou douloureuse, aucune malade n'a eu ni troubles digestifs ni troubles intestinaux en dépit des écarts de la température, et bien qu'on ait noté dans la même division de nombreux cas d'inappétence et de diarrhée.

A un aspect souffreteux, à une misère physiologique évidente, a fait place très rapidement un état de santé et de bien-être qui, mieux qu'une augmentation de poids, nous a montré de quelle valeur était le liquide testiculaire au point de vue tonique et reconstituant.

De plus, des maux de tête très tenaces, auxquels était en proie la malade qui fait l'objet de l'observation IX, ont été très améliorés pendant toute la période du traitement.

Nous regettons aussi d'être en désaccord avec M. Féré qui a dit que, si les injections du liquide testiculaire étaient inoffensives, elles étaient du moins très douloureuses, car nous n'avons jamais remarqué chez nos malades aucune autre douleur que celle que peut occasionner toute piqûre de la peau ; c'est, sans doute, à la dilution du liquide dont nous nous sommes servi que nous devons ce résultat, bien appréciable en somme, puisqu'il nous a permis de ne point essuyer de refus de la part de nos malades et de porter jusqu'à 8 cc. nos doses journalières.

— En résumé :

1° Heureuses transformations dans l'état mental;

2° Modification des crises dans leur forme et augmentation dans leur nombre ;

Telles sont les conclusions de M. Alombert-Goget.

— MM. Bourneville et Paul Cornet viennent, de leur côté, de publier (*Progrès médical*, nos 49, 50 ; 1893) une série d'observations également relatives au traitement de l'épilepsie par le liquide orchitique. Voici les conclusions auxquelles ils sont arrivés :

I. — Si l'on retranche le malade atteint d'*imbécillité* et le malade qui n'a été en traitement que huit jours, il reste 28 malades *épileptiques* qui ont été soumis aux injections de liquide testiculaire pendant un temps suffisamment long pour apprécier la méthode en ce qui concerne l'épilepsie. En effet, d'après M. d'Arsonval, si au bout de six semaines il n'y a pas de résultats, il est inutile de prolonger le traitement.

II. — Sur ces 28 malades, 8 ont eu une légère diminution de leur accès. Les autres, c'est-à-dire 20, ont présenté, au contraire, une augmentation de leurs crises. Nous avons choisi de préférence les malades chez lesquels on notait de la déchéance intellectuelle, afin de nous rendre compte de l'action du liquide testiculaire sur la rénovation intellectuelle : chez aucun d'eux, l'état intellectuel n'a été amélioré.

III. — Ces résultats, qui sont conformes à l'expérimentation de M. Féré, seraient en contradiction avec ceux qu'a obtenus M. le professeur Pierret dans son service de l'asile de Bron, d'après la thèse d'un de ses élèves.

IV. — Nous avons fait prendre le *poids* des malades *avant* et *après* le traitement. Malheureusement, les pesées de la première et de la deuxième série ont été égarées. Nous n'avons que celles de la seconde série ; 6 malades ont vu leur poids augmenter d'une façon assez notable ; chez 3 autres, il y eu a diminution, et chez le dernier le poids n'a pas changé.

V. — Les injections, pratiquées avec soin, n'ont occasionné aucun accident local.

Si nous jetons un regard d'ensemble sur les travaux que nous venons de parcourir, nous arriverons à cette conclusion : c'est que la médication orchitique, loin d'avoir une action curative dans l'épilepsie, augmenterait plutôt le nombre des crises. Tous les auteurs sont unanimes sur ce fait, depuis Brown-Séquard jusqu'à MM. Féré, Bourneville, Pierret, Alombert-Goget. Les injections de liquide testiculaire modifient-elles favorablement l'état mental ? M. Alombert-Goget dit oui ; MM. Féré, Bourneville se prononcent pour la négative.

Quoi qu'il en soit, la question est jugée. Le liquide orchitique se montre impuissant dans l'épilepsie.

La grande névrose est-elle justiciable d'un autre liquide organique ?

C'est ce que l'avenir viendra nous démontrer.

Paralysie agitante. — **Statistique Brown-Séquard-d'Arsonval.**

— Les éminents physiologistes ont donné du liquide orchitique à bon nombre de médecins contre cette affection dont le siège organique, observent-ils, n'est certes pas connu, malgré les efforts de plusieurs auteurs, y compris ceux d'un jeune médecin de grand mérite, le Dr Charles L. Dana [1], qui le placent à la base de l'encéphale ou dans la moelle épinière. Sur 27 cas, 25 ont été considérablement améliorés. Brown-Séquard ne comptait cependant qu'un seul cas de guérison : il a été obtenu par le Dr Manoël, de Toulon [2]. Comme le fait remarquer le professeur du Collège de France, « ce n'est pas seulement le fait que la guérison a été si rarement obtenue par les injections de liquide orchitique contre cette affection qui la fait différer des cas de sclérose des cordons postérieurs de la moelle, c'est aussi cette particularité remarquable que la proportion des cas d'amélioration (27 sur 29) a été énorme (93 p. 100) et surtout que les symptômes ne se sont amendés qu'avec une excessive lenteur, l'amélioration continuant néanmoins sans interruption.»

Ajoutons que M. Variot a constaté chez un malade l'amélioration après huit injections. Voici, du reste, l'observation que le distingué médecin des hôpitaux a communiquée à Brown-Séquard :

Homme de 47 ans. Paralysie agitante. Ne peut se tenir debout ni lever les jambes au-dessus du plan du lit.

Il n'y a eu d'amélioration manifeste qu'après la quatrième injection de 2 centimètres cubes. Le malade a pu lever la jambe droite (la plus faible des deux), à plusieurs reprises à 25 centimètres au-dessus du plan du lit. Il peut marcher un peu (quelques pas). Malheureusement, on n'a pu lui faire que huit injections.

Brown-Séquard fait les remarques suivantes : « C'est sur le système nerveux, et spécialement sur le centre cérébro-rachi-

1. — *New-York Medical Journal*, june 10, 1893, p. 629. — L'auteur de ce très savant travail le termine en disant : « La paralysie agitante se caractérise par une vascularisation de la moelle épinière, une sclérose diffuse interstitielle partant des vaisseaux et de la pie-mère. Ceci se montre spécialement dans les portions centrale et antérieure de la substance grise et dans les cordons latéraux, et conduit, dans les dernières périodes, à des dégénérations des cellule, à une leptoméningite et à une sclérose périphérique. Il y a quelquefois une névrite dégénérative des nerfs périphériques et une myosite chronique.

« L'écorce cérébrale et la base de l'encéphale, ainsi que le cervelet, ne sont que légèrement et secondairement atteints. »

(Note de Brown-Séquard, *Arch. de Phys.*, 1893, pp. 543 et 638.)

2. — Et même dans ce cas particulier, ainsi que le Dr Manoël nous l'écrit, l'amélioration constatée ne s'est pas maintenue, le malade s'étant refusé à ce que l'on continuât les injections. Il n'y a donc pas un seul cas de guérison.

dien, qu'agit le liquide testiculaire. Il nous faut admettre que les effets de ce liquide sur la nutrition, sur la chaleur animale et sur les sécrétions proviennent d'actions du système nerveux.

« Il en résulte que, de même que le système nerveux est capable, comme on le voit, de déterminer des troubles excessivement variés de la nutrition, de même il a la puissance de ramener à l'état normal des parties dont la nutrition, les sécrétions, les propriétés ou les fonctions sont profondément troublées. »

Chorée. — M. Dreyden a traité cinq cas de chorée classique et a obtenu quatre améliorations et un insuccès [1].

Statistique Brown-Séquard-d'Arsonval. — « La chorée a guéri bien plus souvent que les autres névroses. Les professeurs MM. Ollivier et Teissier (de Lyon) ont eu des cas remarquables de guérison de chorée. »

MALADIES DU SYSTÈME NERVEUX

AFFECTIONS ORGANIQUES

Ataxie locomotrice. — Contre toute attente, il s'est trouvé qu'une affection à lésions bien déterminées, comme l'ataxie locomotrice, cède plus volontiers à la médication orchitique que des maladies purement nerveuses, ou du moins jusqu'à présent considérées comme telles, la neurasthénie, l'hystérie, etc.

Ce résultat inattendu ressortira clairement des observations qui suivent :

Observation I. — M. Depoux, *Société de Biologie*, 4 juin 1892.

M. M..., adjudant dans un régiment de cavalerie, se présente à moi le 6 août 1891. Il est sorti deux jours auparavant de l'hôpital militaire du Val-de-Grâce, où il était traité par M. le professeur Laveran, qui avait diagnostiqué l'ataxie locomotrice. Ce malade est envoyé en congé de convalescence pour deux mois.

Antécédents héréditaires. — Père et mère vivants et bien portants. Trois frères et une sœur, tous vivants et bien portants. Aucune trace d'hérédité au point de vue nerveux.

Antécédents personnels. — En 1885, le malade contracte un chancre

1. — Dreyden, *Traitement de la chorée et de l'incontinence d'urine par les injections testiculaires* (*Lyon médical*, 16 avril 1893).

qui siège à la partie supérieure du prépuce. Deux mois après l'opération de cet accident, la roséole se déclare. Elle est peu abondande, n'occupe que la partie antérieure du tronc et ne dure qu'un mois environ. En même temps, le malade perd un peu les cheveux au niveau des tempes, et des plaques muqueuses apparaissent à la bouche et à l'anus. Ce malade est traité à ce moment, au moyen des pilules de protoïodure de mercure et de l'iodure de potassium. Au bout de quatre mois de ce traitement, il apparaît une fistule à l'anus, sur laquelle on applique la section progressive au moyen d'un fil en caoutchouc. A partir de ce moment jusqu'en 1890, le traitement antisyphilitique est repris mollement et à de rares intervalles.

En juin 1890, le malade éprouve des douleurs rectales, quoique la fistule soit complètement guérie. Il compare ces douleurs au broiement de la partie ; elles lui rappellent les douleurs qu'il ressentait après une cautérisation au nitrate d'argent qu'on lui faisait en pansant sa fistule. La durée de ces douleurs, si vives qu'elles le forçaient à se rouler sur le plancher, étaient de dix à trente minutes. Ces douleurs apparaissaient surtout après les garde-robes. Le malade dit que plus il était constipé plus les douleurs étaient vives. Néanmoins, elles apparaissaient quelquefois en dehors de la défécation.

Le 10 octobre de la même année (1890), survient le ptosis de la paupière de l'œil droit. La vue s'affaiblit, le malade voit double. Le 20 du même mois, il entre au Val-de-Grâce dans le service d'ophtalmologie. En outre du ptosis, on constate une déviation en haut et en dehors de l'œil droit, de l'astigmatisme de l'œil gauche qui était, selon le malade, antérieur à sa maladie syphilitique.

Le Dr Nimier, médecin traitant, prescrit l'iodure de potassium jusqu'à la dose de 12 grammes et deux séries de vingt-cinq frictions mercurielles. On fait aussi des applications de courant continu sur le globe oculaire et de courants faradiques sur le releveur de la paupière droite supérieure. Presque au début de ce traitement, apparaissent des crampes d'estomac qui ne sont pas du tout améliorées par l'administration de la strychnine et le régime lacté.

Le malade sort de l'hôpital le 8 janvier 1891. Au mois d'avril de cette même année, le malade s'aperçoit qu'il a les jambes raides, qu'il marche mal, qu'il est rapidement fatigué, qu'il éprouve des douleurs dans les mollets, douleurs qu'il compare à celles produites par une piqûre ou une étincelle électrique. Les jambes fléchissent. Cependant, ce militaire monte encore à cheval et fait son service. L'incoordination commence.

Le malade entre de nouveau à l'hôpital militaire du Val-de-Grâce, dans le service du Dr Laveran, le 21 mai 1891. Le diagnostic ataxie locomotrice est porté. Le malade a été soumis au traitement par l'iodure de potassium, les frictions mercurielles et les douches. Il quitte l'hôpital le 4 août suivant, et deux jours plus tard vient réclamer nos soins.

État du malade le 6 août 1892, au moment où j'ai commencé à le soigner à l'aide des injections de liquide testiculaire :

1° *Système nerveux : mouvements.* — Le malade se fatigue très vite en marchant. Quand il monte les escaliers, les jambes fléchissent et des palpitations surviennent. Le malade se balance en marchant; il précipite le pas ; il frappe le sol du talon et projette les pieds en avant et en dehors. Il ne sent pas la différence des corps sur lesquels il marche, et il a sous les pieds la sensation d'ouate uniforme. Les yeux ouverts ou fermés, il ne peut pas se tenir debout sur une jambe. Sur les deux jambes, il ne peut essayer de se tenir debout sans que le haut du corps exécute un mouvement d'avant en arrière et *vice versa*, c'est-à-dire qu'il chancelle. En outre, il y a plus que l'incoordination des mouvements, il y a faiblesse musculaire.

2° *Sensibilité.* — Les membres inférieurs sont insensibles, surtout à la partie interne, au milieu du mollet ou du genou. Les réflexes rotuliens sont abolis. Lorsqu'il est couché sur le dos, les deux jambes pliées, elles tombent sur le lit sans que le malade s'en aperçoive. C'est ce qui explique pourquoi cet adjudant ne peut plus se tenir en selle. Après avoir marché quelques minutes, il lui semble que les mollets sont enflés.

La sensibilité est normale aux membres supérieurs, excepté aux mains et à l'extrémité des doigts. Le malade éprouve dans les doigts de l'engourdissement, et dit qu'il sent comme des cordons qui tirent sur ses doigts. Cette sensation se prolonge jusque sur l'avant-bras.

Organe des sens : vue. — La paupière de l'œil droit est pendante. Le sourcil de l'œil droit est froncé pour aider à soutenir la paupière. Il y a à cet œil du strabisme en haut et en dehors.

Les pupilles réagissent bien à la lumière. La pupille gauche est un peu aplatie dans le sens vertical.

Ouïe, Odorat, Goût. — Ces trois sens sont intacts.

Appareil respiratoire. — Rien de particulier.

Appareil circulatoire. — Bruit de souffle anémique.

Appareil digestif. — Le malade mange avec appétit. Les selles ne sont pas régulières. Il a assez souvent des douleurs au niveau de l'estomac. Ces dernières sont excessivement pénibles.

Appareil génito-urinaire. — Le malade ne souffre pas en urinant. Mais, quelquefois, il a son jet d'urine arrêté brusquement deux ou trois fois dans le cours de la miction. Il urine littéralement sur ses éperons et il est entièrement impuissant. Les urines ne contiennent ni sucre ni albumine.

Diagnostic. — L'examen que je viens de faire me force à me ranger à l'opinion de M. le professeur Laveran. Pour moi comme pour lui, l'adjudant M... est ataxique.

Traitement par les injections sous-cutanées de suc testiculaire.

Du 6 au 10 août, 2 centimètres cubes sont injectés chaque jour en une fois.

Du 10 au 30 août, 4 centimètres cubes chaque jour, en une seule fois aussi.

Du 30 août au 10 septembre, 6 centimètres cubes sont injectés quotidiennement. La sensibilité commence à s'améliorer. Le malade se rend un peu compte de la nature du sol sur lequel il marche, il se tient mieux debout. Le ptosis de la paupière droite a presque totalement disparu. Le strabisme est moins accentué.

Du 10 au 28 septembre, j'injecte 6 centimètres cubes chaque jour. La sensibilité des membres inférieurs (surtout à la partie interne des genoux) s'améliore au point que le malade dit qu'il se sent capable de monter à cheval et de reprendre son service à l'expiration de son congé de convalescence. L'ataxie a notablement diminué.

Du 28 septembre au 4 octobre, jour où cet adjudant doit rentrer à son régiment, le traitement est suspendu. Le malade va faire un voyage en Normandie.

Du 5 octobre au 24 novembre 1891, mon client vient me voir chaque jour à cheval pour se faire soigner. Je lui injecte chaque fois 12 centimètres cubes de suc testiculaire. Il satisfait, sans être fatigué, à toutes les exigences de son service. De jour en jour, l'amélioration fait de si rapides progrès que, le 24 novembre, il se trouve dans l'état où il est en ce moment, et il se croit complètement guéri.

État actuel. — Tous les symptômes que j'ai décrits ont disparu, à part l'absence du réflexe rotulien et le fait que lorsqu'il est ému il titube un peu en marchant; M. M... fait très bien son service qui, pourtant, est des plus pénibles. Quand il est de semaine, il monte parfaitement à cheval à toutes les allures et sans étriers, et il peut, comme auparavant, aborder avec sécurité tous les obstacles. Sans le secours des étriers, rien que par la force des bras, il se met en selle sur un cheval qui mesure 1 m. 65.

Après avoir présenté le malade dont l'histoire est ci-dessus, M. Depoux soumet de nouveau à l'examen de la Société le sergent-maître d'armes qu'il lui a présenté le 30 mai 1894 et qui est ici présent. On a constaté, l'année dernière, que ce militaire, réformé pour une ataxie locomotrice grave, avait été complètement guéri par les injections sous-cutanées de suc testiculaire. Non seulement la guérison s'est maintenue entière, mais encore la force et le développement musculaire, la précision et la vitesse des mouvements sont des plus remarquables; il en est de même de la résistance à la fatigue. En un mot, la guérison complète a persisté déjà plus d'un an.

A la suite de cette observation de M. Depoux, Brown-Séquard fit connaître les résultats suivants obtenus chez un ataxique par un des médecins les plus distingués du Havre, le Dr Gibert.

OBSERVATION II. — M. GIBERT, note présentée par Brown-Séquard, *Société de Biologie,* 11 juin 1892.

Il s'agit d'un ataxique de 33 ans. Il est marié et a présenté la forme classique du tabes dorsalis. Aucun des signes ne manquait au tableau.

Au moment où le traitement a été commencé, ce malheureux ne pouvait plus marcher. Depuis longtemps il avait perdu toute puissance génésique. C'est dans cet état de misère physiologique qu'il m'a été envoyé par le Dr Courbet, auquel j'ai conseillé l'emploi des injections de liquide testiculaire. Ce liquide, provenant de testicules de taureau, a été filtré et stérilisé.

Le malade a été soumis à deux séries d'injections, à un mois d'intervalle et chacune de douze injections, dont trois par jour. Le résultat a été surprenant et si rapide que le Dr Courbet et moi n'osions pas croire à sa durée. Mais la guérison au bout d'un an se maintient. Il faut s'entendre pourtant sur le mot guérison. Le malade se déclare guéri, parce qu'il a repris son travail d'ajusteur, parce qu'il marche sans canne et surtout parce qu'il court comme un jeune homme et enfin parce qu'il est redevenu un *excellent* mari. Mais, pour nous, médecins, nous constatons :

1° Que les réflexes rotuliens restent absolument abolis ;

2° Que, les yeux bandés, la marche est encore trébuchante.

Mais les autres signes ont disparu et, entre autres, les douleurs dont il n'a plus aucune attaque.

Un autre cas a été communiqué à l'éminent professeur par le Dr Uspensky, de Saint-Pétersbourg. Ce praticien a traité quatre ataxiques par les injections testiculaires, et trois ont été considérablement améliorés. Voici l'un de ces derniers cas :

OBSERVATION III. — M. USPENSKY, note présentée par Brown-Séquard, *Société de Biologie*, 11 juin 1892.

J.-J. S..., 38 ans, ingénieur. La maladie était déjà caractérisée en 1881, et, depuis lors, elle s'augmenta progressivement. Le malade se plaint de douleurs intenses, lancinantes, se répétant fréquemment, surtout dans les jambes et au tronc; il marche avec une difficulté extrême en se balançant, en écartant les jambes et en déjetant les pieds. Dans la rue, il lui est impossible de marcher sans guide, même avec une canne; il ne peut se tenir debout les yeux fermés. Dans l'obscurité, il se sent tout à fait misérable. Ses mains tremblent. Il écrit avec peine et très mal, s'aidant de la main gauche. Les réflexes tendineux font défaut. Depuis deux ans déjà, l'urine s'écoule difficilement et la défécation ne peut avoir lieu qu'à la suite de lavements répétés, et cela avec des efforts considérables. Les pupilles sont rétrécies et réagissent faiblement à la lumière. Les téguments des mains et des genoux sont peu sensibles aux irritations de douleur et de température. Les fonctions génitales sont très affaiblies. Le sommeil n'est pas bon; l'appétit à peu près nul, les forces décroissent; l'esprit est abattu, quoique le malade fasse beaucoup de travail intellectuel. Douze injections ont été pratiquées du 28 novembre 1890 au 2 janvier 1891. Après la cinquième injection, déjà le malade se sentait beaucoup mieux : il marchait avec moins d'hésitation, avec plus de fermeté, même dans la rue; il écrivait plus librement; la difficulté pendant l'émission de l'urine et la défécation avait complètement disparu. Du 6 mars au 20 juin, ont été pratiquées encore dix-neuf injections. Leur action a complété celle des précédentes. Vers la fin du traitement, le malade marchait dans les rues où il y avait le plus de monde tout à fait librement, sans bâton, d'un pas ferme et assuré, il pouvait se tenir debout et marcher les yeux fermés; les pupilles sont devenues plus sensibles à la lumière; les douleurs tabétiques ont disparu complètement; les fonctions de la vessie, du rectum et des organes génitaux sont tout à fait normales. Le malade se plaint encore d'une certaine difficulté à écrire et les réflexes tendineux font encore défaut. L'amendement se maintient jusqu'à présent, c'est-à-dire depuis plus de neuf mois.

Brown-Séquard fit observer, au sujet de ces observations, qu'à part le cas du maître d'armes montré l'année précédente et encore la semaine dernière par M. Depoux, cas où la guérison a été plus parfaite que dans les autres cas, il y a eu cette particularité chez les autres individus (dernier cas de M. Depoux et les cas de M. Gibert et du Dr Uspensky) qu'ils sont restés privés du réflexe rotulien et l'éminent professeur concluait que « l'absence de ce réflexe, qui se montre de si bonne heure dans l'ataxie, semble être aussi le symptôme le plus persistant ».

En résumé, dès juin 1892, Brown-Séquard connaissait 36 cas d'ataxie traités par les injections de liquide testiculaire. Sur ce nombre, il y en avait 29 où la guérison ou une amélioration notable ont été obtenues. En présence de cette énorme proportion : 80 p. 100, Brown-Séquard considérait comme impossible d'accepter que ce chiffre n'allât pas au delà de la réalité et son esprit scientifique le portait à croire que « l'on s'est empressé de lui faire connaître les succès et qu'on ne lui a pas signalé les insuccès ».

Quoi qu'il en soit, concluait-il, on pourra voir, par le tableau suivant, que les médecins qui ont soigné le plus d'ataxiques ont eu une grande proportion d'améliorations ou de guérisons :

Auteurs	Nombre de cas.	Faits favorables.	Faits nuls.
Victoroff	7	5	2
Uspensky	4	3	1
Depoux	4	4	0
Brainerd	3	3	0
Divers	18	14	4
Totaux	36	29	7

Telle était la statistique des faits connus par Brown-Séquard en juin 1892.

AUTRES OBSERVATIONS

Observation IV. — M. A. d'Arsonval (*Société de Biologie,* 18 juin 1892).

M. X... me fut amené au laboratoire en février dernier dans un état tel qu'il dut être conduit par deux de ses amis jusqu'à mon cabinet. M. X..., un de nos plus grands manufacturiers du Nord, est ataxique depuis plusieurs années. Il a vu pour sa maladie les célébrités médicales de nombre de capitales. Son état avait empiré au point qu'il avait dû renoncer à ses affaires et ne sortait pas de chez lui. C'est dans cet état que son parent, un de nos électriciens les plus célèbres avec qui je suis très lié, me pria de le mettre à même d'essayer l'effet des injections de liquide testiculaire. Je montrai au malade, qui est très intelligent, comment il devait se faire lui-même les piqûres deux fois par jour et je lui remis 50 grammes de liquide. Le malade repartit pour le Nord. Après le premier flacon, les troubles oculaires avaient disparu, le malade pouvait lire et faire son courrier, de plus il sentait revenir ses forces. Deux nouveaux envois améliorèrent son état au point qu'il se sentit le courage d'entreprendre un long voyage en Espagne pour son industrie. A son passage à Paris, il y a un mois, il vint me voir et je constatai qu'il put venir de sa voiture à mon cabinet en s'appuyant simplement sur sa canne.

Son séjour en Espagne, malgré les fatigues qu'il s'est imposées, lui a été très favorable. Il n'a pu me rencontrer ces jours derniers, lors de son passage à Paris ; mais son parent m'a dit que le mieux allait en s'accentuant. M. X... me donnera ultérieurement son observation détaillée avec l'historique et la marche de son affection. J'ai tenu à signaler ce cas quoique, ou plutôt parce que, étant étranger à la pratique médicale, il a eu pour moi la valeur d'une démonstration personnelle.

Observation V. — M. le Dr Depoux (*Société de Biologie,* 5 novembre 1892).

M. X... (40 ans), commis-voyageur en librairie, se présente à mon cabinet le 22 juillet 1892. Il se dit ataxique et veut se soumettre au traitement par les injections sous-cutanées de suc testiculaire.

Antécédents héréditaires. — Père vivant, rhumatisant ; mère vivante, très nerveuse.

Antécédents personnels. — A l'âge de 5 ans, le malade est tombé dans un escalier. Sa tête a heurté violemment un objet en fer ; les yeux ont été atteints de myopie, surtout l'œil droit, et l'ouïe de ce côté est notablement diminuée. En 1872, il a contracté la syphilis. Le 10 juin 1890, le matin, en se levant, le malade a éprouvé dans les mollets une sensation semblable à celle résultant de coups de bâton. Le lendemain, la douleur monte dans les cuisses et, à partir de ce moment, il marche difficilement. Le troisième jour, les bras sont pris ; le quatrième, la douleur occupe la région inférieure de la colonne vertébrale. Le cinquième jour, tout le reste de la colonne vertébrale se prend également, jusqu'à la nuque, ainsi que la mâchoire inférieure et la partie de la mâchoire supérieure correspondant aux deux incisives. Le malade titube; il peut si peu se tenir debout qu'il ne peut pas marcher, même avec le secours du bras de sa femme. Le sixième jour, la région antérieure de l'abdomen et de l'estomac est prise, et le septième, tout le thorax. Il ne reste d'indemne à ce moment que la partie antérieure du cou, la tête et la face, moins les parties signalées plus haut comme atteintes dans cette région (mâchoire inférieure en entier et mâchoire supérieure partiellement).

Le malade, se figurant que ces symptômes sont le résultat de la fatigue, ne consulte pas de médecin. Cinq jours plus tard, il remarque qu'il est constipé ; il essaie d'aller sur le vase ; mais, à ce moment, il est pris dans tout le ventre, et surtout à l'anus, de douleurs tellement violentes qu'il croit qu'il va mourir. Il fait alors appeler un médecin qui ordonne un purgatif au séné. Ce purgatif débarrasse le malade, mais avec des douleurs atroces à la première garde-robe. Après cette purgation, les douleurs abdominales ont disparu, mais l'incoordination des mouvements, non seulement a persisté, mais encore s'est aggravée. Trois médecins de Besançon ordonnent le bromure de potassium. Le malade, n'obtenant pas d'amélioration, part pour Strasbourg, où il se rend à la clinique des maladies nerveuses du Dr Joly, qui le considère comme atteint d'ataxie locomotrice et prescrit le bromure de potassium et l'électricité. Ce traitement, suivi pendant cinq mois, ne donne pas la plus petite amélioration. A ce moment, le malade revient à Paris et va à la consultation de la Salpêtrière, où il est reconnu comme ataxique. On prescrit l'iodure de potassium, à la dose de 20 grammes dans 250 grammes d'eau. Le malade, ne voyant pas survenir d'amélioration sous l'influence de ce traitement, y renonce et ne fait plus rien à partir de ce moment, c'est-à-dire à partir de fin juillet 1891.

État du malade le 22 juillet 1892. — Mouvements. — La marche est très difficile et amène rapidement la fatigue. Ainsi le malade, pour venir me trouver, a mis quatre heures et demie et est très essoufflé et fatigué. Il peut avec beaucoup de peine monter les escaliers et les descend plus péniblement encore ; il marche courbé en avant et dévie à chaque instant. Il frappe le sol du talon et projette les pieds en avant et en dehors. Il lui est impossible de reconnaître la nature des corps sur lesquels il marche. Les yeux ouverts ou fermés, il lui est impossible de se tenir debout sur une jambe. Reposant sur les deux jambes et les yeux fermés, il tombe. L'incoordination des mouvements s'accompagne d'une très grande faiblesse musculaire.

Sensibilité. — Les réflexes rotuliens sont abolis. Sensibilité intacte à la partie antérieure du cou, à la tête et à la face, excepté à la mâchoire inférieure et à la partie médiane de la mâchoire supérieure. Sensibilité très diminuée dans les membres supérieurs et à la cuisse et à la jambe gauches. Insensibilité complète dans tout le reste du corps. Douleurs fulgurantes le matin au réveil dans les mollets. Sensation de constriction au niveau du ventre et de l'estomac.

Organe des sens. — *Vue.* — Myopie affectant surtout l'œil droit, mais consécutive à la chute faite par le malade à l'âge de 5 ans.

Ouïe. — Très affaiblie du côté droit, mais toujours à la suite de la chute dont il vient d'être question.

L'odorat et le goût sont normaux.

Appareil respiratoire. — Rien d'anormal, mais l'essoufflement apparaît dès que le malade marche.

Appareil digestif. — Appétit diminué et irrégulier. Le malade a une garde-robe toutes les vingt-quatre heures, mais depuis huit jours il a la diarrhée.

Appareil génito-urinaire. — Érection non diminuée ; urine goutte à goutte ; il y a incontinence d'urine par moments.

Diagnostic. — Le début brusque de la maladie, la marche des symptômes et l'incoordination des mouvements ne peuvent appartenir qu'à l'ataxie aiguë. Malgré la marche ascendante de la douleur, au début de la maladie, il n'est pas possible d'admettre qu'il y ait eu chez ce malade une myélite ascendante. En tout cas, l'état du malade, lorsque je l'ai vu et soigné, n'était que celui d'un homme atteint d'ataxie locomotrice ayant commencé d'une manière presque subite.

Traitement. — Du 22 juillet au 20 août, 5 centimètres cubes de suc testiculaire chaque jour. Dès le premier jour, le malade a ressenti une amélioration. Le 10 août, il peut marcher les yeux fermés. Après la première injection, la diarrhée qu'il avait depuis huit jours a disparu.

Du 20 au 30 août, 5 centimètres cubes chaque jour. Le malade peut faire de longues marches sans être fatigué, il vient chez moi en cinquante-cinq minutes tandis que le premier jour il a mis quatre heures et demie pour faire le même trajet ; il a pu monter l'escalier de sa maison avec un seau plein d'eau sans se tenir à la rampe, il saute à pieds joints.

Du 30 août au 25 septembre, 6 centimètres cubes de suc testiculaire chaque jour. Le malade peut descendre l'escalier sans se tenir à la rampe, il peut courir pour rattraper l'omnibus et y monter pendant qu'il est en marche. L'appétit et les forces sont revenus.

Du 25 septembre au 20 octobre, 5 centimètres cubes de suc testiculaire chaque jour. Depuis le 20 octobre, le malade est dans l'état où il se trouve en ce moment, et si le traitement a été continué, c'est pour donner au malade les forces dont il a besoin pour reprendre l'exercice de sa profession.

État actuel. — Tout état morbide a disparu. M. X... est revenu à l'état où il se trouvait avant d'être atteint d'ataxie locomotrice. L'abolition des réflexes rotuliens persiste.

MM. Gibert (du Havre), Kosturin[1] (de Vienne), Brenaert[2], De-

1. — Kosturin, *Oester Ungar Cent. f. d. Med. Woch.*, 24 mars 1890, pag. 145.
2. — Brenaert, *Med. Word*, oct. 1890.

coud[1], etc., ont obtenu des résultats qui se rapprochent beaucoup des chiffres de Brown-Séquard. MM. Lemoine, Pampoukis, Waterhouse n'ont pas obtenu de résultats dans l'ataxie.

M. Uspenski est arrivé à une proportion de trois améliorations sur quatre et il estime que vingt-cinq injections suffisent à amener ce résultat.

M. Variot ne signale qu'une amélioration ou guérison sur trois. Il ne faut évidemment pas s'attendre à guérir tous les ataxiques; cependant devant les guérisons constatées, résultats que l'on n'avait obtenus par aucune médication, il nous semble difficile désormais de priver ces malades d'un essai de traitement de quelque durée ; mais il ne faudrait pas oublier qu'il faut frapper fort et que les effets heureux ont toujours été obtenus en administrant des doses relativement considérables et prolongées. Il est de toute nécessité de faire chaque jour une injection de 3 grammes au minimum d'une solution à 2 1/2 et de ne s'arrêter qu'au bout d'une période minima de trois mois, puisqu'un malade cité par le Laboratoire de médecine du Collège de France n'a commencé à s'améliorer qu'au bout de ce laps de temps.

Observation VI. — M. Depoux (*Société de Biologie*, 13 mai 1893).

M. F..., âgé de 66 ans, marié et sans enfant, habitant Régina (Canada), vient me consulter le 27 mars 1893. Il se dit atteint d'ataxie locomotrice.

Antécédents héréditaires. — Père mort à 65 ans, de diarrhée aiguë. Mère morte à 58 ans d'un cancer au sein. — Aucune trace d'hérédité au point de vue nerveux.

Antécédents personnels. — M. F... est malade depuis le mois d'octobre 1889. A cette époque, il faisait un voyage avec les sauvages, dans un canot d'écorce. Au cours de ce voyage, il s'est mouillé plusieurs fois et a subi deux tempêtes de neige des plus violentes. A ce moment, il ressentit tous les soirs, dans les jambes, les premières douleurs fulgurantes; il crut que ces douleurs étaient le résultat de la fatigue. Rentré à son domicile, M. F... continua pendant quinze jours encore à avoir des douleurs fulgurantes tous les soirs. Ses douleurs étaient un peu moins vives que pendant le voyage qu'il venait de faire, mais assez considérables cependant pour le tenir éveillé jusqu'à 4 heures du matin. Ces douleurs cessèrent graduellement et le malade resta toute une semaine sans souffrir. Après ce temps, survint une crise très forte et, périodiquement,

1. — D. Decoud, le Iniezioni de extracto testiculare (*Anales del Circulo med. Argentino*, mars 1893).

les douleurs revinrent toujours très violentes une ou deux fois par semaine. Un médecin ordonna alors successivement l'antipyrine et le chloral qui ne donnèrent aucun résultat. On eut recours alors, en désespoir de cause, aux injections sous-cutanées de morphine qui calmèrent les douleurs, mais ne les empêchèrent pas de revenir régulièrement. Cet état persista jusqu'au 10 février 1890, date à partir de laquelle les douleurs fulgurantes disparurent des membres inférieurs pour apparaître dans la région abdominale. Cet état dura pendant un mois et força le malade à garder le lit tout le temps. Il n'y avait pas cinq jours qu'il commençait à se lever, lorsque les douleurs fulgurantes réapparurent dans les jambes avec moins de violence qu'au début, mais pour reprendre petit à petit l'intensité et la périodicité premières. Depuis cette époque, M. F... a dû prendre, pour se calmer, des injections sous-cutanées de morphine, en moyenne tous les quinze jours et même plus souvent, malgré la vie la plus régulière et l'absence de toute fatigue physique.

La diminution de la sensibilité plantaire date de février 1890; il en est de même de la faiblesse de la vessie, des pertes séminales et de la faiblesse musculaire. La difficulté de marcher est tellement grande que le malade, même avec le secours du bras de sa femme, ne peut pas aller faire visite à un de ses amis ne demeurant pourtant qu'à 500 mètres de chez lui.

La puissance génitale disparaît peu à peu et la marche dans l'obscurité est extrêmement difficile.

Le malade, voyant son état empirer, prend la résolution de venir se faire soigner en France où il arrive au commencement de mars 1893.

Aussitôt débarqué à Paris, M. F... se rendit chez le professeur Charcot, qui diagnostiqua une affection tabétique n'ayant pas une origine syphilitique.

Notre éminent confrère prescrivit le traitement qu'il emploie d'ordinaire contre l'ataxie locomotrice, à savoir : 1° applications de petites pointes de feu sur la région spinale, faites avec le thermocautère ; 2° en cas de douleurs vives, de 4 à 6 cachets de phénacétine de 0 gr. 90 par cachet (2 à 3 grammes par jour) ; 3° de la poudre de seigle ergoté fraîchement pulvérisé, à prendre, en cachets, à la dose de 0 gr. 40, trois fois par jour après les repas, pendant les quatre premiers jours de chaque semaine ; 4° deux granules de phosphure de zinc de Vigier, avant chaque repas, pendant les trois premières semaines de chaque mois.

M. F..., ayant entendu parler de l'efficacité des injections sous-cutanées du suc testiculaire dans le traitement de l'ataxie locomotrice et n'ayant plus de doute sur sa maladie, après sa visite au professeur Charcot, s'est dit qu'il aurait toujours le temps de suivre, au Canada, le traitement de l'éminent maître et qu'il fallait mettre à profit son séjour à Paris pour se faire faire des injections sous-cutanées de liquide organique. Poussé par cette idée, il vint me trouver le 27 mars dernier. Les injections sont commencées le même jour, et, depuis cette époque, M. F... a reçu quotidiennement 6 centimètres cubes de suc testiculaire au cinquième.

Après le huitième jour de traitement, les douleurs ont disparu pour ne plus revenir. M. F... est maintenant à l'état normal, non seulement quant aux douleurs, mais quant aux autres symptômes mentionnés ci-dessus (la sensibilité plantaire, l'état de la vessie, la puissance de marcher les yeux fermés, la puissance sexuelle, les pertes séminales). Seul, le réflexe rotulien n'est pas revenu, ainsi que MM. les membres de la Société de Biologie peuvent s'en convaincre en examinant le sujet de cette communication qui a bien voulu consentir à ce que je le présente aujourd'hui devant eux.

Brown-Séquard avait eu l'occasion d'examiner, quelques semaines auparavant, le Canadien qui fait le sujet de cette observation et que M. Depoux a présenté absolument guéri d'ataxie tabétique.

Il a fait remarquer à ce propos[1] qu'à part les troubles oculaires, dont il n'y a jamais eu trace dans ce cas, les symptômes étaient incontestablement ceux de cette affection, comme l'a, du reste, constaté M. Charcot, d'après la consultation rédigée par lui et que Brown-Séquard a lue. Le diagnostic n'était donc pas douteux, pas plus que pour les autres malades de M. Depoux qui ont été guéris par les injections de liquide orchitique dans l'espace de six semaines à trois mois.

Dans la séance de la *Société de Biologie* du 20 mai 1893, Brown-Séquard a fait quelques remarques sur la communication précédente.

« L'observation de M. Depoux, telle qu'elle a paru (*Comptes rendus*, p. 513), ne contient pas la mention qu'il a faite verbalement à la séance, que la disparition des symptômes n'a été rapide que pour les douleurs fulgurantes, et que les autres symptômes ne se sont amendés que graduellement, la guérison complète n'ayant été obtenue qu'au bout de quarante-huit jours d'injections quotidiennes.

« Lorsque j'ai vu le malade, après un peu plus d'un mois de traitement, il ne se tenait encore qu'avec difficulté debout sur un pied, les yeux fermés, et sa marche était encore plus hésitante que celle d'un homme à l'état de santé, lorsque ses yeux étaient clos. La Société a vu, samedi dernier, que l'état normal, à cet égard, est complètement revenu. Il en est de même

1. — *Société de Biologie*, 13 mai 1892.

quant à sa puissance de se tenir debout sur un seul pied, les yeux fermés. Il peut le faire maintenant.

« Il est évident qu'il ne reste plus trace, chez lui (à part l'absence du réflexe rotulien), d'aucun des divers symptômes tabétiques dont l'existence avait servi à établir d'une manière incontestable le diagnostic d'une ataxie locomotrice typique à plusieurs égards. »

Comme le faisait remarquer le professeur du Collège de France, les guérisons et les améliorations sont tellement la règle dans l'ataxie locomotrice traitée par le liquide testiculaire que, si l'on ajoute aux 342 cas dont il a parlé à l'Académie des sciences, et que nous avons relatés, ceux du premier tableau publié en 1892, il y a près d'un an, on obtient les chiffres suivants [1] :

Auteurs	Nombre de cas.	Faits favorables.	Faits nuls.
Victoroff	7	5	2
Uspensky	4	3	1
Depoux	13	11	2
Brainerd	3	3	0
Gibert	2	2	0
Grigorescu	2	2	0
Divers	18	14	4
Brown-Séquard et d'Arsonval	342	314	28
	391	354	37

D'après ce tableau dressé par l'éminent professeur, la proportion de guéris ou améliorés est donc de plus de 90 p.100.

Brown-Séquard avait raison de demander si l'on connaît des maladies des centres nerveux dont les symptômes disparaissent aussi souvent sous l'influence d'un traitement quelconque.

Peut-il être parlé encore de suggestion ? A ceci nous répondrons par ces paroles de M. le Dr Bernheim, de l'École de Nancy, dont on ne récusera pas, que nous sachions, l'autorité en matière de suggestion :

« La suggestion peut combattre certaines manifestations de l'ataxie, quelquefois elle supprime les douleurs fulgurantes. *La suggestion ne guérit pas l'ataxie locomotrice, elle n'en ralentit pas l'évolution* [2]. »

Une conclusion découle tout naturellement de cette affirmation, c'est qu'il est impossible d'expliquer par la suggestion les

1. — *Société de Biologie*, 13 mai 1893.
2. — *Hypnotisme, suggestion, psychothérapie*. Bernheim. Paris, 1891.

guérisons obtenues par le liquide orchitique, puisque cette dernière est impuissante, de l'aveu même du chef de l'École de Nancy, à les obtenir.

Avons-nous encore besoin de rappeler la grande amélioration obtenue par M. Mégnin sur son chien ataxique ou méningomyélitique; il ne saurait évidemment être ici question de suggestion, puisqu'il s'agit d'un chien.

On ne peut donc que se ranger à l'avis de Brown-Séquard lorsqu'il fait suivre sa statistique des considérations suivantes :

« L'idée de la suggestion peut-elle vivre un seul instant en présence de ce fait, que les malades si nombreux, qui ont été guéris après des injections, avaient été vainement traités par des traitements variés, sans profit aucun. Pourquoi donc la suggestion agirait-elle si souvent dans les cas d'emploi du liquide orchitique et si rarement ou si peu dans les cas d'autres traitements ? »

Depuis que Brown-Séquard a publié cette statistique, quelques nouvelles observations sont venues s'ajouter, comme le démontre le tableau suivant inclus dans les *Archives de physiologie* (juillet 1893, page 540).

Auteurs	Nombre de cas.	Faits favorables.	Faits nuls.
Victoroff	7	5	2
Ouspensky	4	3	1
Depoux	15	13	2
Brainerd	3	3	0
Gibert	2	2	0
Grigorescu	2	2	2
Divers	19	14	5
Brown-Séquard et d'Arsonval	349	320	29
	401	362	39

Voici l'argumentation qu'inspiraient ces chiffres à l'illustre professeur. La question étant trop importante pour que l'on puisse se contenter d'un résumé sommaire, nous l'empruntons tout entière aux *Archives de physiologie* [1].

« Les faits de M. Depoux sont d'une importance spéciale, à « ce double titre, que le nombre de malades guéris est relative- « ment considérable (il y en a 5 sur 15) et que ces cinq indivi- « dus ont été montrés à la *Société de Biologie*. Nous les avons « tous vus, avant et après leur guérison, et nous ne pouvons

1. — *Loco citata*, pages 540, 541, 542.

« que répéter ici ce que nous avons souvent dit, à savoir : que « des doutes à l'égard du diagnostic sont impossibles et que la « guérison était complète, à part la perte du réflexe rotulien « qui a persisté, excepté chez le maître d'armes dont nous avons « résumé l'histoire (*loc. cit.*, p. 847). La perte du réflexe rotu- « lien n'a aucune signification sérieuse, puisqu'elle peut avoir « lieu alors que la moelle épinière n'a aucune lésion organique « et que, d'un autre côté, comme l'ont montré les Drs J. Hugh- « lings Jackson et Taylor, elle peut disparaître (dans un des « deux membres inférieurs) sous l'influence d'une lésion sou- « daine du cerveau. Comme tous les phénomènes essentiels ou « rares de l'ataxie locomotrice, l'absence de ce réflexe n'est l'effet « que d'un simple changement dynamique et non la manifesta- « tion *directe* d'une lésion organique quelconque. Ceci est dé- « montré par nombre de faits, mais aussi et surtout par les « deux faits suivants, qui se complètent l'un l'autre : le pre- « mier, que Westphal a constaté à l'autopsie d'un individu, « mort de pneumonie, la persistance des lésions médullaires « caractéristiques, malgré la disparition complète de tous les « symptômes de l'ataxie locomotrice guérie par l'élongation du « nerf sciatique; le second, l'existence de tous ces symptômes « chez un individu dont le Dr H. A. Bennett a fait l'autopsie et « qui ne présentait aucune des lésions médullaires de l'ataxie. »

« Nous devons insister ici sur deux points très remarquables qui montrent pourquoi, dans quelques cas, le liquide orchitique a échoué contre l'ataxie locomotrice. L'un de ces points concerne la dose qui a été beaucoup trop faible : on n'injectait par semaine en plusieurs séances (de 2 à 6) que 6 centimètres cubes de liquide orchitique, alors qu'il en faut de 25 à 35 ou 40. L'autre point a pour objet la durée du traitement avant les premiers symptômes d'amélioration. Dans un cas de M. Depoux, ceux-ci ne se sont montrés qu'après plus de trente jours. Or, dans six ou sept cas, à notre connaissance, on a abandonné le traitement après douze ou quinze jours.

« Il est important de dire aussi que nombre d'ataxiques qui s'améliorent très lentement, mais sans cesse, depuis quatre, cinq et même dix mois de traitement, doivent l'excessive lenteur de leur progrès vers la santé à ce qu'ils reçoivent une dose insuffisante de liquide. Les cinq cas de guérison si rapide (de 6 à 12 semaines), obtenus par M. Depoux, montrent bien ce que peut faire une dose élevée (5 ou 6 cc.) injectée chaque jour. Nous connaissons l'histoire de près de trois cents malades qui s'améliorent lentement et dont la plupart seraient très probablement guéris maintenant s'ils avaient reçu de 30 à 40 centimètres cubes par semaine, au lieu de 10 à 20 qu'on leur a injectés.

« Les chiffres sont éloquents à cet égard; si nous ne comptons comme guéris que les individus ne présentant plus une trace quelconque des divers symptômes de la maladie (à part la perte du réflexe rotulien), nous trouvons que les 320 malades, aux médecins desquels nous avons fourni du liquide et qui se sont très notablement améliorés, ou qui ont été plus ou moins complètement guéris, ne nous donnent qu'une proportion d'environ 2 p. 100 de guérison, tandis que M. Depoux (voy. le tableau ci-dessus) a déjà eu 5 guérisons complètes sur 15 cas, c'est-à-dire dans le tiers des cas, ou 33 p. 100. Cette différence : 2 p. 100 d'un côté, 33 p. 100 de l'autre, montre clairement la supériorité d'une dose élevée, injectée quotidiennement, sur des doses moindres qui, de plus, presque dans tous les cas, n'ont été injectées que deux à trois fois par semaine. Si nous ajoutons au cas de M. Depoux les quatre cas de M. d'Arsonval et du Dr Gibert (cités en note ci-dessous), nous trouvons que, sur 19 cas d'amélioration ou de guérison sous l'influence de fortes doses avec répétition quotidienne des injections, il y a eu guérison complète dans 9 cas, ce qui donne 37 p. 100 de guérisons complètes. Si donc les médecins qui ont reçu du liquide de notre laboratoire n'ont eu de guérison, à bien peu près absolue, que dans environ 2 p. 100 des cas (c'est-à-dire chez 7 malades sur 20), c'est que la dose et la fréquence des injections ont été insuffisantes.

Brown-Séquard ajoutait, dans une note additionnelle (p. 246), que l'immense importance de la dose et de la répétition quotidienne des injections s'est bien montrée aussi dans 2 cas, où des amis de M. d'Arsonval ont été traités par lui. Il en a été de même dans les cas de M. Gibert (voyez le tableau ci-dessus).

Comme le fait remarquer l'éminent professeur, « voici donc 4 cas traités par ces deux auteurs, et tous les 4 ont guéri. La proportion des guérisons, dans ces cas, a été de 100 p. 100. »

Question de doses, de titre, de continuité et de préparation.

Nous ne saurions trop le répéter : *injections quotidiennes de*

3 *cc., au moins, d'une solution de liquide orchitique à 2 1/2 préparé de préférence à l'autoclave.* Continuer ce traitement, au besoin, pendant trois mois, alors même que l'amélioration ne se montrerait pas avant. Telle est, pour l'ataxie locomotrice, la règle générale dont on ne doit, à aucun prix, se départir; autrement, on aboutit fatalement à des insuccès. C'est ainsi que M. Mossé, professeur de clinique médicale à la Faculté de Toulouse, dans trois cas d'ataxie, n'a pas obtenu de résultats appréciables [1]. La raison en est bien simple. Le distingué médecin en est, en effet, resté aux solutions et aux doses employées contre la sénilité, cet état de longue évolution. Il n'a généralement injecté que 1 cc. par jour de solutions au dixième ou même au vingtième; plus rarement 2; exceptionnellement 3.

Or, il est absolument *impossible*, avec ces doses, d'obtenir dans une affection à évolution relativement rapide, comme l'ataxie locomotrice, par exemple, de résultats sensibles. On ne peut que regretter amèrement que M. le professeur Mossé ait employé son activité ainsi en pure perte.

Dans les scléroses médullaires, nous le répéterons à satiété, la dose *minima* est de 3 cc. par jour, d'une solution à 2 1/2. Nous sommes loin, comme on le voit, du 1 cc. quotidien de solutions au dixième ou au vingtième employées par notre distingué confrère de Toulouse.

M. le Dr Mossé se borne, d'ailleurs, à tirer de ses essais quelques conclusions « *à titre provisoire* ».

Ces conclusions, évidemment, se ressentent de l'erreur que nous avons signalée. Lorsque M. le professeur Mossé aura expérimenté la méthode en se servant des solutions et doses employées dans le traitement des affections *organiques*, il ne tardera pas à s'apercevoir que ces dernières, au contraire, cèdent, en général, plus facilement que des affections neurotiques ne dépendant pas d'une lésion organique.

Et ce ne sera pas un de ses moindres étonnements.

Maladie de Friedreich et affections diverses de la moelle épinière. — **Statistique Brown-Séquard-d'Arsonval.** — « Dans deux cas de maladie de Friedreich, il y a eu amélioration très

1. — *Midi médical*, 7 et 21 janvier 1894.

considérable. Les cas de myélite et d'affections organiques variées de la moelle n'ont pas été nombreux : nous n'en connaissons que 16 qui ont tous eu une amélioration progressive. Il y a lieu de croire que dans nombre de ces cas une guérison presque complète aurait été obtenue, si l'on avait continué le traitement. L'amélioration a consisté en augmentation de puissance pour les mouvements volontaires, pour l'évacuation de l'urine et des matières fécales, et en cessation de l'œdème et retour de la sensibilité et du contrôle des sphincters. — Deux cas de paralysie infantile de cause médullaire se sont notablement améliorés. »

Autres scléroses de la moelle épinière, et surtout sclérose en plaques et sclérose amyotropique des cordons latéraux. — **Statistique Brown-Séquard-d'Arsonval.** — « Sur 117 cas de sclérose soit en plaques, soit des cordons latéraux ou antérieurs, soit diffuse, nous comptons 97 cas où une amélioration considérable ou une guérison presque complète ont été obtenues. Ici encore, l'insuffisance de la dose et de la fréquence des injections s'est montrée. Nous ne connaissons guère qu'un cas de guérison absolue, et le nombre de cas de guérison presque complète n'est que de 3 ou 4 ; mais l'amélioration continuait lorsque nous avons cessé de fournir du liquide aux médecins qui soignent ces malades. »

Maladies du cerveau (hémorrhagie, ramollissement embolique, inflammation et lésions traumatiques). — **Statistique Brown-Séquard-d'Arsonval.** — « Le nombre des cas n'est pas considérable à l'égard de ces affections, mais les résultats ont été très remarquables. Chez 13 individus sur 17, la paralysie, les contractures, l'état mental, plus ou moins troublé, se sont notablement amendés. » Brown-Séquard fait remarquer avec juste raison qu'à l'égard des maladies du cerveau la paralysie générale et diverses formes de folie n'ont guère été modifiées par le liquide orchitique.

Voici quelques observations d'hémiplégie prises par M. le Dr Watherhouse et par M. Variot, le savant médecin des hôpitaux de Paris :

Observations résumées par M. Waterhouse (de Londres) et par Brown-Séquard :

Observation I. — Mme X..., soixante-quatre ans, contracture du bras et des muscles, du thorax et des jambes, à droite, après une attaque d'hémiplégie remontant à trois années.

Retour de la motilité des bras et des muscles thoraciques après quatorze injections.

Observation II. — Mme X..., soixante-dix-sept ans. Contracture de la main et du bras gauche après une attaque d'hémiplégie, il y a cinq ans.

Motilité complètement revenue après quinze injections en trois semaines.

Observation III. — Mlle X..., cinquante-cinq ans. Attaque hémiplégique datant de quinze jours.

En quatre semaines, seize injections. Pendant ce temps, elle devint capable de marcher et gagna une puissance considérable à la main.

Observation IV. — M. Variot (Observation communiquée à M. Brown-Séquard) :

Homme de soixante-quatre ans. Hémiplégie gauche et contracture du bras, réflexes exagérés. Après quelques injections de 2 centimètres cubes (il y en a eu douze), l'appétit augmente, les forces reviennent en partie, moins de torpeur, le bras paraît moins rigide et la sensibilité moins obtuse.

Observation. — Dr Cano (de Madrid)[1]:

Elle porte sur un autre malade de la clinique du Dr Espina, appelé Hermenegildo Condo, âgé de 23 ans, célibataire, né à Sobrau, province d'Oviedo, cocher, qui occupait le lit n° 21.

Son père et sa mère vivent encore et jouissent d'une bonne santé.

Il est de tempérament lymphatique avec tendance polysarcique marquée.

Du commencement et de la marche de la maladie, on ne peut rien savoir par suite de l'état d'imbécillité où il se trouve.

Le diagnostic de M. Espina : hémiplégie droite par suite d'hémorrhagie.

La force dynamométrique essayée le jour de son entrée à la clinique donne 11 kilos à la main droite et 19 à la main gauche.

Le malade mis à notre disposition en même temps que celui de l'observation antérieure, on lui injecte le même jour la première dose de 3 gr. de liquide testiculaire, c'est-à-dire le 14 février dernier. Nous continuons ensuite l'injection journalière et nous l'élevons jusqu'à 6 grammes; nous terminâmes la première série le 2 du mois suivant. Quoique très lentement, l'état du malade s'était un peu amélioré; il pouvait remuer le bras et la jambe avec plus de facilité, et il développait avec la main droite une force dynamométrique de 25 kilos, treize fois plus grande que dans la première mensuration.

Pour les raisons indiquées dans l'observation 9, je suspendis le traite-

1. — Cano y Fernandez, *Revista de Sanidad Militar*. Madrid, nos 141, 142, 143, 144, 145; 1893. *Contribucion al astudio del valor therapeutico del metodo sequardiano.*

ment pendant quelque temps, et je terminai en lui injectant la dilution de glycérine en même temps qu'à son compagnon ; et on ne constata non plus aucun résultat positif, quoique le malade ne perdît rien de ce qu'il avait précédemment gagné.

A la fin du mois d'avril, on recommença à employer les transfusions de sucs organiques, en deux séries qui se terminèrent le 18 courant (juin), une notable amélioration se produisant chez le malade. Il remue le bras dans toutes les directions avec rapidité et sûreté, il exécute la marche sans embarras et avec fermeté, c'est à peine si, en le fixant avec attention, on aperçoit un léger mouvement traînant en avançant le pied droit, il se soutient bien, et saute appuyé sur un seul pied, celui du côté gauche comme celui du côté droit ; il monte et descend les escaliers avec sécurité et légèreté, sans éprouver ni fatigue ni lassitude, et la main droite développe sa force ordinaire ; nous laissons le malade en observation.

Atrophie du nerf optique. — Pas plus dans les scléroses du nerf optique que dans les scléroses encéphaliques, dont la paralysie générale est le type, la médication testiculaire ne donne de résultats appréciables.

M. de Wecker[1] a soumis à ce traitement un grand nombre de malades atteints d'atrophie du nerf optique, d'origine cérébrale ou spinale, et de névrite rétro-bulbaire.

Les résultats ont été constamment et absolument négatifs. Dans un seul cas, il s'est produit une amélioration considérable. Mais il convient d'ajouter qu'il s'agissait, dans ce cas, d'une névrite rétro-bulbaire, consécutive à l'influenza, et, de ce fait, susceptible d'amélioration spontanée.

Quant aux temps d'arrêt que l'on peut observer dans la marche de l'atrophie optique des ataxiques, M. de Wecker ne pense pas qu'il faille en attribuer l'honneur au traitement séquardien, car on les voit souvent se produire normalement, sans aucune intervention thérapeutique.

MM. Valude et Vignes[2] n'ont pas obtenu plus d'améliorations que M. de Wecker. M. Gillet de Grandmont[3] n'a enregistré aucun résultat favorable, même temporaire.

M. Galezowski[4] professe la même opinion.

1. — *Société d'ophtalmologie*, novembre 1893.
2. — *Idem.*
3. — *Idem.*
4. — *Idem.*

MALADIES MENTALES

M. le professeur Mairet[1] (de Montpellier) a analysé sur des aliénés de son service les effets des injections de liquide orchitique. Il a notamment envoyé à Brown-Séquard des tracés du pouls et de la température indiquant des modifications très intéressantes provoquées chez les malades par les injections de liquide testiculaire, et l'analyse succincte d'un cas, dans lequel les *intermittences* du pouls, chez un sénile, ont disparu à la suite de ces injections.

Le premier malade était un homme de trente-sept ans, malade depuis dix-huit mois environ. L'aliénation mentale se traduisait chez lui par des périodes alternatives d'agitation et de dépression. Pendant les premières, l'agitation s'accompagnait d'égarement intellectuel, d'idées de peur et de tristesse, et d'hallucinations de divers sens. Pendant les secondes, la stupeur était profonde, le malade mouillait et salissait sous lui.

Au moment où les injections furent commencées, la stupeur était très marquée, le regard vague avec une légère teinte d'inquiétude, les réponses étaient lentes, parfois même impossibles; debout ou assis sur une chaise, X... restait des heures entières dans la même position, ne songeant pas à aller manger, ni même à manger quand il était à table et laissant aller ses urines sous lui. On était obligé de le soigner comme un enfant. Cette aliénation mentale avait toutes les allures d'une folie héréditaire et fonctionnelle.

Chez ce malade, la stupeur diminua à la suite d'injections de liquide testiculaire de chien répétées une fois par vingt-quatre heures pendant huit jours consécutifs. L'amélioration se montra dès le troisième jour. Cet homme, loin de rester immobile à la même place, va et vient constamment, il se sent plus fort, et pour le montrer, comme on mesurait sa force soit au dynamomètre, soit en se faisant serrer la main, il va d'un infirmier à l'autre, lui demandant la main pour la serrer.

Au point de vue psychique, la surexcitation se traduit par de l'inquiétude, de l'apeurement, une hyperesthésie du sens de l'ouïe, l'idée que les personnes qui l'entourent veulent lui faire du mal, l'animation du regard et la coloration du teint.

1. — *Arch. de physiologie*, avril 1891 ; — *Bulletin médical*, 12 février 1890.

Chez cet homme, comme l'observe M. Mairet, les injections ont donc produit une surexcitation portant sur l'intelligence, la sensibilité et la motilité. On n'a pas constaté chez lui d'excitation génésique.

Le malade n° 2 est une jeune femme âgée de 25 ans. Inconnue dans son hérédité, cette malade ne présentait avant sa maladie aucun stigmate physique et psychique pouvant faire croire à une tare héréditaire.

L'aliénation mentale est survenue chez elle il y a sept mois environ, pendant qu'elle allaitait son second enfant. A ce moment, elle fut prise d'un rhumatisme généralisé pendant l'évolution duquel apparurent des troubles délirants qui, d'emblée, furent vésaniques et qui se traduisirent, au début, sous forme de stupeur lypémaniaque, c'est-à-dire sous forme d'une aliénation mentale caractérisée par un état de stupeur, traversé à certains moments par des accès d'agitation fréquents avec idées de tristesse entretenues par des hallucinations de la vue et de l'ouïe.

Puis, peu à peu l'agitation disparut et, deux mois après le début de la maladie, à part un peu d'inquiétude vague, la stupeur seule persistait. A peine si, en la secouant, on pouvait obtenir de cette femme une réponse lente et mal articulée aux questions qu'on lui posait; elle laissait tout aller sous elle; il fallait la faire manger comme un enfant; les extrémités étaient froides, œdématiées même, si bien qu'on dut la faire coucher.

Lorsque M. Mairet commença chez elle les injections de liquide testiculaire, l'état physique, grâce aux soins dont cette malade avait été entourée, était meilleur, mais la stupeur était toujours la même et persistait telle depuis trois mois. Chez cette malade, la nutrition était l'agent pathogénique essentiel de l'aliénation mentale.

Sous l'influence des injections, cette malade présenta une excitation du système nerveux moins marquée que chez le n° 1, mais cependant encore très nette. Dès le troisième jour, cette femme qui, auparavant, ne répondait que très lentement et tout bas aux questions qu'on lui posait, et retombait immédiatement dans sa torpeur, se lève de sa chaise, s'avance dès qu'on l'appelle, répond avec beaucoup plus de vivacité et d'une manière beaucoup plus intelligible, mange seule et avec appétit, ne reste plus immobile à la même place, commence même à s'occuper à la couture, devient propre et a une certaine initiative. La physionomie est plus ouverte, les traits sont moins flasques, l'œil est plus vif et on constate un peu d'apeurement entretenu par une hyperesthésie de l'ouïe. Enfin, il y a un certain degré d'excitation génésique et une disparition de plaques d'anesthésie qui existaient au niveau de la jambe droite et du bras gauche.

Dans une autre observation, il s'agit d'une femme de cinquante ans, ayant mené une conduite irrégulière et qui, depuis quelque temps, était dans un état de dépression intellectuelle et physique considérable. Elle mouillait et salissait sous elle; elle restait inerte sur une chaise dans un extrême état d'hébétement. Sa démarche était mal assurée; bref, l'ensemble de son état physique et intellectuel faisait penser à l'existence d'une de ces paralysies générales bâtardes, comme on en rencontre dans les asiles.

J'instituai chez elle le traitement par le liquide testiculaire et j'eus la bonne fortune de voir, sous son influence, le système musculaire reprendre sa tonicité, l'état d'hébétude intellectuelle disparaître et la malade reprendre son animation ordinaire... L'affaiblissement intellectuel persiste, peu marqué, mais réel... L'amélioration produite a été telle que cette femme a pu sortir de l'asile et reprendre sa vie au dehors, restant seulement légèrement tarée dans son intelligence.

Dans ce cas, l'action du liquide testiculaire a été manifeste : je ne suis arrivé à ce résultat qu'après trois séries d'injections séparées l'une de l'autre par un intervalle de trois semaines à un mois environ, et chaque série a produit un progrès dans la marche de l'amélioration. D'ailleurs, la malade elle-même reconnaissait le bien que lui faisaient les injections et lors de la troisième série, alors que déjà son intelligence était très raffermie..., bien qu'elle craignît beaucoup les piqûres, elle demandait de nouvelles injections.

Nous passons sur les autres observations. Le liquide orchitique excerce sur les aliénés déprimés son action dynamogénique, mais n'a guère d'influence sur les troubles psychiques. Il favorise la nutrition, ramène à la normale le chiffre des pulsations lorsqu'il s'en éloigne en dessus ou en dessous, régularise la température, du moins lorsqu'elle est au-dessous de la normale.

Même réduite à ces termes, comme le fait observer le professeur Mairet, l'action du liquide orchitique n'est pas à dédaigner et ce liquide pourrait trouver son emploi dans beaucoup de cas.

Nous avons demandé quelques renseignements à M. le Dr Bosc, chef de clinique à la faculté de Montpellier, sur les nouveaux essais tentés dans le service de M. le professeur Mairet. Notre distingué confrère a bien voulu nous écrire que, depuis les premières observations, l'usage du liquide orchitique a été continué sur de nombreux malades de la clinique.

Il a été surtout employé dans les cas de stupeur lypémaniaque, affection qui, ainsi que M. Mairet l'avait pressenti, présente le syndrôme contre lequel la médication orchitique doit être surtout dirigée. C'est bien là évidemment, observe M. Bosc, que le suc testiculaire produit le maximum de ses effets. De nouveaux succès ont, en effet, été enregistrés dans les autres formes d'aliénation mentale; les effets ont été bien moins marqués, et, d'ailleurs, à leur endroit, la médication n'a pas été employée systématiquement comme dans les cas de stupeur lypémaniaque; cependant, dans la paralysie générale, MM. Bosc et Mairet ont obtenu, dans deux cas, des résultats très bons, non pas contre le fond même de la maladie, mais en relevant la nutrition générale de l'individu; c'est ainsi qu'une de leurs malades qui arrivait du dehors dans un état de délabrement physique intense, allant sous elle, et dans un état de dépression intellectuelle extrême, revint à un bon état de nutrition et cela très rapidement, devint propre, put garder ses urines et passa de cet état d'embrouillement intellectuel si grand à une amélioration telle qu'elle était méconnaissable.

Cette malade sortit dans cet état, mais elle revint bientôt dans un état aussi mauvais que lors de sa première entrée. La médication orchitique la remet, de nouveau, rapidement à flot. On put la « retaper » ainsi 3 ou 4 fois jusqu'au momont où les progrès de la paralysie générale furent tels qu'elle mourut dans le marasme.

Une autre observation non moins curieuse se rapporte à un malade atteint aussi de paralysie générale à une période moins avancée que la précédente malade et qui fut très nettement amélioré par les injections [1].

Dans d'autres cas et les plus nombreux de paralysie générale, les résultats ont été nuls. Une femme qui présentait des idées obsédantes et qui était en traitement au moment où

1. — Mr Mairet cite même une guérison, après trois séries d'injections séparées par un intervalle de trois semaines; la maladie étant de forme bâtarde avec dépression intellectuelle, hébétement, inertie générale, paresse des sphincters, etc.

M. Bosc m'écrivait, présentait, sous l'influence d'injections répétées, une amélioration notable. Elles augmentaient son énergie morale et lui donnaient la force de lutter contre ses idées, mais le distingué médecin ne pouvait évidemment encore se prononcer sur ce cas.

Nous avouons avoir été moins heureux dans les cas de paralysie générale que nous avons été appelé à soigner.

Marino et Rivero [1] ont pratiqué des injections de liquide orchitique sur quatre aliénés chez lesquels, à côté de l'affection mentale, existait un état de profonde asthénie.

A la suite de plusieurs injections, l'un de ces malades était en voie de guérison, un autre était amélioré en partie. Chez le troisième, après une période d'amélioration, l'état primitif était revenu, et le quatrième ne fut nullement amélioré ni guéri.

— Ventra et Fronda [2], de leur côté, ont expérimenté le liquide orchitique sur trente aliénés. Certains d'entre eux, atteints de stupeur, de décadence psychique, présentaient encore des chances d'amélioration ; les autres, déments, gâteux, vieux, affaiblis, inguérissables, ne pouvaient espérer qu'une amélioration dans l'état de certaines fonctions en rapport avec la moelle épinière. Les résultats des injections ont été nuls ou, tout au plus, très faibles et très fugaces. Nous ne connaissons ni le titre du liquide employé, ni les doses.

— Vito Cipriati, assistant du professeur Bianchi à l'Institut psychiatrique de Naples, a étudié l'action du liquide orchitique sur les affections mentales et sur l'état général des malades. Les injections hypodermiques ont été pratiquées avec une seringue de Pravaz, une seule fois par jour. Disons en passant que des injections d'un gramme sont absolument insuffisantes, d'autant plus que Vito Cipriati employait des liquides préparés suivant la première formule du Collège de France, par conséquent, très étendus (glycérine : 3 fois le poids du tissu; eau : 6 fois le poids du tissu). Cependant, chez quatre aliénés, après seize injections, l'auteur a constaté une réelle modification de l'état morbide, de l'état psychique et somatique; chez deux de ces malades, l'activité psychique se réveilla sensiblement; chez

1. — Marino et Rivero, *Annale de feniatra*, mars 1891.
2. — Ventra et Fronda, *Il Manicomio moderno*, an VI, nos 1 et 2.

tous, on remarqua une modification de la circulation ; impulsion cardiaque plus active, augmentation de la tonicité des parois des vaisseaux.

Pour Vito Cipriati, les modifications produites dans l'organisme consistent en phénomènes d'excitation du système nerveux se manifestant chez les quatre aliénés par l'augmentation d'activité de l'appareil cardio-vasculaire et par un léger réveil des opérations psychiques. Les injections n'exercèrent aucune influence sur la température ; elles n'auraient d'autres effets que de stimuler le système nerveux, assertion contraire aux faits de Mairet, qui démontrent que le suc testiculaire agit comme tonique du système nerveux en régularisant la fréquence et le rythme du pouls et de la température, en améliorant la nutrition. Questions de doses et de préparation, bien certainement.

D'après Bayroff [1], le liquide préparé avec les testicules de lapin (nous ne savons dans quelle proportion), essayé sur quinze aliénés, n'a produit aucune modification heureuse sur l'état mental. Seul, un mélancolique a éprouvé un amélioration. On s'est contenté de faire quinze injections sur chacun des malades.

Chez tous, contrairement à Vito Cipriati, il a constaté une élévation de température après l'injection (toujours question de préparation, que l'on en soit convaincu).

Sur quatre cas d'impuissance sexuelle, le résultat n'a été nul que dans un seul cas. M. Bayroff résume ainsi ses observations :

1° La quantité d'urine et d'urée est diminuée pendant et après les injections ;

2° L'action sur les fonctions gastro-intestinales est notable ; le suc augmente la secrétion salivaire, l'appétit, les contractions de l'intestin, la puissance neuro-musculaire, la sensibilité de la peau à la chaleur.

Il diminue la période latente des réflexes cutanés, le tonus vasculaire de la peau, qui se traduit par l'apparition de tâches rouges sur le corps et sur la face (nous avouons n'avoir jamais observé ce phénomène).

1. — Bayroff, *Vratch*, 1891, n° 9.

Le sang renferme la même proportion d'hémoglobine (assertion renversée par les expériences d'Hénocque).

Le suc n'a aucune action sur le cœur; le pouls est seulement un peu accéléré (alors?).

Bayroff admet que les injections de suc testiculaire peuvent être utiles dans les affections suivantes :

Faiblesse générale, sénile, musculaire, scorbut, diabète sucré et obésité générale, atonie gastro-intestinale, troubles de l'activité du cœur, affections du système nerveux central, impuissance sexuelle et certaines affections de la peau. M. Devay [1] signale, enfin, les bons effets du liquide testiculaire dans le tabès avec idées délirantes. Les troubles mentaux de ses ataxiques, trois femmes et un homme, étaient anciens et consistaient en idées de persécution, illusions et hallucinations. Ils ont disparu depuis plusieurs mois, en même temps que la nutrition générale se relevait, que la température redevenait normale, que la physionomie prenait un air de santé et de bien-être, et que les douleurs disparaissaient. C'est à cette modification de l'excitabilité des éléments nerveux qu'il faut attribuer le retour de l'intelligence. L'auteur insiste sur la nécessité, au moins chez les aliénés, des doses progressives, jusqu'à 5 cc. par jour de liquide testiculaire à 1/10. Nous ajouterons, pour notre part, que 5 cc. d'une solution à 1/10, ce n'est pas suffisant.

— Nous croyons qu'en dehors des cas si nombreux et si variés en aliénation mentale, où il est nécessaire de recourir à l'action dynamogénique du liquide orchitique, il est toute une catégorie d'affections, les folies que l'on a jusqu'ici nommées *folies sympathiques*, dans l'ignorance où l'on était de leur mécanisme, où la nouvelle méthode sera employée avec succès. Comme l'a fait observer, l'an dernier, le Dr Deny, de Bicêtre, au congrès des médecins aliénistes, s'il est démontré que les glandes jouent vis-à-vis de l'organisme un rôle de protection, soit en versant dans le sang des principes susceptibles de maintenir en équilibre la composition du liquide nourricier, soit en neutralisant des poisons formés ailleurs, si cette conception est vraie,

1. — Contribution à l'étude de l'action des injections de liquide testiculaire dans le traitement des affections mentales : *Province médicale*, 1893, nos 32, 33, pp. 373, 385.)

non seulement pour les glandes à sécrétion purement interne, mais aussi pour les glandes à sécrétion externe, telles que le rein, le foie, le pancréas, le testicule, etc., « ce n'est plus seulement la pathogénie de la folie urémique ou de la folie brightique qui se trouve bouleversée, mais celles de toutes les folies viscérales en général. Ce serait, en un mot, à un trouble de sécrétion, fonctionnel ou organique, temporaire ou permanent, des différentes glandes de l'organisme que ces folies devraient être rattachées ».

Nous croyons, en effet, avec le savant médecin de Bicêtre, que ces vues nouvelles vont imprimer à l'aliénation mentale une autre direction et que c'est de ce côté que les médecins aliénistes doivent faire converger leurs efforts. Les asiles, avec leur immense population et la facilité qu'ils offrent de surveiller à tout instant et indéfiniment les malades, sont un terrain d'expérimentation incomparable.

Les observations qui arrivent de toute part sur l'amélioration des troubles psychiques dans le myxœdème et le crétinisme sous l'influence de la médication thyroïdienne, sont certainement assez probantes pour ouvrir les yeux aux plus sceptiques. — Notre excellent ami Régis, ancien chef de clinique des maladies mentales à la Faculté de Paris, a fait le premier pas dans cette voie en traitant par le liquide ovarique un délire post-ovariotomique [1].

Nul doute que cet exemple soit suivi.

MALADIES INFECTIEUSES

TUBERCULOSE

Réaction des Sujets tuberculeux sous l'influence du Liquide orchitique. — Comme il résulte des expériences d'Hénocque, expériences que nous avons résumées dans la partie de cet ouvrage consacrée à l'étude de l'action physiologique du liquide orchitique, ce liquide organique exerce sur les tuberculeux *une influence hypothermique*. M. G. Daremberg [2] avait mis, un

1. — Travail communiqué à la Société de Médecine et de Chirurgie de Bordeaux, dans la séance du 2 juin 1893. Cas de folie consécutive à une ovarosalpingectomie.
2. — *Société de Biologie*, 5 janvier 1894.

instant, en doute cette influence. Il s'était basé sur les expériences suivantes :

I. — M. C..., atteint d'une tuberculose pulmonaire débutante et peu intense, avec fièvre vespérale dont le maximum oscille entre 37°, 8 et 38°,1, reçoit le 25 avril, à 2 heures de l'après-midi, une injection de 3 centimètres cubes de liquide testiculaire.

Voici ses températures :

25 avril. —	9 h.	du matin.	36°,9.
	6 —	soir....	37°,6.
	10 —	—	39°,9 (viol. frissons).
	12 —	—	38°,8.
26 avril. —	7 h.	du matin.	37°,3.
	11 —	—	37°
	4 —	soir....	36°,7.
	10 —	—	37°,7.

Le même tuberculeux reçoit une injection identique le 27 avril à 2 heures de l'après-midi. Voici ses températures :

27 avril. —	4 h.	du soir...	37° degrés.
	5 —	—	37°,2.
	8 —	—	39°,5.
	10 —	—	39°,9.
	12 —	—	39°,8.
28 avril. —	1 h.	du matin.	38°,8.
	9 —	—	37°
	3 h.	du soir...	36°,5.
	11 —	—	38°,3.

Puis, les jours suivants, la température a repris son cours ordinaire, après la suppression des injections.

M. Daremberg a injecté le même liquide testiculaire pendant une dizaine de jours à une malade arrivée à la période ultime de la tuberculisation pulmonaire, et atteinte d'une forte fièvre hectique. Chez elle, la fièvre a continué à osciller autour de 39° et aucun frisson n'est survenu.

Pour l'auteur, ces réactions ressemblent absolument à celles qui sont produites par la tuberculine de Koch. En outre, comme avec ce liquide révélateur, elles sont très fortes chez les tuberculeux dont les lésions sont peu avancées et nulles à la période ultime de la maladie.

Les liquides employés pour ces expériences étaient frais et aseptiques, l'injection a été faite avec une seringue de Strauss stérilisée à l'eau bouillante, et la peau a été lavée au sublimé.

A propos de ces observations présentées par M. Daremberg, Hénocque rappelle (Soc. de Biologie, 13 janv. 1894) que des observations fort nombreuses (il y en a à peu près une centaine dont les résultats ont été publiés) établissent de la façon la plus nette que le liquide orchitique a agi chez les tuberculeux, dans la grande majorité des cas, comme régulateur de la température. Certes, ainsi que le fait remarquer le savant physiologiste, il est possible qu'il se produise pendant la période du traitement par les injections, aussi bien qu'auparavant, des frissons et de l'hyperthermie, ce sont là des accidents explicables sans faire intervenir « la réaction du liquide orchitique ». Mais tous les observateurs, MM. Dumontpallier, Lemoine, Variot, Uspensky, Victoroff, etc., ont été frappés de l'absence de réaction hyperthermique du liquide orchitique.

Dans les recherches auxquelles s'est livré M. Hénocque à l'hopital Laënnec et à la Charité, dans les services du professeur Cornil, l'action hypothermique de ce liquide chez les tuberculeux a été du reste établie, d'une manière indiscutable. Il y a donc, contrairement à l'assertion de M. Daremberg, différence « absolue » d'action entre la tuberculine de Koch et le liquide orchitique, et ces deux agents thérapeutiques, dans leur origine comme dans leurs indications, n'ont aucune analogie. Les observations de M. Dumontpallier contribuaient d'ailleurs à établir cette dissemblance.

Dans une dernière communication, M. Daremberg convient, du reste, avec infiniment de bonne grâce que ses deux observations ne pouvaient pas suffire à une généralisation, comme l'ont dit, avec très juste raison, ses très savants collègues MM. d'Arsonval, Charles Richet et Hénocque.

Résultats cliniques. — Les faits relatifs au traitement des affections tuberculeuses par le liquide orchitique sont très nombreux et très importants. L'action dynamogénique exercée par la médication orchitique sur le système nerveux entraîne après elle une amélioration évidente de la nutrition et une atténuation des principaux symptômes. Alors même que les signes fournis par l'auscultation et la percussion ne se modifient pas, la toux, l'expectoration diminuent ou cessent presque complètement, l'appétit reparaît, la digestion se fait normalement, les sueurs disparaissent, la fièvre tombe, la diarrhée s'arrête, et les bacilles diminuent de nombre dans les crachats. Dans la lutte qui s'établit entre le bacille de la tuberculose et l'organisme qu'il a envahi, le liquide orchitique peut jouer un rôle décisif.

Nous allons rapidement exposer les faits et observations de MM. Dumontpallier, médecin de l'Hôtel-Dieu, Hénocque (faits du service du professeur Cornil, à la Charité), Lemoine (de Lille), Variot (à l'Hôtel-Dieu de Paris), Cassanello (de Tunis), Uspensky (de Saint-Pétersbourg), de M. Campana, et nous terminerons cette revue en donnant les chiffres de la statistique Brown-Séquard-d'Arsonval.

Observations de M. Dumontpallier. — *Résultat des injections de liquide orchitique faites sur des malades de l'Hôtel-Dieu* [1].

« Le liquide provenait de testicules de cobayes, et, dès les premiers jours des injections, les malades se trouvaient mieux, leur appétit était augmenté, l'expectoration diminuait de quantité et la toux de fréquence. Les sueurs nocturnes étaient moins abondantes le sommeil était meilleur et les malades réclamaient l'usage journalier des injections. Ils disaient se sentir plus forts, et, en général, ils demandaient leur sortie de l'hôpital cinq ou six semaines après le début du traitement, et ayant eu 59, 57 ou 60 injections.

« Il est regrettable que l'examen bacillaire des crachats n'ait pas été pratiqué, et que le poids du corps n'ait pas été pris au commencement et à la fin du traitement. Quoi qu'il en soit, il convient de tenir compte de l'amélioration que les malades accusaient dans l'état général de leur santé.

« Cela est d'autant plus remarquable qu'aucun traitement autre que les injections n'était prescrit, et que le régime alimentaire seulement et le repos pouvaient avoir leur part dans le mieux constaté.

« Ces faits établissent que, pendant toute la durée du traitement, uniquement par les injections (le retour de l'appétit ayant permis d'alimenter les malades), un mieux bien appréciable a été constaté par toutes les personnes qui observaient les malades. »

Pendant tout le traitement, la température rectale n'a pas dépassé 38° ; elle allait, en moyenne, de 37° à 37°6.

Observations de M. Hénocque. — Ces observations concernent

1. — *Arch. de physiologie*, 1891, page 751.

les malades qui font le sujet des analyses de l'oxyhémoglobine, analyses dont nous avons rendu compte dans l'étude physiologique du liquide orchitique.

Elles ont été puisées dans le service de M. Cornil. L'analyse de ces observations a été publiée par Brown-Séquard, dans le nº 4 des *Archives de physiologie*, octobre 1891.

Observation I. — Homme atteint de pneumophymie au premier degré. Du 16 au 20 mars, on injecta 14 centimètres cubes de liquide testiculaire.

L'état général du malade s'améliora très rapidement. Il gagna 1 kilog. 5 en 9 jours. La quantité d'oxyhémoglobine, qui était de 9, 3, s'éleva à 11 p. 100. Pendant les cinq jours d'injection, la température oscilla entre 36°5 et 37°8. Le dynamomètre montra une augmentation de force. Les sueurs diminuèrent dès la seconde injection; malheureusement, le malade sortit de l'hôpital.

Observation II. — Homme de 28 ans. Phtisie au deuxième degré. Trente et une injections de 3 centimètres cubes de liquide testiculaire, du 11 avril au 23 mai 1891.

Il y a eu chez ce malade: amélioration de l'état général, qui s'est montrée par une augmentation de poids et de la quantité d'oxyhémoglobine; absence de fièvre, régularisation de la température, relèvement des forces qui a été très prononcé. L'état organique des poumons s'est amélioré à gauche et il est stationnaire à droite... En mars, le malade a eu une fièvre vive. En avril, avant les injections, il allait mieux, mais il avait encore de la fièvre. Le jour où on a commencé les injections, le 11 avril, le thermomètre a marqué 38°6; mais, le lendemain matin, il n'était qu'à 37°, et à partir de ce jour-là jusqu'au 28 mai, il est resté presque constamment entre 37° et 37°8, température normale du rectum.

Observation III. — Homme atteint de phtisie au premier degré, compliquée de glycosurie. Faiblesse considérable, température élevée, 39°2 le matin, 38°2 le soir. Sucre urinaire, de 4 à 10 grammes par jour.

On fit vingt-trois injections de 3 centimètres cubes chacune.

Pendant la période des injections, la température a oscillé de 36° à 38°2. Poids augmenté de 1 kilogramme. Amélioration des forces, rapide d'abord, puis progressive.

La quantité d'oxyhémoglobine, qui était de 9 p. 100 le jour de la première injection, après des oscillations, a atteint 11 p. 100 quatre jours après la dernière injection. L'activité des échanges s'est élevée de 0,48 à 1,10.

Observation IV. — Homme de 32 ans. Pneumophymie, phtisie laryngée, période ultime. Il mangeait et dormait à peine depuis plusieurs semaines; toux incessante, aphonie complète; plus de 2 litres d'expectoration purulente par jour, état cachectique extrême.

Malgré ces très mauvaises circonstances, les injections testiculaires pendant une vingtaine de jours produisirent une amélioration évidente, l'expectoration diminua, le malade prit de la nourriture. Il put parler;

la température rectale tomba de 38°8 à 37°5 dans les trois premiers jours des injections, et du 25 mars au 30 avril, elle resta entre 37 et 38°.

Il y a eu arrêt de la perte du poids. Cependant l'état organique s'est aggravé et le malade est mort une semaine après la suspension du traitement.

Observations de M. Lemoine (de Lille). — Parmi les observations communiquées à Brown-Séquard par M. Lemoine, les suivantes méritent particulièrement de fixer l'attention.

Observation I. — Femme, 18 ans. Tuberculose pulmonaire au premier degré, état général mauvais, appétit presque nul. Point de règles depuis trois mois.

A partir du 14 février, injection quotidienne de 1 centimètre cube de liquide testiculaire. Le 16, malgré un peu de fièvre (36,9 le soir), elle est plus alerte et mange un peu mieux.

Le 17, point de fièvre hier au soir, rachialgie violente et bon appétit.

Le 19, les règles sont venues. État général meilleur, la gaieté et la vigueur reviennent. Rachialgie diminuée, appétit très grand.

Le 21, suractivité et pétulance notoires; excitation sexuelle assez vive.

Le 10 mars, les injections ont été suspendues depuis quelques jours; cependant l'amélioration continue, les joues se colorent.

Le 12 mars, état général excellent. Toutes les fonctions sont normales (menstruation, digestion, sommeil, etc.).

Le 17, l'amélioration s'est continuée; de l'excitation génitale.

Le 31, se voyant absolument guérie, la malade sort de l'hôpital. Du 14 février au 31 mars, son poids s'est augmenté de 2 kilogrammes; la lésion pulmonaire est stationnaire, mais la malade tousse et ne crache point.

Observation II. — Jeune homme de 18 ans. Tuberculose pulmonaire au premier degré.

Le 14 février 1891, on commence les injections de liquide testiculaire et on en fait une chaque jour ensuite (1 centimètre cube chaque fois), point de fièvre.

Le 15, le malade se sent plus fort; érections répétées hier après midi et dans la nuit; complète apyrexie.

Le 16, érections fréquentes.

Le 18, état général excellent; vif appétit, grand besoin de se mouvoir. Dans la nuit, rêve et émission abondante de sperme.

Le 21, le mieux-être s'accentue; toux moins fréquente; l'enrouement disparaît.

Le 23, se croyant guéri, le malade quitte l'hôpital. L'état des poumons n'avait pas changé.

Observation III. — Homme de 31 ans. Bronchite généralisée et tuberculose pulmonaire au premier degré. A partir du 16 février, on injecte chaque jour 1 centimètre cube de liquide testiculaire.

Le 17, pas de fièvre; érections la nuit précédente.

Le 19, l'amélioration s'accentue; la toux est beaucoup moins fréquente. Les signes de bronchite disparaissent. Appétit excellent. Érections répétées.

Le 20, il sort très amélioré. Son poids est à peu près le même qu'au début.

OBSERVATION IV. — Femme de 20 ans. Congestion et induration du poumon gauche ou tuberculose au deuxième degré au sommet. Asthénie musculaire et nerveuse très marquée, appétit nul et anémie.

16 mars : à partir de ce jour une injection quotidienne (1 centimètre cube) de liquide orchitique jusqu'au 1er avril.

Le 19, la malade éprouve le besoin de se mouvoir, se sent plus forte, l'appétit se montre.

Le 20, l'activité et l'appétit augmentent.

Le 24, l'état satisfaisant s'accentue ; la vigueur et la pétulance sont notoires, très grand appétit.

Le 27, la malade reprend des forces et des couleurs à vue d'œil, grande gaieté.

Le 31, le mieux-être s'accroît; toutes les fonctions sont plus actives.

6 avril : on a cessé les injections depuis six jours ; on les reprend. L'état général est excellent.

Le 20, la malade veut s'en aller ; ses forces sont revenues. Au poumon, les lésions ont peu changé, il semble pourtant que l'air y circule plus librement et que la congestion ait diminué. Au sommet gauche, toujours quelques craquements. Le poids de la malade, pris à cinq reprises, du 24 mars au 20 avril, est graduellement monté de 44 kil. 200 à 46 kilogrammes.

Le 24 avril, elle quitte l'hôpital en excellent état, ne toussant plus, ne crachant plus. Elle se croit complètement guérie.

OBSERVATION V.— Adolescente de 13 ans. Pneumothorax suivi d'hydropneumo-thorax; suppuration indiquée par les oscillations thermométriques, rétraction du thorax. Dépérissement et amaigrissement rapides. Poids 32 kilogrammes.

On commence le 14 avril une injection quotidienne du liquide, à raison de 1 centimètre cube.

Le 16, appétit meilleur. La malade devient gaie et se croit plus vigoureuse.

Le 17, grand appétit.

Le 20, poids 32 kil. 100 ; la malade reprend vie et couleurs. Ses forces reviennent.

Le 28, appétit considérable. La malade digère très bien et engraisse. La respiration est bonne autant que les lésions le permettent.

Avant le traitement, elle était toujours couchée; depuis, elle s'est levée et s'est promenée beaucoup. Elle se sent si bien qu'elle quitte l'hôpital.

« Le Dr Lemoine rapporte, ajoute Brown-Séquard, quatre autres cas dont deux terminés par la mort, malgré une amélioration très marquée due au liquide testiculaire. Un d'eux était un cas de phtisie galopante; dans l'autre la mort a été causée par une hémorrhagie pulmonaire. Dans un autre cas, les injections de liquide testiculaire semblent n'avoir produit qu'une amélioration très légère et transitoire.

« Enfin, chez un phtisique au 2e degré, les injections ont produit tous les bons effets des observations ci-dessus; mais on a suspendu le traitement à cause de l'apparition de la variole. »

Observations du Dr Variot, médecin des hôpitaux de Paris. — OBSERVATION I. — Homme de 32 ans, vaste excavation tuberculeuse sous la clavicule droite.

Le 18 janvier, injection de 2 grammes de liquide testiculaire. L'appétit augmente, le malade est très satisfait du traitement, le sommeil est meilleur la nuit suivante.

Le 19, l'expectoration devient presque nulle.

Le 22, disparition absolue des sueurs nocturnes, appétence génitale.

Le 24, l'amélioration continue. Le sommeil est très calme et sans quintes de toux.

OBSERVATION II. — Homme de 32 ans. Lésion cavitaire circonscrite au sommet du poumon droit. Nutrition générale encore bonne; c'est un tuberculeux et non un phtisique, mais il a d'abondantes sueurs et des crachements de sang.

Le malade prétend avoir dormi la nuit qui suivit la première injection (2 centimètres cubes de liquide), et mieux que depuis trois ans.

Après quatre autres injections quotidiennes, les sueurs ont complètement cessé. Au bout de trois semaines, le malade se trouve assez bien du traitement, il sort de l'hôpital. Les signes cavitaires persistent.

OBSERVATION III. — Homme de 24 ans. Infiltration tuberculeuse et limitée du sommet des deux poumons; tuberculisation intestinale; congestion à la base des poumons. Forme fébrile.

Le 19 janvier, on commence des injections quotidiennes de 2 centimètres cubes du liquide. Chute de la température.

Le 20, élévation thermique le soir; nuit suivante mauvaise; appétit diminué.

Le 21, léger abaissement thermique; les sueurs nocturnes ont disparu.

Le 22, le sommeil devient meilleur, les sueurs n'ont pas reparu. La diarrhée diminue, mais la toux persiste et l'expectoration est aussi abondante.

Le 25, les sueurs ont un peu reparu. On continue les injections, en tout quatorze, après lesquelles on ne constate aucun changement.

OBSERVATION IV. — Homme de 29 ans; tuberculose pulmonaire et intestinale. Diarrhée, fièvre, amaigrissement, etc., etc.

Injections de 2 centimètres cubes de liquide quotidiennement pendant une semaine, sans amélioration, mais les sueurs, qui étaient très abondantes, ont été à peu près supprimées.

Chez deux autres tuberculeux au deuxième degré, M. Variot a vu après sept ou huit injections le sommeil revenir, l'appétit reparaître; les sueurs diminuèrent et disparurent.

Ajoutons l'observation suivante qui a été communiquée à Brown-Séquard :

Observations de M. le Dr Cassanello (de Tunis). — Mlle X..., 18 ans. Depuis deux mois, toux avec crachats purulents, contenant des bacilles de Koch. Perte d'appétit, fièvre tous les soirs; sueurs nocturnes très abondantes, amaigrissement considérable, faiblesse telle qu'elle peut à peine marcher, enfin, signes caractéristiques de tubercules au sommet du poumon gauche.

Dès les premières injections, les règles, disparues depuis quatre mois, sont revenues. Retour de l'appétit. La malade peut faire de grandes courses à pied.

Après huit injections, la fièvre et les sueurs nocturnes ont cessé. Diminution considérable de la toux et de l'expectoration; absence des bacilles de Koch. La malade se croyant guérie est partie pour la campagne.

Brown-Séquard fait suivre ces observations des considérations suivantes : « Dans tous les cas, même celui d'un malade qui devait nécessairement mourir (Obs. IV de M. Hénocque), et dans les deux améliorations de tuberculose intestinale (Obs. III et IV de M. Variot), une amélioration incontestable a été observée.

« Dans les vingt-deux cas mentionnés ci-dessus, il y a eu plusieurs ou l'une au moins des améliorations suivantes : diminution ou cessation de la toux et de l'expectoration : l'appétit disparu est complètement revenu, la digestion est devenue bonne, la diarrhée et l'aphonie (phtisie laryngée) ont cessé; les bacilles ont disparu des crachats, les sueurs nocturnes ont diminué ou complètement cessé, dès les premiers jours du traitement; pendant toute la période des injections, il n'y a pas eu de fièvre, la température rectale était, en moyenne, de 37,5; le sommeil est devenu bon, une grande activité physique et morale s'est montrée. Les forces perdues ou diminuées sont revenues; les menstrues, qui avaient cessé depuis nombre de mois, se sont de nouveau montrées; enfin, le pouls des malades s'est augmenté.

« Ainsi qu'on devait nécessairement s'y attendre, l'état organique des poumons ne s'est pas amélioré simultanément avec les symptômes. Dans quatre ou cinq cas seulement, on a noté une amélioration des signes fournis par l'auscultation et le poumon.

« C'est à l'état du système nerveux, qui s'est favorablement modifié, que sont dues les diverses améliorations qui ont été observées. »

De nombreux essais de traitement de la tuberculose par le liquide orchitique ont été faits en Russie, en Autriche, en Pologne et en Italie. Le Dr Uspensky, de Saint-Pétersbourg, communiqua à la Société d'hygiène populaire de Saint-Pétersbourg, ses premières observations; ses premiers essais avaient porté sur dix-huit phtisiques plongés dans un état d'extrême faiblesse et traités auparavant, sans aucun succès, par les moyens actuellement usités. Douze de ces malades étaient atteints de tuberculose pulmonaire chronique, trois de tuberculose aiguë, et, chez deux individus, la phtisie aiguë était à marche rapide; il ne restait aucun espoir de les améliorer.

M. Uspensky donne l'histoire détaillée de tous ses malades.

Voici une de ses observations citée par le professeur du Collège de France [1] :

Observation. — G. G..., lycéen de 18 ans, est atteint d'insuffisance mitrale. Il a donné des signes de tuberculose pulmonaire en mars dernier. Plusieurs médecins consultés ont diagnostiqué la phtisie galopante. M. Uspensky a commencé le 1er mai à lui faire des injections sous-cutanées de liquide testiculaire. De ce moment au 15 juin, quinze injections lui ont été faites (une tous les trois jours). Déjà, après les trois premières injections, l'état du malade s'était notablement amélioré. Après la sixième, ayant recouvré en partie ses forces, il a pu marcher dans sa chambre. Peu à peu, après de nouvelles injections, il gagnait de la vigueur, le poids du corps s'augmentait, la température s'abaissait et les sueurs nocturnes diminuaient. Après dix injections, au commencement de juin, celles-ci avaient cessé. Le malade se sentait fort, et il faisait de longues promenades dans les jardins. Lorsqu'on a cessé les injections, le malade a repris ses occupations : il avait l'apparence d'un homme bien portant. L'état général s'est encore amélioré et le poids du corps a augmenté pendant tout l'été. Le travail morbide des poumons s'était ralenti au fur et à mesure des améliorations de l'état général. Le poids du corps, qui était de 98 livres, est monté à 118 livres et demie.

1. — *Arch. de Physiol.*, 1891, page 225.

La disparition des sueurs nocturnes et l'accroissement des forces ont été observés dès les premières injections chez douze malades atteints de tuberculose pulmonaire chronique.

La température s'est abaissée jusqu'au chiffre normal après huit ou neuf injections dans les cas plus graves.

Les bacilles de la tuberculose ne disparaissent pas sous l'influence de ce traitement, mais leur nombre diminue au fur et à mesure de l'amélioration de l'état des poumons. Ils ont même continué à se montrer alors même que le travail morbide était arrêté.

M. Uspensky fait remarquer que les résultats sont d'autant plus durables et favorables que l'on a fait plusieurs injections.

La conclusion que tirait le savant médecin de Saint-Pétersbourg de ses premières observations était que le liquide dont Brown-Séquard a proposé l'emploi est un tonique des plus puissants et qui semble avoir produit les plus favorables effets sur tous les tuberculeux soumis à son action, même ceux qui étaient le plus gravement atteints.

Les nouveaux essais auxquels s'est livré, depuis cette époque, M. Uspensky n'ont fait que confirmer ces premières conclusions.

— M. le Dr Uspensky lut, en effet, à la Société des médecins russes, le 6 février 1892, à Saint-Pétersbourg, un travail sur *l'Action exercée par l'émulsion testiculaire sur l'évolution de la tuberculose*, travail qui a été communiqué à la Société de Biologie par Brown-Séquard.

L'effet de l'émulsion chez les tuberculeux traités par M. Uspensky présentait les caractères suivants :

La sensibilité subjective devenait meilleure, le sommeil était plus calme et l'état général des malades s'amendait; l'appétit revenait, les selles étaient plus régulières, le tube gastro-intestinal supportait de plus grandes quantités de nourriture et son assimilation s'effectuait mieux. En même temps, le poids du corps augmentait à peu près toujours ; les forces augmentaient aussi; même dans les cas très graves on réussissait à maintenir l'équilibre de la nutrition pendant plusieurs mois, en dépit des températures élevées de tous les jours.

Immédiatement après les premières injections, les sueurs nocturnes qui épuisent les malades disparaissaient; elles diminuaient dans les cas graves; en même temps il n'y avait plus de frissons alors même qu'on ne parvenait pas à faire baisser la température.

Généralement, on voyait la température baisser, sans recourir aux moyens antifébriles et, dans les cas favorables, elle devenait normale après 6 à 12 injections ; il n'y avait plus de récidive, bien que plusieurs mois s'étaient écoulés depuis, et que plus d'une année même s'était passée, ainsi que cela est constaté pour les 6 cas de tuberculose au deuxième stade de l'évolution. Dans les cas de tuberculose au troisième stade ainsi que dans la tuberculose aiguë, la température baissait plus lentement. Elle s'obstinait même à être assez élevée, malgré un accroissement considérable de poids du malade, un arrêt du processus local et un état général satisfaisant. Ainsi, par exemple, dans le 1er cas de la tuberculose aiguë (le malade Goguel), la température tomba à sa hauteur normale après la 13e injection, alors que le poids du malade s'accrut de 14 livres, c'est-à-dire au commencement de la sixième semaine du traitement ; dans le 2e cas, la température devint normale après la 18e et dernière injection ; dans le 3e cas (jeune fille de vingt-deux ans), la température commença à se rapprocher de sa valeur normale après la 16e injection ; dans le 4e cas, la température devint normale dans le courant de deux semaines, avec des injections répétées à plusieurs reprises (au lieu de 2 injections, dans ce cas, le malade recevait tous les jours 4 injections d'une émulsion étendue de 5 parties de solution du sel de cuisine), mais, dans le 5e cas, la température ne baissa pas ; il n'y eut qu'une réduction de la période fébrile.

En même temps que les sueurs diminuaient et que la température baissait, il y avait généralement amendement des symptômes catarrhaux dans les poumons ; les râles diminuaient et disparaissaient, à la fin complètement pour ne plus reparaître, comme cela avait lieu pour les cas de la seconde catégorie, ou pour un temps plus ou moins long (dans les cas favorables de la troisième catégorie ou dans la tuberculose aiguë). Dans les cas les plus graves, les phénomènes physiques dans les poumons ne présentaient pas de changement appréciable. Les crachats diminuaient aussi graduellement, l'expectoration prenait un caractère muqueux et se faisait plus facilement ; en même temps le nombre de bacilles tuberculeux y diminuait visiblement ; dans les cas favorables, ils finissaient par disparaître tout à fait. En même temps, le son de la percussion à l'endroit de la matité se dégageait plus ou moins bien, quoique la matité n'ait disparu dans aucun des cas complètement.

Uspensky n'a pas pu suivre tous ses malades, dont le traitement avait amené un état de santé tout à fait satisfaisant, jusqu'au dernier moment; c'est pourquoi il se borne à quelques chiffres seulement : six de ses malades, qui se trouvaient au deuxième stade du processus tuberculeux, sont jusqu'à présent dans un état de santé très satisfaisant, c'est-à-dire que voilà à peu près douze à dix-huit mois qu'ils n'ont plus besoin de traitement, et qu'ils vaquent à leurs occupations de tous les jours. Leur guérison, par conséquent, peut être regardée comme définitive.

Ici le médecin russe ne peut s'empêcher de remarquer que très souvent — *dans tous les cas de tuberculose aiguë*, par exemple — il lui fallait interrompre le traitement par force majeure, au moment même où la température redevenait normale, où presque tous les symptômes morbides disparaissaient, où le processus des poumons s'arrêtait, où, par conséquent, le moment était le plus propice à la résorption des ulcères dans les poumons. Tous ces cas ne sauraient être jugés en définitive et M. Uspensky ignore s'il aurait été possible, en prolongeant les injections, d'obtenir une guérison complète, du moins dans les cas où leur action était le plus favorable.

Quant aux autres maladies des organes respiratoires, il y eut un succès surprenant dans un cas d'asthme bronchial invétéré, dont souffrait dès son enfance un malade âgé de 52 ans (il était asthmatique depuis quarante ans, comme il le disait); cette affection pendant les dernières années avait atteint un tel degré d'intensité que le malade ne pouvait plus se coucher au lit durant des semaines entières, pendant la saison froide; il lui était tout à fait impossible de faire le plus léger effort physique ou de monter l'escalier. Après 18 injections, ce malade se vit complètement rétabli.

En résumé, sur 36 phtisiques traités par M. Uspensky, 9 insuccès (phtisies à la dernière période), 27 améliorations (24 tuberculoses chroniques, 13 tuberculoses aiguës).

Résultats fort encourageants.

Uspensky, dans sa communication, parle de quelques expériences faites par d'autres médecins russes, les Drs Zénetz, Victoroff, Maksimowitch, Andreyeff, Kissel.

Le Dr Zénetz a employé l'émulsion testiculaire dans le traitement de quatre cas de tuberculose des poumons très grave (c'étaient des moribonds, des malades dont quelques-uns, d'après l'aveu de l'auteur même, n'avaient pas la force de retenir dans leurs mains le dynamomètre) et ne voyant pas ces individus, presque morts, ressusciter par l'influence de quatre ou neuf injections, faites de plus à des intervalles de sept à neuf jours (dans deux cas), il en vint à cette conclusion qu'il serait inutile de procéder à d'autres expériences, bien qu'il ait observé lui-même une certaine amélioration des symptômes subjectifs chez ces malades si gravements atteints.

Le Dr Victoroff, qui avait aussi employé l'émulsion testiculaire dans le traitement de quatre cas de tuberculose, exprime une opinion plus optimiste sur le sujet en question. Ces observations, qui restèrent cependant inachevées, ont fait croire à l'auteur que l'émulsion testiculaire exerce une action très certaine sur le relèvement de la nutrition et de l'appétit chez les tuberculeux; il a vu que le pouls, faible et fréquent, devient plus fort, moins fréquent et plus ample et qu'il se produit une amélioration dans le processus local (*les râles disparaissent*), que la température tend à baisser, que les sueurs diminuent, qu'on observe une amélioration notable de la sensibilité subjective et que les forces physiques du malade sont relevées.

A ces résultats, le Dr Maksimowitch a ajouté plus récemment des expériences présentant une sérieuse valeur, qu'il a faites conjointement avec le Dr Andreyeff et le Dr Kissel à l'hôpital militaire Ujasdowski, de Varsovie. Ces médecins avaient pratiqué des injections d'émulsion testiculaire de lapin à 32 sujets tuberculeux; la quantité des injections a été de 8 au minimum et de 14 au maximum; en moyenne, chaque malade avait eu près de 10 injections. Généralement, l'action se produisait trois à cinq heures après l'injection et se manifestait par une sensation de pesanteur dans la tête et un peu d'accélération des battements du cœur. En même temps, les malades éprouvaient un sentiment de bien-être, un accroissement de force; les officiers affirmaient qu'ils se sentaient forts et courageux, les soldats et les sous-officiers disaient qu'ils se sentaient de meilleure humeur. Dans 12 cas, après les premières injections, on a observé que la température, qui était fébrile, est devenue normale ; en même temps, pendant deux à trois semaines, il s'est manifesté un gain notable de poids du corps, de 3 à 7 livres, la sensibilité est demeurée bonne, la toux a été insignifiante, les sueurs ont disparu et il se fit un arrêt passager du processus morbide. Quelquefois, la température s'est élevée de 0°5 et 1 degré après les injections, mais après 3 à 5 injections elle a commencé à baisser et le poids du corps a augmenté de 3 à 10 livres. Toutes ces particularités ont permis au Dr Maksimowitch de réparer les forces de ses malades et de renvoyer dans leur pays presque tous les soldats auxquels on a pratiqué des injections. Sur le nombre de 6 officiers, 5 quittèrent l'hôpital dans un état d'amélioration notable. Des 26 soldats malades, 2 succombèrent ; 3 soldats seulement restèrent à l'hôpital, principalement à cause du danger qu'ils auraient couru, si on les avait laissés aller chez eux pendant le froid d'hiver dans les provinces éloignées. Tous ces malades présentaient des symptômes physiques très prononcés du côté des poumons, des bacilles tuberculeux dans les crachats et un épuisement plus ou moins considérable de tout le corps. Bien que l'auteur soit loin d'attribuer cette action favorable sur l'évolution de la tuberculose à l'émulsion testiculaire seule, vu que plusieurs malades prenaient en même temps de l'huile de foie de morue et de la créosote, il est convaincu que la sensibilité subjective des malades et les autres phénomènes objectifs s'étaient amendés sous l'influence de ces injections, à un tel degré que tout doute sur la valeur de ce traitement est impossible.

— Nous appelons l'attention sur l'observation suivante.

Observation de M. le Dr Campana

NOTE PRÉSENTÉE PAR M. D'ARSONVAL, *Société de Biologie*, 7 janvier 1893.

Phtisie laryngée, admise après examens laryngoscopiques et auscultations répétées. — Amélioration considérable, générale et locale, par injections de suc testiculaire.

O. K..., 37 ans, riche propriétaire, à peu près oisif ; arthritique, nerveux-émotif. Excès génésiques, nulle tare syphilitique. Un peu de maigreur et de pâleur, avec une assez bonne conservation des forces musculaires. Pas d'antécédents tuberculeux dans la ligne directe.

Vomissement de sang rouge en 1889; il le qualifie de très abondant, et s'obstine à croire qu'il provenait du poumon.

Une laryngite peu aiguë, mais tenace, se déclare vers le commencement de 1891 ; résiste aux moyens ordinaires de traitement, et aboutit à une aphonie assez complète, du moins pour les notes graves. Le malade, découragé, vient me demander l'essai d'un traitement électrique, en avril 1892. Je l'essaye, mais sans espoir de guérison, car la pression profonde sur la région laryngée, côté gauche, est nettement douloureuse, et ne me laisse pas de doute sur l'existence d'une lésion matérielle grave. Effectivement, ce traitement électrique ne fournit aucun résultat; il est abandonné après la cinquième séance. Cependant, l'auscultation ne me révèle rien d'anormal aux deux sommets pulmonaires, et j'en exprime la conviction en termes persuasifs et sincères.

Je revois le malade en juillet. Son médecin ordinaire, un de nos éminents confrères de Paris, a réveillé très involontairement les craintes de phtisie par des auscultations répétées : un de nos meilleurs laryngologistes a été consulté, et pratique régulièrement des cautérisations, à l'acide lactique, sur les parties malades du larynx. Je conseille alors des injections de liquide testiculaire, et j'en pratique trois en dix jours. Elles suffisent à relever le moral du patient *et son énergie physique;* il part en Suisse, persuadé qu'il pourra s'y guérir. Il en revient désillusionné. La famille me communique une consultation confidentielle, avec dessin à la plume, de l'image laryngoscopique, par le Dr S..., de Lausanne, dont la grande compétence est bien connue ; ulcérations en dents de scie de la corde vocale gauche, érosions de l'épiglotte, œdème considérable du ligament aryténo-épiglottique (volume d'une noisette), ventricule laryngé oblitéré par le gonflement œdémateux, etc., etc., et comme conclusion : *phtisie laryngée non douteuse.*

Je reprends les injections séquardiennes, et avec un tel succès d'amélioration de l'état général (accroissement de poids, 3 livres; au dynamomètre 52 kilogrammes, au lieu de 37 à 40) que la gravité du diagnostic sus-énoncé me paraît inadmissible. Après la seizième injection, je propose une nouvelle consultation, mais cette fois avec le Dr Poyet, le médecin de la famille, et moi. Elle a lieu le 23 novembre. L'examen laryngoscopique ne permet de retrouver aucune ulcération; il n'existe guère plus qu'une tuméfaction assez considérable de l'articulation aryténo-cricoïdienne gauche, comblant le ventricule et empêchant *mécaniquement* les mouvements de la corde vocale du même côté. Cette tuméfaction bien arrondie donne l'impression d'un kyste : c'est une arthrite crico-aryténoïdienne, en somme, avec prolifération des tissus articulaires. La guérison est possible, dit le Dr Poyet, et il ne peut, en tout cas, être question de laryngite tuberculeuse. Le Dr Poyet, reconnaissant la haute compétence de ses deux prédécesseurs, nous demande communication de la consultation du Dr S... et ne s'en explique la sévérité et le diagnostic qu'en admettant *une modification heureuse et très considérable* des régions examinées.

M. Diogène Decoud a eu un insuccès. Pendant trois mois, il a pratiqué une fois par semaine à une phtisique au troisième degré une injection de 1 à 3 centimètres de liquide orchitique; pendant deux autres mois il a employé une dose de 1 cent. cube en interrompant le traitement de temps en temps.

Ce résultat ne nous surprend pas. Une injection par semaine est absolument insuffisante. On ne saurait trop se conformer à cette pratique : une injection de 3 cc. tous les jours ou tous les deux jours, surtout lorsqu'on a affaire à une phtisie au 3e degré, beaucoup plus rebelle au traitement qu'une phtisie au premier ou au second degré.

Il est rare que l'on n'observe pas, au bout de quelque temps d'un traitement bien suivi, un abaissement de la température, un retour à l'appétit, l'amélioration des fonctions digestives, une superactivité nutritive, la cessation des sueurs, la diminution de l'expectoration et une augmentation du poids du corps.

Comment comprendre qu'en outre d'une augmentation de force il y ait disparition des symptômes autres qu'une simple faiblesse ?

Voici l'explication temporaire qu'en donne Brown-Séquard. « Tout le monde sait que les individus affaiblis par l'âge, par les maladies ou une perte de sang, peuvent avoir des soubresauts au moindre bruit soudain ou d'autres réactions réflexes sous l'influence de causes presque insignifiantes.

« J'ai établi par des faits nombreux, publiés il y a plus de trente-cinq ans, que la faiblesse de mise en jeu de la faculté réflexe est en raison inverse de la puissance des centres nerveux. Tout le monde admet aujourd'hui l'exactitude de cette loi.

« Or, les symptômes de la tuberculose pulmonaire ont surtout des effets réflexes provenant de l'irritation des nerfs du viscère malade; il en est ainsi de la toux, des sueurs nocturnes, de la fièvre, des troubles gastro-intestinaux, etc. On peut donc comprendre aisément que si la force revient dans les centres nerveux des tuberculeux, les réactions réflexes morbides, symptomatiques de l'irritation pulmonaire, disparaissent, bien que celle-ci persiste encore jusqu'à ce qu'une meilleure nutrition, due à l'augmentation de puissance des centres nerveux, la fasse diminuer...

« C'est donc, je le répète, la puissance tonifiante spéciale du liquide testiculaire qui fait de cet agent thérapeutique naturel un moyen si puissant contre tant d'affections diverses. »

Ajoutons qu'indépendamment de cette action dynamogénique il ne tardera sans doute pas à être démontré que le liquide orchitique est un générateur de cellules nouvelles, ce qui expliquerait des guérisons inexplicables par la seule théorie de la dynamogénie.

Voici quelle est la statistique officielle relative à la tuberculose pulmonaire :

Statistique Brown-Séquard-d'Arsonval. — « Il y a eu une amélioration très considérable et s'augmentant de semaine en semaine ou de mois en mois *dans plus des quatre cinquièmes des cas sur 67 malades*. »

Malheureusement le traitement a dû être abandonné à cause de l'incapacité du Collège de France à continuer de fournir du liquide.

Cette affection a cependant donné des résultats tels qu'on ne peut que regretter amèrement avec Brown-Séquard « que les médecins ne veuillent pas faire de plus grands efforts pour décider la question de savoir si la guérison peut être obtenue par le liquide orchitique ».

Il faut pour cela des observations nombreuses et poursuivies pendant plusieurs années. Quoi qu'il en soit, il n'en est pas moins définitivement établi que, sous l'action dynamogénique du liquide orchitique sur les centres nerveux, on peut : 1° relever considérablement les forces du malade ; 2° faire disparaître la fièvre et les sueurs, et 3° améliorer considérablement la digestion, la nutrition et les sécrétions.

CHOLÉRA

M. le Dr D. M. Uspensky, pendant la dernière épidémie de choléra, adressa de Tiflis (Caucase), à Brown-Séquard, un mémoire [1] qui mérite la plus grande attention. Le médecin russe, partant de cette idée que le liquide testiculaire, en renforçant le système nerveux tout entier et les diverses fonctions de l'or-

1. — Compte rendu de la *Société de Biologie*, 5 novembre 1892.

ganisme, pourrait peut-être donner à cet organisme le moyen de résister par ses propres forces au processus cholérique, comme on peut l'observer dans les cas de guérison naturelle qui arrive sans le secours de l'art. M. Uspensky soumit dix cholériques à la médication orchitique.

Il se servit du liquide obtenu par trituration des testicules de mouton et conservé dans la glace. Voici quelles sont ses observations.

Observation I. — F. D..., apprenti des ateliers du chemin de fer à Tiflis, dix-sept ans, Allemand, reçu le matin du 29 juillet, ayant tous les symptômes du choléra asphyxique : *lagophthalmus cholericus*, très grande faiblesse, les traits du visage tirés et amincis, répondant à contre-cœur aux questions, demandant constamment à boire et vomissant après chaque gorgée d'eau. La peau est froide, visqueuse, ne reprenant sa surface plane qu'après un long temps si on la plisse, le pouls est à peine sensible, la cyanose est très prononcée, les extrémités tout à fait froides. La température est de 36°,2, le soir 36°,4. Les excréments sont tout à fait caractéristiques. A part la glace et le champagne, on faisait au malade les injections du liquide testiculaire dans l'ordre suivant : 1re à 12 h. du matin, 2e à 11 h. du matin, 3e à 11 h. 1/2, 4e à midi, 5e à 12 h. 1/2, 6e à 1 h., 7e à 5 h., 8e à 7 h., 9e à 8 h. du soir.

30 juillet. — L'état du malade est sans changement, le pouls est toujours faible, les vomissements et la diarrhée continuent, la température 36°,4, le soir 37°,6, Les injections : 10e à 10 h. du matin, 11e à midi, 12e à 1 h., 13e à 4 h. du soir.

31 juillet. — Le pouls s'est un peu amélioré; le malade ne peut pas uriner ; après la cathétérisation, on a reçu une petite quantité d'urine trouble. Bismuth, salicyl., salol ââ, 0, 3, *opii puri* 0,108. On fait des injections : 14e à midi, 15e à 3 h., 16e à 4 h., 17e à 6 h., 18e à 8 h., 19e à 10 h. du soir.

1er août. — L'état du malade s'est amélioré un peu, la connaissance est presque complète, répond assez bien aux questions, mais sommeille tout le temps. La cyanose beaucoup moins prononcée. Les vomissements bien plus rares, la diarrhée a presque cessé, il a eu deux selles, il peut uriner. Nouvelles injections : 20e à 1 h. 1/2, 21e à 2 h. 1/2, 22e à 7 h., 23e à 7 h. 1/2, 24e à 8 h. du soir. Température, le matin 36°,5, le soir 36°,9.

2 août. — Le malade se sent beaucoup mieux, les vomissements et la diarrhée ont cessé, le pouls est plus ample et plus rare, l'appétit se remontre. Température le matin 36°4, le soir 37 degrés. Injections : 25 à 11 h. du matin, 26e à midi, 27e à 2 h., 28e à 4 h. du soir.

3 août. — Injections : 29e à 10 h. du matin, 30e à midi, 31e à 2 h. du soir. Les jours suivants, le malade se sent très bien et le 8 août sort de l'infirmerie tout à fait rétabli.

Observation II. — D.S..., garçon de pharmacie, vingt-six ans, Russe. Dans la nuit du 1er août a été pris de vomissements réitérés et de diarrhée, le matin a été transporté à l'infirmerie en état d'apathie complète, avec perte de forces ; des crampes aux jambes, le pouls faible à tel point qu'il est impossible de le compter, la cyanose du visage et des extrémités qui sont froides, les traits du visage sont effilés, les yeux enfoncés. Les excréments sont caractéristiques. Température 36 degrés. Le malade assure que sa belle-mère a été atteinte par la même maladie. On donne du champagne et de la glace. On fait des injections du liquide testiculaire, la 1re à 11 h. du matin, la 2e à 11 h. 1/4, la 3e à 11 h. 3/4, la 4e à 1 h. 1/2, la 5e à 2 h., la 6e à 6 h. 1/2.

2 août. — Les vomissements ont cessé, la diarrhée continue, le malade se sent faible. Température, 36°,4 le matin, 37°,4 le soir. Traitement : salicylate de bismuth, salol. ââ, 0.3, *opii puri* 0.0008. Injections : 7e à 11 h. du matin, 8e à midi, 9e à 1 h., 10e à 3 h. du soir.

3 août. — L'état général du malade s'est un peu amélioré, mais la faiblesse a augmenté. Température, 36°,7 le matin, 37°,4 le soir. Injections : 11e à 9. 1/2 du matin, 12e à 11 h. 1/2, 13e à midi, 14e à 1 h., 15e à 6 h., 16e à 7 h., 17e à 9 h.

4 août. — Le malade se sent beaucoup mieux; le pouls est plus ample, les vomissements ont cessé, l'appétit s'est remontré, quoique la faiblesse très prononcée continue. Le malade a eu seulement trois selles. Température, 36°,9 le matin, s'élève le soir jusqu'à 39 degrés. Sur les jambes, on observe de la rougeur; elles sont très sensibles, ce qui a pour cause les forts frottements à l'aide d'un morceau de drap de laine. Injections : 18e à 10 h. du matin, 19e à 11 h., 20e à midi, 21e à 2 h. du soir. Onguent à l'ichtyol.

5 août. — Le malade se sent mieux, seulement il se plaint de faiblesse et de douleurs aux jambes, ou aux endroits qui ont été frictionnés, comme la peau des mollets; on remarque des plaies. Température, 37°,5 le matin, 38°,7 le soir. Injections : 22e à 10 heures du matin, 23e à midi, 24e à 2 h. du soir.

6 août. — L'état du malade est sans changement. Température, 37°,1 le matin, 37°,5 le soir. Injections : 25e à 10 h. du matin, 26e à midi, 27e à 2 h. du soir. A partir du 7 août, l'état du malade s'améliore chaque jour et, le 13, il fut transféré à la section chirurgicale pour le traitement des plaies aux mollets.

Observation III. — A. K..., vingt-deux ans, la femme du conducteur, Géorgienne. Elle fut prise de vomissements et de diarrhée, dans le train, entre les stations Souram et Tiflis; à cette dernière, après l'inspection des voyageurs par le Dr Kharkoff, elle fut envoyée à l'infirmerie où elle continua de vomir plusieurs fois de suite. Dans la région abdominale, on peut constater une enflure d'assez grande dimension et très sensible. Le pouls est très faible; crampes aux jambes; cyanose du visage et des extrémités; dans la journée, elle a eu plusieurs selles, les excréments sont caractéristiques. La malade est très apathique et se plaint de douleurs au ventre; les extrémités sont froides. Température, 36°,5 le matin, 37°,0 le soir. Bain à 40 degrés, frictions, glace et champagne. On commence des injections de liquide testiculaire : 1re à 1 h. du soir, 2e à 5 h, 3e à 6 h., 4e à 6 h. 1/2, 5e à 7 h., 6e à 8 h., 7e à 10 h.

1er septembre. — Le pouls est plus ample, la diarrhée est moins forte, mais les vomissements continuent de temps en temps. Aucun appétit. Température, 36°,4 le matin; 36°,5 le soir. *Pot. acidi muriat.* Injections : 8e à 10 h. du matin, 9e à midi, 10e à 1 h., 11e à 4 h., 12e à 6 h. du soir.

2 septembre. — La diarrhée a disparu, la malade se sent mieux, quoiqu'elle vomisse quelquefois et se plaigne de faiblesse; la cyanose a disparu. Injections : 13e à 9 h. 1/2 du matin, 14e à 1 h., 15e à 6 h. du soir.

3 septembre. — L'amélioration est très manifeste. Température, 37°,3 le matin; 37°,0 le soir. Injections : 16e à 9 h. 1/2 du matin, 17e à midi, 18e à 2 h. du soir.

4 septembre. — La malade, complètement rétablie, quitte l'infirmerie.

Les mêmes résultats, avec rétablissement complet, ont été obtenus encore dans cinq cas dont trois hommes, le premier ayant eu 23, le second 7 et le troisième 12 injections, et deux femmes, dont la première a reçu en trois jours 17, et la seconde, dans le même temps, 21 injections.

Dans deux cas, où il n'y avait aucun espoir, le traitement n'a pas donné de résultats favorables. Voici l'un de ces deux cas :

Observation VI. — E. S..., paysan, âgé de vingt-deux ans, Arménien. Le malade a été porté du train à l'infirmerie, le 7 août, entre 5 et 6 heures du soir. Aussitôt il eut un vomissement et une selle; il explique qu'il est tombé malade le matin et qu'il a vomi deux fois. La cyanose est très accusée. Les extrémités sont froides, la langue est normale, le pouls très faible et à peine sensible; crampes aux jambes; la connaissance complète, mais le malade est apathique. La nuit, l'état du malade n'a pas changé, seulement il s'est plaint de sensation de brûlement dans la poitrine. Traitement : glace, champagne. *Tinct. valerian. æth., liq. anod. Hoffmanni* ââ demi-once, 18 gouttes once, 10 gouttes chaque heure. Injections : 1re à 6 h. du soir, 2e à 6 h. 1/2, 3e à 7 h., 4e à 7 h. 1/2, 5e à 8 h., 6e à 8 h. 1/2, 7e à 9 h., 8e à 9 1/2, 9e à 10 h., 10e à 10 h. 1/2, 11e à 11 h., 12e à 11 h. 1/2, 13e à minuit, 14e à 12 h. 1/2, 15e à 1 h., 16e à 1 h. 1/2, 17e à 2 h., 18e à 2 h. 1/2, 19e à 3 h., 20e à 3 h. 1/2, 21e à 4 h., 22e à 4 h. 1/2 du matin.

8 août. — La langue est normale. Le malade a eu envie de vomir, mais les vomissements n'ont pas eu lieu; a eu une selle, les excréments sont caractéristiques, le pouls est très faible quoiqu'il eût paru quelquefois s'améliorer après les injections. La connaissance complète, le malade répond à toutes les questions, mais à contre-cœur. La cyanose est très forte. Les extrémités sont froides. On essaie de réchauffer les jambes et les pieds. Injections du liquide testiculaire : 23e à 5 h. du matin, 24e à 5 h. 1/2, 25e à 6 h., 26e à 6 h. 1/2, 27e à 7 h., 28e à 7 h. 1/2, 29e à 8 h., 30e à 8 h. 1/2, 31e à 9 h., 32e à 9 h. 1/2 du matin. En outre du liquide testiculaire, on a fait au malade, à 10 h. et à 10 h. 1/2 du matin et à 3 heures du soir, des injections d'éther et de musc. Il est mort à 5 heures du soir.

Dans l'autre cas, avec issue mortelle, en outre de douze injections de liquide testiculaire qui ont été faites quotidiennement pendant trois jours, M. Uspensky a injecté 300 grammes de la solution physiologique de sel marin.

Il n'a pas pu continuer ses essais de traitement du choléra par le liquide testiculaire, les malades atteints de cette affection manquant à l'infirmerie.

Les conclusions générales que le médecin russe tire de dix cas seulement n'ont assurément pas une valeur décisive à cause de ce petit nombre de faits, mais toutefois le traitement du choléra par le liquide testiculaire a incontestablement donné de bons résultats, puisque dans dix cas très graves il n'a perdu que deux malades et que ces derniers avaient été portés à l'infirmerie dans un état qui ne laissait aucun espoir. Il est très désirable que ces essais soient renouvelés, dans des lieux où existent des conditions plus favorables. Et comme à présent, grâce aux expériences du Dr Haskine, on a, comme il le fait remarquer, la possibilité d'expérimenter sur les animaux, il est évident qu'on pourrait et devrait faire des expériences, pour déterminer définitivement les propriétés curatives de l'émulsion testiculaire dans le traitement du choléra.

Il est surtout à désirer, ajoute M. Uspensky, qu'il soit éclairci s'il ne serait pas possible, en renforçant préalablement l'organisme par les injections du liquide testiculaire, d'arriver à l'immunité contre le choléra, comme il prétend y être arrivé contre la tuberculose, la morve et le charbon malin chez les animaux. Il est aussi très possible qu'en injectant l'émulsion plus diluée par une solution de chlorure de sodium (par exemple, en y ajoutant dix parties de cette solution) et en injectant 10 grammes au lieu d'un, on arriverait chez les cholériques à des effets plus rapides, car chez ces malades la propriété de l'organisme d'absorber les injections sous-cutanées de différents remèdes diminue graduellement avec l'aggravation du processus cholérique.

CACHEXIE PALUSTRE

Le liquide testiculaire produit dans cette affection des effets très appréciables. Brown-Séquard cite le fait suivant.

Observation. — Un homme arrivé au dernier degré de la cachexie, et retenu au lit dans un état de faiblesse telle qu'il pouvait à peine se remuer, reçut sous la peau le produit de la trituration d'un testicule de mouton mort depuis quelques heures, et cela par une température de 32 degrés. Le malade eut la bonne fortune de n'éprouver que de très légers accidents d'infection et il en fut quitte pour un simple abcès local. Mais les résultats généraux furent des plus remarquables, car, dès le lendemain, le malade se levait et la convalescence commençait. D'autres injections, pratiquées dans des conditions meilleures, achevèrent sa guérison.

Autre exemple cité par Brown-Séquard : chez un vieillard mourant de cachexie paludéenne, ne pouvant plus même ouvrir les yeux, une injection de liquide testiculaire de singe, faite par le Dr Laurent, de Port-Louis (île Maurice), a eu un tel effet que le malade put le lendemain se lever seul, après avoir été plusieurs années confiné au lit. Après plusieurs injections de liquide testiculaire de cobaye et de singe, ce malade se déclara complètement rétabli et plus fort que trois ans auparavant.

M. Diogène Decoud [1] traite un enfant de sept ans atteint de malaria, pendant quinze jours, par des injections orchitiques quotidiennes de un centimètre cube. L'état du petit malade se transforme à vue d'œil, l'appétit revient, la force musculaire augmente, l'organisme se tonifie, etc...

En somme, résultats encourageants, quoique très incomplets.

CANCER

Bien que l'origine infectieuse du cancer ne soit pas démontrée scientifiquement, nous le faisons rentrer, pour la clarté des faits, dans les maladies infectieuses.

Plusieurs médecins ont signalé des améliorations dans la diathèse cancéreuse sous l'influence de la médication orchitique ;

1. — D. Decoud, le Inezioni de extracto testiculare (*Anales del Circulo med. Argentino*, mars 1893).

chez nombre de malades, le teint jaune paille, les hémorrhagies disparurent, l'œdème, les douleurs diminuèrent.

MM. Filleau (cancer du foie), Decoud (cancer de l'utérus), Labrosse (de Mustapha) ont rapporté, à ce sujet, des observations très intéressantes. Ce dernier écrivait à Brown-Séquard [1] :

« J'ai soigné par des injections hypodermiques de suc testiculaire de lapin, préparé simplement d'après votre première méthode, une dame atteinte de cancer utérin inopérable. Les résultats ont été tels que cette malade, arrivée à la période cachétique et condamnée à garder la chambre par suite de son état de faiblesse, a pu, après une douzaine d'injections, marcher, se promener à pied ou en voiture, ce qu'elle n'avait pas fait depuis un an. De plus, sous l'influence des seules injections, les sécrétions utérines, qui étaient excessivement abondantes et fétides, se sont arrêtées. »

Nous avons, en effet, assisté à une de ces survies dans le cours du cancer du foie (cas du Dr Filleau). Le malade est mort quelques mois après, enlevé par une hémorrhagie intestinale foudroyante.

Toujours est-il qu'il est permis d'espérer de réelles améliorations, et Brown-Séquard, dans sa statistique, en signale 103.

Mais il ne se faisait guère d'illusions sur l'avenir de ces malades. Nous en avons pour preuve les paroles suivantes qu'il prononçait à ce propos à l'Académie des Sciences :

« Que deviendront les malades atteints de cancer, chez lesquels on constate des améliorations considérables? Je ne répondrai pas à cette question, préférant laisser la parole aux faits que l'avenir nous fournira.

« Sans vouloir examiner ici par quel mode d'action se produisent les améliorations qui suivent les injections de liquide testiculaire, je crois devoir dire que ce n'est pas par une action directe sur les microbes ou autres agents pathogènes, pas plus dans les cas de cancer que dans ceux de tuberculose pulmonaire, de lèpre, etc. Ainsi que je l'ai montré, c'est parce qu'il augmente les puissances d'action du système nerveux que le liquide testiculaire produit ses effets.

« On sait combien est grande et variée l'action de ce système

1. — Académie des Sciences, 5 septembre 1893.

sur l'état organique et sur les propriétés des différents tissus, pour la production de changements morbides. Il devient de plus en plus évident que l'action nerveuse peut défaire ce qu'elle a fait et ramener les conditions normales là où elles avaient disparu. »

Reste à savoir si un traitement intensif, dès le début du cancer, ne pourrait amener des résultats décisifs ?

Nous n'osons l'espérer.

AFFECTIONS DIVERSES

AFFECTIONS RHUMATISMALES

OBSERVATION

Dr WATHERHOUSE (de Londres), rapporté par Brown-Séquard.

Mlle X..., quarante-deux ans. Arthrite rhumatismale chronique depuis quatre ans, contracture des muscles du cou, de la partie dorsale du rachis, des mains et des bras. Doigts ankylosés.

« Amélioration aux bras et aux mains, retour de la motilité au cou et aux épaules, après quinze injections en trois semaines. »

C'est un de nos étonnements de ne point trouver plus d'observations relatives au rhumatisme articulaire chronique. Nous signalons aux expérimentateurs le rhumatisme noueux, affection dans laquelle les troubles trophiques observés semblent être si directement placés sous la dépendance du système nerveux central.

INCONTINENCE NOCTURNE DES URINES

Les observations sont peu nombreuses, Pempoukis [1] a eu deux guérisons. Dreyden [2] signale à son actif trois guérisons sur trois cas d'incontinence nocturne.

D'Arsonval cite le cas suivant : Un savant français avait été obligé de suspendre ses travaux pour deux affections dont il souffrait depuis longtemps : une incontinence d'urine et des fris-

1. — Pempoukis (*Société de médecine d'Athènes*, mai 1892, et *Revue méd. de l'armée hellénique*, 1892).
2. — Dreyden, *Traitement de la chorée et de l'incontinence d'urine par les injections testiculaires* (*Lyon méd.*, 16 avril 1893).

sons violents, qui survenaient brusquement et sans cause appréciable.

Les résultats des injections furent excellents. Dès la première injection, les frissons disparurent et bientôt après l'incontinence d'urine cessa. Ce savant put reprendre ses occupations.

ANÉMIE

Comme pouvaient le faire prévoir les expériences physiologiques de Brown-Séquard sur les animaux destinés à mourir d'hémorrhagie, le liquide testiculaire possède dans toutes les affections adynamiques une puissance considérable. C'est, en effet, dans l'anémie qu'elle qu'en soit la cause et en particulier dans l'anémie consécutive aux hémorrhagies, que le liquide orchitique fait merveille, dit Brown-Séquard. Les observations ne se comptent plus de malades profondément anémiés et incapables de tout effort, relevés dans l'espace d'une quinzaine de jours par l'emploi d'injections quotidiennes.

On cite toujours à ce propos le fait suivant, parce qu'il a marqué la première étape de la méthode. Il a été rapporté par Gley.

Un médecin dont la femme était épuisée par une métrorrhagie eut des rapports avec elle et recueillit dans une baudruche le sperme provenant de l'éjaculation, puis il injecta sous la peau de la patiente 1 centimètre cube de ce liquide. L'amélioration fut très rapide. La métrorrhagie se renouvela plusieurs fois et le même traitement produisit à chaque reprise les mêmes résultats. Brown-Séquard blâme cette pratique et ajoute qu'il ne conseillera jamais d'injecter le sperme sous la peau, dans la crainte des accidents septiques que ces injections peuvent causer. L'illustre professeur a absolument raison, si nous en croyons la communication orale que nous fit le médecin dont il est question et dont nous nous honorons d'être l'ami. Ce distingué confrère est rhumatisant. Or, depuis les injections, sa femme, qui n'avait jamais eu d'accidents rhumatismaux, est rhumatisante. Est-ce une simple coïncidence ?

DIABÈTE ET POLYURIE

Statistique Brown-Séquard-d'Arsonval. — « Les diverses formes de diabète sucré, même celle qui a été si bien étudiée par M. Lancereaux, le diabète maigre ou pancréatique, s'améliorent considérablement sous l'influence d'injections de liquide orchitique. La glycosurie commune, celle qui ne dépend en rien d'une affection du pancréas, nous a fourni deux cas de guérison par ces injections. Le premier malade guéri, un indien de Calcutta, qui était venu à Paris pour consulter l'un de nous, a été complètement et rapidement délivré d'une glycosurie abondante datant de cinq ou six ans, sous l'influence d'injections de liquide orchitique, faites par notre ami le Dr W. D. Watherhouse, à Londres. Nous avons essayé comparativement, dans 12 autres cas de diabète, du liquide orchitique ou du liquide pancréatique préparé par M. Hénocque ou par l'un de nous. Les résultats favorables obtenus ont été bien plus grands quand c'était le liquide orchitique qui était employé. Nous croyons que, dans les diverses formes de diabète autres que le diabète maigre, le liquide orchitique est celui qu'il faut injecter et que, dans cette dernière forme, les deux liquides pancréatique et orchitique doivent être employés simultanément. »

— Nous recevons à ce sujet d'un médecin très distingué de Paris, le Dr Coulon, l'observation suivante, observation intéressante à plus d'un titre.

Observation. — *Diabète avec phénomènes cérébraux d'artério-sclérose.* — Par le Dr Coulon (de Paris).

M. C..., âgé de 56 ans, obèse et sujet à des poussées d'eczéma dont le siège varie, mais dont les plus rebelles, presque persistantes, occupent le cuir chevelu, s'est toujours bien porté jusqu'au 10 septembre 1889. Il n'avait eu jusqu'alors que des affections banales (une bronchite en 1872, entièrement et rapidement guérie, quelques poussées furonculeuses antérieures même à cette date). Les parents, cultivateurs, ont toujours joui d'une très bonne santé, et sont morts à un âge très avancé, sans avoir jamais rien présenté de particulier. — Il a constamment rempli des fonctions très fatigantes, ayant toujours été employé à la représentation de maisons de commerce de vente variée, tant en province qu'à Paris. En dernier lieu, il s'occupait de faire la place pour la bière et se trouvait dans la nécessité de boire plus qu'auparavant, où il était, paraît-il, très sobre. Il est grand, bien bâti et d'une puissance musculaire au-dessus de la moyenne, et n'a présenté aucun des symptômes classiques dans le diabète dont il fut atteint, plus tard. En septembre 1889, il fit une chute de voiture qui lui occasionna une plaie énorme du cuir chevelu ; la moitié antérieure de la région fronto-temporale droite avait été comme scalpée. La guérison se fit cependant assez rapidement. Il lui en était resté une certaine faiblesse générale qu'il attribuait au séjour prolongé au lit qu'il avait dû faire à ce moment.

Quatre mois après, il glissa sur le marche-pied de sa voiture et se fit, au devant du tibia gauche, une longue éraflure qui, malgré tous les soins d'un confrère, resta un temps considérable (six à sept semaines) pour se cicatriser. Obligé de changer de quartier, il me fit demander pour activer la guérison de cette plaie. Devant la durée insolite de la lésion peu profonde et peu grave en apparence (bien qu'il se fût condamné à une immobilité absolue au lit), je songeai au diabète et fis analyser les urines. Le résultat fut contraire à mon attente; à la pharmacie, on ne trouva pas de sucre, à peine quelques traces d'albumine. — La plaie finit cependant par guérir et je n'avais plus revu le malade quand, en avril 1893, il vint un jour me consulter pour une balanite intense avec œdème considérable non seulement du prépuce, mais du gland qui était exulcéré sur presque toute sa surface, et avait une teinte violacée. A ce moment, on fit analyser de nouveau les urines et tandis qu'un pharmacien déclarait qu'il n'y avait pas de glycosurie, un autre pharmacien, M. Chauvet, pharmacien de Meaux, opérant sur la même urine, déclarait 85 grammes de sucre. Après contre-épreuve par une tierce personne il se trouve que les 85 grammes de sucre étaient réels, d'où je conclus que la première analyse avait été fort mal faite et que déjà à cette époque il devait y avoir diabète.

Après avoir guéri sa balanite, mon client continua à suivre son traitement et son régime et, en septembre 1893, il ne présentait plus que 7 grammes de sucre. La santé était devenue parfaite, mais il avait de la polydipsie et de la polyphagie. Son état resta stationnaire jusqu'en février 1894, où l'appétit disparut progressivement. Attribuant ce fait à l'usage trop prolongé de médicaments et d'aliments spéciaux, il prit de son chef la détermination de ne plus rien faire et de vivre comme tout le monde. Le résultat fut qu'en un mois le chiffre du sucre avait sensiblement augmenté. Bien plus, il se plaignait de maux de tête violents revenant par accès; il avait maigri, et dans la dernière semaine de mars, il vint à mon cabinet m'expliquer qu'il éprouvait des vertiges continuels qui lui étaient très pénibles pour ses occupations; qu'il était pris parfois, même dans sa voiture, de somnolence invincible, et qu'il lui était déjà arrivé d'avoir une tendance à tomber à terre sous l'influence de ses vertiges. Je songeai naturellement à la possibilité du coma diabétique et M. Ch... prit successivement des drastiques, des diurétiques, des lavements d'eau froide, du bromure de potassium, du chloral même pour remédier à ses insomnies. La situation resta la même pendant huit jours environ, avec des périodes de congestion et de la pâleur de la face. Pas une fois, il n'y avait eu augmentation de la température. Le 3 avril il y eut une épistaxis légère que rien d'accidentel n'expliquait; et le soir il y eut des phénomènes de congestion pulmonaire qui furent enrayés par l'application de ventouses sèches.

Le 4, la nuit a été très agitée, le malade a eu des frissons et s'est plaint d'un point de côté à gauche. Le soir, en effet, il y avait de ce côté des râles crépitants fins, avec respiration légèrement soufflante. Il a expectoré trois crachats peu aérés de teinte jus de pruneau. On se décide à appliquer au niveau des râles quatre ventouses scarifiées qui ont produit le meilleur effet, car la toux et la gêne respiratoire ont cessé. Mais les râles persistent. Inappétence absolue, irritabilité extrême, nausées ; le sulfate de quinine prescrit a été vomi. Le 5, le malade veut se lever et s'aperçoit qu'il lui est impossible de mouvoir ses jambes même pour un simple déplacement sur le lit. En même temps, il accuse de la douleur lombaire. — Ventouses scarifiées sur les lombes. — Le soir, l'état est le même pour les jambes, mais il n'y a pas de température et les râles fins sont remplacés par de gros râles muqueux qui ne sont pas très abondants. Rien au cœur. Dégoût extrême de tout ce qu'il faut avaler. Refus absolu de prendre aucun médicament, l'iodure de potassium dont il prenait déjà depuis quatre jours, 1 gr. 50 par jour, étant vomi chaque fois. Frictions alcooliques sur la colonne vertébrale, cataplasmes sinapisés qui ne produisent aucun effet appréciable. Le malade se décourage ; je pratique une injection de 3 cc. de liquide testiculaire. L'injection faite dans les muscles de la fesse gauche est douloureuse. Le lendemain il y a un peu de rougeur diffuse et de sensibilité très supportable et le malade est heureux de pouvoir se remuer sur son lit. Mais il ne peut marcher sur le parquet. Les pieds traînent et les pas sont très courts et précipités, ce qu'il attribue au vertige qu'il éprouve. 2e injection. — Le 6, vers midi, le malade peut se lever et marcher dans la chambre et demande qu'on lui fasse tout de suite une 3e injection. Au bout de 5 injections, la marche serait absolument normale s'il n'y avait la question des vertiges qui sont devenus de plus en plus violents. Les alternatives de rougeur et de pâleur persistent. Tous les jours, vers 5 heures du soir, il est congestionné, les yeux sont larmoyants, les conjonctives injectées. Le matin, au contraire, il est très pâle ; les oreilles sont blêmes. Pensant pouvoir modifier dans une certaine mesure la circulation cérébrale, on donne 3 grammes de bromure en deux fois (le matin et le soir). — Puis comme, le 9 avril, il s'est réveillé avec un violent mal de tête, que le pouls est vibrant et que la congestion de la face est extrême, je fais appliquer 2 sangsues à chaque apophyse mastoïde. — Pendant *deux jours* les vertiges ont sensiblement diminué, les garde-robes sont soigneusement entretenues au moyen de pilules écossaises.

Le 12 avril, les vertiges ont reparu aussi violents qu'auparavant. Pour ne pas lui diminuer encore ses forces qui sont des plus minimes maintenant, vu le manque d'alimentation presque absolu, je fais appliquer des cataplasmes sinapisés aux membres inférieurs, on pose de nouveau des ventouses sèches pour tâcher de faire une déplétion générale dans la mesure du possible. Le résultat est nul. C'est à peine si maintenant il peut se glisser au bas de son lit ; encore est-il obligé de se maintenir aux couvertures sous peine de tomber. Et cependant, il a la notion très nette de la vigueur de ses jambes. Comme il demande avec instance d'être débarrassé de ces vertiges qui le chagrinent beaucoup, on fait venir en consultation un médecin des hôpitaux, qui conseille de la digitale et de l'iodure, sans espérer une guérison rapide. — Résultat nul. Six jours après, j'essaie l'emploi de l'ergotine, pour modifier la circulation, le 23 avril. — Le résultat a été meilleur. Jusqu'au 26, le malade a pu sortir, mais vers le soir il est repris d'un tel vertige qu'on est obligé de le ramener à la maison en voiture. Toute la nuit les vertiges ont persisté et même pendant ses rares moments de sommeil, il a eu le « mal de mer ». Comme il demande avec instance qu'on fasse tout pour lui enlever ces malaises et qu'il menace d'avoir recours au suicide, je me décide, après avoir prévenu des accidents qui peuvent se produire, à appliquer un vésicatoire à la nuque. — Les suites en ont été d'ailleurs très simples et, grâce aux précautions prises, la plaie se cicatrise assez vite. Une légère amélioration en résulte, mais bien loin de réaliser ce que le malade en espérait. — Je me décide alors à recourir de nouveau aux injections de liquide orchitique et j'injecte pendant six jours consécutifs une ampoule du liquide séquardien dans la fesse gauche. L'effet n'a commencé à se produire qu'après la quatrième injection. Le vertige a diminué d'une façon considérable et le malade peut de nouveau sortir. — Ce qui le gêne le plus, pour ses promenades, c'est sa faiblesse générale. Les injections n'ont donné lieu à un léger accident qu'une fois : il y a eu de la douleur assez forte pour gêner le sommeil et quelques traînées de lymphangite. Au moyen de compresses de sublimé, tout s'est arrangé au bout de deux jours. J'en ai été quitte pour faire l'injection dans la fesse droite. Mais l'inconvénient n'est pas assez sérieux pour que le malade demande qu'on cesse les injections. — J'ai donc continué, et après douze injections (à raison de une par vingt-quatre heures), le résultat définitif a été acquis. Depuis le 8 mai, le malade a repris ses occupations, et son état de santé est aussi bon que possible.

Lorsque nous traiterons de la sécrétion interne du pancréas et de la médication pancréatique, nous aurons, d'ailleurs, à revenir sur cette question si complexe du diabète dans ses rapports avec la nouvelle thérapeutique.

DERMATOSES

LÈPRE

M. le Dr Poupinel (de Valencé), qui est à la tête d'un hôpital de lépreux à l'île Maurice, a envoyé 7 cas de lèpre tuberculeuse traitée par le liquide orchitique. Brown-Séquard en a donné l'analyse à la Société de Biologie, séance du 1er juillet 1893.

Chez tous les malades, il y a eu augmentation notable de force, à tel point, chez l'un deux, qu'il a pu faire 4 kilomètres à pied sans fatigue. L'appétit et le sommeil sont revenus chez tous.

L'un d'eux, âgé de trente-six ans, malade depuis 9 ans, après

9 injections en près de 4 semaines, déclare bien dormir et bien manger depuis quelques jours. « L'éruption qu'il avait aux mains a disparu. Les tubercules qu'il portait au front se sont effacés. »

Un autre, âgé de vingt-huit ans, malade depuis 13 ans, dès après la 4e injection déclare que « ses jambes, qui étaient lourdes autrefois au point de gêner la marche, sont plus légères et que maintenant il peut marcher sans éprouver de fatigue ». Après la 8e injection (en 3 semaines), « les plaies qu'il portait aux doigts des pieds et des mains sont aujourd'hui guéries ».

Un autre individu, âgé de dix-neuf ans, malade depuis 7 ans, après la 8e injection (en 3 semaines), déclare que « depuis qu'il a commencé le traitement, il remarque la disparition graduelle des taches et des deux tubercules qu'il portait au bras droit et qu'il se sent de nouvelles forces, mange et dort bien ».

Un quatrième individu, âgé de vingt-deux ans, malade depuis 10 ans, déclare après la quatrième injection (en 10 jours) « qu'il n'a plus la petite fièvre qui le tracassait si souvent autrefois ; qu'il se sent plus fort, dort bien et a bon appétit ». Après 8 injections, en trois semaines et demie, mange et dort bien et ne ressent toujours plus les accès de fièvre qu'il avait avant les injections, et déclare qu'il a beaucoup plus de force.

Ces faits confirment ceux dont Brown-Séquard a eu à parler assez souvent à la Société et qui ont été observés, dans le même pays (île Maurice), par M. le Dr Suzor, qui a, lui aussi, obtenu des améliorations rapides et considérables chez les lépreux, à l'aide du liquide orchitique. Il a constaté la guérison des ulcères, des contractures et des déformations des membres, une fois une nouvelle apparition de poils et le retour de la force, du sommeil et de l'appétit.

Dans un cas soigné par Brown-Séquard et le Dr Frémy, à Nice, le lépreux, qui avait les doigts enflés et contracturés et qui ne pouvait plus se mettre au lit ni en sortir sans assistance, et qui avait perdu toute puissance virile, a recouvré à bien peu près l'état normal de sa santé. Les effets favorables ont été obtenus en quelques jours. Il est très remarquable, comme le fait observer le célèbre physiologiste, que ce soit dans ces deux terribles affections : la lèpre et le cancer, que des améliorations aient été à bien peu près toujours observées, tandis que dans des affections purement fonctionnelles ou sans altération organique considérable, comme la neurasthénie, l'hystéro-épilepsie, les effets favorables sont relativement très rares.

PSORIASIS

M. le Dr Bouffé (de Paris) a enregistré des succès très encourageants dans le traitement du psoriasis par la médication orchitique.

Voici deux de ses observations :

OBSERVATION I. — Par M. le Dr BOUFFÉ (*extrait du Bulletin de la* « Société de médecine et de chirurgie pratiques de Paris », *séance du 21 décembre* 1893) [1].

Je fus appelé, en 1891, à donner mes soins à un phtisique qui était tellement faible qu'il ne put arriver la première fois jusqu'à mon cabinet. Ce n'est que le lendemain ou le surlendemain qu'il trouva la force de gravir mes escaliers.

Ce malade, M. X..., âgé de 49 ans, était très amaigri. Une toux incessante l'agitait. Il se prétendait malade depuis deux ans seulement ; mais devait être tuberculeux depuis longtemps. L'exacerbation de sa maladie datait d'une attaque d'influenza remontant à trois mois. Il avait été soigné régulièrement par un confrère, mais se sentant affaibli, toussant, ne dormant pas, mangeant à peine, ayant de plus des sueurs nocturnes qui le fatiguaient beaucoup, il avait résolu de prendre mes conseils.

L'examen stéthoscopique révélait à droite, dans le tiers supérieur du poumon en arrière, au niveau de l'angle de l'omoplate, l'existence d'une petite caverne. Rien dans le reste de la poitrine qu'une respiration un peu rude à gauche et en arrière.

Je soignai ce malade pendant huit à neuf mois, en 1891-92. Il se remit graduellement. La toux cessa, ainsi que les sueurs nocturnes. L'appétit revint, si parfait qu'il engraissa de 3 kilos en six mois. Il reprit ses forces et sa vie ordinaire et put se considérer comme guéri, la marche de la lésion locale s'étant arrêtée.

Pour terminer, je l'engageai à faire à Saint-Honoré une saison, dont les suites furent très heureuses. M. X..., qui se sentait mourir un an auparavant, était changé au point qu'on ne le reconnaissait plus. Il ne semblait pas qu'une métamorphose aussi favorable dans son état de santé pût jamais s'opérer.

M. X..., comme beaucoup de malades qui reviennent à la santé, abusa alors de ses forces pendant l'hiver suivant. Il alla dans le monde et se livra à un travail de bureau excessif, qui l'épuisa. Enfin, une attaque

1. — Clermont (Oise), imprimerie Daix, frères.

d'influenza survint au retour d'une quinzaine de jours qu'il avait passés à la campagne, et la dégringolade fut complète en une semaine.

Malgré tous les soins, la tuberculose, apaisée jusque-là, suivit une marche si rapide, la faiblesse s'accentua si profondément qu'un jour, au cours d'un examen dans mon cabinet, il fut pris d'une syncope.

Je lui fis, sur-le-champ, une injection de sérum que je continuai les deux jours suivants et le soumis ensuite aux injections de Brown-Séquard, qui l'invigorèrent au point que ce malade, considéré par moi comme perdu au mois d'avril, vit encore à l'heure actuelle.

Ces détails n'étaient pas inutiles lorsque vous saurez que ce malade, en outre de sa phtisie, présentait, au creux palmaire de la main droite, un psoriasis qui recouvrait les éminences thénar et hypothénar, et descendait jusque sur les articulations des doigts comme l'indique la figure 8.

Toute la main était recouverte de squames dures, sèches, qui se renouvelaient ainsi depuis *quatorze ans*, sans que jamais, par aucun moyen local, acide chrysophanique, acide pyrogallique, huile de cade, etc., ou général, arsenic, iodure, on pût obtenir un nettoyage complet de la surface. Il en était réduit à porter constamment un gant.

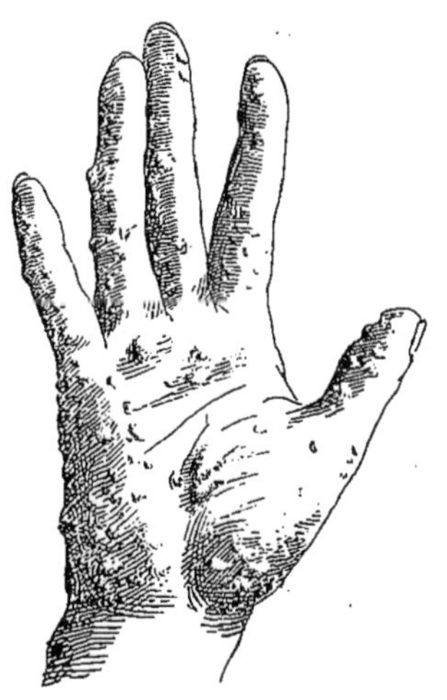

Fig. 8. — Main psoriasique avant le traitement

Au cours des nombreuses consultations que je lui donnai, ce malade m'avait demandé plusieurs fois de le débarrasser de son psoriasis ; mais je n'avais pas été jusqu'ici plus heureux que mes prédécesseurs, lorsqu'un jour je remarquai une notable amélioration du psoriasis.

Quel traitement avez-vous fait ? demandai-je à M. X..., persuadé qu'il avait consulté un spécialiste. — Aucun, me répond-il simplement. Je n'en ai plus suivi depuis vos derniers conseils.

M. X... était, à ce moment, soumis à la méthode de Brown-Séquard depuis une quinzaine de jours. (Voir fig. 9.)

Dès les premières injections, il avait remarqué que les croûtes étaient moins dures ; en les grattant, comme il le faisait souvent pendant sa toilette quotidienne, il les détachait plus facilement.

M. X... ne suivant plus, depuis assez longtemps, aucun traitement interne, ni externe, autre que la médication de B.-S., dont il recevait 3 c. environ tous les deux jours, depuis deux semaines, en était à la 7e ou 8e injection.

Je fus frappé de cette constatation que je ne pouvais rapporter qu'aux injections de liquide testiculaire, et je l'observai, dès ce jour, régulièrement.

Ce malade reçut exactement 22 injections, et je pus, à mon grand étonnement et à ma vive satisfaction, ajouterai-je, suivre les modifications, qui, dès ce moment, n'ont cessé de marcher d'une façon non interrompue vers la guérison.

Les squames se détachèrent de plus en plus et laissèrent à nu une peau lisse, rouge d'abord, dont la teinte s'effaça ensuite graduellement pour reprendre sa coloration normale.

Les derniers îlots de squames, plus longs à guérir, siégeaient au niveau de l'articulation de la deuxième phalange du pouce.

M. X... quitta Paris pour la campagne, au mois de juin suivant. Il était presque guéri de son psoriasis. Je dis presque, car l'îlôt sur le pouce était encore de la dimension de deux grosses lentilles, mais les squames étaient petites, aplaties, comme ratatinées. Il semblait que la prolifération épidermique n'eût plus la vitalité nécessaire pour évoluer comme auparavant.

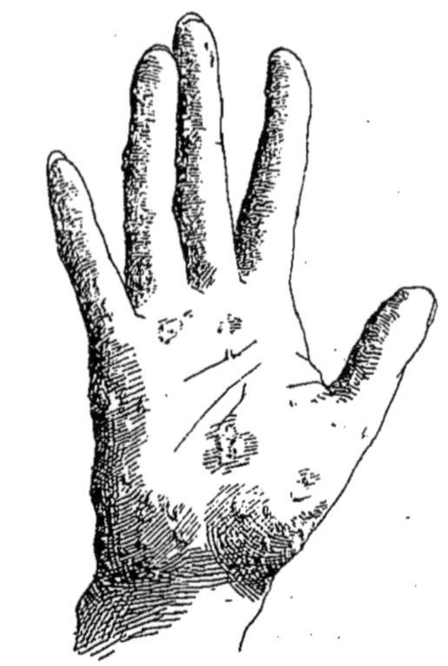

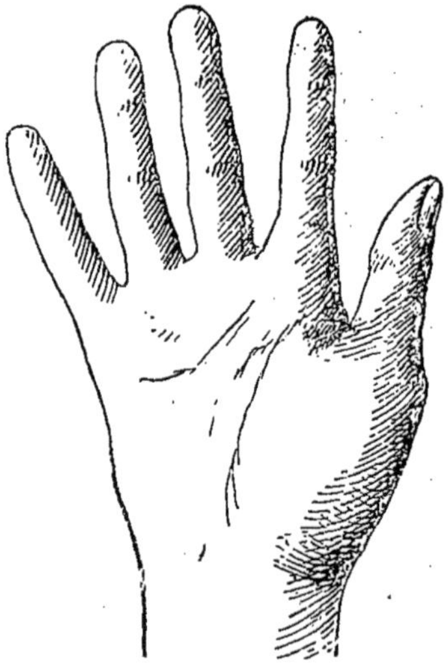

Fig. 9. — Main psoriasique pendant le cours du traitement.

Petit à petit, cet ilôt disparut, *après la cessation du traitement*, et M. X... était guéri complètement de son psoriasis, lorsque je le revis au mois de juillet suivant. Il a cessé depuis huit mois de porter un gant qu'il ne quittait jamais autrefois. J'ai été appelé à l'examiner souvent depuis cette époque, et la guérison du psoriasis est complète, absolue. Jamais il n'a présenté du côté de sa main, ni sur aucune autre surface du corps, aucune manifestation cutanée, pas plus que sur ses muqueuses.

Voici la photographie de la main du malade prise au cours du traitement. J'y ai joint le dessin de la main telle que je l'ai pu constater maintes fois pendant qu'elle était soignée selon la méthode classique. Vous y verrez de quelle maladie rebelle le malade a pu être débarrassé presque sans se douter qu'il fît une médi-

Fig. 10. — Après la guérison, la main est absolument nettoyée. Il n'existe plus aucune trace du psoriasis, après 22 injections du liquide de Brown-Séquard.

cation quelconque, alors surtout qu'il en avait tant subi et que certaines étaient très douloureuses.

La maladie remontait à quatorze ans, et était apparue subitement, à la suite de chagrins et de revers de fortune qui avaient profondément troublé M. X... La localisation de son psoriasis au creux palmaire aurait pu faire considérer l'affection comme une manifestation tardive de la syphilis; mais le malade m'a formellement déclaré n'avoir jamais été atteint de cette maladie et rien à l'examen n'a jamais permis de s'arrêter à cette hypothèse.

Nous devons ajouter, comme complément en faveur de la puissance modificatrice du traitement par les injections organiques, que M. X... portait en même temps sur la face interne des lèvres, des ulcérations de la muqueuse, variées d'étendue, de forme et de profondeur, lesquelles n'avaient jamais pu être modifiées par aucun traitement local, pas même par les cautérisations ignées.

Ces ulcérations, dont certaines avaient 1 cent. 1/2 d'étendue, causaient un œdème considérable des lèvres et notamment de la lèvre inférieure qui était retournée sur elle-même et donnaient, à certains moments, un aspect hideux au malade.

La guérison de ces ulcérations suivit la même marche que celle du psoriasis. Elles diminuèrent d'abord, se comblant chaque jour, et finirent par disparaître complètement.

Observation II. — *Psoriasis généralisé.* Dr Bouffé (*loco citato*).

J'étais encore frappé de ce magnifique résultat, lorsque je fus demandé auprès d'une malade pour une bronchite légère. En l'examinant, je remarquai que cette dame, âgée de 36 ans, était atteinte d'un psoriasis généralisé. Elle avait des squames sur le cuir chevelu, toute la surface du nez, le cou, les épaules, le dos, la région fessière, les bras, les coudes, les genoux; enfin, sur tout le corps, par îlots disséminés, ceux-ci recouverts de squames très étroites, psoriasis *punctata.* C'était la variété la plus fréquente; mais on constatait chez cette malade, comme dans beaucoup de cas de psoriasis généralisé, les variétés du psoriasis *guttata*, nummulaire ou *diffusa*.

Voyant l'attention avec laquelle j'examinais sa maladie de peau, cette malade m'exposa qu'elle datait de plus de vingt-cinq ans, et qu'elle avait fait la désolation de sa vie. Elle avait consulté tous les spécialistes connus, depuis Hardy jusqu'à M. Brocq, avait fait tous les traitements possibles. Elle avait été à toutes les stations thermales, avait pris de l'arsenic en quantité. Rien n'avait jamais agi dans le sens d'une guérison.

Étant obligée d'aller dans le monde, elle ne pouvait pas se décolleter et parfois même devait s'abstenir d'y paraître, lorsque son nez était trop irrité. Comment couvrir son visage? Toutes les poudres et pommades étaient bien appliquées, mais par les températures élevées qui règnent dans nos salons, le nez était si rouge parfois qu'il attirait l'attention. Mme X... était désolée et malgré son scepticisme à l'égard de la thérapeutique du psoriasis, elle était encore disposée à tenter une médication nouvelle, si on lui garantissait la guérison.

Je lui exposai l'heureux résultat que j'avais obtenu dans le cas précédent et j'ajoutai que tout ce que je pouvais faire pour elle, c'était d'essayer les injections organiques, lui garantissant qu'elle ne courait aucun danger de leur application. Quant à une guérison, il m'était impossible de la lui promettre.

Elle réfléchit quelques jours, et vint me demander de lui commencer les injections.

Mme X... est très nerveuse, de constitution arthritique; bronchopneumonie à 7 ans; jamais d'autre maladie; réglée à 14 ans, mariée à 21 ans, deux enfants à douze ans de distance.

Son grand-père maternel a eu la *syphilis*.

Son père est mort, à 50 ans, des suites d'une hémorrhagie cérébrale et de paralysie.

Sa mère a présenté du *psoriasis*, peu après la naissance de la malade. Elle était très nerveuse et a joui d'une bonne santé.

Mme X... a une sœur et un frère. Son frère est mort, à 41 ans, de *la maladie bronzée*. Il n'avait jamais été malade auparavant. Il est resté alité trois ans, et était de la couleur d'un Indien dans les derniers temps de sa vie.

Le psoriasis de Mme X... remonte à l'âge de 12 ans.

Actuellement son état général est mauvais. Elle a de l'anémie et présente une neurasthénie profonde, à forme cardiaque. Elle est toujours angoissée, la dépression est profonde. Son sommeil est irrégulier, l'appétit est capricieux et elle a toujours froid. L'hygiène à laquelle elle s'est astreinte, par nécessité, est très sévère. Tout ce qui est excitant a été exclu de son régime. Elle passe plusieurs mois de l'année à la campagne et prend du lait en quantité. Actuellement, elle perd ses cheveux et monte avec difficulté les escaliers. Jamais de crises nerveuses, il n'y a pas d'hystérie. Pas d'affection utérine.

Ces renseignements sur l'état de santé de Mme X... et ses antécédents de famille dénotent qu'il existe chez elle de la tare nerveuse héréditaire.

Je commençai les injections par 1/2 cc. et les augmentai à 2, puis à 3 cent. cubes, dès la 3e injection. Celles-ci furent continuées, tous les deux jours, à cette dose.

Après la 6e injection, les plaques psoriasiques commencèrent à pâlir, à s'exfolier; les squames, moins épaisses et moins dures, ne se reproduisaient plus de la même manière et, dès ce moment, on put suivre le processus régressif vers la guérison.

C'est ainsi qu'après la 12e injection, qui fut de 4 cc., jusqu'à la 20e, un grand nombre de plaques avaient disparu; l'état général se relevait en même temps : Mme X..., qui subissait toujours une poussée nouvelle vers son époque mensuelle, passa ce moment sans avoir le corps couvert de squames. Le sommeil était revenu; je dors trop, me dit-elle.

Enfin, après la 20e injection, les suivantes furent de 5 cc. Elle en reçut 29. Il restait encore alors trois ou quatre petites plaques, sur le bras droit, sur le corps. Elles disparurent graduellement après avoir présenté l'aspect foliacé, laissant voir sur la peau une surface érythémateuse qui pâlit dans la suite.

La guérison, remontant à plus de six mois, peut être considérée comme complète.

M. le Dr Bouffé fait suivre ces observations des réflexions suivantes :

Tels sont les deux cas qui m'ont paru assez intéressants pour être signalés à votre attention, le psoriasis n'ayant jamais été combattu par les injections de liquide orchitique. Cette guérison peut être considérée ici comme une éclatante confirmation par la clinique de la belle découverte de l'auteur.

Enfin, la méthode de Brown-Séquard met désormais à la disposition des praticiens un moyen thérapeutique précieux dans le traitement du psoriasis, contre lequel toute médication avait échoué jusqu'ici.

Depuis la publication de ces faits, M. Bouffé a poursuivi ses recherches en étudiant la nature et la pathogénie du psoriasis

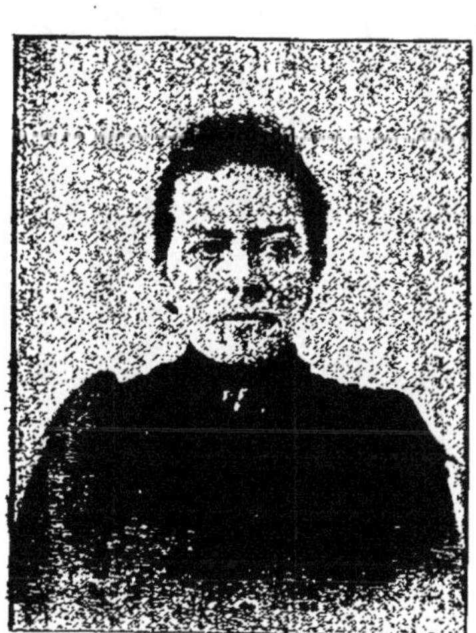

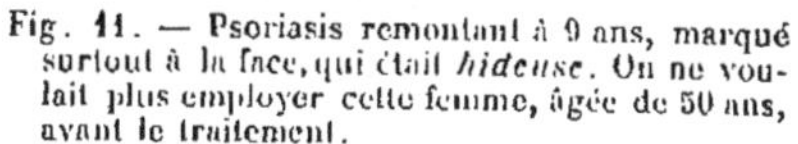

Fig. 11. — Psoriasis remontant à 9 ans, marqué surtout à la face, qui était *hideuse*. On ne voulait plus employer cette femme, âgée de 50 ans, avant le traitement.
Cette photographie a été faite au cours du traitement. A reçu *23 injections*.

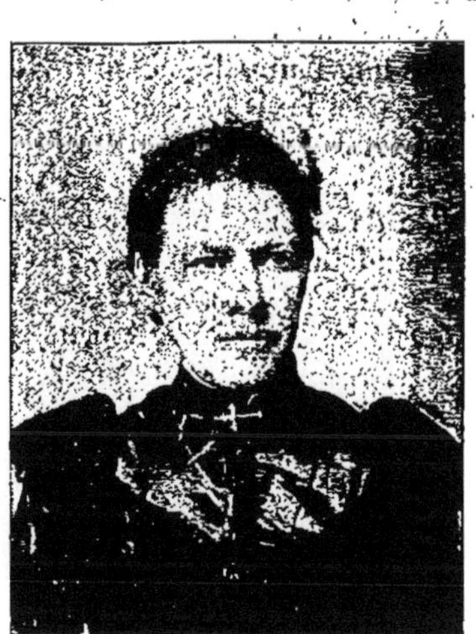

Fig. 12. — Photographie 18 mois *après la guérison*, qui est complète et absolue.
Il n'y a jamais eu de récidive.

et il a présenté au Congrès de Caen (août 1894) une série nouvelle d'une douzaine de cas de psoriasis qu'il a traités avec le plus grand succès, la guérison ayant été obtenue dans un laps de temps variant, dans certains cas, entre six semaines et quatre mois de traitement.

Ces faits sont d'autant plus intéressants que ces psoriasis

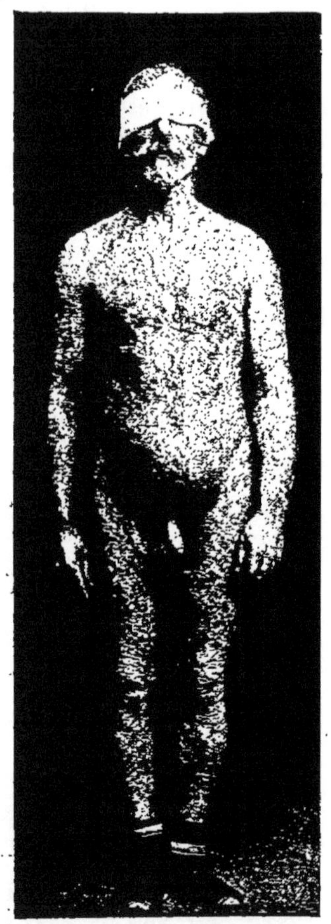

Fig. 13.

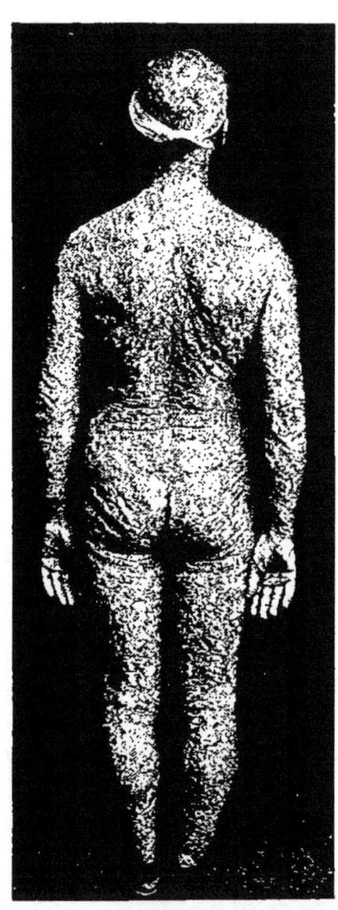

Fig. 14.

Psoriasis généralisé datant de 4 ans 1/2, chez un homme de 49 ans. Rebelle à tous les traitements, n'a cessé d'augmenter, depuis 9 mois surtout.
Toutes les surfaces du corps sont couvertes : tête, face, corps, mains, jusqu'aux pieds.
Dès la 4e injection du liquide, les démangeaisons cessent. Après la 7e, la desquamation se modifie et la régression a pu être suivie, chaque semaine, d'une façon régulière, vers la guérison.

généralisés remontaient à 20 ans, 18 ans, 15 ans. Le dernier a 4 ans 1/2 de date.

Chez tous les malades, le diagnostic avait été fait par nos maîtres en pathologie cutanée, Hardy, Besnier, Widal, Fournier, Hallopeau. Ces cas se distinguaient par une ténacité désespérante à récidiver et étaient rebelles à tous les traitements connus.

Ce qui caractérise les recherches du Dr Bouffé, c'est l'étude que, le premier, il a faite du sang et de la peau des psoriasiques, où, contrairement à l'opinion généralement admise, il n'existe pas de microbes pathogènes mais où M. Bouffé a découvert une quantité considérable de cellules eosinophiles (fig. 17, 18, 19), qui, dans certains cas, peuvent être quadruplées et s'élever jusqu'à 16 et 17 0/0; aussi fait-il de cette maladie une « *Eosinophilie* » rentrant dans le cadre des affections arthritiques, et traite-t-il le psoriasis exclusivement par la méthode interne, c'est-à-dire au moyen du liquide orchitique, l'invirogateur sédatif, par excellence, du système nerveux.

Le psoriasis est donc pour l'auteur la manifestation extérieure des troubles profonds du système nerveux et le résultat de la viciation de la nutrition qui en dépend ; c'est donc une affection tropho-névrotique, d'ordre arthritique.

La nature et la pathogénie du psoriasis ainsi considérées sous une vue toute nouvelle, on comprend que M. Bouffé, sans s'inquiéter de la peau, ait pu obtenir, grâce à sa théorie d'origine nerveuse du psoriasis, des résultats aussi remarquables par la seule médication interne.

Énumération des affections dont les symptômes ont été combattus avec succès par le liquide orchitique. — Brown-Séquard cite les affections suivantes : « l'artério-sclérose, la sclérose du cœur, les affections rénales liées ou non à la sclérose, les contractions et les paralysies de causes organiques diverses (maladies de l'encéphale, de la moelle, des nerfs), la paralysie réflexe, la névrite, les maladies du poumon, y compris même la gangrène (2 cas) ; la maladie d'Addison (4 cas), le goître exophtalmique, les affections organiques du cœur, du foie, de l'estomac, de l'utérus (y compris 2 cas de tumeur fibreuse), des atrophies et nombre d'autres états organiques morbides, certaines formes de rhumatisme, la goutte, les fièvres paluvres paludéennes, les névralgies, l'agoraphobie, la paralysie pseudo-hypertrophique, l'incontinence d'urine[1]. »

Brown-Séquard ajoute que l'épilepsie et certaines formes de maladies mentales sont presque les seules affections qui aient toujours résisté à l'action du liquide orchitique. « L'essai fait sur un grand nombre de cobayes épileptiques après la section du nerf sciatique a montré que, chez eux comme chez l'homme, cette névrose convulsive ne cède en rien à ce mode de traitement. »

EXPLICATION DES FAITS

Quelques médecins, ne soupçonnant pas encore l'extrême importance de la notion des sécrétions internes et la richesse thérapeutique de la méthode qui en découle, sont un peu interdits devant une telle énumération de guérisons et d'améliorations obtenues par le seul liquide orchitique dans les affections les plus variées et les plus disparates. De là un léger scepticisme à l'endroit de la révolution thérapeutique qui se prépare, scepticisme qui cède, du reste, depuis quelques mois devant l'accumulation des faits.

Les applications multiples du liquide orchitique s'expliquent cependant assez facilement et ne prouvent qu'une chose, c'est que, l'action de ce liquide consistant principalement à tonifier le centre cérébro-spinal, le rôle joué par ce centre dans les diverses maladies est beaucoup plus considérable qu'on ne pouvait le supposer.

Voici, d'ailleurs, comment s'exprime Brown-Séquard[2] à ce sujet :

« Deux effets distincts existent dans les cas si variés où le traitement par le liquide organique a été employé avec succès : 1° des manifestations d'ordre purement dynamique ; 2° des changements organiques. Ainsi que l'a montré l'un de nous dans une série de travaux publiés dans les *Archives* en octobre 1889 et depuis lors, le liquide orchitique produit une augmentation des puissances d'action du centre cérébro-spinal et, dans une

1. — *Arch. de phys.*, juillet 1893, page 547.
2. — *Arch. de phys.*, juillet 1893, page 458.

mesure moindre, de tout le reste du système nerveux. C'est par l'intermédiaire de cette dynamogénie que se produisent les changements rapides qui sont obtenus dans les cas de sénilité, d'ané-

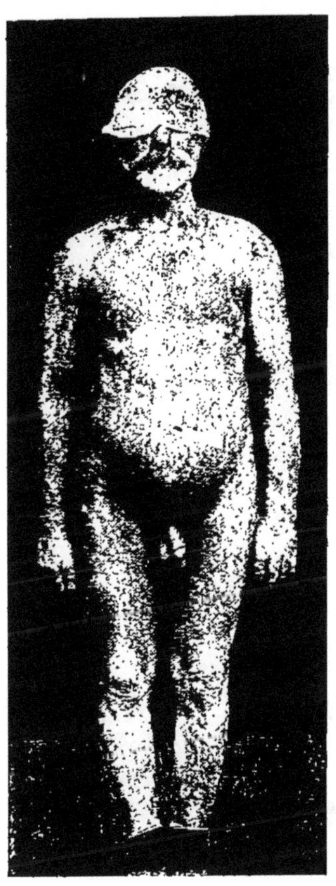

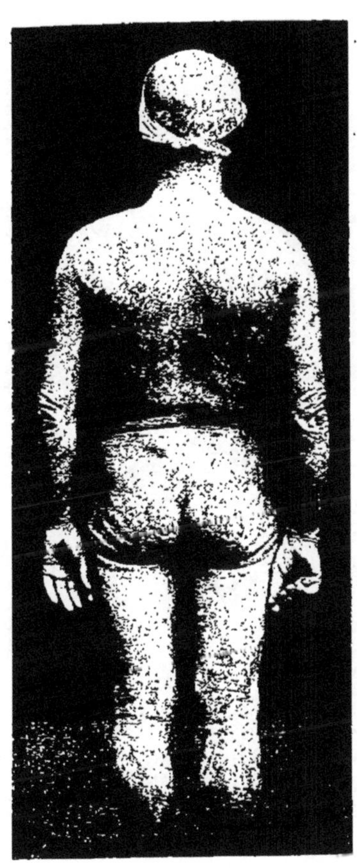

Fig. 15. Fig. 16.

Psoriasis nummulaire en voie de guérison Une grande partie des surfaces est détergée. Les squames sont beaucoup plus fines, tandis qu'elles apparaissaient, dans la fig. 13, sous la forme de grosses écailles.

A reçu actuellement 17 injections.

mie, de paralysie, de faiblesse du cœur, ou de perte ou de diminution d'une force ou d'une fonction quelconques. Il n'est pas douteux aussi que ce soit, en partie et souvent en très grande partie, sous l'influence de cette dynamogénie que le liquide agit dans les cas où l'état organique s'améliore. Nous apprenons tous les jours, par des faits nouveaux, combien est grande la variété des lésions que le système nerveux peut causer. Ce qu'il peut faire à cet égard, quel qu'en soit le mécanisme, peut incontes-

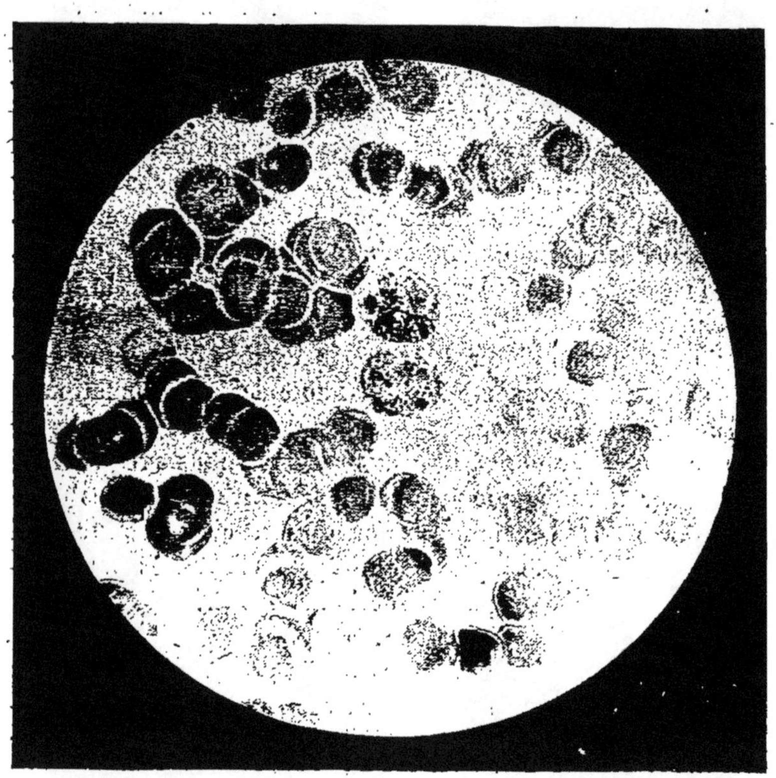

Fig. 17. — Cellules éosinophiles du *sang* dans un cas de psoriasis.

tablement être défait par lui, et c'est ainsi que nous voyons des hémorrhagies ou des suppurations s'arrêter, des ulcères (ceux de la lèpre ou du cancer) se cicatriser, des tumeurs, des altérations scléreuses, de l'œdème disparaître. L'augmentation de puissance du système nerveux nous donne le secret de ces guérisons.

« La question qui reste à résoudre est seulement de savoir si le liquide orchitique circulant dans le sang a la puissance d'agir soit chimiquement, soit autrement, mais d'une manière directe, sur les diverses parties organiquement malades et par cette action directe de contribuer à y rétablir l'état normal. Des expériences multipliées ont montré à l'un de nous que si cette influence directe existe, elle est excessivement minime, car chez des cobayes ayant été blessés également des deux côtés du corps (section, avec meurtrissure de la peau et des muscles), aux épaules et aux lombes, il n'y a pas eu de différence évidente, quant à la rapidité de la cicatrisation des plaies, suivant qu'on les soumettait ou non à plusieurs lavages chaque jour avec des dilutions plus ou moins étendues de liquide orchitique. Il est évident, conséquemment, qu'une action favorable, directe, causant la guérison des ulcères dans le cancer, dans la lèpre, etc., n'existe pas ou existe à peine.

« Si l'on tient compte du fait que le liquide orchitique contient des éléments qui participent à l'acte de la fécondation et contribuent ainsi à former les cellules des divers organes de l'embryon, on est conduit à supposer, comme nous avons essayé de le montrer ailleurs, que des cellules nouvelles ou des améliorations de cellules anciennes se produisent chez l'homme qui reçoit des injections de liquide orchitique. C'est très probablement à cela qu'est due en partie l'action rénovatrice de ce liquide dans les cas d'affection organique. »

Lorsque, dans les derniers jours de l'automne dernier, nous eûmes l'honneur de nous rencontrer avec Brown-Séquard, quelques jours avant son départ pour Nice, d'où il devait revenir mortellement atteint par la mort de sa vénérée femme, une idée l'obsédait particulièrement. Il croyait, en effet, à cette action génératrice de nouvelles cellules exercée par le liquide orchitique employé en injections sous-cutanées, mais il voulait arriver à la démonstration.

Un sujet s'était présenté, homme robuste, puissant, mais atteint d'une stérilité qui le désespérait. Des analyses successives avaient démontré l'absence complète et continue de spermatozoïdes dans le sperme. On le soumit aux injections et au bout d'une série dont nous ne pouvons préciser la durée, les animalcules se montrèrent de plus en plus nombreux dans le champ du microscope.

Cette expérience, que nous ne croyons pas indiscret de révéler, paraissait avoir vivement impressionné Brown-Séquard. C'était le commencement de la démonstration.

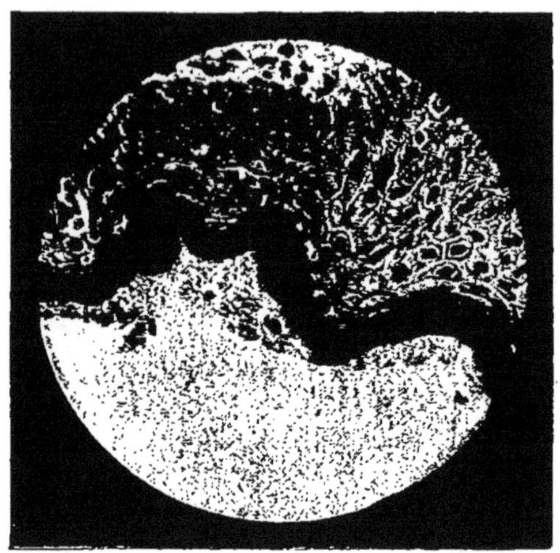

Fig. 18.

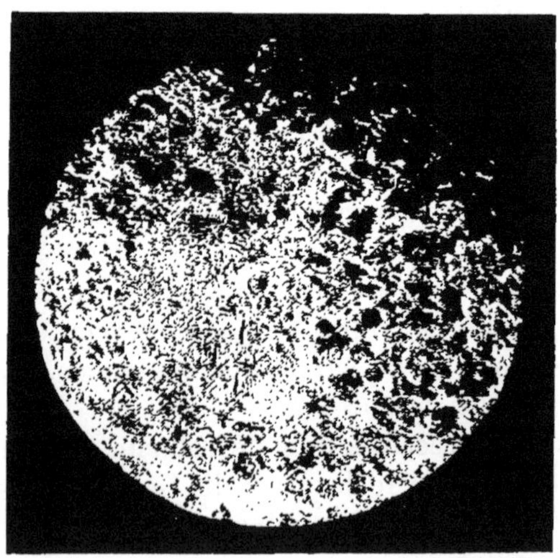

Fig. 19.

Cellules eosinophiles de sperme.

Mais c'était la dernière fois qu'il nous était donné d'entendre l'illustre physiologiste.

CHAPITRE III

MÉDICATION OVARIQUE

Le liquide ovarique possède les propriétés dynamogéniantes du liquide testiculaire, mais à un moindre degré. De plus, il n'a rien de spécial, comme disait Brown-Séquard. On n'a donc aucun intérêt à le substituer au liquide testiculaire puisque, indépendamment de l'absence d'action spéciale, il n'a pas la puissance de ce dernier.

Il a été cependant employé avec succès sur quarante-six vieilles femmes par une dame américaine, Me Brown, médecin de la Faculté de Paris.

Régis [1] tenta aussi avec quelque succès de l'employer contre les troubles nerveux et psychiques consécutifs à l'ovariotomie. M. Clément [2] a réussi, d'un autre côté, en employant un liquide ovarique au dixième, titre bien faible cependant, à guérir une contracture hystérique chez une petite fille ; mais que n'obtient-on pas dans l'hystérie ?

Pour tout dire, en un mot, et exposer l'idée que Brown-Séquard se faisait du rôle secondaire du liquide ovarique, il nous suffira de transcrire la réponse qu'il nous fit lorsque nous lui soumettions l'idée de réunir dans une même solution les extraits de l'ovaire et du testicule, des deux facteurs de la génération. « Ne mélangez pas alors les extraits à parties égales, nous fut-il répondu ; à la solution orchitique au titre ordinaire, joignez l'extrait ovarique *en supplément.* »

Cette déclaration résume la pensée du maître.

---

1. — Régis, Cas de folie consécutive à une ovarosalpingectomie. *Travail communiqué à la Société de médecine et de chirurgie de Bordeaux,* séance du 2 juin 1893.

2. — Clément (*Société des sciences médicales de Lyon*, 21 déc. 1892).

CHAPITRE IV

MÉDICATION DE SUBSTANCE GRISE CÉRÉBRALE

TRANSFUSION NERVEUSE DE CONSTANTIN PAUL

« On pourrait se servir, dans les cas de faiblesse par anémie locale ou générale des centres nerveux, du liquide de ces centres, en même temps que du liquide testiculaire ou ovarique. »

BROWN-SÉQUARD.

Sous l'impulsion de Constantin Paul, le liquide de substance nerveuse paraît occuper une place prépondérante dans la série des liquides organiques appliqués à la thérapeutique et a subi avec certain succès l'épreuve de la clinique, sinon de la physiologie.

Brown-Séquard est son père, puisqu'il est le père de tous les liquides organiques de la méthode; Constantin Paul, son père adoptif. C'est lui qui l'a présenté, on s'en souvient, le 16 février 1892, à l'Académie de médecine, dans les termes suivants :

Vous avez tous, certainement, présente à l'esprit la sensation que fit la déclaration de Brown-Séquard à la *Société de Biologie* au mois de juin 1889. Voici ce que disait Brown-Séquard : « J'ai soixante-douze ans; je suis, en général, en très bonne santé, à part du rhumatisme et du mérycisme. Ne prenant pas d'exercice depuis plus de trente ans, ma vigueur naturelle, qui a été considérable, a graduellement diminué, et, depuis dix ou douze ans, je suis devenu très faible. Il a suffi d'une dizaine d'injections sous-cutanées pour me rendre mon ancienne vigueur. »

Avant le 15 mai, jour de la première injection, Brown-Séquard était si faible qu'au bout d'une demi-heure de station debout, au laboratoire, il était obligé de s'asseoir pour continuer ses expériences. Après trois ou quatre heures de séjour dans son laboratoire, il rentrait chez lui en voiture, si fatigué qu'il se mettait au lit, après un petit repas sommaire.

Après une première injection, Brown-Séquard pouvait travailler debout pendant plusieurs heures sans être fatigué. Il avait gagné 6 ou 7 kilogrammes au dynamomètre sur l'énergie de la contraction des muscles fléchisseurs des bras. La puissance de la moelle épinière sur l'acte de la miction et l'acte de la défécation était notablement accrue. « Enfin, disait Brown-Séquard en terminant : le travail intellectuel m'est devenu plus facile qu'il ne l'est depuis longtemps, et j'ai regagné, à cet égard, tout ce que j'avais perdu. Je puis dire que d'autres fonctions, non perdues, mais diminuées, se sont notablement améliorées. »

Ce récit tenait du merveilleux, et s'il n'eût été fait par un homme dont la haute valeur scientifique et l'habileté expérimentale ne sont contestées par personne, on n'y aurait pas ajouté foi.

Le monde médical scientifique resta froid et fit ses réserves. Mais la nouvelle de cette déclaration, transmise aux journaux à sensation, fit une profonde impression sur le public. Plus d'un vieillard se réjouit en apprenant que la formule de l'eau de Jouvence était retrouvée et, comme le loup de la fable :

> Plus d'un déjà se forge une félicité
> Qui le fait pleurer de tendresse.

Mais les savants restèrent sceptiques, et j'avoue que je fus du nombre. Je dois confesser que je n'ai jamais pu m'assimiler la théorie de Brown-Séquard sur la dynamogénie ; car, dans la nature, rien ne se crée, rien ne se perd : la loi est aussi fatale pour les forces que pour la matière, et si l'on apporte de la force, il faut l'avoir empruntée quelque part.

Il en résulte donc que l'injection de Brown-Séquard devait être ou un tonique ou un excitant.

Si ce n'est qu'un excitant, la force dont on peut disposer est donc bien prise, pour ainsi dire, sur le capital ; c'est, en réalité, un emprunt qu'il faudra solder plus tard, et j'attendais, pour être fixé sur sa valeur, de savoir si cette force passagère n'était pas suivie d'une dépression équivalente. L'expérience a montré qu'il n'y a pas eu de dépression consécutive. Ce n'est donc pas d'un excitant dont il s'agit. Le liquide injecté est donc un tonique, mais il ne renferme pas en lui-même les éléments de la force dont on disposera plus tard.

On sait que le liquide injecté par Brown-Séquard n'est pas le produit de sécrétion du testicule, — car le filtrage à travers la porcelaine de Pasteur ne laisse pas passer les animalcules spermatiques, — et le suc testiculaire ne contient aucun élément figuré, comme s'en sont assurés MM. d'Arsonval et Hénocque ; il faut donc comparer l'injection de Brown-Séquard à la transfusion du sang. En effet, que se produit-il dans la transfusion du sang ?

Lorsqu'on prend deux sujets du même âge et aussi semblables que possible, et que l'on fait passer le sang de la veine cubitale d'un bras dans la veine cubitale de l'autre bras, le sang étranger qui pénètre dans a veine rencontre le sang propre du sujet, mais n'y prend pas place comme un constituant normal. Ce sang nouveau est un corps étranger qui se comporte comme tel. Ce nouveau sang n'est pas assimilé à l'ancien, il est l'objet d'une véritable digestion, si, toutefois, il n'est pas éliminé en nature. En effet, quelques heures après l'opération, une véritable fièvre survient et le sang nouveau est rejeté par les reins. On voit l'urine emporter l'albumine, l'hémoglobine, et même les globules sanguins altérés. Cette sorte de fièvre dure plus de vingt-quatre heures. Ce n'est donc pas une substitution au sang perdu qui a été opérée, mais ce corps nouveau constitue un stimulant singulier pour entraîner l'organisme à refaire du sang.

J'ai pensé à faire quelque chose d'analogue à la transfusion du sang, en faisant une sorte de transfusion nerveuse pour combattre la neurasthénie.

Or, on sait combien les neurasthéniques sont rebelles à la thérapeutique. Chez eux, on n'est jamais sûr d'obtenir d'un médicament l'effet qu'on en obtient tous les jours chez les malades moins déséquilibrés. Ils ont, en outre, peu de persévérance pour profiter des mesures hygiéniques, qui exigent naturellement, pour modifier un organisme, du temps et de la patience.

L'effet de la suggestion n'est souvent que passager. Enfin, l'électrisation par l'électricité statique, la franklinisation, éloigne beaucoup de malades convaincus de leur incurabilité.

Voilà pourquoi j'ai voulu chercher dans la substance nerveuse active, la substance grise du cerveau, un tonique nouveau.

C'était bien la même idée qui dirigeait Brown-Séquard, comme on peut le voir dans une autre communication qu'il fit plus tard à la *Société de Biologie* :

« Ainsi que je l'ai établi, dit-il, c'est sur le système nerveux, et spécialement sur le centre cérébro-rachidien, qu'agit le liquide testiculaire; il faut donc admettre que les effets de ce liquide sur la nutrition, sur la chaleur animale et sur les sécrétions, proviennent d'actions sur ce système nerveux. Il en résulte que, de même que le système nerveux est capable, comme on le sait, de déterminer des troubles excessivement variés de la nutrition même, il a la puissance de ramener à la normale les pertes dont la nutrition, les sécrétions, les propriétés ou les fonctions sont profondément troublées. La puissance du système nerveux sur les fonctions et propriétés est donc notablement plus grande qu'on ne le savait. Ce n'est pas la conséquence la moins importante de mes recherches sur l'action du liquide testiculaire. »

C'est en m'appuyant sur ces données que j'ai injecté à des malades, depuis près d'un an, de la substance nerveuse dans le tissu cellulaire sous cutané.

M. C. Paul entre ensuite dans quelques détails au sujet de la préparation du liquide de substance grise.

LIQUIDE DE SUBSTANCE GRISE

PRÉPARATION

Il avait commencé par faire une dilution de moelle de lapin ; mais une moelle de lapin ne donne que 3 ou 4 grammes de tissu nerveux dans lequel la substance blanche, substance simplement conductrice, forme les trois quarts de la masse. M. Constantin Paul s'est donc déterminé à remplacer la moelle de lapin par la substance grise cérébrale du mouton, ce dernier étant un des animaux les moins sujets aux maladies virulentes.

Voici comment procède le distingué médecin des hôpitaux : il prend, sur un cerveau de mouton récemment tué, 15 grammes de substance cérébrale, de préférence la substance grise (corps opto-striés, circonvolutions, cervelet), et la divise en petits morceaux. Puis il la fait macérer pendant 24 heures dans cinq fois son poids de glycérine pure ; il ajoute ensuite une quantité égale d'eau. Enfin, il verse le tout, après filtration au papier gris, dans le tube de l'appareil d'Arsonval, et il filtre sous pression de 50 à 60 atmosphères. Grâce à cette formidable pression fournie par l'acide carbonique liquide, il obtient 150 grammes de solution à 1/10.

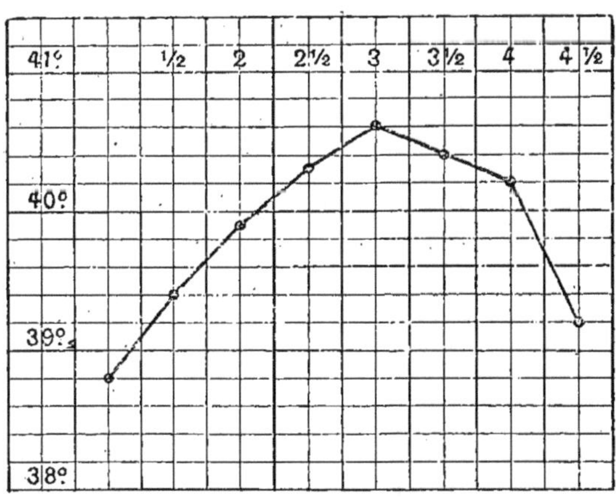

Fig. 29. — Courbe thermique. Injections de liquide de substance grise chez l'animal sain.

Le liquide ainsi obtenu est incolore ou légèrement teinté de rose. Il ne renferme aucun élément figuré. En flacons, il se conserve pendant dix jours sans s'altérer. Dans les ampoules remplies suivant les procédés Chaix et Rémy, il conserve presque indéfiniment son activité.

ACTION PHYSIOLOGIQUE SUR LES ANIMAUX SAINS

Absolument inconnue. La seule expérience faite sur ce sujet, à notre connaissance, est due à M. Rouquès (fig. 20). Elle a été faite au point de vue de la thermogénie. M. Rouquès[1] a employé une liqueur au 1/3, dont il a introduit 3 centimètres cubes. La température initiale (fig. 20) était de 38,8. En trois heures, elle était montée à 40,6, ce qui donne près de 2° d'élévation. Cette fièvre a été d'ailleurs assez courte, car, quatre heures et demie après l'injection, le thermomètre ne marquait plus que 39°2.

Voilà tout ce que nous savons du liquide de substance grise au point de vue physiologique. La clinique a, sur ce sujet, devancé l'expérimentation.

LIEUX D'ÉLECTION DES PIQURES

Les deux régions d'élection choisies par M. Constantin Paul pour faire l'injection sont les côtés de l'abdomen, au niveau des flancs et, en arrière, la base de la région dorsale près de la région lombaire.

MANIÈRE DE PRATIQUER L'INJECTION

Au niveau du point choisi pour l'injection, on fait une friction avec l'eau phéniquée forte, et pour rendre la piqûre indolore on produit l'analgésie en projetant un jet de chlorure d'éthyle (*faisons remarquer que, depuis l'introduction de sel marin dans la préparation des liquides organiques, cette anesthésie préalable est bien peu souvent nécessaire*). La seringue est passée à l'eau phéniquée forte d'abord, puis dans l'eau bouillante afin d'éviter l'action caustique de l'acide phénique. La stérilisation complète de l'aiguille est obtenue en la passant dans la vaseline liquide chauffée (*avec la seringue du professeur Debove, munie de ses aiguilles en platine iridié, un simple flambage suffit*).

Lorsque l'on vient de retirer l'aiguille, on constate sous la peau une petite tumeur, grosse comme la moitié d'une noix. Le malade éprouve un peu de sensibilité, mais il ne survient d'or-

1. — Rouquès, Substances thermogènes extraites des tissus animaux sains. *Thèse de Paris*, 1892.

dinaire ni rougeur, ni œdème, ni douleur. Sur un millier d'injections pratiquées depuis un an par M. Constantin Paul, trois fois l'injection fut suivie d'un abcès : il est vrai de dire que ces trois abcès sont survenus dans la même semaine au moment où une bougie filtrante de l'appareil de d'Arsonval, de mauvaise qualité, laissait passer, sans doute, des micro-organismes.

DOSES

La quantité de liquide injecté par M. Constantin Paul est couramment de 5 à 6 centimètres cubes environ.

Pour essayer la susceptibilité du malade, on commence par faire d'abord une injection de 2 centimètres cubes ; on augmente tous les deux jours de 1 centimètre cube, jusqu'à 5 ou 6 cent. cubes ; à ce moment, on pratique, deux fois par semaine, une injection de 5 ou 6 cent. cubes jusqu'à ce qu'on arrive au total de 20 injections.

RÉSULTATS THÉRAPEUTIQUES

M. Constantin Paul, dans le but de rechercher la tolérance du liquide, fit la première injection sur un sujet atteint de paralysie générale.

Nous laissons de nouveau la parole à l'éminent clinicien.

Observation. — Le nommé Delorme Eugène, âgé de trente ans, entre le 16 mars 1891 dans mon service à l'hôpital de la Charité, salle Velpeau, n° 21.

Au moment de son entrée, cet homme se trouve dans un état comateux et il est impossible d'obtenir le moindre renseignement. Le lendemain le malade s'agite violemment dans le lit, refuse tout aliment et ne répond pas aux questions qu'on lui pose ; il crache au visage de ceux qui l'approchent et fait entendre des grincements de dents. On lui donne des lavements de chloral et, trois jours après, le délire est complètement calmé. Le malade, dont l'intelligence est des plus bornées, nous dit qu'il est garçon marchand de vins et que c'est la seconde fois qu'il se trouve malade. Il accuse de la faiblesse dans les jambes et dans le bras gauche ; embarras de la parole, hébétude, inégalité pupillaire.

Les jours suivants, le malade est relativement bien, il a toute sa connaissance, mais la parole est lente, les idées longues à venir, l'attention difficile. En un mot, il est dans un état de dépression cérébrale des plus marquées.

Le 28 mars, je fais une première injection de 3 centimètres cubes de dilution de moelle de lapin. On n'observe ni réaction locale ni réaction générale.

On le laisse reposer.

Le 15 avril, deuxième injection de trois centimètres cubes d'un liquide semblable.

Le 20 avril, troisième injection de 5 centimètres cubes.

Le malade paraît complètement remis de son accès aigu, mais l'intelligence est toujours très faible.

Du 20 avril au 12 juin, on laisse le malade au repos pour le mettre en observation.

Le 12 juin, quatrième injection de 2 centimètres cubes de liquide.

Pas de réaction, ni locale, ni générale.

Le 24 juin le malade, tranquille d'esprit, a acquis un embonpoint condérable. Il sort de l'hôpital ; deux mois après, il y rentre avec un nouvel accès de délire auquel il succombe. L'autopsie montre une pachyméningite.

« A partir de ce moment, nous étions donc bien fixés, M. Matbec, mon interne, et moi, sur l'innocuité des inoculations au point de vue tant local que général. L'engraissement rapide du malade montrait, en outre, que cette transfusion nerveuse, loin d'altérer la nutrition, la favorisait. Nous n'avions pas observé d'action toxique, mais au contraire une action tonique, un remontement de l'organisme.

Le moment était venu d'appliquer ce nouveau moyen à la thérapeutique ; c'est aux neurasthéniques que s'adressa M. Paul.

PREMIÈRE STATISTIQUE

M. C. Paul apporte ici le résultat de onze observations, prises depuis le mois de mars, c'est-à-dire depuis près d'une année, ne voulant faire connaître des résultats que lorsque, par leur persistance, ils peuvent devenir démonstratifs.

Ces malades se décomposent ainsi :

3 chloroses neurasthéniques ;

3 neurasthénies classiques ;

1 cas de pouls lent permanent ;

4 ataxiques ou tabétiques.

DU TRAITEMENT DE LA CHLOROSE NEURASTHÉNIQUE PAR LA TRANSFUSION NERVEUSE

M. C. Paul doit à sa collaboration avec son maître, Trousseau, une grande habitude du traitement de la chlorose ; aussi, c'est avec plaisir qu'il montre constamment, dans son service, avec quelle rapidité on guérit la chlorose vraie au moyen d'un certain nombre de préparations ferrugineuses. Seulement, il a l'habitude d'exiger des malades au moins trois mois de traitement, pour que la guérison se maintienne durable; mais, lorsqu'on se trouve en présence de la chlorose neurasthénique, les préparations ferrugineuses ne sont plus supportées. L'arsenic n'est pas non plus toléré, et l'hydrothérapie seule réussit encore.

C'est à trois malades atteintes de cette sorte de chlorose qu'il a appliqué la transfusion nerveuse avec le plus grand succès.

OBSERVATION I. — *Chloro-anémie neurasthénique.*

La nommée Jean Jeanne, âgée de 22 ans, employée de commerce, entre dans mon service le 19 juin 1891, salle Beau, n° 11.

Cette malade nous raconte qu'elle n'a été réglée qu'à l'âge de 19 ans. Depuis cette époque, que ses règles ont été régulières, mais peu abondantes, puis elle déclare que depuis que la menstruation s'est établie, sa santé a beaucoup baissé. Elle s'est affaiblie, a pâli et tous les tissus sont décolorés.

En effet, au moment de son entrée, elle présente un teint anémique très marqué, on constate chez elle un souffle anémique intense dans les veines jugulaires droites et un souffle anémique dans le deuxième espace intercostal gauche, au niveau de l'artère pulmonaire. Elle a des palpitations et de la céphalalgie, mais surtout une faiblesse marquée dans les jambes, et, en outre, une amyosthénie générale qui lui fait éprouver un sentiment d'épuisement pour le moindre exercice. Aucun appétit; elle a des maux d'estomac qu'elle désigne sous le nom de crampes d'estomac : au lieu de la couleur jaune-verdâtre de la peau que présentent les chloroses vraies, sa peau est d'un blanc mat, de ce blanc particulier aux chloroses neurasthéniques ; son état neurasthénique se montre encore dans les fonctions intellectuelles sous forme d'impuissance à suivre une idée avec attention et l'émotilité du caractère.

Elle est mise au traitement des injections nerveuses :

1re injection,	le 21 juin	3	centimètres cubes.
2e	—	22 —	5	—
3e	—	23 —	1	—
4e	—	25 —	5	—
5e	—	30 —	5	—
6e	—	3 juillet	5	—
7e	—	7 —	3	—

Sous l'influence de ce traitement, la malade se remonte avec une rapidité extrême. Les troubles gastriques et céphalalgiques disparaissent dès le début. La malade prend de l'embonpoint rapidement.

Elle pèse le 20 juin	51 kilog.
— 28 —	52 —

Elle pèse le	5 juillet	53 kilog. 500
—	12 —	54 — 700
—	19 —	55 — 500
—	26 —	56 — 700
—	4 août	57 — 500

Donc, entre la première et la septième injection, c'est-à-dire en l'espace de quinze jours, la malade a gagné 2 kilog. 500. On cesse les injections, et dans le mois qui suit, sans autre traitement, la malade gagne encore 4 kilog.; total en deux mois : 6 kilog. 500.

Les règles, qui manquaient depuis deux mois, ont reparu le 30 juillet.

La malade quitte le service le 4 août dans un état très satisfaisant.

Je l'ai revue ces jours derniers ; elle continue à se porter parfaitement.

OBSERVATION II. — *Chloro-anémie neurasthénique.*

La nommée Ernestine N..., âgée de 24 ans, mécanicienne, entrée, le 23 mai 1891, dans mon service de l'hôpital de la Charité, salle Beau, n° 11.

Cette malade, réglée pour la première fois à l'âge de quinze ans, a été réglée régulièrement pendant trois ans, jusqu'à l'âge de 18 ans, où elle est devenue enceinte.

Cette fille, dont la constitution était délicate, a toujours été mal portante depuis son accouchement. Ses règles restaient plusieurs mois sans revenir ou revenaient deux ou trois fois dans le même mois. Depuis ce temps elle est anémique.

Au moment de son entrée à l'hôpital, elle a les tissus décolorés, particulièrement les gencives et les paupières; elle se plaint de maux de tête, de palpitations et de gastralgie. Elle n'a aucune force et se sent épuisée au moindre effort.

On trouve, à l'auscultation, un souffle anémique dans les vaisseaux du cou, et, à l'artère pulmonaire, un souffle systolique dans le deuxième espace intercostal gauche.

On commence un traitement par les moyens ordinaires : vin de quinquina; deux pilules contenant chacune :

Tartrate de fer, 15 centigrammes, et aloès, 5 centigrammes.

Solution de chlorhydrate de cocaïne au centième, une cuillerée à dessert.

Viande crue.

Au début du traitement, la malade pesait 58 kil. 300 ; le 10 juin, elle pesait 60 kil. 600. Elle avait donc gagné en trois semaines 2 kil. 300, mais les couleurs ne paraissaient pas.

Du 17 juin au 7 juillet, on lui fit huit injections de 5 centimètres cubes. Les 17, 21, 22, 23, 25 et 30 juin, et les 3 et 7 juillet. Sous l'influence de ce traitement on vit la teinte pâle du visage disparaître, les gencives se colorer, l'appétit revenir ; la malade qui, au début, ne supportait qu'un peu de lait, prend aujourd'hui 4 degrés sans épuiser son appétit.

Le poids augmente rapidement.

24 mai..................	58 k. 300
14 juin..................	60 600

Traitement par la transfusion nerveuse :.

21 juin..................	61 k
28 —	62
5 juillet..................	62 500
8 —	62

La malade est réglée et sort en parfait état.

OBSERVATION III. — *Chloro-anémie neurasthénique.*

Ce cas est encore plus probant que les précédents, en raison de l'état de cachexie où se trouvait la malade avant le commencement du traitement.

Mlle P..., âgée de dix-huit ans, fleuriste, entre dans mon service, salle Beau, n° 23, le 7 novembre 1891.

Cette jeune fille, malade depuis trois ans, est dans un état de pâleur et de faiblesse extrême. Elle a des maux de tête accompagnés de vertige, de troubles de la vue, de bourdonnements d'oreilles, de défaillance et même de syncopes.

Elle a des palpitations et de l'essoufflement si elle monte des escaliers. L'auscultation perçoit un souffle anémique à renforcement, le bruit de diable dans les jugulaires et un souffle très marqué à l'artère pulmonaire.

L'examen du sang, pratiqué par M. Hénocque, donne à l'hématoscope 4 p. 100 d'hémoglobine seulement.

L'appétit est nul, l'ingestion des aliments provoque des vomissements. La constipation est extrême, la malade reste quelquefois huit jours sans aller à la garde-robe.

Les règles sont irrégulières, et restent parfois deux mois sans revenir; dans l'intervalle, elle a des pertes blanches.

Depuis trois mois qu'elle est constamment sujette aux vertiges, aux défaillances, aux vomissements, elle est sans force et a dû renoncer à son travail, se trouvant mal pour la moindre des choses.

On commence le traitement le 15 novembre. Elle reçoit d'emblée une injection de 5 centimètres cubes.

Pendant deux mois, elle n'est soumise à aucun autre traitement que ses injections. A chaque nouvelle injection, elle se sent plus forte, l'appétit se développe et elle engraisse dans les proportions suivantes :

8 novembre, avant la 1re injection...	53 k.
Le 17 janvier....................	60 500

Le 7 janvier, elle a subi treize injections. Sa santé s'est considérablement améliorée. Non seulement elle a plus de force, mais elle a de l'appétit, mange, n'a plus de faiblesse. Les règles sont venues régulièrement.

Les phénomènes tenant à la neurasthénie, c'est-à-dire l'impotence musculaire et l'hyperesthésie des différentes sensibilités, ont disparu, mais le sang ne s'est pas réparé, la pâleur et les bruits du souffle persistent. Alors, je commence l'administration du fer, sous la forme des paquets suivants : limaille de fer, 25 centigrammes ; cannelle, 0,25.

Le 8 février, après trois mois de traitement, vingt injections de substance cérébrale, la malade quitte l'hôpital dans l'état le plus satisfaisant. Elle est fraîche et rose, les muqueuses sont bien colorées. Elle mange et digère bien, travaille sans fatigue ; elle pèse 62 kilogrammes, c'est-à dire qu'elle a augmenté de 9 kilogrammes. Il n'y a plus de bruit de souffle à l'artère pulmonaire, ni dans les vaisseaux jugulaires. La malade vient d'être réglée régulièrement.

On ne saurait contester qu'il ne s'agisse là d'un bien beau cas de guérison de chlorose rebelle.

TRAITEMENT DU POULS LENT PERMANENT

L'observation qui suit a trait à un vieillard qui, atteint d'une congestion hépatique, avait des battements de cœur faibles et irréguliers, et une arythmie inquiétante, comme il s'en produit en pareil cas. Il avait été pris de syncopes répétées, et ce n'étaient que les injections d'éther répétées, également, qui l'avaient rappelé à la vie. Son affection du foie fut soignée et guérie, mais il avait conservé de cette maladie une rareté singulière du pouls, qui ne battait que 56 pulsations par minute. Peu à peu le pouls se ralentit encore; il descendit à 48, puis à 36 pulsations par minute ; et l'on vit survenir des symptômes d'anémie cérébrale inquiétante. C'est alors que M. C. Paul eut l'idée d'administrer, comme tonique, une injection de substance nerveuse, qui réussit fort bien, comme le prouve l'observation.

Observation IV. — *Pouls lent permanent.*

M. L..., âgé de soixante-quinze ans, est atteint de faiblesse sénile. Mais, en outre, il est atteint d'une congestion hépatique, avec un énorme volume du foie et arythmie cardiaque d'origine hépatique. Le cœur et l'aorte n'ont d'autres lésions que la dégénérescence sénile. A un moment donné, l'arythmie est suivie de syncopes, et le malade n'est rappelé à la vie que par des injections d'éther.

Les jours suivants, une médication laxative dégage progressivement le foie, et l'arythmie disparaît presque complètement. Le malade se rétablit peu à peu, et reprend toutes ses habitudes.

Au bout de quelque temps, la faiblesse cardiaque reparaît et le pouls, ordinairement à 56, tombe à 36, déterminant de l'anémie cérébrale.

Une seule injection de 5 centimètres cubes de liquide cérébral a suffi pour remonter le malade dont le pouls battait 36 ; depuis ce temps, la santé s'est soutenue, et il n'a pas été nécessaire de recourir à une autre injection.

Aujourd'hui, cinq mois après l'injection, il conserve son pouls à 60 par minute; il est dans un état de santé des plus satisfaisants.

TRAITEMENT DES NEURASTHÉNIES CLASSIQUES

M. C. Paul arrive maintenant à la troisième série d'observations :

Suivant ses expressions, il s'agit ici d'hommes dans la force de l'âge et neurasthéniques au plus haut point. Tous trois présentent ce phénomène, qui est pour lui la caractéristique de la neurasthénie : ils mangent bien, n'ont aucune déperdition de force apparente, et cependant ils sont atteints d'impotence fonctionnelle musculaire et cérébrale. Ils donnent l'idée d'un condensateur qu'on ne peut charger, d'un accumulateur qui n'accumule pas de force. Au moindre mouvement, ils sont épuisés, et cependant ils prennent une nourriture suffisante, ne perdent ni sang ni aucun liquide. Il est vrai qu'ils dorment peu et qu'ils ont de temps en temps des pollutions nocturnes. Chez ces malades, la transfusion nerveuse a fait sentir son action dès la troisième injection. Les malades disaient qu'ils se sentaient vigoureux et capables d'un effort tout nouveau.

Observation V. — *Neurasthénie. — Impotence fonctionnelle.*

M. H..., Belge, vingt-neuf ans, ingénieur des ponts et chaussées, a joui d'une bonne santé jusqu'à l'âge de vingt-sept ans, mais nerveux et impressionnable.

A vingt-sept ans, il a été atteint d'une blennorrhagie qui a duré trois à quatre mois, bien qu'il se traitât d'une manière convenable, sans boire ni fréquenter les filles. A la suite de cela, sa santé est redevenue bonne pendant une année, puis il a contracté une nouvelle blennorrhagie à Athènes, et c'est depuis ce temps qu'il est malade, c'est-à-dire depuis près d'une année.

Trois ou quatre semaines après le début de la blennorrhagie, survenait du catarrhe de la vessie. Un peu plus tard, est survenue une épididymite qui a duré trois semaines d'abord, puis, quinze jours plus tard, il s'est fait une rechute. Alors ont commencé les pertes séminales, et, pendant les dix premières nuits, chaque nuit a été troublée par une perte séminale. Vers le mois de juin, il s'est rendu aux eaux d'Aix, où il a subi, pendant trois semaines, un traitement par les bains. De là, le malade s'est rendu en Hollande où il a eu une nouvelle période de trois semaines de pertes séminales.

Depuis un mois qu'il est à Paris, le malade a des nuits agitées entre une heure et trois heures du matin, mais sans pertes séminales.

Il a bon appétit, suit un bon régime ; il prend des viandes blanches, du vin coupé d'eau, il ne boit ni bière, ni thé, ni café, ni liqueurs alcooliques. Malgré ce régime suffisant, il se sent pris de faiblesse musculaire et intellectuelle. La faiblesse se fait surtout sentir du côté des reins. Il ne peut marcher deux heures de suite. Il ne peut se livrer à aucun travail. Il est d'une émotivité extrême. Il a des palpitations, des lypothymies et des défaillances.

Il ne s'agit là, en aucune façon, d'*angor pectoris*, et, du reste, le malade ne fume pas.

Le 16 décembre, première injection de 1 centimètre cube ; la deuxième le 16, 3 centimètres cubes ; la troisième le 15,3 centimètres ; à partir de ce moment, on injecte 5 centimètres cubes. Le malade subit ainsi douze injections.

Les phénomènes locaux sont pour ainsi dire nuls. La nuit qui suit l'injection est plus agitée, mais sans pollution nocturne.

Au bout de douze injections, le malade se sent fort, marche plusieurs heures sans se fatiguer et a retrouvé l'aptitude au travail, si bien qu'il vient d'accepter les fonctions d'ingénieur dans une usine.

Observation VI. — *Neurasthénie sous forme d'irritation spinale et d'amyosthénie.*

M. X..., âgé de quarante-cinq ans, ingénieur, est fils d'une mère qui a souffert pendant quinze ans d'un tabes auquel elle a succombé. Il a été neurasthénique depuis l'École polytechnique où il s'est surmené pour sortir dans les premiers rangs.

Placé depuis comme ingénieur dans les ports militaires, il a toujours souffert de neurasthénie. Le matin, il pouvait à peine se lever pour aller faire son service. Il était d'une susceptibilité extrême au froid et à l'humidité, et même à la lumière, vivant le plus possible dans l'obscurité. Très intelligent, mais ne pouvant donner qu'une somme de travail peu considérable à cause de la fatigue immédiate et cependant mangeant beaucoup.

Il souffrait tellement de cet état d'impotence fonctionnelle qu'il a dû donner sa démission.

Une fois au repos complet par retraite, un séjour à la campagne dans un air vif l'a beaucoup amélioré et il a même un peu engraissé.

Je lui propose la transfusion nerveuse qu'il accepte. Il est tellement hyperesthésique que je dois, pour faire la piqûre d'aiguille, lui faire d'abord l'analgésie cutanée avec le chlorure d'éthyle.

Il a subi onze injections, soit dans les flancs, soit dans la région lombaire.

Il n'y a pas de réaction locale. La douleur légère produite par la présence du liquide dure quelques minutes seulement, mais il se produit dans la soirée une excitation, comme si le malade avait bu du vin.

Le malade s'étant un peu refroidi, il a un peu de fièvre vers la septième injection, avec légère névralgie temporale, état catarrhal des trompes d'Eustache, et un peu de mal de gorge.

Vers la dixième injection, le temps s'étant mis au froid, l'excitation produite par l'injection diminue, mais il lui semble que la rate est gonflée et cela le gêne dans la marche et surtout lorsqu'il monte les escaliers. Il a peu de dyspepsie.

Les injections, d'abord de 2 et 3 centimètres cubes, ont été portées à la fin à 5 centimètres cubes.

Le malade, en résumé, se trouve beaucoup mieux au point de vue de ses douleurs et de ses névralgies. Il trouve une amélioration très notable en ce qui concerne le système nerveux, surtout au point de vue de la résistance à la fatigue cérébrale; moins au point de vue de l'irritabilité spinale, et il convient que ce traitement est pour lui un excellent tonique.

Observation VII. — *Neurasthénie tabétique.*

M. Y..., âgé de trente-cinq ans, est né d'un père mort phtisique et a perdu une sœur de la phtisie pulmonaire ; sa mère, au contraire, est forte et vaillante.

Il a toujours été relativement malingre et a contracté la syphilis il y a quatre ans ; il a été traité très méthodiquement et n'a presque pas eu à en souffrir.

Mais dans les deux dernières années il a éprouvé un affaiblissement de la moelle épinière tel qu'il avait peine à se tenir debout, et un sentiment d'amyosthénie et d'impotence fonctionnelle qui l'inquiétait. Il avait constamment les yeux rouges comme un homme dont le cerveau est surmené. Je l'ai envoyé deux années à Salins, où il trouvait chaque fois un mieux sensible. Dans ces derniers temps, il a quitté les affaires et s'est mieux porté, mais il restait tellement faible que cet état l'inquiétait et que je craignais constamment qu'il ne tournât au tabes.

Je lui ai fait dix injections de 2 centimètres cubes, et dès la troisième de 5 centimètres cubes. Je lui faisais l'analgésie de la peau au chlorure d'éthyle pour lui éviter les ennuis de la piqûre.

Ces injections ont été bien supportées. Chaque fois, il se sentait plus fort, et, au bout de ces dix injections, il se sent plus vigoureux. Il est débarrassé des douleurs de la neurasthénie et se sent bien portant comme il ne l'a jamais été.

LES ATAXIQUES

Dès les premiers temps de ses expériences, en voyant les douleurs soulagées et les forces revenir sous l'influence des injections de substance cérébrale, M. C. Paul a tenté de les appliquer aux ataxiques. Ici, le traitement a été prolongé des mois et a varié de 40 à 50 injections.

On verra, par la lecture des observations, qu'il a obtenu des résultats appréciables.

Observation VIII. — *Ataxie locomotrice.*

Le sieur C..., âgé de quarante ans, musicien, avoue qu'à l'âge de vingt ans il a commis des excès vénériens qui ont duré pendant quatre ans. Puis il s'est marié et pendant trois ans a continué les mêmes excès. Il n'a jamais eu la syphilis.

Trois ans plus tard, à trente ans, il a été atteint d'un décollement de la rétine. Peu de temps après, il a été frappé d'une anesthésie de la moitié droite du thorax, alors que les membres ont conservé leur sensibilité.

Un an plus tard, a commencé l'incoordination des mouvements qui était surtout marquée dans l'obscurité ; puis est survenue de l'incontinence nocturne des urines. Peu à peu, l'anesthésie du côté droit de la poitrine a gagné le bras droit pendant que les membres inférieurs devenaient le siège de douleurs fulgurantes et contusives. A ce moment, la station sur les jambes devint impossible les yeux fermés.

A cette époque, il venait tous les mois à l'hôpital Lariboisière se faire appliquer des pointes de feu le long de la colonne vertébrale. Cela le remontait pour quelque temps et lui donnait un peu plus de stabilité à la marche pour aller donner ses leçons.

On commença le 25 juin à faire la transfusion nerveuse de 1 à 4 centimètres cubes.

L'impression produite par les trois ou quatre premières piqûres déterminait une défaillance sans aller jusqu'à la syncope.

A partir de la cinquième piqûre, le 10 juillet, il n'y eut plus de défaillance, et, dès ce moment, il sentit ses forces revenir, et son aspect général était franchement meilleur. A ce moment, il y eut un incident. Une des piqûres provoqua un engorgement lymphatique sous la peau du ventre avec un peu de sensibilité, mais sans rougeur ni chaleur. Il resta au lit pendant huit jours, et tout guérit par résolution. On reprit alors les injections, et peu de temps après, le malade, voulant se rendre compte de ses forces, fit une course de 6 kilomètres. Auparavant, la moindre marche était suivie du retour de ses douleurs. Cette fois, une marche de 6 kilomètres ne lui a procuré que de la fatigue et des douleurs insignifiantes. De plus, les érections, qui ne revenaient plus que sous l'influence de pointes de feu, revinrent, cette fois, spontanément.

A la fin de juillet, après deux mois de traitement, le malade se trouvait beaucoup mieux, mais les réflexes rotuliens ne sont pas revenus.

A partir de ce moment, l'amélioration s'affirme peu à peu, et, à la fin de l'année, après quarante-cinq injections, le malade n'a plus de douleurs, plus d'incoordination de mouvement. Il marche très correctement et cela pendant plus de deux heures de suite, sans se fatiguer.

OBSERVATION IX. — *Ataxie locomotrice.*

M. W..., âgé de quarante-deux ans, était en bonne santé, sauf deux atteintes de rhumatisme musculaire à l'âge de trente ans. Il lui était resté un peu de dyspepsie gastrique.

A l'âge de quarante ans, il contracta la syphilis qui évolua d'une façon relativement bénigne, donna lieu à des manifestations secondaires pendant deux ans. Pendant deux ans et demi, il suivit un traitement régulier et rien ne reparut.

Mais, au bout de cinq ans à partir de l'infection, il fut pris de douleurs fulgurantes dans la colonne vertébrale. Peu après, les douleurs, qui étaient d'abord rares, devinrent plus fréquentes.

Au bout de deux ans, parut la diplopie qui succéda à une céphalée intense qui résista au traitement par l'iodure de potassium. Tout fut fait pour la guérir : traitement spécifique mercuriel et ioduré, électrisation des muscles de l'œil pendant trois mois : rien ne réussit et aujourd'hui le malade ne souffre plus des yeux, mais conserve du strabisme et doit porter un verre opaque pour ne pas avoir de diplopie et de vertige.

Un peu plus tard, il y a deux ans, survinrent des troubles caractéristiques de la marche. Le malade rejetait ses jambes et marchait sur ses talons. Cependant, il pouvait se diriger dans l'obscurité et se maintenir quelque temps les yeux fermés et les talons rapprochés. Il dut alors renoncer à ses affaires et traîna une pénible existence. Puis, au mois de mai dernier, il eut de fortes émotions et fut pris de crises gastriques.

Alors, pris de douleurs constantes, ne mangeant presque pas, vomissant fréquemment, il dépérit promptement et gardait presque constamment le lit.

Les piqûres de morphine ne parvenaient pas à le soulager.

Le traitement a commencé le 18 juin ; dès le début, il subit une injection de 5 centimètres cubes de lymphe deux fois par semaine, et il en est aujourd'hui, après 6 mois passés, à 46 injections.

Après la septième piqûre, c'est-à-dire plus d'un mois, le malade commence à prendre des forces, à marcher un peu, peut sortir de chez lui et aller passer une journée entière à la campagne.

Le 29 décembre, le malade est toujours atteint de strabisme par suite de la diplopie, mais il ne souffre plus des yeux, il lui suffit d'un verre opaque pour n'avoir plus de trouble de la vue.

Le malade ne déjette plus les jambes, il marche avec assurance et peut faire, sans trop de fatigue, une course de deux heures et demie.

Les réflexes rotuliens, qui avaient disparu, sont revenus.

L'estomac reste encore douloureux. Au réveil, le malade se plaint d'une barre, et de crampes stomacales et intestinales. Les vomissements sont rares maintenant.

Observation X. — *Ataxie locomotrice.*

M. E. L..., âgé de cinquante-neuf ans, graveur, vient nous trouver le 10 juillet 1891.

Ce malade se plaint de douleurs fulgurantes, de fatigues et de vertiges.

Les douleurs fulgurantes ont commencé il y a deux ans, par les membres supérieurs, augmentant constamment d'intensité.

Quant à la faiblesse, elle porte surtout sur les membres inférieurs, et se montre surtout quand le malade monte les escaliers.

Quand le malade doit rester quelque temps debout, il ressent une grande fatigue dans le membre inférieur gauche, surtout à la cuisse, et s'accompagnant de douleurs fulgurantes.

Quant aux vertiges, ils sont fréquents, mais ne sont pas suivis de chute. Mais une sensation analogue, celle du doigt mort, se montre aux mains et aux pieds ; dans deux doigts à chaque main.

La marche est assez bonne ; cependant le malade marche sur ses talons.

Si on le fait tenir debout, les talons rapprochés, il se maintient bien, mais s'il ferme les yeux, il trébuche et tomberait s'il ne les rouvrait pas.

La mémoire est affaiblie, paresseuse, le malade cherche, de temps en temps, ses mots.

D'autre part, il y a de l'atrésie pupillaire qui tient probablement à sa profession. La vue est bonne, le champ visuel est normal.

Les réflexes rotuliens sont exagérés, ceux des membres supérieurs sont affaiblis.

Au point de vue de la sensibilité, on constate, au membre supérieur gauche, une diminution de la sensibilité sur toute la région innervée par le radial. Il y a, en outre, une zone d'anesthésie sur tout le bord cubital de la main et le petit doigt.

Au membre supérieur droit, il en est de même, mais c'est l'index qui est anesthésié complètement et le médius l'est en partie.

Aux membres inférieurs, la sensibilité est également diminuée, plus à gauche qu'à droite.

Les fonctions urinaires sont affaiblies, le malade urine quelquefois sans s'en apercevoir.

Pas de lésions d'autres organes. La nutrition est bonne, le malade mange bien et a de l'embonpoint.

Il a eu, il y a vingt ans, un chancre induré qui a été soigné par Ricord. Ce chancre paraît n'avoir été suivi que de légères manifestations secondaires, de psoriasis palmaire, et pourtant il dit n'avoir fait de traitement que pendant deux mois.

Rien autre à noter que quelques vomissements le matin au moment de l'apparition des douleurs fulgurantes.

Le malade est donc un ataxique vrai, mais n'est pas très neurasthénique. Il a de l'embonpoint, il est coloré, il peut travailler de son état. Il fait très habilement du damasquinage sur acier.

On commence le traitement le 18 juillet 1891, et dès le début on donna des injections de 5 centimètres cubes deux fois par semaine. Il pèse alors 83 kilogrammes.

Le 1er décembre, après quatre mois et demi de traitement, le malade n'a plus de raideur dans les membres pendant la marche. La marche est plus sûre, il peut faire jusqu'à 25 kilomètres sans s'apercevoir de la fatigue, ne sent plus aucune faiblesse dans les jambes.

Cependant, la station, les yeux fermés, est encore impossible. Les douleurs fulgurantes n'ont pas diminué et persistent à la région lombaire.

Les phénomènes d'anémie locale persistent, il y a encore des vertiges, la sensation du doigt mort et du pied mort (cependant il n'y a pas d'albumine dans les urines).

La difficulté à uriner est toujours la même, mais cela tient probablement à l'état de la prostate.

Le 8 février 1892, le malade a subi 40 injections. Les troubles musculaires ont diminué, la marche est tout à fait bonne, le malade a fait 15 kilomètres sans être fatigué.

Les douleurs fulgurantes ont encore diminué, mais reparaissent de temps en temps.

Ce qui n'a pas diminué, ce sont les anémies locales, les vertiges, la sensation du doigt mort et du pied mort.

Observation XI. — *Ataxie locomotrice et morphinomanie.*

La nommée C. L..., âgée de trente et un ans, rentra à l'hôpital de la Charité, salle Beau, n° 24, le 21 mars 1891, atteinte d'ataxie locomotrice.

Cette malade a des antécédents déplorables. Son père, atteint d'alcoolisme, est mort de paralysie générale.

Sa mère est hypocondriaque et atteinte du délire des persécutions.

Elle-même a été atteinte de convulsions pendant l'enfance. Elle a été traitée d'un pied-bot congénital par la ténotomie.

Réglée à l'âge de quinze ans, elle a fait, à l'âge de dix-sept ans, une première fausse couche de trois mois, et, à l'âge de vingt et ans, une autre fausse couche semblable.

Elle déclare n'avoir jamais eu la syphilis, et l'on n'en trouve trace nulle part.

Son ataxie a commencé à l'âge de vingt-sept ans par des troubles de la vue (amblyopie) qui durèrent pendant un mois.

L'année suivante, en 1884, apparut le premier trouble de la marche; elle fut d'abord soignée par M. Charcot, comme ataxique, puis, en 1888, par M. Luys, comme morphinomane.

A son entrée à l'hôpital, elle présente les signes d'une ataxie classique. La marche est difficile, les talons frappent le sol; incoordination des mouvements, impossibilité de se tenir debout les yeux fermés, abolition des réflexes rotuliens. Douleurs fulgurantes dans les membres inférieurs et dans la colonne vertébrale, apparaissant de jour. Pas de troubles gastriques. Rétrécissement pupillaire.

La malade a fait d'abord des injections sous-cutanées pour faire disparaître ses douleurs. Elle est devenue peu à peu morphinomane et présente sur le ventre et les cuisses les pustules acnéiformes caractéristiques. Elle a pris jusqu'à 0,41 de chlorhydrate de morphine par jour. Dès son entrée à l'hôpital, on remplace une partie des injections de morphine par de l'eau distillée.

Le 26 mars, on ne fait plus par jour que six injections de morphine de 0,01.

Le 26 mars, on commence les injections contenant 1 gr. 1/2 de moelle de lapin dans 20 centimètres cubes d'eau. On attend pour voir si cette injection est bien supportée. Elle ne donne aucune réaction, ni locale ni générale.

Le 14 avril, on fait une seconde injection, de 3 centimètres cubes, et le 15 une semblable. Dès cette troisième injection, les douleurs fulgurantes ont disparu, et il n'y a plus qu'un peu de douleur au moment de la piqûre de morphine. Le 16 avril, dix injections de 5 centimètres cubes, et le 17 une injection avec 5 centimètres cubes.

A partir de ce moment, les douleurs fulgurantes ont complètement disparu.

Pendant cinquante jours, du 17 avril au 11 juin, on cessa les injections nerveuses et on les remplaça par des injections d'eau distillée, mais bientôt les douleurs fulgurantes reparaissent. On reprend les injections nerveuses.

11 juin,	VIe	injection....	2 cc. 1/2
15 —	VII	—	2 cc. 1/2
16 —	VIII	—	4 centim. cubes.
18 —	IX	—	5 —

La malade accuse une disparition complète de ses douleurs fulgurantes. Elle trouve que sa marche est plus facile et qu'elle lance moins ses jambes.

22 juin,	X^e	injection...	5 centim. cubes.
23 —	XI	— ...	5 — —
25 —	XII	— ...	5 — —
30 —	XIII	— ...	5 — —

Les douleurs fulgurantes n'ont pas reparu. L'incoordination des mouvements semble moins prononcée. La malade, étant couchée, peut facilement atteindre avec le pied la main qu'on lui présente.

3 juillet,	XIVe	injection...	5 centimètres cubes.
10 —	XV	— ...	5 — —

La malade est prise alors de douleurs de la vessie (crises spasmodiques et ataxie). La miction devient impossible; on est obligé de la sonder. Ce spasme cesse après deux sondages.

Craignant alors que l'effet des injections ne fût que l'effet de la suggestion, je fais préparer un mélange de glycérine et d'eau dans les mêmes proportions que l'injection nerveuse, et à partir du 18 juillet on lui remplace les injections nerveuses par cette solution sans qu'elle s'en doute, la même technique aseptique étant suivie pour cette petite opération.

Dès le 20 juillet, elle se plaint de voir revenir ses douleurs fulgurantes, quoique beaucoup moins fortes.

On fait alors l'injection glycérinée chaque jour et cinq injections de un centigramme de chlorhydrate de morphine.

Le 1er août, les douleurs fulgurantes disparaissent.

Pendant la fin de l'année 1891, on s'occupe surtout de réduire chaque jour le nombre des piqûres de morphine; on lui fait, en moyenne, six piqûres par vingt-quatre heures, quatre le jour et deux la nuit. De temps en temps, l'exacerbation des douleurs fait augmenter le chiffre jusqu'à douze piqûres par vingt-quatre heures.

A la fin de janvier, on reprend les injections nerveuses sans prévenir la malade, et l'on constate que chaque injection est suivie dans la journée d'un soulagement réel des douleurs. Actuellement (15 février 1892), les douleurs sont presque nulles, reparaissant un peu le soir. La marche est encore difficile, mais cela tient en partie à ce que sa jambe droite porte un pied-bot varus équin.

En résumé, la malade a été constamment soulagée des douleurs fulgurantes par les injections. La marche est beaucoup moins vacillante, la morphine réduite à six centigrammes par jour, les fonctions de nutrition sont bonnes, la malade a engraissé, elle a été, en somme, très soulagée.

CONCLUSIONS

Voici les conclusions que M. C. Paul croit pouvoir tirer de ces observations :

« 1. Une solution au 1/10e de substance grise de cerveau de mouton stérilisée par l'acide carbonique dans l'appareil de d'Arsonval, injectée dans le tissu cellulaire sous-cutané, à la dose de 5 centimètres cubes, est parfaitement tolérée et ne provoque aucune réaction, ni locale, ni générale.

« 2. Ce n'est qu'exceptionnellement qu'il se produit un peu d'engorgement lymphatique qui disparaît, en général, en trois ou quatre jours, sept au plus.

« 3. Sur plus de deux cents injections pratiquées sur douze sujets, il n'y a eu ni abcès, ni pustule.

« Il est vrai que l'asepsie a été rigoureuse.

« 4. Le malade sent une légère chaleur pendant quatre à cinq minutes, rarement plus, et c'est tout.

« 5. Les régions qui paraissent les plus favorables aux injections sont les régions où le tissu cellulaire est le plus lâche, c'est-à-dire les flancs et la région lombaire.

« 6. Le premier effet ressenti par les malades est une sensation de force et de bien-être que leur donne la conscience qu'ils ont à leur disposition une somme de forces qu'ils n'avaient pas auparavant.

« 7. L'amyosthénie et l'importance musculaire diminuent rapidement ; les malades en donnent la preuve, parce qu'ils peuvent bientôt marcher beaucoup plus longtemps sans se fatiguer.

« 8. Les douleurs vertébrales et l'hyperesthésie spinale disparaissent au bout de quelques injections. Même dans l'ataxie, on voit les douleurs fulgurantes disparaître.

« 9. Il en est de même de la céphalée neurasthénique et de l'insomnie.

« 10. L'impotence fonctionnelle du cerveau disparaît à mesure.

« 11. Les malades prennent de l'appétit, leur nutrition s'améliore, et s'ils sont préalablement dyspeptiques, comme nos chlorotiques, la nutrition se fait mieux, comme en témoigne l'augmentation rapide du poids.

« 12. Quant à l'impotence sexuelle, elle a été notablement améliorée, mais je n'ai eu l'occasion d'observer cette amélioration que chez trois neurasthéniques simples. Je n'ai pas cru devoir questionner sur ce point les jeunes chlorotiques; et, chez les ataxiques, un seul gagne.

« 13. Ce qui est remarquable, c'est que chez l'une des trois chlorotiques neurasthéniques, alors que toutes les fonctions avaient énormément gagné : appétit, forces, embonpoint, poids, disparition de tous les troubles nerveux, les couleurs n'étaient pas revenues, et l'anémie restait la même. A cette époque, le fer a été très bien supporté, et les couleurs sont revenues très rapidement; la jeune fille restée pâle avait, au bout d'un mois, des couleurs fraîches superbes.

« Nous avons donc, dans l'injection sous-cutanée de substance grise cérébrale, un véritable tonique névrosthénique, comme disait Trousseau.

« Aujourd'hui, si nous empruntons une comparaison à l'électricité, nous dirons que le neurasthénique est un malade dont le système nerveux constitue un accumulateur impossible à charger.

« Pendant tout le temps que dure la neurasthénie, le malade a beau manger, il ne peut transformer ses aliments en force dont il aura la libre disposition.

« Au moindre mouvement, les forces musculaires, intellectuelles et autres sont épuisées.

« L'injection nerveuse permet cette utilisation des aliments et leur assimilation sous cette forme. Le système nerveux devient un condensateur qui peut se charger, et le malade acquiert une somme de forces dont il peut disposer à son gré.

« Mais c'est bien la force nerveuse qui se développe la première et permet la marche et le travail intellectuel. Les tissus augmentent de poids, mais le sang ne s'enrichit que plus tard.

« Nous voyons donc que l'injection sous-cutanée de substance nerveuse améliore et guérit même les neurasthéniques beaucoup plus rapidement que ne le font d'ordinaire les moyens empruntés à la matière médicale : fer, arsenic, phosphates, opium, alcool, etc. Son action est plus rapide et plus sûre que celle de l'hygiène seule, de la suggestion, de l'ovariotomie et même de l'électricité.

« Je crois donc que nous possédons aujourd'hui un tonique nerveux très précieux pour la thérapeutique. »

M. C. Paul se plaît à dire que l'idée première de son traitement lui a été inspirée par les expériences du professeur Babès, directeur du laboratoire de bactériologie de Bukharest. Ce professeur a constamment devant lui des victimes de la rage de loup et a dû rendre la méthode de traitement plus intensive, pour être efficace. Dans ces conditions nouvelles, où la quantité de liquide injectée augmente jusqu'à 20 centimètres cubes par jour, M. Babès a pensé que la substance nerveuse contenue dans l'injection et qui sert de support à la partie virulente n'était plus une quantité négligeable. Il a fait quelques injections de moelle saine qui lui ont semblé avoir une action réelle.

Ce sont ces expériences qui ont déterminé l'éminent médecin de la Charité à tenter ses premières injections.

M. le professeur Babès, à qui nous avons demandé de vouloir bien nous envoyer le résumé de ses expériences, nous a adressé un travail inédit et extrêmement intéressant.

STATISTIQUE DU PROFESSEUR BABÈS

LE TRAITEMENT DE LA NEURASTHÉNIE, DE LA MÉLANCOLIE ET DE L'ÉPILEPSIE ESSENTIELLE PAR LA SUBSTANCE GRISE NERVEUSE

En 1887 se sont présentés à l'institut de Bukharest, pour être soumis au traitement antirabique, plusieurs paysans mordus à la face par un loup enragé. Ils ont été traités d'une manière intensive. Pendant les premiers jours du traitement, ils recevaient jusqu'à 24 gr. d'émulsion de moelle épinière de lapin. Parmi les mordus, il y avait un individu atteint de lypémanie qui se trouva beaucoup mieux au point de vue mental, après le traitement antirabique. Quelques mois après, entrait en traitement un enfant épileptique avec des accès fréquents, qui ont cessé après les premières inoculations.

Au mois d'octobre 1887, en inoculant un enfant par la méthode Pasteur contre la rage, M. Babès s'est piqué au doigt avec la seringue Pravaz et il a suivi ensuite un traitement antirabique assez intensif. Il souffrait alors d'une neurasthénie cérébro-spinale assez prononcée, qui disparut pendant le traitement sans plus reparaître. Un des assistants de l'institut, neurasthénique à un haut degré, de même qu'un des garçons, attaché au service antirabique, très affaibli par une pleurésie, anémique et neurasthénique et qui se sont fait traiter trois fois de suite contre la rage, se trouvaient parfaitement guéris après le traitement.

Ces expériences ont décidé M. Babès, en 1889, à essayer le traitement des malades neurasthéniques ou atteintes d'autres maladies nerveuses. Il s'est dit que l'inoculation d'une plus grande masse de substance nerveuse normale ne pourrait avoir, entre ses mains, aucun inconvénient, car il avait déjà traité sans le moindre accident des centaines de personnes, avec des masses très considérables de substance nerveuse de lapins morts de la rage. Ainsi, certaines personnes avaient reçu, pendant un mois, chaque jour 8 gr. 30 d'émulsion de moelle de 1 : 10. Le seul danger résultant de l'inoculation d'une si grande masse de substance organique ne pouvait être qu'une infection.

En effet, il faut prendre des précautions particulières pour garantir la parfaite asepsie de la substance à inoculer et surtout de la seringue à inoculation. Dans sa longue expérience sur les inoculations antirabiques, Babès a perfectionné ce procédé. Les inoculations sont faites dans une chambre spéciale, garantie contre toute infection.

Le personnel qui s'y trouve possède des vêtements aseptiques, et les mains de l'opérateur sont lavées avec des substances antiseptiques. La seringue de 5 gr. employée possède un piston en amiante; elle est chaque jour stérilisée par l'eau en ébullition et la canule est trempée après chaque inoculation dans l'huile bouillante. La place d'inoculation, aux flancs, est traitée par l'alcool, l'éther et le sublimé. Après l'inoculation, on applique de la ouate trempée dans une solution de sublimé et fixée par une large bande de flanelle, couvrant tout le ventre.

On doit également prendre toutes les précautions pour garantir l'asepsie de la substance nerveuse. On peut, sans doute, filtrer la substance au filtre d'Arsonval ; mais, d'une part, M. Babès fait remarquer que son appareil ne fonctionne pas d'une manière irréprochable; les vis ne sont pas très solides et les bougies cassent souvent; d'autre part, la manipulation avec la substance filtrée peut être exposée à une infection ultérieure. Mais, quoique tous ces inconvénients soient faciles à réparer, le savant bactériologiste est revenu de l'emploi des substances filtrées pour d'autres raisons. Comme ses premières inoculations faites avec la simple émulsion du cerveau lui ont donné de bons résultats, même de meilleurs qu'avec la substance filtrée, il suppose que certaines substances actives peuvent bien être retenues par le filtre [1].

Seulement, en extrayant le cerveau, il prend toutes les précautions d'une asepsie absolue. On prend la tête d'un mouton immédiatement après l'abattement. On ouvre la boîte crânienne, après avoir brûlé au fer rouge les parties molles, que l'on traverse avec des ciseaux stérilisés. La substance grise est triturée de la même manière que la moelle dans le traitement antirabique, et ensuite additionnée de cinq parties de bouillon de cerveau de mouton. L'émulsion est ensuite passée à travers une étamine formée de plusieurs couches de gaze aseptique, chauffée préalablement à 140°. On obtient, de cette manière, une substance concentrée parfaitement stérile et qui passe facilement par la canule de la seringue.

M. Babès donne ordinairement 3-5 injections par semaine, chacune de 5 gr. de liquide; il emploie ces inoculations seulement pendant la saison froide, pour éviter toute complication infectieuse qui pourrait se produire plus facilement pendant les chaleurs.

Avec ces précautions, on peut être parfaitement sûr de ne pas avoir d'accidents, à condition de faire les inoculations dans un

1. — On ne manquera pas de rapprocher cette réflexion de celle que nous avons faite lorsque nous avons parlé des modes de préparation des liquides organiques. Le filtre tendant à être abandonné, il ne nous semble cependant guère possible d'adopter pour l'usage courant la pratique du professeur de Bukharest, qui réussit entre ses mains expérimentées, mais dans laquelle peuvent se glisser si facilement tant de chances d'erreur. Il existe un appareil, qui, croyons-nous, doit mettre d'accord tous les expérimentateurs, c'est l'autoclave.

service de chirurgie avec toutes les précautions d'asepsie. D'un autre côté, il est facile de se procurer et de préparer partout la substance nerveuse nécessaire ; en procédant ainsi, M. Babès pense avoir rendu le procédé plus accessible par sa simplicité.

M. Constantin Paul, de passage à Bukharest, eut l'occasion de prendre connaissance de ces expériences, dont il fit plus tard l'application à la clinique. Les résultats obtenus par lui à l'aide d'un procédé un peu modifié ont été exposés plus haut.

Il semble à M. Babès que la modification introduite dans son procédé par M. Constantin Paul, quoique pratique en ce sens qu'il obtient une substance peu altérable, possède l'inconvénient de rendre le liquide moins concentré et probablement aussi moins efficace. De plus, les médecins qui s'en servent sont peut-être tentés de ne pas prendre toutes les mesures antiseptiques qu'exige son procédé.

Voici maintenant quelques-uns des résultats obtenus par M. Babès.

1. — Il a traité 52 cas de neurasthénie spinale, cérébro-spinale et cérébrale. Dans 48 de ces cas, les symptômes principaux ont été améliorés après la 6e ou la 8e injection. Dans les cas où, après la huitième injection, aucune amélioration n'est appréciable, le traitement, d'après lui, ne donne ordinairement pas de résultat. Toutes les personnes traitées avaient employé sans effet l'hydrothérapie, le bromure de potassium, le fer, etc. ; quelques-unes ont continué ce traitement pendant les injections de substance nerveuse.

Les malades reçoivent 4 injections par semaine de 5 grammes chaque dans la région des flancs. En ne donnant que 3 injections par semaine, on obtient des résultats moins nets.

Les symptômes de la maladie commencent à s'améliorer ordinairement dans l'ordre suivant : D'abord disparaissent les douleurs vagues et les tics, puis apparaissent l'appétit et le sommeil, et en même temps ou plus tard disparaissent les vertiges, la grande fatigue, la dépression générale ; dans les cas plus graves reviennent plus tard la mémoire et l'attention, et s'évanouissent la mélancolie ou l'apathie. Après un traitement prolongé, M. Babès a vu de même disparaître l'impuissance, le tremblement des mains, les céphalalgies tenaces, ainsi que les névralgies, qui accompagnent souvent les autres symptômes de

est arrivé à pouvoir constater aussi l'insuccès du traitement dans quelques-unes.

Ainsi, dans des cas de lésions profondes chroniques du cerveau et de la moelle, dans la destruction ou la sclérose des parties étendues du système nerveux, on ne peut, d'après lui, attendre des résultats de son traitement. Dans l'épilepsie Jacksonienne, dans les scléroses du cerveau ou de la moelle, dans certaines formes d'ataxie locomotrice, dans la paralysie générale, il ne s'attendait pas à constater un effet salutaire remarquable. De même, dans les maladies basées sur un fond embryonnaire ou héréditaire, dans la démence, dans l'hystérie, le traitement ne donnerait pas de résultats.

Il y a même des cas où la méthode donne lieu, dit-il, à des symptômes graves, à une excitation générale, ce qui prouve que ce traitement n'est pas quelque chose d'indifférent pour le système nerveux. Ainsi, dans la sclérose en plaques, dans certaines polynévrites, surtout dans certaines formes d'ataxie locomotrice sous-aiguë, les injections ont été suivies d'une excitation générale, névralgies, pollutions, de sorte que, dans ces circonstances, ces inoculations doivent être évitées.

Il résulte de ces observations que l'injection de substance nerveuse possède un effet indéniable dans certaines affections nerveuses et il faut se demander à quoi il faut attribuer cette action, tonique ou bien aussi excitante.

M. Babès croit que nous ne sommes pas à même d'entrer dans l'explication de cette action et il se borne à supposer qu'il faut attribuer au moins une partie de l'effet de ces injections à l'introduction dans l'organisme d'une assez grande masse de substance nerveuse par une voie plus directe. Cette substance pourrait bien servir dans des états d'épuisement ou de nutrition insuffisante en rendant plus riche la nutrition des éléments nerveux.

Cette supposition correspond aussi aux indications du traitement dans les maladies sans destruction, mais avec un simple épuisement ou fatigue du système nerveux.

Il serait peut-être utile, fait observer en terminant le Professeur de Bukharest, de combiner ce traitement avec l'alimentation suivie par la voie digestive et composée de cerveau ou de moelle des animaux.

LA TRANSFUSION NERVEUSE DANS L'ALIÉNATION MENTALE

M. le Dr Cullerre, médecin de l'asile d'aliénés de La Roche-sur-Yon, pensant avec raison que la folie doit offrir à la nouvelle méthode un vaste champ d'expériences, commença dès le 25 février 1892 à soumettre à la transfusion nerveuse des aliénés appartenant aux formes mentales les plus diverses. La plupart ont retiré de ce traitement des avantages inespérés. Mais les bons effets obtenus ont été à peu près exclusivement physiques; l'état mental, même dans les cas curables, n'a subi que des modifications partielles.

Voici du reste quelques observations publiées par le distingué aliéniste, dans la *Gazette médicale de Paris :*

Observation I. — La nommée G..., 46 ans, arrivée à la ménopause, est tombée peu à peu, sous l'influence de chagrins domestiques, favorisés par une prédisposition héréditaire, dans la mélancolie aiguë; délire d'humilité, de ruine, de culpabilité imaginaire; elle croit qu'on va la guillotiner, que sa famille est condamnée, que ses parents sont tous destinés à périr.

Elle est admise en octobre 1891. Après une période d'agitation panophobique intense, la malade tombe dans une demi-stupeur avec état anxieux permanent; amaigrissement considérable, teinte terreuse des téguments, refus partiel d'aliments, diarrhée fréquente, cachexie commençante.

25 février 1892. — Première injection de lymphe nerveuse à la dose de 4 grammes. Poids 47 kilogrammes. Les injections sont continuées tous les deux jours. Dès la 3e ou la 4e injection, la malade commence à manger de bon appétit sans se faire prier.

4 avril. — Elle pèse 49 kilogr. L'embonpoint est manifeste, elle mange démesurément et avec un appétit formidable, tout en continuant à gémir et à conserver son attitude de statue.

11 mai. — Suppression du traitement; elle pèse 53 kilogr. Elle continue à manger considérablement; l'état mental est toujours caractérisé par de l'anxiété mélancolique, des gémissements et une demi-stupeur.

1er août. — Persistance de l'amélioration physique; aucun changement dans l'état mental.

L'action du traitement dans le cas précédent peut se résumer ainsi : rétablissement complet de la santé physique; effet nul sur l'état mental qui rentre cependant dans la catégorie des cas curables.

Notons au passage le réveil intense des fonctions nutritives chez cette malade. C'est le résultat le plus constant de la transfusion nerveuse. Nous le retrouverons chez presque tous les malades traités.

OBSERVATION II. — Séraphine R..., 25 ans, est admise à l'asile en décembre 1891. Ses parents étaient faibles d'esprit; sa mère ivrogne, excentrique, est morte en démence. Elle est atteinte de manie religieuse avec agitation, érotisme, désordre des actes, loquacité incohérente. Au bout d'un mois, elle tombe dans une sorte d'hébétude avec apathie, lenteur des idées, incapacité de penser, de se livrer à aucune occupation. Idées de doute et de scrupule ; elle refuse les aliments. Profondément amaigrie, anémique, avec anorexie et état saburral des premières voies. Aménorrhée.

25 février. — On commence la transfusion nerveuse à la dose de 4 grammes et on continue régulièrement tous les deux jours. Elle pèse 48 kilogrammes.

Au bout de quelques jours, l'appétit se développe, la malade mange seule. Le jour de l'injection, l'hébétude est beaucoup moindre, elle parle, s'occupe; mais cette amélioration mentale ne persiste pas au delà de quelques heures.

4 avril. — La malade pèse 50 kilogrammes; son état physique s'améliore; elle prend de l'embonpoint, son teint se colore; mais l'état mental reste stationnaire. Les règles sont devenues régulières.

11 mai. — Suppression du traitement, santé physique parfaite; l'état mental n'a pas été sensiblement modifié. La malade n'a pas été pesée à ce moment.

1er août. — Persistance de l'amélioration physique; l'hébétude et l'apathie intellectuelles n'ont subi aucune modification.

Mêmes résultats que dans l'observation précédente; l'état mental, quoique pouvant, à priori, être mis au rang des cas curables, n'est modifié que d'une façon éphémère, tandis que la santé physique se rétablit complètement.

OBSERVATION III. — J..., 46 ans, ancien militaire, est atteint, depuis de nombreuses années, d'une bronchite chronique qui passe tous les hivers à l'état subaigu, et nécessite un traitement actif et le séjour au lit. En décembre 1891, l'affection s'aggrave d'une façon inquiétante et se complique d'un délire panophobique avec hallucinations terrifiantes de l'ouïe et de la vue. Le médecin traitant diagnostique une méningite et fait transporter le malade à l'hôpital. Le lendemain, dans son délire, J... se précipite par une fenêtre du premier étage et ne se fait, dans sa chute, que quelques contusions. On l'amène à l'asile le 15 janvier 1894.

J... est émacié, cachectique, atteint de diarrhée. La peau qui recouvre les saillies osseuses menace de s'escharifier. Bronchite chronique avec induration tuberculeuse des deux sommets. Délire incohérent, de nature mélancolique, idées hypochondriaques ; se croit poursuivi par des ennemis et cherche à quitter son lit, mais en est empêché par la faiblesse. État fébrile rémittent ; refus presque complet d'aliments, cachexie avancée.

4 mars. — Première injection de liquide cérébral.

8 mars. — Troisième injection. L'appétit se développe subitement et avec énergie.

14 mars. — Amélioration physique évidente, retour des forces, il se lève ; la diarrhée est suspendue. Le malade continue à délirer et à présenter une grande confusion des idées. On peut le peser et on note 52 kilogrammes.

4 avril. — Poids 54 kilogrammes. Le malade est sur pied, la bronchite est entrée dans une période de rémission. La respiration est moins rude aux sommets. Il délire toujours.

20 mai. — L'état physique est excellent ; le malade a quitté l'infirmerie. Il continue à se nourrir abondamment, mais délire avec la même intensité.

27 juillet. — Retiré par sa famille. Sa santé physique continue à être satisfaisante, mais il est toujours halluciné et en butte à des persécutions imaginaires.

Il s'agit, dans le cas précédent, d'une véritable résurrection. Tous ceux qui ont connu ce malade, et moi tout le premier, ont été stupéfaits du résultat. Notons l'amélioration de la tuberculose ; le même effet se produira dans l'observation VII, d'où il semble résulter que la transfusion nerveuse peut être essayée avec chance de succès dans cette maladie.

Oservation IV. — M..., 57 ans, alcoolique, a été pris cet hiver, à la suite de l'influenza, de mélancolie sénile avec délire panophobique et hallucinations terrifiantes de l'ouïe et de la vue ; peu à peu il tombe dans un marasme profond et est admis à l'asile en avril 1892.

Ce malade est apporté sur un brancard, tant il est affaibli, émacié, gâteux : atteint de diarrhée, il ne prend que des liquides. Hébétude intellectuelle profonde, impossible de lui arracher une parole.

14 mai. — On commence la transfusion nerveuse et l'on continue les injections tous les deux jours.

25 mai. — Amélioration rapide de l'état physique. Le malade mange avec un appétit féroce et gémit continuellement en réclamant du pain. En fait, il ne cesse pour ainsi dire de manger du matin au soir.

22 juin. — Le malade est depuis longtemps sur pied. Il a pris un embonpoint rapide et considérable, il mange avec un appétit démesuré ; en même temps l'état mélancolique s'est réveillé : il est devenu gémisseur.

1er août. — Maintien complet de l'excellent état physique. L'état mélancolique est le même ; le malade doit être considéré comme un dément gémisseur.

Comme dans l'observation précédente, la transfusion nerveuse réveille avec énergie les fonctions nutritives et arrache littéralement à la mort un individu tombé dans ce qu'on appelle *marasme nerveux*, faute d'une expression meilleure. Quant à l'état mental, il ne subit aucune modification favorable ; au contraire, le retour des forces semble s'accompagner d'un réveil du délire mélancolique qui recommence à se manifester sous une forme subaiguë.

Observation V. — M..., 31 ans, héréditaire alcoolique, a été admis à l'asile en mai 1888, pour un délire de persécution avec hallucinations de l'ouïe et troubles de la sensibilité générale.

Dans les premiers mois de l'année 1881, il subit successivement deux attaques de rhumatisme articulaire aigu. En octobre 1891, il est pris d'une endocartite aiguë. Depuis M... est demeuré cachectique et n'a pas quitté l'infirmerie : d'une pâleur terreuse, très émacié, profondément anémique, il est en outre atteint d'anorexie et se nourrit à peine. Les reconstituants habituels n'ont fait preuve d'aucune efficacité réelle.

5 mai. — On commence la transfusion nerveuse comme chez les précédents malades. Poids 52 kilogrammes.

5 juillet. — La santé physique s'est progressivement améliorée. Le malade mange bien, a pris un léger embonpoint. Poids 55 kil. 1/2. Suppression du traitement.

1er août. — Il a quitté l'infirmerie depuis quelque temps déjà et travaille dans l'établissement à son métier de plâtrier, ce qu'il n'avait pas fait depuis dix-huit mois. L'état mental n'a subi aucune modification et le délire de persécution persiste avec les mêmes caractères.

OBSERVATION VI. — P..., atteint depuis de longues années de démence alcoolique est pris en avril dernier d'une entérite aiguë avec érythème pseudo-pellagreux des mains et de la face. A la suite, amaigrissement profond, cachexie hydrémique révélée par l'œdème des parties déclives et des paupières.

9 mai. — Transfusion nerveuse *ut suprà.*

26 juillet. — L'état physique de ce malade s'est notablement amélioré, bien que les pesées n'accusent qu'une augmentation peu considérable (1 kilogramme) du poids du corps. L'appétit s'est développé, l'habitus cachectique a disparu, les forces sont revenues. L'agitation maniaque recommence à se manifester comme avant l'entérite.

Le traitement continue.

OBSERVATION VII. — B..., admis en mai 1890, est atteint de folie intermittente de forme maniaque à courts accès. Il ne se passe pas de mois qu'il n'entre pour dix ou quinze jours en agitation avec désordre des idées et des actes.

En avril dernier, ce malade est pris de pleurésie gauche sous l'influence d'une poussée tuberculeuse. Le traitement par les vésicatoires n'ayant produit aucun résultat, on fait, à huit jours d'intervalle, deux ponctions aspiratrices donnant issue chaque fois à un litre environ d'un liquide citrin, légèrement verdâtre. Le liquide ne se reproduit que partiellement, mais l'état général continue à s'aggraver. Râles humides aux sommets, état fébrile sub-continu, émaciation progressive, faiblesse extrême, anorexie absolue.

6 juin. — On commence la transfusion nerveuse *ut suprà.*

10 juin. — L'appétit se développe d'une façon presque soudaine.

16 juin. — Les forces reviennent, le malade commence à se lever. Poids 61 kilogrammes.

26 juillet. — Le malade est sur pied ; la pleurésie est guérie ; l'état des sommets s'est amélioré. Appétit superbe. Poids : 62 kilogrammes.

Le traitement continue. Pas d'accès maniaque depuis plusieurs mois, mais cette rémission dans la maladie mentale ne saurait être imputée à la transfusion nerveuse.

Voilà un second tuberculeux remis sur pied par la transfusion nerveuse. L'effet a été sûr et remarquablement rapide. On peut dire qu'aucune autre médication n'eût produit un pareil résultat.

Observation VIII. — G..., 49 ans, admise en juillet 1887, est atteinte depuis de longues années du délire de persécution avec hallucinations intenses de l'ouïe. Sous l'influence d'une agitation prolongée et des désordres causés par la ménopause, cette malade tombe peu à peu dans un état physique des plus précaires. Amaigrissement progressif, facies ravagé et souffreteux, névralgies utérines continuelles arrachant des cris à la malade, refus d'aliments entretenu par des idées d'empoisonnement.

31 mai. — Transfusion nerveuse comme chez les malades précédents. L'indocilité de la malade ne permet pas de procéder à des pesées régulières.

Au bout de quelques jours son aspect s'améliore ; elle mange mieux ; l'appétit est toujours excellent le jour de l'injection. Les crises névralgiques s'atténuent.

25 juillet. — L'aspect est beaucoup meilleur ; les névralgies utérines ont disparu, l'appétit est bon et régulier ; un retour de l'embonpoint commence à se dessiner. En un mot, l'amélioration est très marquée, mais on doit pouvoir obtenir davantage ; aussi le traitement est-il continué.

L'état mental est demeuré absolument invariable et la malade est toujours le jouet d'hallucinations intenses et des mêmes idées de persécution.

Tels sont les cas dans lesquels la transfusion nerveuse a produit des résultats thérapeutiques manifestes et durables, au moins pour les premiers malades traités.

Dans trois autres cas de mélancolie, M. Cullerre a pu obtenir, par les injections de substance nerveuse, le retour de l'appétit et conjurer ainsi les effets fâcheux du refus d'aliments.

Il lui semble inutile de rapporter au long leurs observations, parce que, d'une part, leur état mental n'a subi, sous l'influence de ce traitement, de modification d'aucun genre et que, de l'autre, ces malades n'étaient pas sensiblement affaiblis au moment où a été inaugurée la transfusion nerveuse.

Dans un quatrième cas de mélancolie grave, chez un vieillard, M. Cullerre a pu, tout d'abord, par le même moyen, ramener l'appétit et améliorer l'état physique ; mais le délire s'étant subitement développé sous une forme aiguë, les injections ont perdu toute efficacité et le malade a fini par succomber à une congestion pulmonaire, après avoir refusé avec persistance les aliments, et nécessité l'emploi la sonde œsophagienne.

Dans un cas de cachexie hydrémique de date ancienne, les injections de substance nerveuse n'avaient, au bout de trois mois, donné aucun résultat, et on a dû y renoncer.

Enfin, l'échec n'a pas été moins complet chez un maniaque intermittent atteint de cancer du pylore. Le malade a succombé ultérieurement aux progrès de la cachexie cancéreuse.

En somme, les effets ont été bons dans huit cas, partiels dans quatre cas, et nuls dans deux seulement. Jamais médication tonique et reconstituante n'a donné de pareils résultats, ainsi que le fait remarquer le savant aliéniste.

En matière de conclusion à cette courte note, M. Cullerre croit pouvoir formuler les propositions suivantes :

« 1° La transfusion nerveuse (j'engage, ce que je n'ai pu faire, à employer les procédés d'Arsonval pour assurer la stérilisation du liquide) est bien tolérée chez les aliénés affaiblis, même tuberculeux, et réveille presque instantanément les fonctions nutritives;

« 2° Le premier signe de ce réveil est un appétit considérable, au point que certains malades ne peuvent se rassasier. Cette particularité peut être précieuse en aliénation mentale, pour combattre, dans certains cas, la sitiophobie, et j'ai pu l'utiliser avec succès chez plusieurs malades qui refusaient systématiquement la nourriture ;

« 3° Les effets reconstituants sont rapides; l'impotence musculaire disparaît, l'embonpoint se développe et toutes les fonctions organiques se régularisent ;

« 4° L'état pyschopathique, dans les cas curables, a été parfois amélioré transitoirement, dans les heures qui suivaient immédiatement l'injection, mais cet effet n'a jamais persisté, et aucune amélioration durable n'a été obtenue. Toutefois, je ne considère pas cette conclusion comme définitive, la majeure partie des cas traités n'étant pas d'un pronostic favorable. Il est de règle, en effet, dans les cas de folie curable, que, quand la nutrition commence à se rétablir, l'état mental commence lui-même à se modifier d'une façon parallèle. »

Ces conclusions sont encourageantes, mais nous ne pouvons nous dispenser de faire observer que M. le Dr Cullerre eût, sans doute, obtenu des résultats plus nets encore s'il avait appliqué dans toute sa rigueur ce principe du maître :

« *On pourrait se servir, dans les cas de faiblesse par anémie locale ou générale des centres nerveux, du liquide de ces centres en même temps que du liquide testiculaire ou ovarique.* »

Nous avions écrit à M. le Dr Cullerre, afin de connaître la suite de ses observations. Le distingué aliéniste a bien voulu nous répondre que, depuis la publication de son mémoire, il a continué l'usage des injections de substance nerveuse et en a obtenu des résultats qui ne font que confirmer ses premières conclusions. « *Les adversaires de ce traitement, ajoute-t-il, opposent la suggestion aux bons résultats obtenus. J'ai négligé, dans mon mémoire, de répondre à cet argument, mais il va de soi qu'il ne saurait être question de suggestion chez les aliénés atteints de folie aiguë, de délire systématisé ou de démence, comme sont les sujets de mes observations.* »

C'est là, en effet, un argument fort judicieux à opposer aux partisans du Tout à la suggestion. Du reste, M. C. Paul avait depuis longtemps institué des contre-expériences, et pratiqué des injections d'eau distillée à des malades à leur insu. Ces derniers ne ressentirent aucun des bénéfices ordinaires de l'injection de liquide de substance grise.

M. le Dr Cullerre vient d'apporter une nouvelle série [1] de 20 observations qui lui ont permis de tirer les nouvelles conclusions suivantes :

« La transfusion nerveuse opérée aseptiquement est inoffensive.

« Elle a pour propriété de remonter les forces nerveuses et, en particulier, celles qui président aux fonctions nutritives ; à ce titre, elle est utile dans le traitement de l'aliénation mentale.

« Le premier effet de ce mode de traitement chez les aliénés est le développement de l'appétit. Certains malades, surtout ceux qui auparavant s'étaient soumis à une abstinence plus ou moins

1. — *Gazette médicale*, nos 36 et 37, 1893.

prolongée, manifestent des dispositions quasi-boulimiques et ne peuvent se rassasier.

« Le poids du corps ne tarde pas à augmenter dans une proportion parfois considérable. La puissance musculaire renaît; les fonctions organiques se régularisent; les règles reparaissent; les hémorrhagies utérines ont été supprimées, et en même temps les névralgies qui les accompagnaient.

« L'état cachectique, quand il n'est pas le résultat d'une affection organique (néphrite, cancer), n'est pas une contre-indication à la transfusion nerveuse, au contraire. Les malades atteints de tuberculose s'en trouvent parfois très bien.

« Cette médication paraît avoir été efficace dans le cours de certaines maladies aiguës, alors que les moyens habituels de traitement s'étaient montrés impuissants et que la rigueur du pronostic autorisait une certaine hardiesse thérapeutique.

« Mais, malgré tous ces mérites, la transfusion nerveuse n'a pas réalisé les espérances que nous avions conçues d'après ses effets heureux dans la neurasthénie : *elle reste impuissante contre l'élément psychopathique lui-même.* L'état mental, dans les cas curables, n'a paru que très faiblement influencé par les injections de substance grise; il a parfois été amélioré transitoirement dans les heures qui suivaient immédiatement l'injection, mais cet effet, sauf dans un cas qui d'ailleurs ne paraît pas démonstratif, n'a jamais persisté et aucune amélioration durable n'a été obtenue [1].

SECONDE STATISTIQUE DE M. CONSTANTIN PAUL

La première statistique publiée par le médecin de la Charité était de février 1892.

Le 24 juin de la même année, M. Paul confiait à M. Jules Dauriac, interne des hôpitaux, le soin de publier la statistique de sa pratique personnelle [2].

1. — Ainsi que le fait remarquer M. Cullerre, cette conclusion est en opposition avec celle que Babès tire de ses expériences et qui est ainsi conçue : « L'effet du traitement est encore bien prononcé dans les cas de mélancolie, de lypémanie : même dans la lypémanie progressive, avec stupeur, mutisme, hypocondrie, insomnie, refus de manger, marasme, nous avons observé, en collaboration avec M. Fomesco, de bons résultats. »

2. — *Gazette des Hôpitaux*, n° 76, 2 juillet 1892.

STATISTIQUE AU 24 JUIN 1892

Neurasthéniques.

Le nombre des neurasthéniques qui ont subi le traitement est de 29.

Ces cas se décomposent ainsi :

Neurasthénie cardiaque 2.

Ces 2 cas ont guéri : l'un, avec une seule injection, est remonté de 36 pulsations à 60 ; l'autre, jeune homme de dix-huit ans, atteint de tachycardie, est revenu, après quatre injections, de 126 pulsations arythmiques à 76 pulsations régulières, et a pu reprendre son travail régulier d'opticien.

Les 27 autres cas de neurasthénie se divisent ainsi :

Quinze ont éprouvé une notable amélioration de force musculaire, de l'aptitude au travail, la diminution des pollutions nocturnes sans érections; quelques-uns, le retour des érections spontanées.

Cinq neurasthéniques à forme hypochondriaque sont entrés dans le même état ;

Sept sont encore en traitement sans qu'on puisse encore se prononcer.

Avant de parler des ataxiques, je citerai le fait d'un négociant, M. G..., atteint depuis dix ans d'une aphasie.

Cette aphasie était simple, sans hémiplégie ni cécité verbale, le malade pouvait lire et écrire, et quand on lui dictait les mots, il les écrivait avec peine, mais ne pouvait les prononcer. L'écriture était bonne.

Après douze injections, le malade commençait à prononcer quelques mots. Un mois plus tard, il commençait à faire des phrases et a pu se remettre aux affaires.

Ataxiques.

Les ataxiques traités sont au nombre de 25.

L'un d'eux, au début, présentant du strabisme et de l'atrophie papillaire, souffrait d'insomnie et de douleurs. Dès la deuxième injection, il dormait mieux; après la troisième, les douleurs étaient moins nombreuses et moins intenses; après la cinquième injection, les douleurs ont complètement disparu, l'amélioration du sommeil persiste; après la douzième injection, l'état général est satisfaisant, mais le strabisme persiste. Il en a été de même de tous ceux qui présentaient du strabisme.

J'arrive à la période réelle de l'ataxie, celle des troubles locomoteurs. Voici les résultats obtenus :

Sur les 24 ataxiques qui restent, 4 sont encore en traitement. Sur les 20 autres, on a obtenu les résultats suivants :

Sommeil. — Sur ces 20 ataxiques, 14 se plaignaient de ne pas dormir ou de ne dormir qu'avec le chloral ou les bromures. Le sommeil est survenu :

Après	1	injection chez	2	ataxiques
—	2	—	4	—
—	4	—	2	—
—	5	—	1	—
—	6	—	1	—
—	8	—	1	—
—	10	—	1	—

Chez deux autres, l'effet a été nul.

C'est, en effet, le sommeil, et le sommeil sans cauchemar et réparateur, qui est le premier bénéfice de l'injection.

Atténuation, puis cessation des douleurs fulgurantes. — Après le sommeil, le second bénéfice des injections vient de l'atténuation, puis de la disparition des douleurs. Le tableau suivant en montre toute l'importance :

			Douleurs atténuées.	Douleurs disparues.
Après	1	injection.............	1	»
—	2	—	2	»
—	3	—	3	1
—	6	—	»	1
—	7	—	1	»
—	8	—	2	3
—	10	—	»	1
	12	—	»	2
—	15	—	2	1

On voit que la plupart des ataxiques ont cessé d'être des martyrs poursuivis par les douleurs fulgurantes.

Coordination dans la marche. — Sur ces mêmes malades, on a noté un commencement d'amélioration dans la coordination dans la marche :

Après	1	injection.................	1	fois
—	2	—	2	—
—	3	—	2	—
—	4	—	1	—
—	5	—	4	—
—	6	—	2	—
—	7	—	1	—
—	8	—	3	—
—	10	—	2	—
—	11	—	3	—
—	12	—	1	—
—	15	—	1	—

Puis on a obtenu une grande amélioration :

Après	3	injections.................	1	fois
—	4	—	1	—
—	5	—	1	—
—	6	—	1	—
—	9	—	1	—
—	10	—	2	—
—	13	—	1	—
—	15	—	4	—
—	16	—	1	—
—	19	—	1	—

Augmentation de la force. — On a constaté une augmentation de la force :

Après	1	injection, chez	2	malades.
—	2	—	1	—
—	3	—	2	—
—	7	—	1	—
—	8	—	1	—
—	9	—	2	—
—	10	—	1	—
—	12	—	3	

Chez les autres, il n'a été constaté aucun changement.

Troubles génito-urinaires. — Ça été une véritable surprise de voir ces phénomènes céder de bonne heure aux injections.

Sur 12 ataxiques présentant des troubles génito-urinaires, douleurs viscérales, incontinence urinaire, sensation de boule douloureuse à l'anus, etc. :

Sept ont été soulagés définitivement ;

Une femme améliorée momentanément ;

Quatre sans résultats.

Ces résultats ont été obtenus :

Après	1	injection..................	2 fois
—	3	—	1 —
—	5	—	1 —
—	7	—	1 —
—	11	—	1 —
—	16	—	1 —

Troubles gastriques, dits crises gastriques. — Huit ataxiques se sont plaints de troubles plus ou moins intenses du côté de l'estomac. Chez quelques-uns, ces troubles étaient légers et ont cédé après quelques injections.

Voilà le bilan actuel de mes observations. Ce n'est pas la guérison de l'ataxie : on ne peut l'espérer ; mais cette amélioration considérable est fort appréciée par ces pauvres malades, que la maladie laisse vivre en leur ôtant les moyens d'existence.

Les autres malades qui ont été traités sont deux paralytiques généraux à forme dépressive qui ont été remontés : un cas de sclérose en plaques et un autre de pachyméningite spinale, qui n'ont rien gagné à la transfusion nerveuse.

Pour compléter les données fournies par cette statistique, le Dr Dufournier, ancien interne de M. le Dr Constantin Paul, a relevé les observations de tous les malades qui ont été injectés dans le courant de l'année 1892, dans le service de la Charité. Ils sont au nombre de 50, dont 23 neurasthéniques, 3 chloroses neurasthéniques et 24 ataxiques. Pour synthétiser les résultats, M. Dufournier en a fait 4 classes. Une première classe peut être appelée la classe des *indisciplinés*, malades que l'on peut défalquer de la statistique. Elle comprend 12 neurasthéniques et 2 ataxiques. Ce sont des malades dont M. Dufournier a pris l'observation et qui sont venus d'une façon irrégulière aux séances d'injections. Ils se sont présentés une fois ou deux fois; d'autres sont venus à intervalles éloignés. La grosse majorité de cette première classe est fournie par les neurasthéniques.

Une seconde classe renferme *tous les malades chez lesquels le traitement eut une issue favorable*, soit 12 ataxiques, dont une femme, un cas de chlorose neurasthénique et 3 de neurasthénie classique.

L'amélioration chez ces malades s'est faite dans le sens indiqué par M. le Dr C. Paul, dans sa première communication et dans sa statistique du mois de juillet.

Dans une troisième classe, M. Dufournier range les malades qu'il appelle *douteux*, c'est-à-dire chez lesquels il y a eu une modification trop minime pour les compter parmi les succès, soit 5 ataxiques et 4 neurasthéniques.

Enfin, un quatrième groupe est composé de 5 ataxiques, 4 neurasthéniques et 2 chloroses neurasthéniques qui n'*ont bénéficié en aucune façon du traitement.*

En somme, 16 malades sur 36 ont été améliorés dans la mesure que l'on pouvait attendre.

« On peut remarquer, observe M. Dufournier, que le traitement préconisé primitivement pour les neurasthéniques a surtout été appliqué chez des ataxiques, et que ces derniers forment le gros contingent des bénéficiaires. La raison que nous croyons être la vraie est la suivante: les neurasthéniques ne sont point des malades qui s'assujettissent facilement à un traitement suivi à l'hôpital. Les ouvriers neurasthéniques, les moins nombreux, du reste, ne vivent point dans un entourage qui les sollicite à venir demander secours au médecin. Ils sont impatients, sans volonté, abandonnant vite leurs bonnes résolutions. Les ataxiques, au contraire, tourmentés par des douleurs incessantes, cherchent spontanément un soulagement à leur misère. Aussitôt un nouveau traitement annoncé, ils accourent avec empressement; c'est ainsi que presque tous les malades que nous avons vus avaient déjà fait usage de la suspension.

« Bien différents sont les neurasthéniques de la ville qui se recrutent dans une autre classe de la société. Généralement très entourés, ils sont amenés chez le médecin aux jours indiqués, remontés moralement par leur famille dans l'intervalle des injections. M. le Dr C. Paul prépare sa statistique personnelle; nul doute que le gros lot de ses malades ne soit formé de neurasthéniques et que ces derniers n'aient été très améliorés.

« Les conclusions des faits que nous avons observés confirment celles de M. le Dr C. Paul. Le liquide cérébral exerce une modification puissante sur le système nerveux; il agit comme tonique. »

Voici les observations que nous trouvons dans l'excellente thèse de M. le Dr Dufournier :

Observation I. — *Chloro-anémie neurasthénique.*

La nommée Victorine S..., âgée de 17 ans, vient à l'hôpital le 15 juin 1892.

Réglée à 12 ans, la malade perdait abondamment, mais jamais en blanc en dehors des deux ou trois jours qui précédaient l'apparition de ses règles.

Jusqu'à l'âge de 16 ans, elle se porta bien, quoiqu'elle eût les apparences d'une enfant faible et chétive. C'est alors que, sans cause appréciable, elle commença à éprouver des éblouissements le matin en se levant. Sitôt le pied à terre, la tête lui tourne, la vue s'obscurcit et si elle ne s'accroche pas à son lit, elle tombe. Quelquefois même elle tomba en perdant absolument connaissance pendant trois à quatre minutes, puis revint à elle sans conserver aucun souvenir de ce qui venait de se passer.

Ces éblouissements se produisaient tous les matins, et persistaient encore lorsqu'elle s'est présentée à l'hôpital.

En même temps que ces éblouissements, la malade eut des palpitations de cœur assez violentes par instants.

Une céphalée s'installa d'une façon à peu près continue, sans revêtir toutefois la forme du cas neurasthénique.

A cette céphalée s'associa de la rachialgie.

En même temps la malade, qui jusque-là mangeait bien, se mit à perdre l'appétit, puis bientôt digéra moins bien; son ventre se ballonna après le repas et survinrent alors des éructations gazeuses.

La constipation devint habituelle et opiniâtre. Le caractère se modifia; elle devint maussade; d'une émotivité excessive. Elle prit alors le facies anémique, les muqueuses décolorées, le teint mat. Le système circulatoire est sain, on ne constate qu'un léger souffle dans les jugulaires.

La malade commença le traitement le 17 juin 1892 et a reçu 28 injections. Ce n'est qu'après la 6e piqûre qu'elle s'améliore; elle a meilleur appétit, elle se sent un peu plus de force et n'a pas eu d'éblouissement le matin. La céphalée persiste toujours ainsi que les sueurs froides.

Après la 7e injection, la malade, obligée de s'absenter, cesse le traitement et se repose du 8 juillet au 25 août.

A la reprise du traitement, la malade dit que l'amélioration du côté de l'appétit persiste toujours, mais qu'elle a toujours une grande céphalée.

Cependant après la 9e injection (29 août) elle n'a eu mal à la tête qu'un seul jour sur trois. Et le 24 octobre, à la 18e piqûre, on constate l'amélioration suivante :

Les éblouissements avec perte de connaissance, qui avaient disparu à la fin d'août, n'ont pas reparu, alors qu'ils se produisaient presque tous les jours avant le traitement. Elle a cependant encore de temps en temps de petites faiblesses dans la journée;

Les palpitations de cœur ont beaucoup diminué.

La rachialgie a disparu. Mais la céphalée persiste toujours. Elle mange beaucoup mieux, elle a augmenté de un kilo en quinze jours, soit 47 kilos. La digestion se fait bien, elle n'a plus d'aigreur, plus de flatulence. Plus de constipation; les muqueuses se colorent.

30 novembre 1892. — 28e injection et dernière.

Dans la seconde série, il s'agit de malades analogues à ceux dont M. le Dr Constantin Paul a rapporté l'observation dans sa communication à l'Académie. Ce sont des malades qui mangent bien, n'ont aucune déperdition de force apparente et cependant sont atteints d'impotence fonctionnelle musculaire et cérébrale. Ils donnent, dit M. le Dr C. Paul, l'idée d'un condensateur qu'on ne peut charger, d'un accumulateur qui n'accumule pas de force.

OBSERVATION II. — *Neurasthénie. — Amélioration.*

C..., âgé de 31 ans, ébéniste.

On ne constate dans les antécédents de ce malade que deux attaques de rhumatisme articulaire aigu; la première il y a quinze ans et la seconde, aux mois de septembre et octobre 1891.

Depuis trois ans, le malade se plaint d'une grande faiblesse générale. Tous les soirs, il ressent une violente courbature. De temps en temps, il est pris d'étourdissements et de vertiges; après une lecture prolongée, la vue s'obscurcit, et il a la sensation de nombreuses mouches qui voltigent devant ses yeux.

Il a un grand affaiblissement des forces, il se plaint beaucoup d'être tout de suite épuisé. Ses nuits sont mauvaises; le malade dort très mal; il se réveille souvent, est troublé par des cauchemars; le matin, au réveil, est comme anéanti. Souvent, dans la journée, il a la sensation d'un casque sur la tête, et ne peut se souvenir des faits passés qu'avec beaucoup de peine : la mémoire lui fait défaut.

Le système digestif est bon, pas d'éructations, pas de ballonnement du ventre, le malade dit même qu'il mange beaucoup; mais, ajoute-t-il, cela ne me profite pas, et je suis toujours constipé.

Il se plaint de palpitations de cœur fréquentes, l'examen sthétoscopique ne révèle aucune lésion.

On fit à ce malade une injection le 25 mars 1891 ; il reçut d'abord régulièrement une série de 20 piqûres, jusqu'au 30 mai, à raison de 2 par semaine.

Pendant cette période de 2 mois, le malade ne fut pas très amélioré. Il conserva une grande faiblesse générale, et les maux de tête persistaient ainsi que la cardialgie. Toutefois, le 15 avril, à la 7e injection, les étourdissements disparurent et ne se montrèrent plus jamais, et, à la 8e, il nous dit qu'il dormait mieux le soir de l'injection. On interrompit le traitement pendant quelque temps.

Le 22 août, il revint demander de reprendre le traitement. Il était dans le même état qu'à la fin de la série des 20 piqûres.

L'amélioration constatée sous le rapport des étourdissements et du sommeil s'était maintenue. On recommença alors les piqûres, mais une seule fois par semaine ; le malade ne pouvait venir plus souvent. Jusqu'à la 12e injection, l'état de ce malade ne se modifia pas sensiblement, et il commençait à désespérer de toute guérison. Mais c'est alors que l'amélioration se montra d'une façon sensible, et qu'elle marcha assez rapidement. En effet, à la 12e injection, le malade rapporte que, depuis quelques jours déjà, il allait convenablement à la selle, alors qu'il avait eu jusque-là une constipation opiniâtre. A la 13e, il nous remit le bulletin suivant : « J'ai des forces, mais elles sont vite épuisées. » A la 16e, il sentait que sa vue s'améliorait, qu'il pouvait lire et travailler plus longtemps sans la voir s'obscurcir. Enfin, lors de sa dernière piqûre, le 15 janvier, la note qu'il nous remettait était la suivante : « L'imagination est plus calme. Je suis moins inquiet, les forces musculaires progressent. »

Observation III. — *Neurasthénie cérébrale avec insomnie. — Amélioration à la suite de six injections.*

Har..., 53 ans.

Rien à noter dans les antécédents. Le malade fait remonter sa maladie à environ 5 ans, dit-il, car, depuis ce temps, je ressens une fatigue continuelle avec un mal de tête qui ne me quitte presque jamais.

Quand il vient, le 23 février 1892, il se plaint surtout d'avoir la sensation d'un casque sur la tête, un point dans le milieu du dos, et d'une douleur en ceinture. Il n'a cependant aucun trouble de la sensibilité, ni anesthésie, ni hyperesthésie de la peau. Le malade est dans un état de dépression mentale assez grand ; il se plaint en effet de perdre la mémoire, et n'a, dit-il, la force de rien faire. Il est d'un caractère inquiet, émotif.

Le sommeil est presque impossible sans sulfonal, et une demi-heure de marche suffit à le fatiguer.

Le malade ne souffre d'aucun trouble digestif ; il mange bien et digère bien, mais est toutefois constipé d'une façon habituelle.

Le malade commença son traitement le 23 février ; il le cessa le 11 mars, après avoir eu six injections.

Dès le début du traitement, on lui fit cesser tout narcotique, et le malade, après la troisième injection, dormait pour la première fois sans sulfonal.

Le 11 mars, il nous remettait le bulletin suivant : « Je me sens plus fort. Nuit passable sans sulfonal. Moral meilleur. Constipation disparue. »

Le malade n'est plus revenu.

Observation IV. — *Neurasthénie cérébrale.* — *Amélioration.*

Le nommé F..., âgé de 33 ans, marchand de vin.

Comme antécédents nerveux dans la famille du malade, le père, qui a actuellement 60 ans, semble avoir eu des troubles du côté du cerveau ?

Rien dans les antécédents personnels.

La maladie a débuté il y a cinq ans par des douleurs dans les jambes ; le malade ressentait une courbature générale d'une façon presque continue. Actuellement il souffre par moment d'une céphalée qui lui donne la sensation d'une calotte de plomb.

Il ressent aussi, mais presque d'une façon permanente, une douleur dans le milieu du dos et éprouve quelquefois, vers le milieu de la journée, une fatigue générale.

Les idées deviennent confuses, il lui semble qu'il a la tête engourdie, il perd facilement la mémoire, et lorsqu'il veut lire sa vue s'obscurcit ; jamais de vertige.

Le malade dort assez bien quand il n'a pas de douleurs, soit dans le dos, soit dans les bras, en un mot lorsqu'il ne se couche pas avec une courbature trop grande.

Le sommeil le repose, et il se réveille dispos.

L'appétit est bon, il digère bien et n'a pas de constipation.

Ce malade entra en traitement le premier novembre 1892. Ce n'est qu'à la 5e injection qu'il note une légère amélioration dans l'état général, amélioration qui s'accentue de jour en jour.

Le 28 novembre, lors de la 8e piqûre, il vit sa céphalée disparaître complètement et ses douleurs dans les jambes et dans le dos diminuer d'intensité et de durée.

Enfin, le 6 janvier 1893, il nous remit le bulletin suivant : « Légères douleurs. Etat général meilleur. »

Observation V. — *Ataxie.* — *Douleurs fulgurantes.* — *Troubles urinaires.* — *Amélioration.*

Le nommé D..., âgé de 52 ans.

Le malade contracta à 22 ans la syphilis. Mais il semble que celle-ci fut bénigne, car elle ne fut soignée que pendant six mois et aucun accident n'apparut depuis.

Le début de l'affection date de six ans. Actuellement, les troubles de la motilité se sont assez accentués pour qu'on puisse, rien qu'à la démarche, reconnaître l'ataxie. On observe des troubles de la station (signe de Romberg), du talonnement. Perte de la notion de la position.

Cependant le malade raconte qu'il a été beaucoup plus mal sous ce rapport, et qu'il a été amélioré par un séjour à La Malou.

Il n'en est pas de même des troubles sensitifs qui, depuis très longtemps, sont restés les mêmes, sans s'aggraver, ni s'améliorer. Le malade ressent des douleurs fulgurantes dans les membres inférieurs, en moyenne tous les 15 jours; chaque crise dure 24 heures, rarement plus, mais est très intense.

Les mains sont le siège de sensations anormales, telles que le fourmillement, l'engourdissement. On ne note cependant aucune anesthésie ni hyperesthésie.

Jamais de troubles vésicaux. Pas de diplopie. Pas de ptosis.

La pupille ne réagit cependant plus à la lumière. Comme troubles viscéraux, la vessie et le rectum seuls sont atteints.

En effet, le malade urine en poussant, en plusieurs actes. Il n'a cependant jamais eu de rétention complète, mais a eu plusieurs fois de l'incontinence nocturne.

Depuis longtemps déjà, absence d'érections.

Jamais il n'a eu de crises gastriques; il a un bon appétit et digère bien; quelquefois cependant il est pris de diarrhée.

Le malade dort bien en dehors de ses crises, et en somme : troubles de la motilité, de la sensibilité, douleurs fulgurantes, incontinence.

Le malade a eu quinze injections du 18 mars au 19 juin.

Dès la 3e injection il se sentait un peu plus de force dans les jambes et remettait à la 4e piqûre la note suivante :

« L'élasticité dans la marche se maintient. Le corps se laisse aller avec confiance. Les jambes me supportent sans défaillance. Douleurs fulgurantes nulles; sommeil bon; appétit toujours médiocre, mais la douleur dans la colonne vertébrale et aux mains persiste toujours. » A la 6e injection le malade nous disait : « Les forces dans la marche progressent lentement, mais sûrement; je monte quatre étages sans trop m'essouffler. » Cette amélioration dans la marche et l'état général se maintiennent complètement jusqu'au bout du traitement.

Le malade toutefois urinait par saccades et se plaignait encore de sa douleur dans le dos du 18 avril, à la 9e piqûre. Mais l'appétit devenait parfait. A partir du 25 avril, après la 21e injection, et le 19 juin à la 15e, le malade nous disait que la douleur qu'il avait dans le dos et que l'engourdissement qu'il ressentait dans les mains étaient diminués.

Le 19 juin, le malade cessa son traitement pour aller à la campagne.

Il est à noter que, depuis le 18 mars jusqu'au 19 juin, le malade n'a pas eu de trace de douleurs fulgurantes, alors qu'il en avait en moyenne tous les 15 jours avant le traitement.

OBSERVATION VI. — *Ataxie. — Amélioration dans la marche.*

G... Alfred, âgé de 39 ans.

Parmi les antécédents de ce malade, on ne trouve rien qui puisse expliquer la cause de son ataxie.

Le malade dit n'avoir eu qu'un chancre mou et l'on ne trouve chez lui aucun stigmate de syphilis. Il nie tout excès génésique.

La maladie semble avoir débuté par des maux perforants à l'âge de

36 ans, c'est-à-dire il y a trois ans environ. Des douleurs fulgurantes se faisaient déjà sentir, mais étaient peu vives, et ne revenaient que tous les 4 ou 5 jours. Le malade dit qu'il avait, en outre, alors une sensation constrictive aux genoux, qu'il marchait d'une façon bien incertaine dans l'obscurité, et les yeux fermés. De temps en temps, il était pris de vertige, de difficulté pour uriner; parfois même il avait de l'incontinence la nuit. En même temps, ses érections devenaient de moins en moins complètes.

Quand le malade s'est présenté à l'hôpital, 21 mars 1891, il talonnait fortement, perdait ses jambes dans son lit et présentait le signe de Romberg; il était incertain sur ses jambes et s'aidait de deux cannes pour monter.

Les douleurs fulgurantes étaient moins fréquentes et moins intenses qu'elles ne l'avaient été. Elles ne revenaient plus que tous les 15 jours. Au niveau des deux jambes, on constatait des plaques d'anesthésie, et un certain retard dans la perception. En revanche, le malade avait de l'hyperesthésie au froid. Le réflexe rotulien était complètement aboli.

Les organes des sens étaient respectés. Sauf les maux perforants du début de la maladie, que nous avons mentionnés plus haut et qui sont actuellement guéris, le malade n'eut aucun trouble trophique et l'on ne constate actuellement aucune atrophie musculaire.

Du côté de ses viscères, on ne trouve que la vessie atteinte. Le malade a plutôt des troubles d'excrétion que de sécrétion.

Il urine par intermittence, est obligé de pousser pour accomplir sa miction et a quelquefois de l'incontinence. Il est juste de dire, cependant que le malade a été, de ce côté, plus sérieusement atteint qu'actuellement. Disons, en terminant, que le malade n'est pas hypochondriaque, ni neurasthénique, et qu'il ne présente aucun trouble du côté du cerveau.

Du 21 mars 1892 au 26 décembre 1892, le malade a eu 46 injections avec un repos de deux mois après la 20e.

Dès le lendemain de la deuxième piqûre, la marche est meilleure, mais les douleurs, qui avaient semblé s'atténuer après la première injection, reparaissaient plus violentes après la deuxième. Toutefois, le malade passe des nuits tranquilles et dort d'un sommeil très calme.

Le 28 mars, à la visite du matin, on constate une grande amélioration dans la marche. Le malade monte un escalier sans se tenir à la rampe, ce qu'il ne pouvait faire quelques jours auparavant. On ne constate plus que de légères oscillations lorsque le malade tourne sur lui-même, et les douleurs ont disparu complètement.

Cet état continue à s'améliorer si bien que, le 2 mai, il demande à quitter le service. Mais, désireux de continuer le traitement, il revint deux fois par semaine pour recevoir l'injection.

23 mai. — 18e injection, marche assez bonne. Pas de douleurs. Fait hier dimanche 2 lieues.

27 mai. — 19e injection. Marche bonne. Pas de douleurs.

30 mai. — 20e injection. Marche bonne. Etat général bon.

Repos.

29 juillet. — Pas de changement. Pas de douleurs. État général satisfaisant.

26 août, —46e injection. Pas de changement, va toujours bien. Amélioration persiste.

OBSERVATION VII. — *Ataxie chez une femme. —Douleurs fulgurantes. — Amélioration.*

Mme G..., 50 ans, est malade depuis 1886. Les premiers symptômes de l'ataxie apparurent du côté des yeux; il y eut de la diplopie. Puis, peu après, la malade commença à éprouver de la difficulté pour marcher. Pendant deux ans, cet état s'aggrava considérablement et, en 1888, l'incoordination des mouvements était complète. A ce moment, la malade commença à se soigner; elle fit successivement plusieurs saisons à Lamalou qui amenèrent un soulagement très passager. Enfin, en 1890, elle commença le traitement, par la suspension quotidienne, ce qui amena une diminution dans les douleurs.

Actuellement, elle marche fort difficilement, bien qu'elle soit toujours accompagnée. Elle talonne fortement, projette les jambes en dehors, mais peut cependant, en s'appuyant sur quelqu'un, faire des courses de une demi-heure à trois quarts d'heure au maximum.

Les douleurs fulgurantes, qui ont commencé il y a environ 4 ans, sont assez fréquentes et très intenses. Elles siègent plus particulièrement dans les jambes et les pieds. De plus, elle se plaint de se sentir la ceinture souvent prise comme dans un étau.

Les troubles de la sensibilité se manifestent surtout aux membres inférieurs. Les réflexes rotuliens sont complètement abolis. La malade perd l'équilibre, et elle ne tient que debout les yeux fermés. Le sommeil est mauvais, agité et constamment troublé par des cauchemars.

Le 4 mars 1892, on fait à la malade une première injection de 2 centimètres cubes 1/2 de substance nerveuse. Cette première injection n'est suivie d'aucune manifestation, tant locale que générale. Il en est de même pour la seconde injection de 5 centimètres cubes, faite le 7 mars. C'est seulement à la troisième injection (11 mars 1892) que la malade sent une véritable diminution dans la fréquence et l'intensité des douleurs fulgurantes. De même, le sommeil devient meilleur et plus tranquille; à partir de ce moment les douleurs diminuent peu à peu et disparaissent complètement, mais seulement pendant les deux jours qui suivent l'injection. De temps en temps, la malade a encore quelques crises, mais très atténuées.

A la première piqûre (28 mars), la malade constate une amélioration légère dans la marche, et le 5 avril elle pouvait faire, sans repos, une course de une heure et demie, course qui ne la fatiguait pas outre mesure.

Depuis le 11 avril (12e piqûre) jusqu'à la fin du traitement (13 mai), la malade n'a plus ressenti aucune douleur fulgurante.

Le 13 mai, jour où l'on fit la 20e et dernière injection à la malade, la marche était devenue assez satisfaisante, le sommeil était bon, les douleurs fulgurantes avaient disparu et l'état général était assez satisfaisant.

OBSERVATION VIII. — *Ataxie. — Troubles de la vue améliorés. — Atténuation des douleurs et des troubles urinaires après six injections.*

Dan..., âgé de 43 ans, charbonnier, entré à l'hôpital de la Charité le 29 mai 1892, salle Vulpian.

On ne trouve aucun antécédent, ni héréditaire, ni personnel. Pas de syphilis.

Il y a 18 mois environ, le malade ressentit des troubles de la vue, il voyait trouble; pas de diplopie; cette modification dans la vue s'accentua progressivement à un tel point qu'il y a amaurose à peu près absolue de l'œil droit, à son entrée à l'hôpital, le 26 mai 1892.

Il y a 9 semaines environ, éclatèrent de nouveaux symptômes. La marche devint bien difficile et le malade éprouva et éprouve encore la sensation de marcher sur du coton, il lui semble qu'il s'entasse sur lui-même, dit-il. Il ne talonne cependant pas d'une façon bien sensible, mais la montée, et surtout la descente d'un escalier lui sont d'une grande difficulté. La station est très difficile et le signe de Romberg existe.

Le réflexe rotulien est, à gauche, complètement aboli, et bien diminué à droite.

Depuis quelque temps surtout, le malade est pris de vertiges d'une façon à peu près continue, qui l'ont plusieurs fois fait tomber dans la rue.

Au repos dans son lit, il a la sensation du toucher portée à un tel degré qu'elle l'empêche de dormir, car elle le réveille brusquement.

Il se plaint beaucoup de maux de tête, d'une douleur tout le long de la colonne vertébrale et surtout d'une sensation qu'il a à la ceinture, et qu'il compare de lui-même à la constriction d'un étau.

Il n'a de fourmillements ni dans les doigts, ni dans les mains, ni dans les bras, — mais il en ressent assez souvent dans les pieds, ainsi que de fortes douleurs fulgurantes.

Il urine par saccades. Plusieurs fois, il a été pris d'incontinence totale, et laisse échapper très souvent quelques gouttes d'urine dans son pantalon, alors qu'il croit que sa miction est terminée.

Pas de crises d'estomac, pas de crises laryngées, pas de troubles trophiques, mais diminution sensible de ses appétits génésiques.

Cet ataxique, traité à l'hôpital même où il ne resta que du 26 mai au 15 juin, eut six injections.

A ce moment, en effet, le malade se sentant beaucoup mieux demande à sortir et ne revient pas.

Voici le résultat du traitement :

Le 27 mai. — 2 centimètres cubes.

Le 30 mai. — 5 centimètres cubes, a dormi un peu mieux le soir de l'injection.

Le 3 juin. — 3 centimètres cubes. Sommeil bien meilleur.

Le 6 juin. — 4 centimètres cubes. Les douleurs en ceinture ont diminué

Pas d'amélioration du côté de la marche, sommeil toujours très bon.

10 juin. — 5 centimètres cubes. Douleurs disparues, les troubles à la fin de la miction se sont amendés.

Pas d'amélioration du côté de la marche.

Le 11 juin. — 9 centimètres. Sommeil excellent. Les douleurs n'ont pas reparu. Les troubles de la miction ont cessé. Même état dans la marche ainsi que du côté de la vue.

OBSERVATION IX. — *Ataxie.* — *Amélioration.*

Le nommé V... Jules, âgé de 37 ans, tailleur

Chancre mou à l'âge de 18 ans. Pas de syphilis. Il y a deux ans, le malade vit un petite grosseur survenir sur le bord du pied droit, au niveau de l'extrémité postérieure du dernier métatarsien et qui s'enflamma. Après sa disparition, il en reparut une identique au pied gauche; un mois après, il fut atteint tout à coup d'une paralysie de la langue qui ne dura que quelques minutes. Deux mois après, le malade fut atteint de diplopie. La vision n'était pas affaiblie. De temps en temps encore, la diplopie reparaît. Au bout de six mois, le malade s'aperçut qu'il marchait en jetant les pieds en dehors, mais, à cette époque, il n'avait que de la raideur dans les membres inférieurs. Depuis, la démarche est moins assurée, il talonne en marchant, et fauche légèrement. Il ne perd cependant pas ses jambes dans son lit, mais a tous les troubles classiques de la station debout, signe de Romberg, etc. Il a grand peur des trottoirs qu'il ne peut franchir sans le secours de quelqu'un. De temps en temps il est pris de vertiges.

Les réflexes rotuliens sont totalement abolis.

Les douleurs fulgurantes dans les jambes n'ont fait leur apparition que depuis trois mois.

Pas d'anesthésie plantaire.

La miction est quelquefois pénible, mais jamais douloureuse.

Affaiblissement des appétits génésiques.

Pas de crises gastriques ou rectales.

1re injection. — Le 30 septembre 1892.

Ce n'est qu'à la 5e injection que ce malade sentit ses forces lui revenir un peu.

A la 7e. — L'hésitation dans la marche est moins grande et il commence à sentir le sol en marchant.

(9 novembre.) A la 10e. — Il urine avec plus de facilité.

A la 13e. — L'amélioration continue, les forces augmentent progressivement. La lourdeur, qui existait lorsque le malade levait les jambes, diminue sensiblement.

A la 18e. — Beaucoup plus de force. Urine toujours plus facilement depuis la 10e injection.

Enfin à la 20e. — Ne se sent plus que de l'incoordination. Marche cependant avec plus de confiance et sent le parquet. N'a pas eu encore de douleurs fulgurantes depuis longemps. Avant le traitement, en avait toutes les semaines.

Le mieux s'est maintenu pour le reste.

OPINION DE BROWN-SÉQUARD SUR LA TRANSFUSION NERVEUSE DE M. LE Dr C. PAUL

Dans son *Annuaire de Thérapeutique*, M. le Dr Dujardin-Beaumetz, parlant de la transfusion nerveuse de C. Paul, s'exprimait ainsi : « Les injections faites par la méthode de C. Paul, avec la substance grise, déterminent des effets analogues aux injections de liquide testiculaire, mais *avec moins d'intensité*[1]. »

Ouvrons les *Archives de Physiologie*, janvier 1893, et nous trouverons, à la page 201, l'explication de ces divergences :

« Nous avons encore, dit l'éminent professeur du Collège de « France, à ajouter à notre travail (C. R., Acad. sc., cité plus « haut) cette particularité importante, que toutes les parties de « l'organisme, chez les animaux mâles, vigoureux, ni trop « jeunes, ni trop âgés, sont imprégnées de principes provenant « des testicules. C'est là que se trouve en très grande partie la « raison pour laquelle les liquides extraits de divers organes « possèdent, dans une certaine mesure, une influence physio- « logique et thérapeutique semblable à celle du liquide testicu- « laire. Ce que l'on a appelé la transfusion nerveuse, c'est-à- « dire l'injection sous-cutanée de l'extrait liquide du cerveau, « produit en partie ses effets par la raison que nous venons de « donner, d'autant plus que le cerveau, plus que presque tous « les organes, est riche en sang et contient conséquemment « plus de principes venant des testicules que la plupart des au- « tres organes. En outre, l'injection de liquide cérébral est faite « à la dose extrêmement élevée de 4 ou 5 grammes, capable « de faire entrer une proportion suffisamment grande de prin- « cipes testiculaires pour produire à un certain degré les effets « propres à ces principes. »

Est-ce à dire qu'il ne soit pas nécessaire de recourir dans certains cas aux injections de substance grise? Pas le moins du monde et Brown-Séquard, conséquent avec lui-même et avec les principes qu'il a posés dès le début de la méthode, s'empresse d'ajouter :

« Une autre particularité digne d'attention est que l'ali-

1. — *Annuaire de Thérapeutique*, 1893.

« mentation peut, dans beaucoup de cas, ne pas fournir à certains organes — le cerveau et la moelle épinière, par exemple — des éléments dont ceux-ci ont le plus grand besoin « pour leur nutrition[1]. Dans de telles circonstances, les injections de liquides extraits du cerveau, du foie, peuvent être « faites avec grand profit dans des cas d'anémie ou d'autres « états morbides de ces organes. Mais nous pouvons affirmer « que l'expérience montre que, même dans ces cas, il importe « de faire usage simultanément du liquide testiculaire. »

En somme, l'opinion de Brown-Séquard n'a pas varié ; elle se résume en ces mots placés en exergue en tête de notre étude sur le liquide cérébral :

« On pourrait se servir, dans les cas de faiblesse par anémie « locale ou générale des centres nerveux, du liquide de ces centres en même temps que du liquide testiculaire ou ovarique. »

NOUVEAU MÉMOIRE DE M. C. PAUL

M. Constantin Paul, dans une communication faite à l'Académie de Médecine, le 25 avril 1893, apporta une nouvelle série d'observations prises en grande partie sur les neurasthéniques. On y trouve un passage dans lequel M. Paul exprime le désir de comparer ses résultats avec ceux obtenus par Brown-Séquard et M. d'Arsonval.

On pouvait s'attendre à ce que ce parallèle, si la mort n'était venue frapper l'illustre physiologiste, donnât lieu à une discussion fort intéressante à la tribune de l'Académie.

Nous regrettons de ne pouvoir publier *in extenso* le nouveau mémoire si instructif de M. Constantin Paul et nous, omettons à regret, les considérations générales si originales que renferment les premières pages.

Nous nous bornerons à passer en revue, avec M. Constantin Paul, chacune des formes de la neurasthénie, en indiquant quelles

1. — A rapprocher de ces paroles de Babès : « Je me bornerai à supposer qu'il faut attribuer au moins une partie de l'effet de ces injections à l'introduction dans l'organisme d'une assez grande masse de substance nerveuse par une voie plus directe. Cette substance pourrait bien servir dans les états d'épuisement ou de nutrition insuffisante en rendant plus riche la nutrition des éléments nerveux ».

Nous reviendrons, du reste, sur cette question lorsque nous aurons exposé le nouveau mémoire de M. C. Paul.

ont été les fonctions rétablies les premières et quelles sont celles qui n'ont été rétablies que tardivement.

I. — *Neurasthénie cérébro-spinale.* — Cette première série comprend les cas de neurasthénie centrale et locomotrice, sans complication dominante de la faiblesse génitale.

Le nombre de ces observations est de quatorze pour cette série. Dix que M. Paul a suivies lui-même jusqu'à la fin du traitement et quatre autres observées par des confrères, qui ne lui ont donné que peu de détails.

Sur les dix observations où le traitement a été, en général, de vingt injections et a duré, en moyenne, deux mois et demi, quatre fois la guérison a été absolument complète et les sujets ont repris toutes leurs facultés intégralement. Ce sont les quatre premiers sujets, du reste les plus intelligents et rendant le mieux compte de leur état.

II. — *Neurasthénie à prédominance spinale. Myélasthénie (Béard, Bouveret, Levillain). Neurasthénie spinale (Mathieu).* — Cette seconde série d'observations comprend sept observations. Ici les résultats ont été complètement satisfaisants dans cinq cas. Sur les deux autres, l'effet produit a d'abord été très satisfaisant, mais il ne s'est pas maintenu. Il est à craindre, fait remarquer M. Paul, que, dans ces deux cas, le traitement n'ait pas été assez prolongé.

III. — *Neurasthénie génitale masculine.* — *Neurasthénie génitale avec spermatorrhée.* — *Forme génitale (Isnard, Bouveret, Levillain).* — Dans cette troisième série, le phénomène dominant est l'impuissance génitale produite et entretenue par les pertes séminales nocturnes, la plupart du temps sans érection.

Le nombre des observations de cette série est de sept. Chez les cinq premiers, la spermatorrhée a complètement disparu, les forces générales sont revenues, l'activité cérébrale a repris sa vigueur et enfin les érections sont revenues.

C'est là un des plus beaux résultats de la transfusion nerveuse.

Sur ces sept malades, un seul n'a rien obtenu.

IV. — *Neurasthénie génitale masculine.* — *Impuissance sans pertes séminales.* — Cette série est la moins intéressante, elle ne comprend que trois observations. En dehors de leur frigidité relative, les malades étaient en pleine santé. Deux ont été améliorés et se sont déclarés satisfaits. Le troisième n'a reçu que douze injections et a perdu patience.

V. — *Neurasthénie génitale des jeunes filles.* — *Chlorose nerveuse.* — M. Paul ne veut pas ici discuter toutes les théories émises sur la chlorose. Mais ce qui est certain, c'est que la chlorose est l'arrêt du développement des organes génitaux de la jeune fille. On en a pour preuve, et le savant médecin se propose d'en donner bientôt la démonstration, que toutes les femmes qui ont été réglées à seize ans seulement ou plus tard présentent presque toutes un arrêt de développement de l'utérus.

Or, à l'époque où doit s'établir la menstruation, toute cause d'altération grave de la santé, ainsi que le fait remarquer M. Paul, entraîne de fait le retard dans l'évolution menstruelle, organes et fonctions. L'aménorrhée est le symptôme de l'arrêt de développement de ces organes.

« Or, les causes multiples qui peuvent entraîner l'arrêt de développement peuvent se ranger sous deux catégories : les maladies qui attaquent l'appareil de la fécondation et celles qui attaquent les autres appareils.

« Il faut donc considérer la chlorose comme primitive ou secondaire. Primitive, quand les fonctions de nutrition portent surtout sur les organes génitaux en évolution, et secondaire, quand il existe une affection grave des autres organes, la tuberculose, par exemple. Cette division des chloroses en deux classes est si juste qu'elle se retrouve absolument vraie en thérapeutique.

« La chlorose primitive peut avoir deux causes de développement.

« Toutes les fois que la chlorose a pour origine un trouble dans les fonctions de nutrition, lymphatisme, croissance excessive, menstruation prématurée, alimentation insuffisante, surmenage ou toute hygiène défectueuse, la chlorose guérit très bien par les préparations ferrugineuses, même la chlorose ménorrhagique.

« La chlorose d'origine nerveuse, au contraire, produite par une névrose, par l'herpétisme, etc., résiste absolument au fer.

« Ainsi, la chlorose de la nutrition est la chlorose verte et la chlorose blanche est la chlorose nerveuse. »

M. Paul n'a donc pas appliqué la transfusion nerveuse à la chlorose verte, puisqu'elle guérit si bien sous l'influence de préparations ferrugineuses quand on sait les manier, et il s'est borné à traiter par la transfusion nerveuse la chlorose blanche, celle qui résiste aux préparations ferrugineuses. Cette indication thérapeutique est si juste, d'après lui, que, si l'on fait la transfusion nerveuse, on obtient d'abord la cessation des troubles nerveux et que la malade, quoique bien améliorée, reste blanche et anémique ; mais alors les préparations ferrugineuses sont bien supportées et le fer ramène les couleurs. Les quatre observations qui suivent en font foi.

« Elles ont ce caractère précieux, ajoute le distingué médecin des hôpitaux, c'est de montrer que cette forme de chlorose désespérante par l'intolérance des médicaments, sa résistance aux traitements par l'hydrothérapie, la mer, les eaux salines, etc., guérit très bien par l'action tonique de la transfusion nerveuse, qui permet alors d'en finir rapidement au moyen des préparations ferrugineuses. »

VI. — *Neurasthénie au moment de la ménopause.* — M. Paul fait remarquer que la neurasthénie est rare au moment de la ménopause, qui s'accompagne presque toujours de pléthore et ne donne de l'anémie que d'une manière passagère, après des hémorrhagies.

VII. — *Neurasthénie liée à des affections utérines.* — En pareil cas, la neurasthénie n'est que secondaire et la guérison de l'affection utérine amène par suite celle de la neurasthénie. Cependant, il est des cas où la transfusion nerveuse appliquée par M. Paul a rendu de réels services.

CONCLUSIONS

Voici les conclusions que M. Paul croit pouvoir tirer de ces dernières observations :

La neurasthénie est un épuisement nerveux.

Elle peut être physiologique à la fin de la vie, lorsque la mort survient dans un grand âge sans maladie; c'est la fin naturelle malheureusement trop rare.

La neurasthénie morbide est produite par un épuisement des forces nerveuses ne permettant plus au système nerveux de se recharger de forces nouvelles suffisantes pour les dépenses journalières de la vie.

La transfusion nerveuse, faite avec une dilution de la substance grise du cerveau et habituellement du cerveau de mouton, provoque la production de nouvelles forces nerveuses. C'est un tonique nerveux par excellence. Le premier bénéfice de cette transfusion est de donner un peu de sommeil, condition nécessaire pour la transformation des forces alimentaires en forces physiologiques.

Ces forces reviennent le plus souvent dans le même ordre. D'abord, l'émotilité diminue, les sens se réveillent, l'intelligence se développe. Puis l'appétit revient, les forces physiques augmentent; alors, la thérapeutique ordinaire redevient active quand elle n'agissait pas auparavant. Une chose à remarquer, c'est l'heureuse influence de la transfusion nerveuse sur la force du cœur. Enfin, quand l'organisme a repris son équilibre, la virilité reparaît comme complément de la guérison.

A la suite de cette intéressante communication, M. Laborde ayant critiqué le terme qu'emploie M. C. Paul, *Transfusion*, qui veut dire injection intra-vasculaire, alors qu'il s'agit ici d'injections sous-cutanées, ce dernier a fait observer que cette expression était ici parfaitement justifiée puisque transfusion signifie, en somme, transport d'un liquide d'un organisme dans un autre. Quoi qu'on puisse penser de cette interprétation, le mot est resté.

STATISTIQUE DE M. J. ALTHAUS

Injections de substance nerveuse dans le traitement de certaines névroses[1] par le Dr J. Althaus (*the Lancet*, 2 décembre 1893).

M. Althaus a fait préparer des extraits glycérinés de subs-

1. — On cerebrine alpha and myeline alpha in the treatment on certain neuroses. *The Lancet*, 2 décembre 1893, n° 3,666, p. 1376. *Médecine moderne*, 7 février 1894.

tance cérébrale et spinale de jeunes animaux sains et vigoureux, pour les faire servir à des essais de traitement dans un certain nombre de cas d'affections des centres nerveux. Ces extraits, auxquels l'auteur a donné les noms de *cérébrine alpha* et de *myéline alpha* (l'adjonction de la désinence alpha a pour but de distinguer ces extraits de la cérébrine et de la myéline vulgaires), sont très stables ; ils ne produisent des effets thérapeutiques qu'autant qu'on les administre par la voie hypodermique. Le mieux est d'injecter ces extraits à petites doses, dans l'épaisseur des muscles.

Les deux espèces d'extraits, — cérébrine et myéline, — ont donné des résultats sensiblement identiques. Chez les sujets bien portants, les injections ont développé une sensation de plus grande énergie, de plus grande endurance au travail. Par contre, ni la température, ni la respiration, ni le pouls, ni l'énergie musculaire mesurée au dynanomètre n'ont été influencés d'une façon manifeste; l'appétit a été accru, la défécation est devenue plus facile ; l'excrétion de l'azote par les urines a augmenté.

Les extraits en question, employés dans le traitement des affections des centres nerveux, n'ont pas produit d'effets thérapeutiques comparables à ceux d'une médication spécifique. L'échec a été complet dans les cas d'épilepsie, de paralysie agitante, de tremblement et dans les formes communes d'hémiplégie. Par contre, dans les affections qui sont caractérisées par une grande dépression nerveuse, les injections d'extraits de cérébrine et de myéline ont produit des effets comparables à ceux des nervins et des toniques.

Sur 14 cas de neurasthénie, 6 ont été traités par les seules injections de cérébrine et de myéline, et 6 par ces mêmes injections associées à d'autres remèdes, tous avec succès; 2 cas seulement, dans lesquels l'état neurasthénique confinait aux psychoses, n'ont pas été influencés.

Chez 11 malades affectés du tabes dorsalis, les injections de cérébrine et de myéline se sont révélées comme un excellent adjuvant des médications communément usitées contre cette maladie ; dans 7 cas, l'amélioration a été particulièrement manifeste; mais toujours l'abolition du phénomène du genou a persisté, ainsi que la suppression de la réaction pupillaire.

Les injections de cérébrine et de myéline ont également donné de bons résultats dans 3 cas (sur 4) de paralysie spinale spasmodique (tabes spasmodique), dans 3 cas d'atrophie musculaire progressive de l'adulte, dans 1 cas d'astasie-abasie, dans 1 cas d'hystérie grave, dans des cas de débilité sénile, dans des cas de convalescence consécutive à des maladies aiguës.

En thèse générale, il n'y a pas eu de réaction locale au siège des injections. Dans un petit nombre de cas seulement, les injections ont été mal supportées. Les expériences faites par M. Althaus ont embrassé une durée trop courte (quatre mois au maximum) pour qu'on pût se prononcer sur le caractère définitif des résultats obtenus. Mais, dès maintenant, M. Althaus croit pouvoir affirmer que ces résultats ne sauraient être mis sur le compte exclusif de la suggestion. Une part doit être attribuée vraisemblablement, selon lui, aux principes tels que la lécithine, le protagon, la cérébrine, etc., etc., en suspension dans les extraits. Sans doute, ces principes activent les oxydations intra-cellulaires et l'élimination des leucomaïnes.

Les expériences ont commencé en septembre 1892; les liquides d'injection ont été composés de la façon suivante, en recueillant aseptiquement des cerveaux et des moelles de jeunes animaux. On mélange 3 grammes de moelle de lapin, chloroformisé et immédiatement et antiseptiquement disséqué, avec 3 cc. de glycérine; on ajoute 3 cc. de solution phéniquée; le produit mesure 7 cc. 2. On traite le cerveau de même manière : 8 gr. 2 de substance cérébrale sont mélangés à 8 cc. 2 de glycérine et à 8 cc. 2 de solution phéniquée pour 20 cc. d'extrait.

Malgré cette manière de procéder, Althaus a obtenu des résultats qui le portent à « regarder ses liquides comme étant des toniques nerveux très efficaces ».

Ils le seraient, sans doute, encore plus s'il avait employé les procédés de stérilisation sous pression imaginés par M. d'Arsonval.

— Ajoutons, pour terminer cette question de la transfusion nerveuse, que M. Moncorvo a fait des injections d'un extrait aseptique [1] de cerveau de mouton, chez 8 adultes et 13 enfants âgés de 2 à 10 ans, affectés de diverses maladies nerveuses, pour la plupart chroniques. Les injections ont été bien suppor-

1. — Contribution à l'étude de l'action thérapeutique de l'extrait liquide du cerveau tant chez des adultes que chez des enfants, par le Dr Moncorvo. (*Bulletin général de Thérapeutique*, 15 novembre 1893.)

tées, sauf que, au début, elles déterminaient une certaine agitation nerveuse. Elles ont produit des effets tonifiants très manifestes, ainsi qu'une augmentation de l'appétit, une amélioration du sommeil, et, dans la plupart des cas, une augmentation du poids corporel.

ESSAI SUR LA DIFFÉRENCE D'ACTION DU LIQUIDE ORCHITIQUE ET DU LIQUIDE CÉRÉBRAL DANS LES AFFECTIONS DU SYSTÈME NERVEUX

Le mot « conclusions » serait impropre et dépasserait notre pensée si l'on s'attendait à trouver sous ce titre un résumé trop hâtif des diverses indications du liquide orchitique et du liquide de substance grise appliqués au traitement des affections nerveuses.

Toute déduction générale serait évidemment prématurée.

Dans quels cas faut-il employer le liquide de substance grise ?

Dans quels cas faut-il employer le liquide orchitique ?

Dans quels cas doit-on se servir simultanément des deux liquides ?

Autant de questions auxquelles il est encore difficile de répondre. Cependant, si nous nous bornons à considérer les deux affections nerveuses principales sur lesquelles ont été expérimentés parallèlement ces deux liquides, nous pouvons nous permettre, croyons-nous, d'établir, d'ores et déjà, le parallèle suivant entre les deux principales statistiques :

NEURASTHÉNIE

Substance grise

Statistique de M. C. Paul

« SUR 53 MALADES, IL N'Y A QUE 7 MALADES CHEZ LESQUELS LES EFFETS DE LA TRANSFUSION ONT ÉTÉ NULS, » ET SUR CES MALADES, 4 ÉTAIENT NON SEULEMENT NEURASTHÉNIQUES, MAIS HYPOCHONDRIAQUES.

NEURASTHÉNIE

Liquide orchitique

Statistique de Brown-Séquard

« A notre grande surprise, une affection à la mode (et qui, si elle n'existe pas aussi souvent qu'on le croit, est néanmoins très fréquente), la neurasthénie, dont plus de quatre-vingts cas ont été traités par notre procédé, n'a pas donné, à beaucoup près, autant de cas de guérison ou d'amélioration notable que des cas d'affection organique, tels que les diverses scléroses de la moelle.

« En effet, la proportion des cas décidément heureux de traitement de la Neurasthénie n'a été que de 50 à 60 pour 100[1]. »

1. — *Comptes rendus des séances de l'Académie des sciences*, 24 avril 1893.

Dans les états neurasthéniques, le liquide de substance grise cérébrale aurait donné, par conséquent, des résultats beaucoup plus appréciables.

Faisons remarquer d'ailleurs que la neurasthénie fait partie intégrante de ces états dans lesquels, suivant l'expression de Brown-Séquard, « l'alimentation peut, dans beaucoup de cas, ne pas fournir à certains organes, — le cerveau et la moelle épinière, par exemple, — des éléments dont ceux-ci ont le plus grand besoin pour leur nutrition. »

ATAXIE

Pour l'ataxie, les conclusions diffèrent et l'on doit, croyons-nous, accorder, haut la main, la place d'honneur au liquide orchitique.

M. C. Paul annonce une nouvelle statistique relative à l'ataxie. Comme elle n'a pas été publiée, nous ne pouvons en parler; mais si nous nous en rapportons à ses premières observations, nous voyons que l'éminent clinicien a noté, parmi les bons effets obtenus des injections, le retour du sommeil, l'atténuation, puis la cessation des douleurs fulgurantes, la coordination de la marche, l'augmentation de la force, la suppression des troubles génito-urinaires, gastriques, mais, *pas une fois, le mot guérison n'est prononcé.*

Rapprochons ces résultats de la déclaration suivante faite à l'Académie des sciences, le 24 avril 1893, par Brown-Séquard, au sujet du liquide orchitique :

« L'affection qui nous fournit à la fois et le plus de cas et la plus grande proportion de guérisons est l'ataxie locomotrice, qui dépend, comme on le sait, d'une sclérose de certaines parties des cordons postérieurs de la moelle épinière. Nous proposant d'en parler spécialement dans une communication subséquente, nous nous bornerons à dire aujourd'hui qu'en ne prenant, sur les 405 cas qui nous ont été fournis, que les 342 qui ne peuvent laisser aucun doute quant au diagnostic, nous trouvons que plus de 314 ont été considérablement améliorés ou complètement guéris, *ce qui donne une proportion de 91 à 92 p. 100.* »

Tout commentaire affaiblirait l'importance de ce parallèle.

Nous conseillons donc, si l'on veut employer le liquide de substance grise, de le réserver, jusqu'à plus ample informé, au traitement de la neurasthénie ou bien de l'employer concurremment avec le liquide orchitique.

CHAPITRE V

MÉDICATION THYROIDIENNE

> Ainsi, par exemple, on pourrait se servir, dans les cas de myxœdème, de goître exophtalmique ou après la thyroïdectomie, du liquide thyroïdien.
>
> BROWN-SÉQUARD.

Bien que les applications de la Médication thyroïdienne parussent assez restreintes au début, puisque, seules, des affections rares, en somme, le myxœdème et le goître exophtalmique, semblaient à Brown-Séquard justiciables de son action, ce liquide organique occupe actuellement dans la méthode une place exceptionnelle, car son emploi repose, non seulement sur des observations cliniques indiscutées et indiscutables, mais sur des faits physiologiques d'une extrême précision. De tels progrès ont été, en effet, réalisés dans l'étude de la glande thyroïde, la démonstration de la *sécrétion interne* de cet organe s'appuie sur des expériences si concluantes que cette question constitue l'un des cahiers généraux les plus importants de la révolution thérapeutique qui se prépare.

On verra par quelles séries de déductions, en partant de la connaissance du rôle indispensable de l'organe dans l'économie, l'on est arrivé à la démonstration de sa sécrétion interne et, de là, à l'emploi thérapeutique de l'extrait thyroïdien. C'est le plus bel exemple que l'on puisse donner des progrès réalisés en physiologie et en thérapeutique à la lumière de la théorie émise par Brown-Séquard.

Nul autre sujet n'est, en effet, plus apte à faire ressortir l'extrême importance de la notion des *sécrétions internes* et la possibilité de suppléer à leur insuffisance ou à leur suppression par la médication organique.

Aussi, n'hésitons-nous pas à faire, à ce propos, une légère incursion dans le domaine de la physiologie pure.

PHYSIOLOGIE DE LA GLANDE THYROIDE

Dès 1856-1857, Schiff[1] avait vu que l'ablation totale du corps thyroïde est le plus souvent mortelle chez le chien, mais ses expériences passèrent inaperçues, si bien qu'en 1862, dans ses *Leçons d'anatomie et de physiologie*, Milne-Edwards déclarait complète notre ignorance sur le rôle de cet organe mystérieux. Comme le fait observer M. Gley, le savant physiologiste de la Faculté de Paris[2], ce n'est qu'en 1882-1883 que commence la période des faits.

Dans une communication faite le 17 septembre 1882, à la Société médicale de Genève, Reverdin (de Genève) signale la fréquence de phénomènes cachectiques spéciaux après l'ablation du corps thyroïde chez l'homme. En 1883, Reverdin fit, à la même société, une nouvelle communication sur ce sujet en collaboration avec son cousin A. Reverdin. Cette communication a paru dans la *Revue médicale de la Suisse romande,* sous ce titre : *Note sur vingt-deux opérations de goîtres.*

La même année, Kocher (de Berne) apportait à Berlin[3], au congrès de chirurgie, une série de 104 observations de goîtres qu'il avait opérés. Sur 24 individus ayant subi l'extirpation totale, 18 présentaient les symptômes déjà signalés par Reverdin et rapprochés par lui de ceux que l'on observe dans le myxœdème, cette affection énigmatique signalée pour la première fois en 1873 par W. Gull à la Société clinique de Londres et ensuite en 1878 par Ord, qui lui donna le nom qu'elle porte aujourd'hui.

Les accidents observés après l'extirpation du goître étaient, en somme, caractérisés : 1° par une altération spéciale de la peau du tissu cellulaire sous-cutané et des muqueuses; 2° par un état particulier des fonctions cérébrales et spinales; 3° par un

1. — *Untersuchungen über die Zuckerbildung in der Leber* (Mémoire, Wurzburg, 1859).
2. — Gley. Exposé critique des recherches relatives à la physiologie de la glande thyroïde. (*Archives de physiologie norm. et pathol.*). avril 1892, page 395.
3. — *Verhandlungen der deutschen Gesellschaft für Chir.*, 1883, et Ueber Kropfexstirpation und ihre Folge (*Archiv. f. Klin. Chir.*, 1883).

état cachectique accentué. Nous reviendrons, du reste, sur ces accidents lorsque nous parlerons du myxœdème non opératoire.

On sait que Kocher avait désigné cet ensemble symptomatique sous le nom de *cachexie strumiprive.* — Julliard, Borel, Baumgärtner, Kœnig, Schramm, Bruns, Stokes, Gordon [1] signalèrent de leur côté des troubles identiques.

Trois ans plus tard, en 1881, Morvan décrivait, dans la *Gazette hebdomadaire*, des cas analogues à ceux que Gull avait observés chez certains malades, en l'absence de goître et de thyroïdectomie.

Depuis cette époque, les observations affluent de tous côtés, parmi lesquelles signalons celles de Goodhart [2], Ridel-Saillard [3], Fournier [4], Hamilton [5], de Cushier [6], de Withe [7], de Hadden [8], de Virchow [9], etc.

A ce propos, M. Gley fait remarquer avec juste raison, dans son remarquable *Exposé* [10], qu'aucun médecin n'eut alors l'idée de faire dépendre *exclusivement* les troubles observés d'une altération grave de la glande thyroïde ayant amené la perte complète de la fonction de cet organe, à l'exception de Ord qui admit (Trans. Lond. Clinical Soc., 1888) comme évidente cette dépendance.

Ce fut Horsley [11] qui, en opérant sur le singe, en 1885, démontra expérimentalement la ressemblance profonde qui existe entre le myxœdème post-opératoire, c'est-à-dire l'ensemble de désordres qui suivent l'ablation de la glande thyroïde et le myxœdème spontané.

Ce fut un grand progrès.

Schiff, en 1884, apporta le résumé de ses expériences : sur 60 opérés, un seul survécut à la thyroïdectomie totale, mais ne

---

1. — Julliard, *Revue méd. de la Suisse romande*, 1883, — Borel, *Ibid.*, 1883. — Baumgärtner, *Verhandl. der deut. Gesellsch. f. Chir.*, 1884, et *Arch. f. klin. Chir.*, Bd XXXI. — Kœnig, *Berliner klin. Wochensch.*, 1884. — Schramm, *Centralbl. f. Chir.*, 1884. — Bruns, *Sammlung klin. Vorträge von R. Volkmann*, 1884. — Stokes, *The british med. Journ*, 1886. — Gordon, *the Lancet*, 1886.
2. — Goodhart, *Med. Times*, 1880.
3. — Ridel-Saillard, *Gaz. des Hôpitaux*, 1881.
4. — Fournier, *Gaz. hebd. de méd. et chir.*, 1882.
5. — Hamilton, *Med. Record*, 1882.
6. — De Cushier, *Archiv. of med.*, 1882.
7. — De Withe, *British med. Journal*, 1885.
8. — De Hadden, *the Brain*, 1883.
9. — De Virchow, *Berliner. Klin. Wochensch.*, 1887.
10. — Gley, *loco citato.*
11. — Horsley, *Bristish med. Journ.*, 1885, et *Sociét. de biol.*, 1885.

se rétablit qu'après avoir présenté des troubles analogues à ceux qu'avaient éprouvés les autres avant la mort.

Nous n'entrerons pas dans le détail de toutes les observations qui se succédèrent depuis. Disons que les effets de la thyroïdectomie, chez le chien, le chat, le singe, le renard, sont constants, que les accidents, les symptômes sont toujours les mêmes et amènent fatalement la mort, ainsi qu'il résulte des expériences de Schiff, Colzi, Sanquirico et Canalis, Wagner, Albertoni et Tizzoni, Führ, Ughetti et di Matteï, Rogowitch, Herzen, Horsley, Fano et Zanda, etc.

Il est facile, du reste, de s'en rendre compte en consultant le tableau suivant dans lequel M. Gley résume d'une si heureuse façon les résultats obtenus par la plupart des expérimentateurs[1].

NOMS DES AUTEURS	ANIMAUX OPÉRÉS	MORT	CAS de SURVIE	OBSERVATIONS RELATIVES AUX ANIMAUX AYANT SURVÉCU
		JOURS		
Schiff[1]	60 chiens	du 4e au 30e	1	Accidents très graves pendant 30 jours.
Colzi[2]	chiens	du 3e au 8e	0	
Sanquirico et Canalis[3]	11 chiens	du 4e au 27e	0	
Wagner[4]	chiens et chats	du 2e au 11e	0	
Albertoni et Tizzoni[5]	24 chiens	du 20e au 53e	4	1° **Myxœdème** et mort après 3 ans, 5 mois; 2° Accidents convulsifs pendant 13 jours puis rétablissement, puis myxœdème et mort au bout de 5 mois; 3° Accidents convulsifs et mort le 11e mois; 4e n'a pas été suivi.
Fuhr[6]	14 chiens	du 2e au 21e	1	Tué au bout de 5 mois; à l'autopsie on trouve deux glandules accessoires, l'une à la hauteur du 4e, l'autre du 6e anneau de la trachée, bien développées et présentant les caractères d'activité fonctionnelle, pesant ensemble 76 centigrammes.

1. — *Revue médicale de la Suisse romande,* 15 février et 15 août 1884.
2. — *Lo Sperimentale,* août 1884.
3. — *Archivio per le scienze mediche,* vol. VIII, 1884, p. 215.
4. — *Wiener med. Blatt.,* 1884, nos 25 et 30.
5. — *Archivio per le scienze mediche,* vol. X, 1886, p. 46.
6. — *Archiv für exper. Pathol., und Pharmak.,* Bd XXI, 1886.

1. — *Comptes-rendus de la Société de biologie,* 1891, n° 24, page 551.

NOMS DES AUTEURS	ANIMAUX OPÉRÉS	MORT	CAS de SURVIE	OBSERVATIONS RELATIVES AUX ANIMAUX AYANT SURVÉCU
		JOURS		
Rogowitch [1]........	40 chiens	du 2e au 28e	4	1° sacrifié 5 mois ½ après l'opération ; 2° sacrifié 3 mois 10 jours après l'opération ; pas de renseignements sur les 2 autres.
	3 chats	du 16e au 37e	0	
Herzen [2]............	chiens	du 5e au 37e	0	
Horsley [3]...........	singes		0	
Fano et Zanda [4].....	23 chiens	du 2e au 30e	1	Tué 1 mois après pour une autre expérience.
Lupó [5]..............	11 chiens	du 10e au 31e	0	
Divers dans le laboratoire de Ughetti [6]...	une centaine de chiens		1	Vit encore depuis 4 ans, au mois de déc. 1890.
Gley..............	17 chiens	du 2e au 11e	1	Pas d'accidents depuis 1 mois ½.

1. — *Archiv. de physiol.* 15 novembre 1888, p. 149.
2. — *Semaine médicale*, 1889, et *Revue médicale de la Suisse romande*, 1886.
3. — *Britisch med Journ.*, 1885, et *Compte rendu Soc. de Biol.* 1885.
4. — *Archivio per le scienze mediche*, vol. XIII, 1889, p. 365.
5. — *Progresso medico*, 1888.
6. — Ughetti et di Mattei, *Archivio per le scienze mediche*, vol. IV, 1885. — Ughetti, *Riforma medica*, octobre 1890 ; — Alonzo, *Sicilia medica*, II, fasc. 10-11, 1890.

Ce tableau contient plus de trois cents cas de thyroïdectomie expérimentale, parmi lesquels une seule survie.

Les cas de survie après la thyroïdectomie sont donc une exception.

Mais, enfin, on en signalait ; Philippeaux [1], notamment, Schiff, lui-même, Kaufmann [2] (de Zurich), Munk [3] enfin, puis Drobnick [4].

D'un autre côté, certains animaux ne semblaient ressentir aucun trouble de la thyroïdectomie totale, les rongeurs, le lapin et le cobaye entre autres.

Ces exceptions menaçaient de reculer à jamais la solution de la question. D'autant plus que, se basant sur ces divergences d'action, Munk et Drobnick n'hésitaient pas un instant à expliquer les accidents signalés à la suite de la thyroïdectomie par des troubles nerveux réflexes dépendant de l'irritation des nerfs vagues, des filets sympathiques, au cours de l'opération et après celle-ci. Cette explication a été renversée par Fano et Zanda [5]

1. — Philippeaux, *Soc. de biol.*, 8 novembre 1884.
2. — Kaufmann, *Archiv. f. exper. Pathol. und Pharmak.*, 1884.
3. — Munk, *Sitzungsb. der König. preuss. Akad. der. Wissensch.*, 1887 et 1888.
4. — Drobnick. *Archiv. f. die exper. Pathol. und Pharmak.*, Bd. XXV, 1888.
5. — Fano et Zanda, *Arch. per le Sc. med.*, 1889.

qui, reprenant une expérience de Munck, ont compris la glande entre deux fortes ligatures et la laissèrent ensuite en place : les lésions inséparables de l'extirpation sont ainsi évitées et la fonction de l'organe est supprimée comme s'il avait été extirpé. Fano et Zanda ont vu que les chiens opérés ainsi éprouvaient, un ou trois jours après, les accidents ordinaires.

Il était donc bien démontré que les accidents observés ne tiennent ni à des névrites, ni à des lésions irritatives, mais bien *à la suppression de la glande et à l'abolition de sa fonction* dans l'organisme.

Restait cependant à expliquer l'immunité présentée par certains animaux. C'est alors que M. Gley s'aperçut que la survie parfois observée et l'absence d'accidents consécutifs dépendaient de l'extirpation incomplète de la glande. Il existe, en effet, outre les deux lobes connus de tout temps, ce que l'habile physiologiste a appelé les *glandules thyroïdiennes*. Il suffit d'extirper aussi ces thyroïdes accessoires, très difficiles à atteindre chez certains animaux, pour déterminer la mort, comme chez le chien. Sur un grand nombre de lapins, M. Gley a pratiqué l'extirpation incomplète, c'est-à-dire en laissant en place les glandules. Dans ces cas, *jamais la mort ne survint.*

Les expériences contenues dans un travail du même auteur : *Effets de la thyroïdectomie chez le lapin* [1], prouvent jusqu'à l'évidence l'importance de ces glandules.

Résumons-les brièvement :

1° Si on les enlève sans toucher au corps principal de la glande, les animaux n'éprouvent aucun trouble;

2° Si on enlève le corps principal sans toucher à ces glandules; il en est de même;

3° Si on enlève le tout, glande et glandule, alors éclatent les accidents suivis de mort;

4° Si on enlève la glande principale, on sait qu'il ne se passe rien, mais si, au bout d'un mois, on extirpe les glandules, les accidents apparaissent et la mort s'ensuit;

5° On peut enlever les deux lobes du corps thyroïde et *une des glandules* sans qu'il survienne d'accidents, mais si, au bout

1. — Gley, *Archives de physiologie norm. et pathol.*, n° 1, janvier 1892.

d'un certain temps, on enlève la glandule restante, les accidents commencent [1].

Ces conclusions, que nous avons écourtées à regret, après avoir été contestées par M. Moussu, chef de clinique à Alfort, viennent de recevoir une confirmation éclatante des recherches de Cristiani (de Genève), sur le rat blanc.

Ce physiologiste est, en effet, arrivé aux conclusions suivantes [2] :

1° La thyroïdectomie *totale* amène la mort chez le rat;

2° Les cas de survie doivent être attribués à une extirpation incomplète;

3° La greffe thyroïdienne dans le péritoine, lorsqu'elle réussit (ce qui est la règle), sauve la vie de l'animal;

4° Il doit exister un ou plusieurs organes capables de remplacer la fonction thyroïdienne : ce remplacement ne peut se faire brusquement.

Non seulement ce physiologiste a, dans toutes les pièces extirpées aux rats qui ont survécu, constaté la présence de glandules accessoires, mais aussi l'existence de corpuscules thyroïdes de nouvelle formation, qui, préexistant à l'opération, à l'état embryonnaire, se sont développés sous l'influence opératoire.

Les mammifères ne sont pas seuls à souffrir de l'ablation de la glande thyroïde. Cristiani a entrepris des recherches chez beaucoup de vertébrés inférieurs, notamment chez le lézard, et il résulte que, chez cet animal, le corps thyroïde joue aussi un rôle très important et que son *extirpation complète fait mourir les animaux beaucoup plus vite que des lézards témoins, même si on fait subir à ces derniers des opérations graves* (Soc. de Biologie, 13 janvier 1894).

Chez la salamandre, les expériences de MM. Gley, Phisalix,

1. — Dans une communication à la *Société de Biologie* (1er juillet 1893), M. Gley, se basant sur de nouvelles expériences, fait remarquer que la conservation d'une seule glandule ne suffit pas toujours à préserver les animaux; il est vrai que dans ce cas on trouve que cette glandule ne s'est pas développée D'autres fois, les animaux sont restés indemnes, encore que la glandule conservée ne se soit pas développée; mais alors on a pu constater la présence de fragments de la glande thyroïde qui avaient échappé à l'extirpation et avaient subi une hypertrophie compensatrice.

2. — Remarque sur l'anatomie et la physiologie des glandes et glandules thyroïdiennes chez le rat, par le Dr Cristiani (*Archives de pathologie norm. et pathol.*), janvier 1893, page 46).

Nicolas (*ibid.*) démontrent aussi que la thyroïdectomie peut déterminer aussi de graves accidents et la mort.

Une conclusion découle de ces expériences, *c'est que la glande thyroïde a une fonction propre, essentielle*, puisque des troubles graves et la mort découlent de son ablation. Ces troubles ressemblent à ceux que l'on observe chez l'homme à la suite de la thyroïdectomie ou à la suite d'une maladie de l'organe, comme il arrive dans le myxœdème.

— Quelle est la nature de cette fonction ?

Joue-t-elle, se demande M. Gley, comme le pensent quelques physiologistes, un rôle important dans l'hématopoièse? Comment expliquer alors que certains chiens ne tombent malades que longtemps après le thyroïdectomie si, comme le prétendent Albertoni et Tizzoni, les hématies acquièrent dans la glande thyroïde le pouvoir de fixer l'oxygène?

La glande détruit-elle une substance qui, après son extirpation, s'accumule dans le sang, détermine les phénomènes consécutifs de la thyroïdectomie et empoisonne l'animal ? Cette théorie a reçu une certaine sanction des expériences de Gley. Ce physiologiste, en effet, étudiant chez le chien avant et après la thyroïdectomie, la toxicité des urines, a vu le coefficient urotoxique passer de 0.268 ; 0,348 ; 0,290 ; 0,427 à 0,387 ; 0,571 ; 0,392 ; 0,542 ; c'est-à-dire que 1 kilogramme de chien qui sécrétait avant l'opération, en 24 heures, de quoi tuer 268 grammes de lapin, par exemple, après la thyroïdectomie, sécrétait de quoi tuer 387 grammes.

Les animaux inoculés présentaient des contractions fibrillaires d'abord limitées aux masséters, mais gagnant bientôt tous les muscles, puis des convulsions classiques et la mort terminait la scène.

Au congrès de physiologie tenu à Liège en 1892, MM. Godart et Blosse avaient mis en doute l'augmentation de la toxicité urinaire des animaux éthyroïdés [1]. M. Paul Masoin (de Louvain) vient de reprendre la question [2], en suivant le procédé que M. Bouchard a magistralement exposé dans ses leçons sur les auto-intoxications.

1. — *Comptes rendus de la Soc. de Biologie*, 1891, n° 17.
2. — *Ibidem*. 1894, 3 février.

1° L'injection était pratiquée à l'aide de la masse des urines des vingt-quatre heures; 2° les urines étaient soigneusement neutralisées avant l'injection ; 3° celle-ci était pratiquée à l'une des veines crurales ; 4° la température du liquide injecté, jamais inférieure à 37 degrés centigrades, ne dépassait pas 39 degrés ; 5° la vitesse constante de l'injection était de 7 centimètres cubes en cinq minutes.

Des recherches de M. Paul Masoin résultent les conclusions suivantes :

1° La toxicité urinaire s'élève après la thyroïdectomie ;

2° La courbe de toxicité suit sensiblement celle des accidents consécutifs à la thyroïdectomie ;

3° La toxicité s'élève considérablement au moment des accès épileptiques et des accès de polypnée ;

4° L'inanition constitue une cause d'erreur qui tend à diminuer le coefficient urotoxique.

Ces expériences confirment donc celles de Laulanié et de Gley, et constituent un argument de plus en faveur de la doctrine qui considère le corps thyroïde comme un organe chargé de détruire les produits toxiques, qui, en son absence, s'accumulent dans l'organisme. Elles tendent donc à confirmer l'opinion émise par Schiff, à savoir : que le corps thyroïde exerce une fonction d'ordre chimique.

Non seulement il passe dans les urines, après la thyroïdectomie, une substance toxique, mais cette substance se retrouve dans le sang; Gley a, dans ce but, déterminé la toxicité du sérum de deux chiens, avant et après la thyroïdectomie [1]. Le savant physiologiste n'a pas trouvé le sérum, après l'opération, plus toxique; mais, dans ces expériences, il a constaté, dès la première injection, la production des contractions fibrillaires. A rapprocher de cette expérience celle de Munk, que Fano et Zanda ont répétée avec succès, à savoir : que, chez un chien sur lequel on a sectionné la moelle (à la hauteur de la dernière dorsale), les phénomènes convulsifs, consécutifs à la thyroïdectomie, ne se produisent pas moins dans le train postérieur.

1. — *Arch. de phys.*, avril 1892, page 325.

— Sgobbo et Lamari [1], dans des expériences relatives à la toxicité des liquides extraits des différents organes, foie, rate, reins, moelle épinière d'animaux thyroïdectomisés, sacrifiés lorsque les accidents étaient complètement développés, Sgobbo et Lamari ont observé sur un chat, à la suite d'une injection intrapéritonéale de sang d'animal opéré, des secousses musculaires dans les membres postérieurs, identiques à celles que présentent les animaux thyroïdectomisés. Vassale et Rossi [2] ont récemment fait des expériences analogues avec des extraits de muscles. Ces derniers étaient pris sur des chiens venant de mourir en proie aux accidents aigus de la thyroïdectomie. Le liquide était injecté dans les veines de chiens sains. Ces injections ont toujours déterminé des phénomènes graves : abattement, efforts de vomissements, convulsions, secousses fibrillaires, contractures, titubation, anorexie, etc., tous phénomènes rappelant ceux qui suivent la thyroïdectomie. L'opinion de ces auteurs est que la toxicité des extraits de muscles dépend de l'altération des échanges à la suite de la suppression de la fonction thyroïdienne. Ce n'est qu'une hypothèse.

Quoi qu'il en soit, les troubles trophiques observés à la suite de la thyroïdectomie chez quelques animaux qui échappent aux accidents aigus, presque toujours mortels, sont une nouvelle preuve en faveur de la réalité de la substance toxique qui, après la thyroïdectomie, s'accumule dans le sang.

TROUBLES TROPHIQUES CONSÉCUTIFS A LA THYROIDECTOMIE

Ils se rencontrent dans quelques cas assez variés et rappellent plus ou moins le myxœdème tel qu'on l'observe chez l'homme. Horsley les observa sur le singe [3], Gley les a étudiés chez le chien, chez le lapin et chez la chèvre [4], Hofmeister chez les

1. — Sgobbo et Lamari. Sulla funzione della glandola tiroïde. (*Revista clin. e terapeut.*, XIV, n° 8, 1892.)
2. — Rossi, Sulla tossicita del succo muscolare degli animali tiroïdectomizzati. (*Rivista sperimentale di Freniatria e di Midecine legale.*)
3. — Horsley, *British med. Journ.*, 1885.
4. — E. Gley, *Comptes rendus Soc. Biolog.*, 19 décembre 1891 et 16 juillet 1892. *Arch. de physiol.*, janvier 1892, octobre 1892, juillet 1893, janvier 1894. *Comptes rendus Soc. de Biolog.*, 19 mai 1894.

jeunes lapins [1]; von Eiselsberg, chez les jeunes moutons et les jeunes chevreaux [2]; Moussu, chez les jeunes lapins, les chevreaux et les porcelets [3].

Ces troubles trophiques présentent tous les degrés jusqu'à atteindre la véritable cachexie myxœdémateuse. Parmi les principaux troubles observés, nous signalerons les troubles oculaires, les troubles respiratoires, les lésions du système nerveux, des reins, des ovaires, du système osseux.

TROUBLES OCULAIRES

Gley a signalé toute une série d'altérations oculaires, conjonctivites, blépharites, kératites dont la pathogénie nous échappe encore. La conjonctivite a été aussi signalée par Schiff, Herzen, parmi les accidents fréquents.

MM. Gley et Rochon-Duvigneaud ont observé 3 cas d'opacité de la cornée due à une kératite interstitielle par infiltration leucocytique, sans réaction des cellules fixes, souvent accompagnée d'ulcération centrale et d'exsudation fibrineuse avec infiltration leucocytique dans la chambre antérieure. Pas de vaisseaux de nouvelle formation. La pathogénie est assez obscure. S'agit-il de troubles trophiques ou d'une affection accidentelle due à l'affaiblissement général consécutif à la cachexie? Les animaux opérés ne présentaient aucun signe d'infection.

TROUBLES RESPIRATOIRES

Gley avait signalé un rapport entre l'élévation de température qui se produit d'ordinaire dès le début des accidents convulsifs et la fréquence des mouvements respiratoires. Le professeur Ughetti (de Catane) et P. Marchesi ont aussi constaté cette particularité. Marchesi, de plus, a constaté une très intéressante modification de rythme, consistant en une respiration périodique plus ou moins intermittente, forme Cheyne-Stokes, atypique, suivant son expression.

1. — Hofmeister, *Fortschritte der Medicin*, 15 février 1892, et *Beitraege zur klin. Chir.* XI, 2, 1894.
2. — Von Eiselsberg, *Soc. império-royale des médecins de Vienne*, 21 octobre 1891.
3. — Moussu, *Comptes rendus Soc. de Biol.*, 17 décembre 1892.

LÉSIONS DU SYSTÈME NERVEUX

Ces lésions, nous l'avons dit, ont été étudiées sur les animaux thyroïdectomisés par Albertoni, Tizzoni, Rogowitsch, Lupô, Capobianco, Langhans, Kopp et F. de Quervain. Pisenti a découvert une altération importante de la moelle. Cette lésion a été trouvée sur deux chiens qui survécurent l'un treize mois et l'autre sept mois et demi à la thyroïdectomie et qui furent atteints tous deux de cachexie grave avec troubles musculaires; il s'agissait d'une cavité « syringomyélique » formée, chez l'un, dans le renflement lombaire, et chez l'autre, dans la moelle dorsale, entre la 2ᵉ et la 3ᵉ vertèbre, cavité ovalaire occupant la partie latérale de la corne antérieure; les fibres nerveuses du voisinage étaient ou détruites ou profondément altérées. On trouva nettement les traces des foyers hémorrhagiques qui avaient manifestement amené la formation de ces cavités.

LÉSIONS DES REINS

Dans les reins des lapins thyroïdectomisés, l'épithélium des tubes contournés subit, d'après M. Hofmeister, à la suite de la thyroïdectomie, une altération spéciale, qui se manifeste par l'apparition de vacuoles souvent très grandes dans le protoplasma cellulaire. Cette vacuolisation n'a été observée toutefois que sur des reins qui avaient séjourné dans le liquide de Müller. Par contre, l'auteur n'a jamais observé d'albuminurie ni de signes anatomiques d'une néphrite. Bien que les vacuoles soient un produit artificiel, on peut néanmoins en conclure que la cellule épithéliale des tubes contournés subit, à la suite de la thyroïdectomie, une altération chimique telle que son protoplasma réagit sous l'action du liquide de Müller d'une façon spéciale se manifestant précisément par ce phénomène de la vacuolisation. Cette dernière faisait défaut dans les cellules épithéliales des tubes contournés chez les animaux témoins dont le rein avait été soumis également à l'action du liquide de Müller.

LÉSIONS DES OVAIRES

Chez les animaux jeunes privés de leur glande thyroïde, on observe, suivant Hofmeister, des altérations dans les ovaires, tantôt sous la forme d'une hypertrophie folliculaire, tantôt sous celle d'une atrophie générale des follicules. Chez la plupart des animaux offrant les signes de la cachexie thyréoprive, les testicules subissent une déchéance fonctionnelle.

LÉSIONS DU SYSTÈME OSSEUX

Les altérations du système osseux sont également d'un haut intérêt. On observe à la suite de la thyroïdectomie un ralentissement considérable de l'accroissement des os, surtout dans le sens de la longueur. On pourrait croire que ce phénomène est dû à une ossification prématurée des cartilages de conjugaison ou d'accroissement : il n'en est rien. On a constaté, au contraire, un retard notable dans l'ossification de ces cartilages. L'arrêt ou le ralentissement de croissance des os sont dus, d'après Hofmeister, à une dégénérescence particulière des cartilages épiphysaires d'accroissement. Les altérations consistent en une diminution de la prolifération cellulaire du cartilage, en une atrophie et même une destruction partielle des cellules, tandis que la substance augmente d'épaisseur et subit une transformation fibrillaire et une dilatation vésiculaire de ces cavités.

Ces résultats expérimentaux donnent un appui important à la doctrine d'après laquelle la cause immédiate du crétinisme réside dans une abolition primitive ou une forte diminution des fonctions de la glande thyroïde. D'autre part, les altérations des cartilages d'accroissement offrent une grande analogie, sinon une identité, avec celles que l'on observe dans l'affection décrite sous le nom de *rachitisme fœtal*. Aussi M. Hofmeister est-il d'avis de considérer cette dernière affection comme un crétinisme fœtal et d'en ramener la cause à une dégénérescence primitive de la glande thyroïde.

Chez l'homme, l'arrêt d'accroissement du corps en longueur a été observé également à la suite de l'extirpation du goître dans le jeune âge. Mais nous manquons encore de renseignements sur les altérations des cartilages de conjugaison, pour lesquelles Kaufmann a proposé le nom de *chondrodystrophie*[1].

LÉSIONS DIVERSES

L'extirpation de la thyroïde aurait comme conséquence une transformation de l'HYPOPHYSE. Les altérations qui s'y produisent intéressent exclusivement la partie glandulaire de l'organe, dont l'analogie de structure avec la thyroïde avait été déjà signalée par Virchow. Dans cette partie glandulaire, ce sont les grandes cellules ou cellules principales (*Hauptzellen*) qui subissent des modifications; elles augmentent, en effet, de volume, et des vacuoles apparaissent dans le corps cellulaire. Cette augmentation de volume de l'hypophyse est d'autant plus grande qu'un temps plus long s'est écoulé depuis l'opération. L'organe prend une forme sphérique et la selle turcique devient plus spacieuse : il s'agit évidemment là d'une hypertrophie compensatrice. C'est ce qui explique le fait que les lapins privés de leur glande thyroïde peuvent, au bout de quelques mois, subir l'ablation des glandules parathyroïdiennes sans succomber, tandis que l'ablation simultanée de ces dernières et de la glande thyroïde entraîne une mort rapide par tétanie.

Pour M. Hofmeister, la glande pituitaire jouerait donc un rôle de suppléance vis-à-vis la glande thyroïde.

C'est l'opinion que Rogowitch[2] et Stieda[3] ont soutenue. Chez les lapins thyroïdectomisés, ces auteurs avaient vu que l'hypophyse augmente de volume, que ses éléments cellulaires s'hypertrophient et présentent des phénomènes de vacuolisation. Cette thèse, en ce qui concerne les lapins, avait beaucoup perdu de son importance, puisque les animaux qui ont subi la thyroïdectomie complète, telle que Gley la pratique, sont morts, bien que leur hypophyse fût intacte. M. Gley a cependant essayé d'approfondir la question en détruisant l'hypophyse dans des cas de survie après la thyroïdectomie. Il a remarqué dans une

1. — *Beitraege zur klin. Chir.* XI, 2, 1894, et *Semaine médicale*, 13 juin 1894.
2. — *Arch. de physiol.*, 1888.
3. — *Beiträge zur pathol. Anat. und allg. Pathol.*, 1890.

observation [1] que c'est à partir du moment où l'hypophyse a été lésée que les glandules thyroïdiennes n'ont plus été capables de préserver l'animal; si elles s'étaient développées, comme d'habitude, après la thyroïdectomie, elles auraient sans doute rempli tout leur rôle, ce qu'elles n'ont pu faire, malgré la réparation du traumatisme subi par l'hypophyse. Ce fait paraît montrer la réalité des rapports entre les deux organes. Quelle est l'étendue de ces rapports? C'est ce qu'il faudrait démontrer.

Mais, en somme, il paraît exister entre ces deux organes une sorte de suppléance [2].

On avait déjà attribué ce pouvoir vicariant à la RATE et même au THYMUS.

En ce qui concerne ce dernier, récemment, plusieurs cliniciens ont cru remarquer que le thymus présentait un développement anormal, une véritable hypertrophie, après des lésions ou l'extirpation de la thyroïde.

M. Gley a, à plusieurs reprises, dans ces deux ou trois dernières années, enlevé la thyroïde sur des chiens nouveau-nés, pour voir si le thymus, non atrophié chez ces animaux, mais au contraire encore bien développé, remplacerait la glande thyroïde. Il n'en a rien été, comme l'ont observé, de leur côté, MM. Cadéac et Guinard, *Comptes rendus de la Société de Biologie*, page 508, 1894.

D'autre part, M. Gley a trouvé dans quelques cas, chez des lapins thyroïdectomisés, un thymus paraissant plus gros qu'il ne l'est normalement chez des lapins de même âge et de même poids. Malheureusement, la persistance du thymus est chose variable chez les lapins normaux, et cet organe peut être plus ou moins atrophié, sans que l'on sache pourquoi.

Aussi, avant de rien conclure sur des rapports possibles entre le thymus et la glande thyroïde, chez le lapin tout au moins, il

1. — *Arch. de physiol.*, avril 1892, page 314.

2. — L'anatomie pathologique semble aussi démontrer cette suppléance. K. Gron (*Norsk Magazin for lagevisdenskaben*. L. V, 8, pp. 374-739) (*Compte-rendu de l'auteur*, pp. 741-742 rend compte de l'autopsie d'une dame de 62 ans, souffrant de myxœdème et dont la mort s'ensuivit au bout de cinq ans dans un état mental touchant à la démence. A l'autopsie, la partie médiane de la glande thyroïde fut reconnue presque entièrement atrophiée, les parties latérales étaient réduites à de faibles restes; sous le microscope, les restes de la glande furent trouvés fortement infiltrés de cellules rondes, mais il ne restait que peu de traces de la substance primitive. L'hypophyse cérébrale était hypertrophiée et, atteignant la grosseur d'une noix, remplissait absolument la « sella turcica ».

serait donc prudent, fait observer M. Gley [1], de recueillir d'abord des données numériques précises et suffisamment nombreuses sur le poids du thymus. Quel est exactement le degré d'atrophie de cet organe suivant l'âge? Sa disparition plus ou moins complète chez les adultes est-elle constante? Ou, s'il y a des exceptions, celles-ci sont-elles nombreuses? Tant que ces questions ne seront pas résolues, il sera difficile de poser exactement la question de suppléance de la glande thyroïde par le thymus.

En est-il autrement pour la RATE? Zesas [2] admet l'existence de rapports réels entre les deux organes. La même année Tauber [3], Albertoni et Tizzoni [4] combattirent cette opinion. Cependant, en 1889, Fano et Zanda [5] rapportent l'histoire d'un chien qui, thyroïdectomisé depuis un mois, n'avait eu aucun accident et qui, dératé alors, commença au bout de trois jours à présenter les symptômes de la cachexie strumiprive; ils voient dans ce fait une preuve de la fonction vicariante possible de la rate par rapport au corps thyroïde. Ainsi que le fait observer M. Gley [6], l'expérience n'est pourtant pas démonstrative, puisqu'il est des cas où les effets de la thyroïdectomie ne se sont développés chez le chien que quarante et même cinquante jours après l'opération. — M. Gley [7] a fait lui-même quelques essais dans le but de rechercher cette relation fonctionnelle; il n'a vu ni sur le chien (2 animaux opérés), ni sur le lapin (3 animaux opérés), après l'extirpation préalable de la rate, les accidents de la thyroïdectomie survenir plus vite ou se produire d'emblée plus graves.

La question des suppléances de la glande thyroïde est donc encore pleine d'inconnues.

Il semble, en résumé, résulter du plus grand nombre des expériences, de la nature et de la multiplicité des lésions observées, que la substance toxique qui envahit l'organisme à la suite de la thyroïdectomie, agit sur le système nerveux.

1. — Gley, *Soc. de Biologie*. Séance du 23 juin 1894.
2. — Zesas, *Archiv. f. Klin. chir*. Bd. XXVIII, 1884.
3. — Tauber, *Archiv. f. path. Anat. und. Physiol.*, Bd. XCVI, 1884.
4. — Albertoni, *Archivio per le sc. mediche*, vol. VIII, 1884, et vol. X, 1886.
5. — Fano et Zanda, *Arch. per. le sc. med.*, vol. XIII, 1889.
6. — Gley, *Arch. de phys.*, avril 1892, page 312.
7. — Gley, *loc. citato*.

Une nouvelle question est à poser ici, comme le fait remarquer Gley :

Est-ce en elle-même que la glande thyroïde détruit un poison que le sang lui apporterait, ou bien secrète-t-elle une substance qui, entraînée dans les veines, va se fixer sur les éléments nerveux et les préserver des atteintes toxiques ?

Comme nous le verrons plus loin, le fait de la suppression des accidents post-thyroïdectomiques par les injections de liquide thyroïdien vient à l'appui de cette dernière supposition.

Quoi qu'il en soit, l'utilité absolue de la fonction thyroïdienne dans l'organisme étant démontrée, et le rôle joué par la sécrétion interne de l'organe soupçonné, il fallait trouver un moyen de suppléer cette fonction.

On pensa d'abord à la greffe.

GREFFE THYROIDIENNE

EXPÉRIENCES PHYSIOLOGIQUES

Nous avons vu que la conservation des glandules thyroïdiennes suffit à empêcher les accidents consécutifs à l'extirpation de l'organe. Cette découverte, que Gley a définitivement établie, avait été précédée de remarques non moins importantes. Depuis longtemps, en effet, les chirurgiens s'étaient aperçus que l'ablation du corps thyroïde présentait moins de dangers si on laissait en place une partie ou même un fragment de la glande, si petit qu'il fût. — C'est ainsi que M. J. Bœckel, de Strasbourg, en présentant, en avril 1893, à l'Académie de médecine, une statistique de trente-deux opérations de goître, fait remarquer qu'à partir de 1890 il s'est abstenu de pratiquer des extirpations, non seulement totales, mais partielles, et qu'il n'a plus guère fait que des énucléations : c'est là, selon lui, l'opération de choix à laquelle on doit recourir chaque fois qu'il est possible, ce qui est le cas le plus fréquent. Cette opération, ne s'attaquant qu'au lobule interglandulaire, c'est-à-dire au seul tissu pathologique, respecte, par conséquent, le tissu thyroïdien proprement dit. De cette façon, le malade est mis à l'abri des complications de l'ablation totale du corps thyroïde (myxœdème opératoire). Il n'y a guère que dans les cas de goîtres annulaires, déclare ce chirurgien, qu'on sera autorisé à pratiquer l'extirpation totale. Encore faut-il que des accidents graves menacent directement et à brève échéance la vie du malade.

Schiff, d'un autre côté, a montré que la thyroïdectomie perd ses dangers et une partie essentielle de ses effets, si l'on a introduit et fixé d'abord dans la cavité abdominale d'autres corps thyroïdes de la même espèce animale [1].

Van Eiselsberg [2] s'est livré, sur trois chats, à des expériences absolument démonstratives : il enlève sur l'un d'eux un des lobes de la glande, puis le transplante dans une poche comprise entre l'aponévrose abdominale et le péritoine; quand il suppose que la greffe a réussi, il enlève l'autre lobe du corps thyroïde; ensuite, quatre mois après la transplantation, il extirpe le lobe greffé qui était très bien conservé et vascularisé : dès le lendemain, l'animal était pris de convulsions et succombait le troisième jour. Von Eiselsberg a réussi trois fois cette expérience.

C'est lui, du reste, qui a le mieux tracé les règles de cette difficile opération; Fano et Zanda ont réussi une fois cette greffe. Beaucoup d'autres opérateurs, entre autres Carle (« Centralblatt » Physiol, n° 9, 1888), ont échoué.

Mais il n'en est pas moins acquis que des fragments de thyroïde, soit qu'on les laisse en place dans l'opération de la thyroïdectomie, soit qu'on les greffe sous l'aponévrose abdominale, suffisent pour empêcher les accidents du myxœdème post-opératoire et la mort de l'animal à plus ou moins brève échéance.

Les résultats étaient, en somme, encourageants, et de nature à tenter les chirurgiens et à légitimer leur intervention dans le traitement du myxœdème.

EXPÉRIENCES CLINIQUES

Le myxœdème offrait, en effet, un champ d'expériences intéressant puisque, comme nous l'avons vu, Horsley et, après lui, de nombreux physiologistes ont démontré l'identité du myxœdème post-opératoire et du myxœdème spontané.

Il n'est peut-être pas superflu, avant d'entrer dans les détails

1. — Schiff, *Revue Médic. de la Suisse Romande*, 15 août 1884, page 440.
2. — Eiselsberg, *Soc. impériale-royale des Méd. de Vienne*, octobre 1891.

de la greffe thyroïdienne chez l'homme, d'esquisser à grands traits la physionomie assez peu connue de cette affection :

— Le myxœdème, tel que l'a décrit Charcot [1], est une affection à début lent, insidieux ; ce n'est qu'exceptionnellement que le début est rapide, à la suite de rhumatisme ou d'hémorrhagies abondantes.

La maladie est caractérisée par :

1° *Les altérations de la peau* et du tissu cellulaire.

Ces altérations consistent en une déformation générale des reliefs de tout le corps par un œdème dur, résistant, occupant la face, le tronc, les membres.

La face, considérée dans son ensemble, est élargie ; Gull l'a comparée à une pleine lune ; les paupières tuméfiées laissent à peine percevoir les yeux ; le nez est épais, aplati, les lèvres saillantes, renversées en dehors. A cette tuméfaction générale, il faut ajouter une immobilité absolue des traits qui font ressembler la face à un masque.

Au tronc, la taille est effacée, le ventre tombant.

Les membres, au lieu d'aller en diminuant de volume vers les extrémités, présentent la forme de colonnes cylindriques au milieu desquelles les articulations font à peine saillie. Les mains sont gonflées ; dans leur ensemble, elles ressemblent à une bêche (Gull) ; les doigts présentent la forme de gros boudins ; les pieds sont tuméfiés.

Cet œdème généralisé, dû à l'infiltration du tissu cellulaire par une substance semi-liquide, de consistance gélatineuse, est un œdème pâle ; à part les pommettes rouges, les lèvres et les mains violacées, le corps du myxœdémateux est tout entier d'une blancheur cireuse.

La peau a, du reste, subi des altérations ; elle est sèche, rugueuse, écailleuse. Les sécrétions sébacées et sudorales sont supprimées ; les poils, les cheveux tombent.

L'état des muqueuses est analogue à celui de la surface extérieure du corps, les lèvres sont épaissies, les gencives tuméfiées, saignantes ; la langue est augmentée de volume, le malade la meut avec peine, le voile du palais est œdématié. De même la muqueuse du larynx et des voies digestives, comme a pu le

1. — Charcot, *Gazette des Hôpitaux*, 25 janvier 1881.

constater Ord dans une autopsie. On comprend ainsi la difficulté de la déglutition et des altérations de la voix.

2° *Troubles des fonctions cérébrales et spinales.* — L'intelligence du malade ne tarde pas à faiblir; le malade est dans un état de stupeur, d'apathie; il répond avec peine, lentement; la mémoire, en général, est conservée, mais elle est paresseuse. — Rarement, au lieu de cet état, existent des phénomènes d'excitation, de délire, des hallucinations. Le caractère du malade se modifie également; il devient triste.

A cette paresse de l'esprit se joint une paresse corporelle; le moindre mouvement amène de la fatigue, et ne se fait qu'avec hésitation et lenteur.

3° *État cachectique.* — Enfin la cachexie arrive bientôt, le malade est anémié, il éprouve une sensation continuelle de froid; sensation qui répond du reste à un abaissement de la température centrale du corps. Celle-ci n'atteint plus que 37 et souvent se maintient au-dessous.

Signalons en passant certains troubles inconstants, troubles de sensibilité tels que névralgie, troubles de mouvements caractérisés par des accidents tétaniformes.

Le myxœdème a une marche lente, progressive, entrecoupée quelquefois de rémissions. La terminaison est la mort, tantôt par complication pulmonaire ou rénale, plus souvent par les progrès de la cachexie.

A côté de cette variété de myxœdème décrite par Gull, Ord, Charcot, en existe une autre bien étudiée par M. Bourneville qui en donna une description en 1880, et qu'il compléta depuis dans une série de publications. La forme de myxœdème auquel M. Bourneville a donné le nom d'idiotie myxœdémateuse ne diffère de la précédente que par la précocité de l'apparition des symptômes aussitôt après le sevrage. Le malade présente, de plus, un état de nanisme dû à un arrêt de développement de tout le corps.

Voilà en quelques mots ce qu'est le myxœdème.

— Ce fut Horsley qui proposa le premier la greffe du corps thyroïde chez l'homme [1]. En même temps, il conseilla d'employer le corps thyroïde du mouton, se basant sur l'analogie

1. — *British méd. Journal*, 8 févr. 1890.

que présentent, au point de vue anatomique, la glande du mouton et celle de l'homme.

Mais il n'avait paru aucune observation de greffe tentée chez l'homme, quand le professeur Lannelongue fit, le 8 mars 1890, une communication sur ce sujet à la Société de Biologie :

Observation de M. Lannelongue. — Chez une petite fille de 14 ans, atteinte de myxœdème, chez laquelle la palpation la plus minutieuse ne pouvait déceler l'existence de la glande thyroïde, le professeur Lannelongue greffa une portion de la glande thyroïde d'un mouton. Malheureusement, comme la communication fut faite seulement 8 jours après l'opération, et qu'elle ne fut suivie d'aucune autre note, il est probable que cette première tentative eut un résultat négatif.

Observation de M. Bicher. — Quelque temps après cette communication, le 26 juin 1890, parut dans le *British medical Journal* une note du professeur Horsley mentionnant que, le 16 janvier 1889, le docteur Bircher avait transplanté, dans la cavité abdominale d'une femme atteinte de myxœdème, une portion de tissu thyroïdien en apparence, « apparently, » normal, provenant d'un goître. Cette opération produisit une amélioration marquée, la patiente put travailler, et les symptômes du myxœdème disparurent dans une large mesure trois mois après ; cependant il était évident que la glande transplantée s'atrophiait et que le myxœdème revenait et augmentait. Une seconde transplantation fut faite et la malade recouvra l'amélioration pour neuf mois. Les règles, qui avaient manqué pendant un an, reparurent.

Observations de M. Kocher. — Apprenant le cas du docteur Bircher, le professeur Kocher (de Berne) tenta également la greffe thyroïdienne dans deux cas de myxœdème. Dans les deux cas, le résultat fut le même : les deux glandes furent, après quelque temps, « aseptically exfoliated ».

Observation de MM. Bettencourt et Serrano. — Quelques opérateurs furent cependant plus heureux. Nous trouvons, en effet, dans *le Progrès médical* du 30 août 1890, une observation de MM. Bettencourt et Serrano (de Lisbonne) rapportant l'histoire d'une femme atteinte de myxœdème qu'ils traitèrent par la greffe hypodermique de corps thyroïde de mouton. Chez cette femme, âgée de 36 ans, ils introduisirent dans le tissu sous-cutané de la région sous-mammaire et de chaque côté, la moitié du corps thyroïde d'un mouton : « L'opération fut suivie d'une amélioration immédiate dont le premier indice fut une élévation de la température. Dans l'espace d'un mois, le chiffre des globules rouges s'est élevé presque au chiffre normal, soit de 2.442.000 à 4.447.000. La parole est devenue moins embarrassée, la transpiration s'est régularisée, le myxœdème s'est atténué et les mouvements sont devenus plus faciles. De 119 kilog. 1/2, le poids est descendu à 113 kilog. 800. La menstruation, qui durait autrefois deux ou trois semaines, s'est réduite à 4 jours. »

Mais, pour MM. Bettencourt et Serrano, l'amélioration ne tient pas à ce que la glande s'est vascularisée et greffée; ils pensent, eu égard à l'amélioration qui s'est manifestée immédiatement après l'opération, que ce bon résultat tient uniquement à l'absorption par les tissus de la malade du suc de la glande thyroïde greffée. Schiff avait déjà expliqué de cette façon les résultats de ses essais de greffe sur les animaux.

Observation de M. Merklen. — M. Merklen a publié également dans la *Semaine médicale*, 19 novembre 1890, l'observation d'un cas de myxœdème traité par la greffe thyroïdienne. La malade qui fait l'objet de l'observation était surtout sujette à des hémorrhagies qui duraient depuis plusieurs mois consécutifs. Pendant ces hémorrhagies, tous les symptômes du myxœdème s'aggravaient, mais ils ne disparaissaient pas complètement pendant les périodes où ses hémorrhagies cessaient. Le docteur Merklen résolut de lui greffer le corps thyroïde d'un mouton. L'opération, pratiquée par le docteur Walther, avec une asepsie parfaite, mais sans le secours d'antiseptiques, réussit parfaitement. L'un des lobes du corps thyroïde d'un mouton, pris sur l'animal vivant, fut greffé dans la région sous-mammaire droite. La réunion se fit par première intention.

Le résultat de l'opération fut que les métrorrhagies cessèrent trois jours après la greffe, et qu'elles n'avaient pas reparu quand M. Merklen présenta sa malade, 72 jours après l'opération. On constata en même temps un mieux sensible chez la malade. « La bouffissure de la face diminua un peu; les masses pseudo-lipomateuses des régions susclaviculaires s'affaissèrent d'une manière sensible, et l'infiltration de la région mammaire fut moins prononcée. La parole, de lente et embarrassée qu'elle était, devint nette, la marche fut plus facile. Mais, comme le fait remarquer M. Merklen, la malade avait été à plusieurs reprises dans une situation aussi satisfaisante, quand elle passait plusieurs mois sans hémorrhagie. Le traitement eut donc surtout comme résultat d'arrêter les hémorrhagies. Il eut encore une autre action bien intéressante sur le sang. « Le nombre des globules s'éleva depuis la greffe de 2.235.000 à 3.103.000; la richesse globulaire de 1.175.000 à 1.725.000 la valeur globulaire de 0,50 à 0,55; à noter également qu'avant l'opération le sang était fibreux, fait déjà signalé par Hayem dans les maladies hémorrhagiques. Pas d'augmentation des globules blancs, aucun retard dans la coagulation du sang. L'urée augmenta dans les urines : de 2 à 4 grammes elle monta à 5 grammes par jour. »

Observation de MM. Thomas Harris et G. A. Wright. — Ces auteurs, dans le journal *the Lancet*, 9 avril 1892, rapportent l'histoire d'une femme âgée de 38 ans, atteinte de myxœdème, à qui l'on greffa, de chaque côté de la région sous-mammaire, la moitié de la glande thyroïde d'un jeune singe. Après l'opération, la malade se sentit mieux; 25 jours après l'opération, elle quittait l'hôpital et partait en convalescence à la campagne. Mais, après quelques semaines, elle se présenta de nouveau à l'hôpital dans un état bien inférieur à celui qu'elle avait en le quittant.

Observation de M. John Macpherson. — Cette observation a paru dans *Edimburg medical Journal*, mai 1892. Ayant eu connaissance de l'observation publiée par MM. Bettencourt et Serrano, le docteur Macpherson songea à employer la greffe hypodermique de corps thyroïde de mouton dans un cas de myxœdème qu'il eut à soigner chez une femme de 39 ans.

Le 22 novembre, le lobe droit du corps thyroïde fut enlevé à un mouton, et placé dans une solution chaude de sublimé, puis le lobe de la glande fut divisé transversalement en 2 parties égales et chaque moitié fendue longitudinalement. Ces morceaux de 1 pouce 1/2 (4 cent.) de long, furent placés dans des incisions courbes, pratiquées dans la région sous-mammaire, et la peau recousue. La plaie ne guérit qu'après avoir suppuré abondamment,

Les résultats de l'opération furent les suivants :

« Au bout de 2 heures, l'état mental était amélioré au point de frapper quiconque connaissait la malade... La malade devint attentive, répondant promptement aux questions qu'on lui posait. Son esprit, de lourd qu'il était, devint plus vif, sa parole cependant resta lente et traînante, tandis que son intelligence et sa spontanéité s'accrurent d'une façon très marquée.

« La température journalière fut de 99° 2 Fahrenh. (36° 9 c.) pendant les 6 à 7 jours qui suivirent l'opération, 15 jours après, elle était de 98 9 F. (36° 7 c.) Avant l'opération, la température axillaire était de 97, 2 F. (35° 8 c.).

« La quantité d'urines fut, pendant les 19 jours qui suivirent l'opération, de 41 onces (1.082 gr.). Elle n'atteignait auparavant que 29 onces (813 gr. 86).

« Les frayeurs, la mélancolie dont souffrait la malade disparurent le jour qui suivit l'opération pour ne point reparaître depuis. Il en fut de même des maux de tête qui, pendant 3 ans, avaient fait son désespoir. L'anémie diminua. — La peau devint moite, la chevelure moins sèche. La quantité des urines était, le 28 février, de 52 onces (1.473 gr. 68).

« La menstruation, autrefois irrégulière, arriva tous les mois et ne dura que 3 jours. »

Observation de M. J. Gibson. — Plus récemment (n° du 14 janvier 1893) il a paru dans le *British medical Journal* une nouvelle observation de greffe due à J. L. Gibson. Voici cette curieuse observation que nous trouvons résumée dans la thèse remarquable de M. Derrien sur le traitement du myxœdème [1].

Enfant de 6 ans, admis à l'hôpital le 2 juillet 1891.

Paresse intellectuelle et physique. Ne peut se tenir debout sans appui. Peau tendue, rouge par place, sèche, extrémités froides et souvent livides.

1. — M. Adolphe Derrien, Etude historique et critique sur le traitement du myxœdème par les injections de liquide thyroïdien. *Thèse de Paris*, 2 février 1893. Ollier-Henry, éditeur.

1re Greffe.— 20 juillet 1891. Introduction des 2 lobes du corps thyroïde d'un mouton dans le grand pectoral. Guérison de la plaie au bout d'un mois.

Amélioration de l'état mental dès le lendemain; 9 jours après, l'enfant rit et prend intérêt à ce qui l'entoure. A la fin du mois, l'œdème est moins fort, les pieds et les mains sont chauds, la peau a perdu son aspect vernissé. L'amélioration va croissant jusqu'au mois de mai 1892; on remarque alors que la peau a tendance à redevenir sèche.

2e Greffe. — 20 mai 1892. Un lobe est introduit dans la cavité abdominale, l'autre lobe est fixé à la paroi. Guérison par 1re intention. Pas d'irritation péritonéale. Quatre jours après, attaque de dysenterie qui dure 3 semaines (plusieurs enfants étaient atteints à ce moment).

Aujourd'hui (14 janvier 1893), l'enfant a seulement les lèvres un peu grosses, mais sans œdème; tous les symptômes ont disparu. Il commence à marcher seul, et a grandi de 5 centimètres dans l'année.

« Que conclure de ces observations, fait observer M. Derrien? Evidemment la greffe ne guérit pas le myxœdème. En effet, la glande est exfoliée dans les deux cas de Kocher. L'amélioration n'est que passagère dans le cas de Bircher, puisque, 3 mois après sa première opération, il était obligé d'en faire une seconde. L'amélioration qui suivit cette seconde greffe fut plus longue, c'est vrai, mais cependant, au bout de neuf mois, les symptômes du myxœdème étaient revenus. MM. Thomas Harris et G. A. Wright n'ont pas obtenu un meilleur résultat, puisque leur malade, ayant quitté l'hôpital 25 jours après l'opération, était obligée d'y rentrer quelques semaines plus tard, le mieux n'ayant pas continué.

« Dans les autres observations, les auteurs ne nous donnent pas l'état de leur malade après un temps suffisamment éloigné de l'opération. Aussi croyons-nous que le mieux qui survient après la greffe n'est que passager. Cette opinion est d'ailleurs celle de Macpherson qui croit que la greffe ne fait qu'éloigner les symptômes de la maladie : « *This operation has only releved the symptoms of myxœdema.* »

« Pourquoi donc les bons effets de la greffe ne sont-ils que passagers? Nous le saurons peut-être en nous demandant comment agit la greffe.

« La plupart de ceux qui ont pratiqué cette opération ont été frappés d'une chose : de la rapidité avec laquelle arrive l'amélioration.

« Dans le cas de MM. Bettencourt et Serrano, le mieux survient immédiatement après l'opération; trois jours après, dans le cas de M. Merklen; aussitôt après, dans le cas de Thomas Harris; 12 heures après, dans l'observation de Macpherson. Or, il est impossible d'admettre qu'en aussi peu de temps la glande ait eu le temps de se vasculariser et de sécréter ses produits. Bien plus probable est l'opinion de Schiff, renouvelée par les médecins, par Murray, Fenwick, Macpherson, Bettencourt, qui pensent que *l'amélioration est due uniquement à ce que le suc de la glande thyroïde est absorbé par les tissus de l'organisme.* C'est donc le suc thyroïdien qui agit. Mais est-il impossible que la glande thyroïde se vascularise et fasse partie intégrante du nouvel organisme où on l'a transplantée ?

« Théoriquement, non, mais, en pratique, cela ne paraît pas se produire aisément, puisque, dans deux cas, la glande est « exfoliée » et que, dans les autres cas, l'amélioration n'est que passagère, alors qu'elle devrait continuer si la glande se vascularisait, se greffait réellement.

« Il est certain que von Eiselsberg a parfaitement réussi dans les greffes sur les chats, puisque, chez trois de ces animaux, les phénomènes de la cachexie strumiprive se sont montrés après l'ablation du corps thyroïde transplanté. Mais, chez un myxœdémateux, nous savons que l'organisme est loin de présenter une grande vitalité ; les combustions, la température sont diminuées ; les cheveux secs, durs, cassants, tombent facilement ; la peau sèche, infiltrée, altérée, montre bien que la nutrition générale est très compromise chez lui. Quoi d'étonnant alors que la greffe, qui réussirait chez un homme sain et bien portant, échoue chez ces malades ? Ne faudrait-il pas d'abord remonter l'organisme et la vitalité de ces individus pour espérer voir la greffe réussir chez eux ? »

En résumé, la greffe réussit, mais elle constitue une opération délicate.

De plus, on doit se demander ce que va devenir la glande transplantée dans un temps plus ou moins éloigné et, par conséquent, de quelle durée peut être l'amélioration.

Bref, c'est là une opération peu pratique. La greffe eut cependant cet immense avantage, c'est de montrer, jusqu'à l'évidence, que l'amélioration qu'elle procurait était due à *l'absorption par les tissus du suc de la glande thyroïde transplantée* et de confirmer les idées émises par Brown-Séquard sur la physiologie générale des glandes, c'est-à-dire sur leur *sécrétion interne*.

Cette dernière étant démontrée, l'on était amené logiquement à essayer, au moyen d'injections de suc thyroïdien, de supprimer ou d'atténuer les troubles consécutifs à l'extirpation ou à l'altération de la glande.

C'est au professeur Pisenti que revient l'honneur d'en avoir eu le premier l'idée au sujet du myxœdème. Mais il se contenta de l'émettre sans publier d'observation. Ce furent Gley et Vassale qui firent les premières expériences sur les animaux. Nous allons les analyser.

MÉDICATION THYROIDIENNE PAR VOIE HYPODERMIQUE

EXPÉRIENCES PHYSIOLOGIQUES

EFFETS PHYSIOLOGIQUES DU SUC THYROIDIEN CHEZ LES ANIMAUX SAINS

Il résulte des expériences d'Ewald [1] que le suc extrait de glandes thyroïdiennes fraîches, injecté sous la peau, amène une profonde hypnose, qui dure deux heures environ. Les expériences d'Ewald ont été faites sur des chiens.

Sur le chat, von Eiselsberg n'a pas vu ces phénomènes se produire; Alonzo ne les a pas observés non plus. Vassale a constaté sur un chien de l'abattement à la suite de l'injection intra-veineuse de suc thyroïdien retiré du bœuf. M. Gley nous a dit avoir observé sur un chien de l'abattement et le sommeil, mais il n'a rien publié à ce sujet. Cette étude intéressante à plus d'un titre devrait être reprise systématiquement.

D'un autre côté, il ressort des expériences de M. A. Rouquès [2] que le liquide thyroïdien serait doué d'un *pouvoir thermogénique* appréciable. MM. Bouchard et Charrin, sur deux malades atteintes de myxœdème, avaient déjà remarqué que les injections de liquide thyroïdien élevaient légèrement mais nettement les températures axillaire et rectale, lorsqu'elles sont faites d'une manière suivie.

M. Rouquès a commencé, chez l'animal sain, des recherches qui confirment cette donnée.

POUVOIR THERMOGÈNE

M. Rouquès a injecté le liquide thyroïdien dans le système veineux des animaux, et a obtenu des élévations thermiques importantes.

1re EXPÉRIENCE

Un lapin reçoit 3 centimètres cubes de suc thyroïde; mais

1. — *Berliner Wochenschrift*, 1887.
2. — *Société de Biologie*, 17 juin 1893.

cet extrait avait été, pour les besoins de la conservation, additionné d'une petite quantité d'acide phénique, substance éminemment hypothermisante; néanmoins, non seulement il n'y eu pas d'hypothermie, mais la température, de 39,4, monte à 40,2 en une heure et demie.

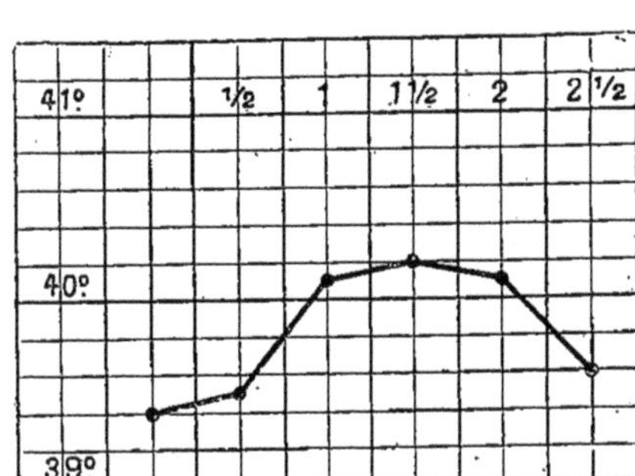

Fig. 20. — Ire Expérience.

IIe EXPÉRIENCE.

Dans ce cas, comme dans le suivant, le liquide thyroïdien a été préparé sans addition d'acide phénique.

On injecte à un lapin 5 centimètres cubes d'extrait de corps

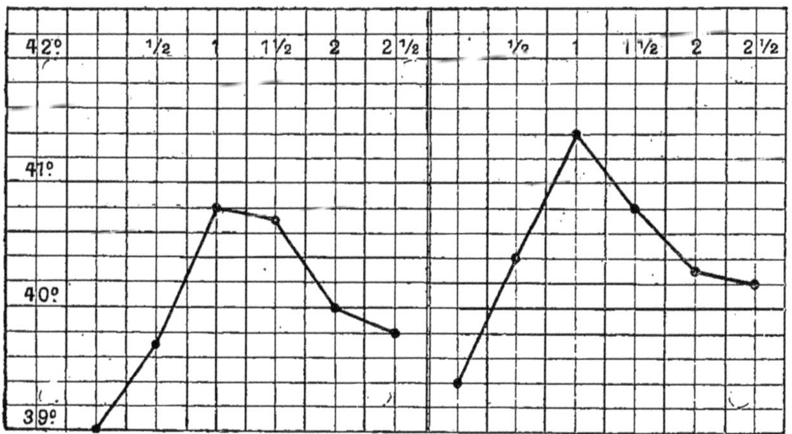

Fig. 21. — IIe Expérience. Fig. 22. — IIIe Expérience.

thyroïde au dixième, le même que celui employé au traitement des deux malades précédemment citées. La température, de 39°, monte rapidement, en une heure, à 40,8, puis elle baisse aussitôt, et deux heures et demie après l'opération, le thermomètre ne marque plus que 39,8.

IIIe EXPÉRIENCE

Cette fois, la fièvre est encore plus considérable : 2° d'élévation thermique pour une injection de 10 centimètres cubes. La température du lapin passe de 39,4 à 41,4 dixièmes ; il est vrai que, le maximum une fois atteint, la chute se fait bientôt sentir, et l'animal n'a plus que 40,2, au bout de deux heures et demie.

On ne saurait, comme le fait remarquer M. Rouquès, incriminer les effets de l'eau salée dans laquelle a été trituré l'organe, et on ne saurait dire qu'elle agisse isolément, car le distingué physiologiste a institué des expériences comparatives et a *injecté l'eau salée sans autre élément*. Or, il n'a pas obtenu de variations de température de plus de 4 à 5/10 de degré, variations bien éloignées des résultats consignés ci-dessus.

On verra plus loin les courbes thermiques obtenues chez deux malades soumis par M. le professeur Bouchard aux injections de liquide thyroïdien.

Pour le Dr Robin (de Lyon), cette action thermogénique suffirait à expliquer l'amélioration constatée chez les myxœdémateux. C'est encore là une simple hypothèse.

A l'heure actuelle, l'effet physiologique le plus certain produit par le liquide thyroïdien, c'est la *diurèse*. Elle s'observe dès les premières injections et se manifeste d'abord par une augmentation souvent considérable des urines rendues, puis par l'apparition des sueurs.

Voulant se rendre compte du mécanisme suivant lequel le corps thyroïde agit sur l'économie et cherchant à expliquer l'apparition de la diurèse, MM. Sloase et Godart (*Journal de la Soc. royale des Sciences méd. et nat.* Bruxelles, 13 février 1892) firent une fistule du canal thoracique sur de grands chiens, recueillirent la quantité de lymphe qui s'écoulait en un temps donné, puis firent une injection de liquide thyroïdien et recueillirent de nouveau la quantité de lymphe produite. Voici ce qu'ils constatèrent; la quantité et la qualité de la lymphe changèrent dès les premières minutes après l'injection, et ne reprirent leur caractère primitif qu'après un temps variable. Ci-joint une de leurs expériences.

« Grand chien de trait mâle. Injection sous-cutanée de 0 gr.16 de morphine. Préparation de la veine jugulaire externe droite (pour l'injection du liquide thyroïdien), puis préparation du canal thoracique et fistule de celui-ci.

« Quantité de lymphe recueillie :

« De 11 heures 19 à 11 h. 29 (période qui précède l'injection), il s'écoule 11 cent. cubes d'une lymphe légèrement opalescente, se coagulant rapidement. L'écoulement par la canule se fait sans aucune coagulation.

« A 11 heures, injection de liquide thyroïdien dans la veine jugulaire droite (30 cent. cubes, véhicule de deux corps thyroïdes de veau); de 11 heures 30 à 11 h. 35, il s'écoule 11 cent. cubes de lymphe non coagulable, plus aqueuse, moins visqueuse.

11 h. 35 à 11 h. 40	il s'écoule	19 cc. 5.
11 h. 40 à 11 h. 45	—	14 cc.
11 h. 45 à 11 h. 50	—	10 cc.
11 h. 50 à 11 h. 55	—	5 cc.
11 h. 55 à 12 h. »	—	4 cc.
12 h. » à 12 h. 10	—	6 cc.

« Nous constatons, par conséquent, outre les changements dans les caractères physiques de la lymphe, une modification profonde de l'écoulement. La valeur de l'écoulement s'élève à près de 4 fois ce qu'elle était avant l'injection de suc thyroïdien et cette augmentation se maintient quelque temps. »

Voilà le bilan de nos connaissances sur les effets physiologiques du liquide thyroïdien chez les animaux sains. Il est évident que cette question si intéressante demande des recherches nouvelles.

EFFETS PHYSIOLOGIQUES DU SUC THYROIDIEN CHEZ LES ANIMAUX THYROIDECTOMISÉS

Nous avons vu que l'idée première des injections thyroïdiennes revient au professeur Pisenti, mais il se contenta de donner l'idée, se réservant de communiquer ultérieurement les résultats obtenus. « Gli ha percio come conseguenza a logica stanno facendo degli esperimenti per vedere se l'injezzione o sotto cutanea, o intravenosa, o *cavitana* di succo di tiroide, o di sostanza colloide possa attutire i fenomeni della cachessia sturmipriva. — Quantumque gli esperimenti sino ad ora fatti siano incoraggienti si reservano di communicarli ni altro adumanza. »

Peu après cette communication, parut un mémoire de Vassale [1], relatant les expériences suivantes :

Sur 8 chiens thyroïdectomisés, Vassale pratiqua l'injection intra-veineuse de suc thyroïdien. Trois de ses chiens n'eurent aucun accident (n°s 1, 3, 5). Trois présentèrent des accidents qui, sous l'influence de nouvelles injections, disparurent ou s'atténuèrent (n°s 4, 6, 7). Le 7e chien mourut au milieu de l'injection (embolie); enfin, le 8e chien, quoique n'ayant eu d'injections qu'après le début des accidents, survécut comme les trois premiers. Les injections furent faites avec des thyroïdes de chien ou de bœuf. Quand Vassale publia son mémoire, les chiens survivaient depuis déjà 104, 99, 86 et 54 jours.

Au même moment, et sans avoir eu connaissance des recherches de Vassale, ainsi que ce dernier, d'ailleurs, le reconnaît lui-même, M. Gley faisait, le 18 avril 1891, à la Société de Biologie, la communication suivante :

« Si l'on pratique sur des chiens thyroïdectomisés une injection intra-veineuse avec liquide extrait des deux lobes du corps thyroïde et légèrement étendu d'eau, alors que le chien présente déjà, depuis 24 heures, par exemple, des accidents graves : marche titubante ou même impossibilité de se tenir debout, contractions violentes et incessantes de tous les muscles, polypnée, etc., au bout de quelques minutes, on voit tous ces accidents disparaître. Peu à peu les accidents convulsifs diminuent d'intensité et bientôt cessent complètement. La respiration reprend son rythme normal, la paralysie des extenseurs disparaît. L'animal se tient debout, marche bien, se met à boire, ce qu'il ne pouvait faire à cause des contractions incessantes des masséters et des muscles de la langue et de la dysphagie. Un peu plus tard, il se met à manger. Le plus souvent les accidents reviennent le lendemain, mais peuvent disparaître après une autre injection. — C'est seulement dans quelques cas où l'injection avait été faite beaucoup trop tardivement après le début des accidents, et quand ceux-ci sont trop intenses, que l'injection reste inefficace. Cette exception étant admise, je l'ai

1. — *Rivista sperimentale di freniatra e di med. legale*, vol. XVI, fas. IV, page 439.

toujours vue réussir. J'ai d'ailleurs, dans ces conditions, enregistré les mouvements de divers groupes de muscles, et ceux de la respiration, et j'ai acquis la preuve du retour rapide de la respiration à son rythme normal, sous l'influence des injections en question. »

Dans le numéro des *Archives de Physiologie* d'avril 1892, M. Gley, revenant sur ses expériences, les résume ainsi :

1er Groupe. — *Animaux sauvés ou améliorés.* 1° Chienne n° 44 : poids 10 kilog. 400, dont l'observation fut publiée dans les *Archives de Physiologie*, janvier 1892 ; injection dans la veine saphène de son corps thyroïde filtré sur papier, pas d'accidents; 2 mois 1/2 après, troubles trophiques cutanés; 2° Chien n° 80 : poids 13 kilog. 300, injection dans la veine fémorale de 10 cent. cubes d'eau salée contenant le liquide (filtré sur papier) extrait d'un lobe de thyroïde de bœuf frais. Pas d'accidents ; 3° Lapin n° 83 : poids 2 kilog. 220, injection péritonéale de 10 cent. cubes d'eau salée contenant le liquide extrait des deux tiers d'un lobe de thyroïde de bœuf et de son propre corps thyroïde (liquide filtré sur papier). Pas d'accidents ; 4° Lapin n° 86 : poids 1 kilog. 480, injection intra-péritonéale de 9 cent. cubes d'eau contenant le liquide extrait d'un lobe entier de thyroïde de bœuf (liquide filtré sur coton de verre). Pas d'accidents.

2e Groupe. — *Animaux ayant succombé.* 1° Chienne n° 85 : poids 10 kilog. 800. L'animal meurt le 6e jour de l'opération sans avoir jamais présenté les phénomènes convulsifs habituels. Il avait eu l'injection dans l'artère fémorale du corps thyroïde d'un autre chien (liquide filtré sur coton de verre); 2° Chien n° 81 : poids 12 kilog. ; injection intra-péritonéale de corps thyroïde de bœuf (filtration sur papier). Meurt le 4e jour de l'opération sans avoir présenté d'attaques convulsives ; 3° Lapins n° 79, poids 2 kilog. 400, et n° 490, poids, 1 kilog. 850. Le premier reçut dans la veine de l'oreille l'injection de son propre corps thyroïde (filtration sur papier), le second reçut l'injection intra-péritonéale de deux corps thyroïdes frais de lapin (filtration sur coton de verre). Ces lapins moururent, le premier 17 h. 1/2, le second 68 heures après l'opération, avec les phénomènes convulsifs habituels ; 4° Lapin n° 93 : poids 2 kilog. ; injection intra-péritonéale de son corps thyroïde. Meurt le 2e jour.

Dans une seconde catégorie, M. Gley place les animaux qui furent traités après le début des accidents. Ces animaux sont, en outre, divisés en deux groupes, suivant qu'ils furent ou non améliorés.

1er Groupe. — 1° Chien n° 28 : poids 13 kilog. Deux jours après la thyroïdectomie est pris d'accidents convulsifs : 2 heures après, injection, dans la veine saphène, de 25 cent. cubes d'eau salée contenant l'extrait (filtré sur papier) de 18 corps thyroïdes de mouton ; 10 minutes après l'injection, amélioration manifeste. Le lendemain, attaques convulsives; 2e injection péritonéale du corps thyroïde d'un mouton (datant de 10 jours et conservé à la glacière) ; le liquide ne fut pas filtré ; légère amélioration. 2 heures après, syncope respiratoire et mort.

2° Chien n° 40 ; poids 12 kilog. 750 ; attaque convulsive 3 jours après la thyroïdectomie; injection, une heure après dans la veine fémorale du tiers d'un lobe de corps thyroïde de bœuf frais (filtration sur papier); légère amélioration aussitôt après, mais, au bout de 2 heures 1/2, petites secousses fibrillaires intermittentes. Le lendemain et les jours suivants, pas d'accidents convulsifs : malheureusement, dès le 3e et surtout le 4e jour, se développe de l'infection purulente et l'animal est sacrifié.

3° Chien n° 68 : poids 10 kilog. 200. 40 heures après l'opération, accidents convulsifs ; le 3e jour, injection de la moitié d'un corps thyroïde de bœuf conservé à la glacière depuis 8 jours (liquide filtré sur papier) ; plus de secousses le lendemain, mais l'animal meurt dans la nuit du 3e au 4e jour.

4° Chien n° 94 : poids 11 kilog. 300. Le lendemain du 2e jour après l'opération presque complètement paralysé ; injection péritonéale de deux corps thyroïdes de bœuf recueillis la veille et filtrés sur coton de verre. Le lendemain, respiration et marche normales, mais le surlendemain accidents convulsifs qui cèdent à une injection péritonéale de trois gros lobes de thyroïde de bœuf conservés à la glacière depuis trois jours. Le retour à la santé se maintient 8 jours. Le 9e jour, grande attaque convulsive et mort.

5° Lapin n° 47 : poids 2 kilog. 100. Accidents convulsifs 18 heures après la thyroïdectomie. Injection dans la veine de 3 lobes frais de thyroïde de lapin (filtrés sur papier et chauffés à

60°). Les accidents disparurent, mais au bout de 36 jours on fut obligé de tuer l'animal qui avait été cruellement mordu par un chien.

2e GROUPE. — L'injection resta inefficace : 1° chez trois chiens qui étaient en proie à des accidents graves depuis plusieurs heures et même, le 3e, depuis plusieurs jours et qui reçurent, le 1er (poids 11 kilog. 500) 1 lobe 1/2 de thyroïde de bœuf, le 2e (poids 13 kilog. 300) 1 lobe et le 3e (poids 8 kilog. 200) un tiers de corps thyroïde ; — 2° chez trois lapins qui reçurent les deux premiers 1 gr. de thyroïde de bœuf et le 3e 1 gr. 1/2. Le début des accidents convulsifs remontait à 50 minutes ; 1 h. 20 minutes ; 6 h. 40.

Comme le remarque l'auteur, on peut tirer quelques données intéressantes de ces opérations : 1° l'efficacité de l'injection intra-veineuse ; 2° l'importance de la dose, surtout quand on fait l'injection dans le péritoine. — Si l'injection est faite tardivement et après l'apparition d'accidents graves, les animaux succombent. *Peu d'efficacité des liquides filtrés sur porcelaine.* Importance d'avoir des organes frais.

Ces résultats, que l'on peut considérer comme très favorables, de même que ceux de Vassale, ne furent cependant pas admis par tous les auteurs.

H. Munck, de Berlin (*Archiv. für Phsiol.*, avril 1892), et R. Schwartz (*la Sperimentale*, fascicule I, page 19) opposèrent à ces résultats des résultats en apparence négatifs. Comme le fait observer M. Derrien, la communication de Munck est beaucoup trop incomplète pour être discutée.

Quant aux expériences de Schwartz, on ne peut s'empêcher de remarquer que, dans 3 cas, le résultat fut favorable, puisque les animaux purent vivre 70 jours dans l'un, 65 jours dans le second sans présenter d'accidents et, que, dans le troisième, l'animal, après avoir eu quelque phénomène de tétanie, se remit complètement après la 3e injection.

Dans d'autres observations, bien que la mort s'ensuivît, les symptômes s'amendèrent sous l'influence des injections. Dans d'autres encore, les animaux ont été sacrifiés trop tôt pour que l'on pût affirmer chez eux l'absence d'accidents consécutifs de la thyroïdectomie et par conséquent l'action du traitement. C'est, en somme, autour des faits de Gley et de Vassale que se sont rangés les physiologistes et il est désormais acquis que l'on peut chez le chien, sinon guérir toujours, du moins améliorer les effets de la thyroïdectomie même totale, par les injections du suc thyroïdien.

Une expérience de Murray [1] chez le singe vient encore confirmer ces conclusions.

Chez un singe auquel Murray a pratiqué la thyroïdectomie, l'opération n'a été suivie d'aucun symptôme morbide pendant une huitaine de jours. Au commencement de la seconde semaine, il a noté chez l'animal l'existence d'un tremblement à très courtes oscillations des bras et des mains. Le nombre des hématies était, à ce moment, de 56 (au lieu de 60) et celui des leucocytes de 3 (au lieu de 4) par centimètre carré de l'hémocytomètre de Gowers. Dans la suite, le tremblement s'accentua ; l'animal devint de plus en plus apathique ; des convulsions cloniques survinrent par moments dans les muscles des bras et des avant-bras et les paupières se tuméfièrent légèrement. Au cours de la quatrième semaine, l'apathie était considérable et l'animal manifestait une tendance à tomber en arrière. Le nombre des hématies était de 42. La température du matin était parfois au-dessus de la normale. Une injection de suc thyroïdien fut pratiquée le vingt-sixième jour après l'opération et répétée les vingt-huitième, trente-unième et trente-troisième jours. Ensuite, ces injections furent faites quotidiennement jusqu'au quarante-quatrième jour. Sous leur influence, le tremblement, l'œdème des paupières, l'anémie et l'apathie diminuèrent notablement et la température redevint normale. Malgré la cessation des injections, l'amélioration continua et le singe se rétablit bientôt complètement.

De cette expérience, dont les résultats peuvent être directement appliqués à l'homme, puisqu'il s'agit d'un animal aussi proche de l'homme que le singe, M. Murray croit pouvoir conclure que la fonction du corps thyroïde consiste principalement à élaborer un produit de sécrétion qui est un élément constituant important du plasma sanguin.

M. Godart-Danhieux [2] conteste, au moins en partie, les

---

1. — *Association médicale britannique*, août 1893.
2. —Recherches sur la transplantation progressive de la glande thyroïde chez le

bons effets, chez les animaux thyroïdectomisés, des injections de liquide thyroïdien. Il nous suffira de mettre en parallèle les doses dont il s'est servi à celles que Vassale et Gley ont employées. Ces doses sont évidemment trop faibles et il n'est pas étonnant que ses animaux soient morts dans les délais habituels. Nous ferons les mêmes remarques au sujet des faits négatifs signalés par von Eiselsberg [1].

Depuis ses premières recherches, Vassale a d'ailleurs publié en 1892 (*Rivista sperimentale di Freniatria medicina legale* XVIII) trois observations de chiens thyroïdectomisés, chez lesquels tous les accidents ont disparu pendant plusieurs jours, et à plusieurs reprises, après chaque administration rectale d'extrait aqueux de plusieurs thyroïdes de bœuf et, de plus, l'observation d'un chien qui, nourri, dès le lendemain de l'opération, exclusivement avec des thyroïdes de bœuf, n'a présenté de trouble d'aucune sorte.

Enfin Gley [2] a refait lui-même quelques expériences dans lesquelles il a obtenu, sous l'influence d'injections intra-péritonéales de liquide thyroïdien à forte dose, la suspension des accidents aigus chez le chien, expériences qui ressemblent à celles qu'il a déjà publiées, par exemple, à celle qui concerne le chien n° 4 ; il a observé sur deux chiens cette même rémission très nette de tous les accidents, les animaux se remettaient même à manger de la viande. Gley fait remarquer avec juste raison que, les accidents consécutifs à la thyroïdectomie étant autrement graves que le myxœdème de l'homme, il n'est pas étonnant qu'ils cèdent plus rarement au traitement que cette affection lentement progressive. Les doses employées doivent être nécessairement proportionnées aux accidents à combattre.

EXPÉRIENCES CLINIQUES

Les résultats obtenus chez les animaux par les injections de suc thyroïdien étant manifestes, on ne devait pas tarder à les pratiquer sur l'homme et à les appliquer à la clinique.

chien (*Journ. de la Soc. Royale des Sc. Méd. et Natur. de Bruxelles*, 27 janvier 1894).

1. — *Uber Tetanie im Auschluss an Kropf-Operationen*, Vienne, 1890, *im Centralblatt f. Chir.*, t. XVIII, p. 477, 1890.

2. — A propos de l'action physiologique du liquide thyroïdien. *Arch. de phy. norm. et path.*, page 487.

Une affection entre toutes se prêtait à cette application, c'était le myxœdème.

On verra par les observations qui suivront quels succès merveilleux attendaient dans cette voix les cliniciens, tant en France qu'en Angleterre, en Allemagne, en Suède et Norvège, etc.

LIQUIDE THYROIDIEN

Après avoir analysé les expériences physiologiques sur lesquelles on s'est appuyé pour introduire dans la thérapeutique les injections de liquide thyroïdien, et mis en relief la communion intime qui réunit, dans l'histoire de cette médication, la physiologie, la chirurgie et la médecine, nous allons, avant de publier les observations cliniques, exposer quelques considérations et règles générales relatives à la provenance, la composition, la préparation, les doses, la fréquence des injections, la technique opératoire et les indications de ce liquide organique.

PROVENANCE

Nous avons vu que MM. Gley et Vassale ont obtenu d'excellents résultats des liquides organiques provenant des animaux les plus divers, soit qu'ils eussent recours au suc thyroïdien des animaux mêmes qu'ils avaient opérés, soit qu'ils se servissent de l'extrait retiré de la thyroïde du veau, du mouton, du cheval (Vassale) ou du porc. L'extrait thyroïde du mouton donnerait, d'après M. Gley, des résultats inférieurs à ceux que l'on obtient de l'extrait thyroïde du bœuf.

Bouchard et Charrin se sont aussi servis du bœuf.

D'une manière générale cependant, comme le fait justement remarquer M. Derrien dans sa thèse inaugurale, l'extrait peut agir quelle que soit sa provenance, fait conforme aux enseignements de la physiologie qui montre que la fonction de la glande thyroïde est la même dans la série animale.

Nous devons à l'obligeance de M. Permilleux, un de nos vétérinaires les plus distingués de l'inspection des abattoirs parisiens, l'exposé suivant relatif à la récolte des thyroïdes. Il contient, à la fois, des indications pratiques et des réflexions fort judicieuses dont on pourra tirer le plus grand profit :

« Chacun sait que sur nos mammifères domestiques (bœuf, cheval, mouton et porc) les corps thyroïdes sont des organes pairs, de forme ovoïde, de couleur brun-rougeâtre, situés en arrière et très près du larynx : ils sont appliqués sur la face postéro-latérale du premier anneau de la trachée et recouverts en dehors par le muscle omoplat-thyroïdien.

« Chez le cheval, la thyroïde n'a guère que trois centimètres de largeur ; chez le bœuf, elle est beaucoup plus volumineuse, cinq ou six centimètres sur trois ou quatre ; chez le mouton, elle a la forme et le volume d'un haricot que l'on aurait aplati ; chez le porc, les deux lobes sont très rapprochés l'un de l'autre et forment comme un bouclier qui serait appliqué sur la trachée. »

M. Permilleux pense qu'il est préférable de prendre la thyroïde chez le mouton, et il se base sur les raisons suivantes :

« D'abord, dans cette espèce, la tuberculose est chose extrêmement rare, pour ne pas dire douteuse, tandis que, chez le bœuf, il peut y avoir des tuberculoses ganglionnaires qui échappent aux investigations les plus minutieuses. D'autre part, dans le commerce de la boucherie de Paris, le mouton étant sacrifié, on sectionne la tête par une incision faite au niveau de la partie moyenne du larynx, ensuite on enlève un morceau de la trachée d'une longueur de 5 à 6 centimètres. Or, c'est précisément dans cette partie que se trouve la thyroïde. On peut donc s'en procurer sans déparer les morceaux de boucherie. De plus, on évite ainsi une dissection faite debout, dans un abattoir, ce qui est toujours long et incommode, et arrive forcément quand on opère sur le bœuf. »

Ce sont là des conseils très pratiques que nous avons pu apprécier.

Le distingué vétérinaire fait aussi remarquer que dans la région thyroïdienne « on rencontre également des ganglions lymphatiques qui, par leur volume et leur forme analogues aux thyroïdes, pourraient peut-être induire en erreur, mais leur couleur jaune pâle les fera sûrement distinguer et toute erreur sera rendue impossible si l'on s'en rapporte à ce simple caractère de coloration ».

Nous ajouterons qu'indépendamment de leur couleur brun rougeâtre les corps thyroïdes offrent au toucher une consistance spéciale à laquelle, avec un peu d'habitude, il est difficile de se tromper.

En résumé, l'immunité que présente le mouton pour certaines affections infectieuses, immunité qui avait déjà engagé M. Constantin Paul à prélever la substance grise sur cet animal, d'un autre côté, la plus grande facilité que l'on a de se procurer chez lui les glandes thyroïdes concourent à en faire un sujet de prédilection.

COMPOSITION

L'analyse des liquides organiques est encore à l'état embryonnaire. Sera-t-elle faite jamais complètement?

L'on peut encore répondre actuellement, au sujet du liquide thyroïdien, ce que répondit M. d'Arsonval à M. Laborde, lorsque, dans une séance de l'Académie de médecine, ce dernier demandait si l'on avait analysé le liquide testiculaire : « Cette analyse a été faite de divers côtés à l'étranger. Il contient assurément autre chose que les éléments qu'on pourrait s'attendre à rencontrer, et *l'être vivant est encore le réactif le plus sensible que nous puissions employer*. »

Tout ce qu'il est permis d'affirmer, c'est que les succès à l'actif de la médication thyroïdienne par voie stomacale sont là pour nous montrer que cette substance traverse, sans perdre son action, les voies digestives, et qu'elle résiste à une température assez élevée. C'est donc un principe azoté, mais quel?

M. Wermerhen a bien extrait du suc thyroïdien une substance qu'il appelle la *thyroéïdine* et qu'il prépare en pulpant au pilon le corps thyroïde. Cette pulpe est additionnée du double de son volume de glycérine; au bout de 24 heures, on filtre la solution à travers l'ouate hydrophile et on traite par l'alcool. Il se précipite une poudre qui constitue la thyroéïdine, mais que l'on n'a pas encore, d'ailleurs, obtenue à l'état pur au point de vue chimique.

— Cette substance serait-elle le principe actif du liquide thyroïdien ?

M. Wermerhen le dit et se base sur les résultats obtenus par lui, notamment dans un cas de crétinisme myxœdémateux.

Nous n'avons aucune raison de douter de sa parole; cependant nous ne pouvons nous empêcher de jeter un regard en arrière et de penser aux mécomptes survenus à la spermine de Poëhl. Ce médecin affirmait aussi la valeur thérapeutique de ce produit et pourtant les essais cliniques qui furent faits en nombre considérable n'ont donné que des résultats négatifs.

Jusqu'à plus ample informé, nous croyons la composition des liquides organiques infiniment plus complexe et nous ne serions pas surpris de voir la thyroéïdine rester confinée sur les rayons du laboratoire à côté de la spermine de Poëhl.

PRÉPARATION

Trois ou quatre procédés ont été employés pour la préparation du liquide thyroïdien. Nous croyons utile de les exposer :

PROCÉDÉ DE GLEY

Les organes dont on veut se servir sont coupés avec des ciseaux, broyés dans un mortier avec du sable et de l'eau salée, puis soumis à la presse, filtrés ensuite ; la filtration a été faite soit sur porcelaine, à l'aide du procédé décrit par d'Arsonval, soit sur porcelaine, mais sous faible pression, soit simplement sur papier ou sur coton de verre. M. Gley ajoute que le liquide obtenu dans cette dernière condition s'est montré beaucoup plus actif que le liquide obtenu après filtration sur porcelaine, surtout quand la pression est forte ; il est facile de s'assurer, d'ailleurs, comme l'a fait le savant physiologiste, qu'il est beaucoup plus riche en matières albuminoïdes. Tous les instruments et objets employés pour toutes les manipulations avaient été préalablement stérilisés.

PROCÉDÉ DE MURRAY

Premier procédé. — Les deux lobes de la thyroïde d'un mouton sont enlevés aussi vite que possible après que l'animal a été tué. La graisse enveloppante ainsi que le tissu connectif sont distraits. Tous les objets, instruments, vases dont on se sert, sont préalablement lavés avec une solution d'acide *carbonique* au vingtième; puis la glande coupée en fragments est placée dans un tube de verre avec 1 cc. de glycérine pure et 1 centim. cube d'une solution d'acide *carbonique* à 0, 5 p. 100. Le tube, bouché avec de l'ouate hydrophile, est conservé dans un endroit frais pendant 24 heures. Le mélange est ensuite placé dans un linge fin, passé quelques minutes à l'eau bouillante. Le linge est ensuite exprimé fortement de manière à donner le plus de suc possible. Par ce moyen, avec deux lobes thyroïdiens de mouton, on obtient 3 cent. cubes de liquide injectable.

Deuxième procédé. — Il ne diffère guère du précédent que par l'introduction d'acide phénique. Pour un lobe de thyroïde de mouton, M. Murray emploie 1 centim. cube de glycérine pure et 1 centimètre cube d'une solution d'acide phénique à un demi pour cent d'eau. Il laisse agir la glycérine sur les morceaux de la glande pendant vingt-quatre heures, et, sans se servir d'un filtre, il jette le tout sur un mouchoir lavé dans l'eau bouillante. Par pression, il obtient ainsi 3 centimètres cubes de liquide. Cette préparation se conserve une semaine. On en injecte la moitié deux fois par semaine, sans addition d'eau.

PROCÉDÉ DE L'AUTOCLAVE DE M. D'ARSONVAL

Les procédés de MM. Gley et Murray sont excellents, mais demandent à être employés par leurs mains habiles et expérimentées. Nous en donnons pour preuves les accidents légers, c'est vrai, mais, en somme, les accidents qui sont signalés dans les observations qui vont suivre. Une malade de Cartez fut prise de malaises, de frissons, et dut garder le lit. Une malade de Murray éprouva le même malaise ; de plus, une fois, l'injection fut accompagnée de gonflement, rougeur ; une autre fois encore de rougeurs, nausées, douleurs lombaires, perte de connaissance. Une malade du Dr Claye Shaw eut trois abcès que l'on dut inciser. Robin eut aussi à ouvrir un abcès.

Nous ferons remarquer qu'avec l'autoclave, qui peut servir, du reste, à la préparation de tous les liquides organiques, rien de pareil ne s'observe lorsqu'il est bien manié.

Le liquide thyroïdien se prépare comme il suit : tissu, glycérine, eau salée, parties égales.

DOSES

MM. Gley, Murray, Beatty, Claye Schaw, Arth. Darvies.

Bouchard, de Boeck, Whipham, tous les médecins ou physiologistes qui, les premiers, pratiquèrent les injections de liquide thyroïdien, employèrent des doses variant de 1 à 7 centimètres cubes (Hale), mais il ne faut pas oublier que leurs solutions ne possédaient pas le même degré de concentration.

En faisant le calcul de ces différents titres, et en adoptant les solutions au cinquième, on arrive à une dose moyenne de 4 centimètres cubes par semaine. On pourrait peut-être employer des doses plus considérables, puisque Hale a été jusqu'à 7 centimètres cubes 475 par injection, mais à quoi sert, puisque, comme on le verra dans les observations qui vont suivre, la guérison ou l'amélioration a été obtenue par de plus faibles quantités dans l'espace de deux mois et demi à trois mois.

FRÉQUENCE DES INJECTIONS

D'une manière générale, on peut diviser le traitement en deux périodes : la première pendant laquelle on constate une amélioration progressive des symptômes et dans laquelle il convient de faire une injection d'un centimètre cube d'une solution au cinquième tous les deux ou trois jours : c'est *la période du traitement actif*.

Dans la seconde, que l'on peut appeler *la période de l'amélioration stationnaire,* il suffit de faire une injection tous les huit ou quinze jours. Cette pratique suffit à prévenir les récidives.

INDICATIONS THÉRAPEUTIQUES

Bien que Brown-Séquard ait prévu que le liquide thyroïdien pourrait être employé dans le myxœdème, le goître exophtalmique et les accidents consécutifs à la thyroïdectomie, les premiers essais se bornèrent au traitement du myxœdème.

Ce n'est qu'en ces derniers temps que parurent quelques observations de crétinisme traité par la méthode thyroïdienne.

D'un autre côté, des essais se font actuellement pour le goître exophtalmique.

En résumé, les états ou affections dans lesquels on était jusqu'alors autorisé, soit par les faits acquis, comme dans le myxœdème, soit par les données cliniques ou physiologiques, à recourir aux injections thyroïdiennes étaient :

1° Le myxœdème,
2° Les accidents consécutifs à la thyroïdectomie,
3° Le goître exophtalmique,
4° Le crétinisme.

Ajoutons que, dans une récente communication, Brown-Séquard proposait de les employer aussi, concurremment avec les liquides de rate et de moelle des os dans le traitement de l'acromégalie.

D'un autre côté, à l'Association médicale britannique (session de Newcastle-on-Tyne, août 1893) M. Byrom Bramwell, d'Édimbourg, a présenté des observations de psoriasis considérablement améliorés par l'extrait thyroïdien. Le savant dermatologiste dit avoir été conduit à employer ce traitement en raison de certains effets qu'exerce sur la peau l'extrait thyroïdien dans les cas de myxœdème et de crétinisme sporadique. A son avis, l'extrait thyroïdien mériterait d'être essayé, non seulement dans le psoriasis, mais encore dans certaines autres dermatoses.

Nous publions plus loin ses observations.

Le cercle des attributions du liquide thyroïdien s'élargit donc étrangement.

MYXŒDÈME. SON TRAITEMENT PAR LES INJECTIONS THYROIDIENNES

Une partie des observations que nous allons publier se trouvent résumées, dans la thèse remarquable du Dr Derrien [1], thèse inspirée par M. Gley, le savant professeur de Physiologie à la Faculté de Paris. Les autres observations sont presque inconnues en France. On remarquera que l'Angleterre et les pays du Nord fournissent le plus grand nombre de matériaux. Ce fait s'explique naturellement si l'on considère que le myxœdème, affection rare en France, est très fréquent dans ces contrées.

Observations cliniques

M. le professeur Bouchard paraît avoir eu le premier l'idée d'employer, chez l'homme, l'injection du liquide thyroïdien

1. — Etude historique et critique sur le traitement du myxœdème par les injections du liquide thyroïdien. — Paris, 1893.

comme traitement du myxœdème (voy. *Mercredi médical*, 5 octobre 1892). A l'époque où M. Bouchard conçut ce traitement, que des circonstances indépendantes de sa volonté ne lui permirent pas de mettre à exécution (la malade quitta le service), il n'était alors question ni d'injections de liquide organique ni de l'emploi de ce liquide contre le myxœdème.

Le premier qui mit ce mode de traitement à exécution fut Gley qui, en juin 1891, fit des injections de liquide thyroïdien chez deux malades du Dr Lannelongue, à l'hôpital Trousseau. Voici d'ailleurs ce qu'a écrit Gley à ce sujet :

Dès mes premières expériences sur l'action du suc thyroïdien chez les chiens et chez les lapins thyroïdectomisés, j'avais eu l'idée d'essayer sur les myxœdémateux l'effet de ce liquide. M. Magnan, le savant médecin de l'asile de Sainte-Anne, m'avait proposé de faire cet essai sur deux malades de son service; à cette époque, en juin 1891, j'étais absolument sûr de l'innocuité de ces injections, pratiquées aseptiquement, bien entendu.

Malheureusement, nous ne fîmes que deux injections sur l'une de ces malades et quatre sur l'autre; toutes deux étaient malades depuis fort longtemps, âgées respectivement de 34 et 20 ans, offrant l'aspect le plus caractéristique, crétines et gâteuses. Chaque injection de 1 cc. correspondait à 0 gr. 25 de corps thyroïde de bœuf. La plus jeune de ces malades présenta seule quelques phénomènes d'excitation cérébrale légère, se mouvant plus volontiers, parlant aussi plus volontiers. — Sur une petite malade, âgée de 9 ans, dans le même état physique et mental que les précédentes, qui se trouvait à l'hôpital Trousseau, dans le service du professeur Lannelongue, et, grâce à l'obligeance de ce dernier, je pus aussi, en juillet 1891, faire une injection de 1 cent. cube de liquide thyroïdien. Cette injection fut suivie d'un état d'agitation remarquable de la malade qui, toute la journée, se démena dans son lit, au lieu de rester immobile comme elle faisait toujours, se lava le visage toute seule, et se mit à manger toute seule au grand étonnement de l'infirmière. Cet essai, interrompu pendant les vacances, ne fut malheureusement pas repris, pas plus que ceux que j'avais commencés avec M. Magnan. (*Archives de Physiologie*, 1892, page 747).

Le mérite d'avoir traité et guéri le premier un myxœdémateux par les injections de suc thyroïdien revient, par conséquent, à Murray, qui publia le premier cas de guérison dans le *British medical Journal*, 10 octobre 1891.

Observation I. — Murray, *British medical Journal*, 10 octobre 1891.

Mrs J..., âgée de 46 ans. Le début de la maladie remonte à 4 ou 5 ans.

Son état actuel est caractérisé par un œdème généralisé avec déformation des pieds et des mains. Suppression des sueurs depuis 3 ans. Les règles n'ont apparu qu'une fois en 4 ans. Sa température sub-normale varie entre 95° 6 F. et 97° 2 F. (35° 9 centig. et 36° 2). Son pouls oscille entre 60 et 70.

31 Juillet. — Il y a maintenant 3 mois que le traitement a commencé. Il n'a pas été cependant pratiqué d'une façon suivie. Les extraits de 5 lobes de corps thyroïdes de mouton ont été injectés. La malade a été améliorée sitôt le début de traitement. L'œdème a graduellement diminué et a disparu du dos, des mains. Sa peau est redevenue fraîche et souple. La figure a repris de l'expression; les rides sont revenues. La parole est maintenant rapide et facile, la mémoire meilleure. La malade, plus active qu'autrefois, éprouve moins de fatigue à faire son ménage. Elle a pu se promener seule dans la rue, ce qui lui était impossible auparavant.

Elle a eu ses règles normalement pendant les six dernières semaines, et à intervalles réguliers. Pendant les quatre dernières semaines, elle a même transpiré pendant ses promenades. Elle n'est plus sensible au froid. La température n'a malheureusement pas été prise tous les jours, mais à la fin, vers le 11 août, les quatre fois où l'on ait pris sa température, on l'a trouvée deux fois de 98° 2 F. (36°7 centig.) et une fois de 97° 4 F. (36° 3 cent.).

En même temps que paraissait l'observation du Dr Murray, le Dr Fenwick, dans une note publiée dans ce même numéro du *British medical Journal*, sur l'action diurétique du suc thyroïdien, dit avoir employé avec succès l'injection hypodermique de ce suc dans un cas de myxœdème qui lui fut envoyé par le Dr Sansom. Le Dr Fenwick ne donne pas l'observation de sa malade; il se borne à constater qu'elle fut fort améliorée et que les urines augmentèrent de quantité. Cette augmentation des urines, notée le lendemain de l'injection, dura de 15 à 20 jours.

OBSERVATION II. — BEATTY (*British medical Journal*, 12 mars 1892).

Femme de 45 ans. Le début des accidents remontait à 5 ou 6 ans. Cette femme présentait tous les signes du myxœdème, quand elle vint réclamer les soins du Dr Beatty. La malade fut tout d'abord traitée par le massage, mais l'amélioration, quoique incontestable, n'étant pas telle qu'on pût espérer la guérir par ce seul moyen, le traitement par les injections de suc thyroïdien fut décidé.

Le Dr Purser fit la première préparation et donna la première injection le 11 décembre 1891. L'extrait, préparé d'après les indications de Murray, fut donné en trois fois et à deux jours d'intervalle. La malade n'éprouva aucune sensation désagréable à la suite de l'injection. Ce traitement fut continué jusqu'au 13 février 1892 et on donnait ainsi les extraits de cinq corps thyroïdes. — Chaque extrait fut donné une semaine après la préparation.

Les effets de ces injections furent merveilleux. Un mieux remarquable se produisit chez la malade, mieux reconnu par elle et par son mari, qui, la voyant le 15 décembre pour la première fois depuis son admission, fut émerveillé des changements survenus chez elle. Elle quitta l'hôpital le 16 décembre.

L'amélioration a toujours progressé. Elle est maintenant complètement guérie. L'expression de la figure est naturelle, la peau est souple, les rides sont revenues. Les paupières, les lèvres, la langue, tout est normal, sa parole est facile, ses mains, d'un volume ordinaire, lui permettent de donner « a good and frank shakehand ». Elle peut ôter et mettre ses bagues à volonté. Sa chevelure est devenue plus fournie. Ses règles sont normales.

Aucun médecin, en la voyant maintenant pour la première fois, ne pourrait trouver chez elle la plus petite trace de myxœdème.

Observation III. — Cartier *(British medical Journal,* 15 avril 1892.)

Mme P..., âgée de 43 ans. L'état de la malade est l'état typique du myxœdème. Les mains et les pieds sont épaissis en forme de bêche « spade like », les traits sont grossiers, la peau sèche et dure, les cheveux cassants et clairsemés. Mouvements maladroits, parole lente, etc., etc. Les règles ont manqué depuis un an.

Quantité des urines, 43 onces (1.218 gr. 162) ; poids spécifique, 1.102.

Poids de la malade le 1er octobre, *10 st. 3 ibs. (70 k. 93).*

Le 21 octobre on injecta à la malade 52 minims (1 cc. 475) d'extrait de corps thyroïde de veau. Le 29 octobre et toutes les autres fois, on se servit de corps thyroïde de porc. Les injections furent faites régulièrement deux fois par semaine jusqu'au 7 février. Après 4 injections, la malade devint plus calme, et après six la peau devint plus moite, sa physionomie prit de l'expression (19 novembre).

A la fin de l'année, il était impossible de faire le diagnostic du myxœdème d'après son aspect extérieur. Au point de vue mental, il y a eu aussi un peu d'amélioration.

A la fin de décembre son état fut jugé suffisamment satisfaisant pour qu'on lui permît de remplir les fonctions de garde-malade.

Le 4 janvier, la malade eut un frisson et de la fièvre accompagnée de douleurs et de gonflement à l'endroit de la dernière injection. Le 10 janvier, la malade remarque elle-même qu'elle peut ôter ses bagues pour la première fois. Le 24 janvier, on constate que des petits cheveux lui poussent à la nuque, ainsi que parmi les autres cheveux, sur le reste de la tête. Le 7 février fut le dernier jour des injections.

Observation IV. — Murray *(British medical Journal,* 27 août 1892).

Mme H. A..., 52 ans, maladie remontant à 12 ans. Quand je la vis la première fois, le 8 novembre 1892, elle avait un aspect caractéristique, les traits étaient épaissis, l'œdème généralisé. Tous ses cheveux étaient tombés, il ne lui en restait qu'une mèche de chaque côté de la tête... Très sensible au froid, sa température axillaire était de 95 à 96° F. (34° 65 à 35° 20 c). Pouls 82.

La première injection fut donnée le 1er novembre, et pendant trois mois on lui injecta 25 minims (14 cc. 75) d'extrait thyroïdien, à raison d'une injection par semaine. Le premier signe d'amélioration fut l'élévation de la température qui, à la fin de la première semaine, restait au-dessus de 96° F. (35° 20 c.) et, à la fin du premier mois, au-dessus de 97° F. (35°75), si bien que, entre décembre et janvier, la température oscillait entre 97 F. et 99 F. (35° 5 à 36° 85 c.) au lieu de 95 à 96° F. (34° 65 à 35° 20) qu'elle était avant les injections.

Le 15 novembre la malade commence à se sentir plus chaude ; l'œdème de la figure diminua, la couche épidermique dure et sèche qui recouvrait le crâne disparut. Le 8 décembre, la chevelure commença à repousser et, à ce moment, il n'y avait plus de traces d'épiderme dur et corné. Le 19 janvier le mieux était général ; la chevelure était longue d'un demi-pouce.

Durant mars et avril, les injections furent données une fois tous les 15 jours. La température resta à un degré plus bas qu'avec les injections hebdomadaires et la malade ne se trouva pas si bien.

En mai, les injections furent faites une fois par semaine. A ce moment l'expression était revenue, la chevelure avait grandi de deux pouces, la température était normale.

La malade fut prise parfois de malaise à la suite de l'injection, mais ce malaise était très léger, si elle prenait la précaution de garder le lit après l'injection.

Une fois, cependant, l'injection fut accompagnée de gonflement, rougeur, perte de connaissance, spasmes musculaires pendant plusieurs secondes, et une autre fois de rougeurs, nausées, douleurs lombaires pendant quelques minutes. Une injection amena une induration de la peau qui disparut d'ailleurs sans causer de suppuration. Aucun autre accident ne se produisit à la suite des injections.

Observation V. — Murray (*British medical Journal*, 27 août 1892).

Mme M..., âgée de 62 ans. Signes du myxœdème depuis 6 ou 7 ans. Œdème de la face et des mains, peau sèche, parole lente, température sub-normale. Elle était à peine capable de quitter sa chambre et, au moindre effort, elle était prise de violents accès de dyspnée d'origine cardiaque. Des injections hebdomadaires de 26 minims (14 cc. 75) d'extrait de corps thyroïde amenèrent chez elle un mieux notable. L'œdème diminua, la transpiration apparut. Elle put quitter sa chambre et faire des promenades à la campagne. A ce moment, elle eut une attaque de bronchite et dut garder la chambre. Pendant les 3 semaines qu'elle fut souffrante, elle n'eut pas d'injections. Dès qu'elle fut remise, elle sortit, mais voulant marcher plus vite que d'habitude elle mourut subitement de sa lésion cardiaque ancienne.

Observation VI. —Murray (*British medical Journal*, 27 août 1892).

Une dame de 64 ans me fut envoyée par le docteur Hadfield Walkes. Les symptômes du myxœdème débutèrent chez elle il y a environ 5 ans. Outre les signes du myxædème qu'elle présentait, cette dame était atteinte de dégénérescence du muscle cardiaque et avait eu plusieurs fois des syncopes.

A la suite d'injections hebdomadaires de corps thyroïde variant de 12 à 25 minims (7 cc. 08 à 4 cc. 75), une amélioration considérable se produisit. Toute trace de myxœdème avait même disparu quand la malade partit pour la campagne, mais un matin, en mettant ses bottines, elle eut une syncope et mourut en une demi-heure de sa lésion cardiaque.

Observation VII. — Communication du Dr Arth. Dawies (*British medical Journal*, 27 août 1892).

G. W..., âgé de 43 ans, présentait, quand il vint trouver le Dr Dawies pour la première fois, en 1887, les caractères typiques du myxœdème. Les symptômes s'étaient considérablement accrus quand le malade fut admis, en octobre 1891, à Hackney Union Infirmary. L'injection de suc thyroïdien de mouton fut pratiquée en décembre 1891 et continuée sous la direction du Dr Georges Murray, avec un intervalle de repos d'environ 5 semaines.

L'effet des injections fut remarquable. Le malade vit diminuer, dans une proportion considérable, l'œdème qui déguisait ses traits. Les mains reprirent leurs dimensions ordinaires, les cheveux cessèrent de tomber, l'activité intellectuelle et corporelle revint. La température remonta à la normale, la diurèse se fit dans de notables proportions. Il n'y eut aucun symptôme facheux à la suite des injections. Celles-ci ayant été interrompues durant quelques semaines, il se trouva moins bien, mais cet état cessa grâce à des injections renouvelées.

En faisant sa communication au sujet de G. W..., le Dr Dawies montre également la photographie et les courbes de température d'Alice A... Cette malade avait reçu des injections 3 fois par semaine et on avait constaté les mêmes résultats heureux que dans le cas de G. W..., notamment, la perte de l'œdème, l'élévation de la température et la diurèse.

Observation VIII. — Claye Shaw (*British medical Journal*, 27 août 1892).

Mme H..., âgée de 33 ans atteinte de myxœdème depuis 3 ans. Après avoir essayé chez elle, et sans aucun résultat, les bains chauds, le massage, la pilocarpine, les toniques, l'électricité, le phosphore, le Dr Shaw se décida à employer les injections hypodermiques de liquide thyroïdien.

Le tableau suivant donne le nombre des injections, la provenance du suc employé, l'état du sang, la proportion d'hémoglobine et de globules.

Le 9 avril, injection d'extrait de thyroïde de mouton. Hémoglobine 70 p. 100. Globules 4.553.000.

Le 11 et le 13 avril, injection de thyroïde de mouton.

Le 15 avril, menstruation pour la première fois depuis son admission; le 17, nouvelle injection.

Le 19, petit abcès à l'endroit de la 1re injection. Incision. Règles abondantes.

Le 21 et le 23, injection de corps thyroïde de veau.

Le 26, deux légères défaillances.

Le 27, injection de thyroïde de veau. Hémoglobine 75 p. 100. Globules 4.533.333.

Le 29, injection de thyroïde de veau. Le 30, deux petits abcès incisés le 3 mai.

6 mai. Elle écrit une lettre sensée, la première.

Les 9, 11, 13 et 19 mai, injection de corps thyroïde de veau.

Le 22, injection de liquide.

Le 23, douleur à l'endroit de la dernière injection.

Les 24 et 26, injection avec la même préparation.

Le 28, injection de thyroïde de veau préparée à l'hôpital.

Le 30, examen du sang. Hémoglobine 80 p. 100. Globules 4.900.000.

1er juin. Dernière injection. Elle sort le 10 juin, quatre semaines à titre d'essai. Le 8 juillet elle quitte définitivement l'hôpital. Très bien à tous les points de vue. Poids au départ 80 k. 94, 14 kilos de moins qu'à son entrée.

Observation IX. — Bouchard (*Mercredi médical*, 5 octobre 1893).

Ayant eu occasion d'observer un cas de myxœdème à la Charité, le professeur Bouchard résolut d'essayer chez cette malade, en collaboration avec M. Charrin, les injections sous-cutanées de liquide thyroïdien et d'appliquer en même temps ce genre de traitement à une autre malade déjà observée en 1887 à Lariboisière...

Étant donnée la haute situation scientifique qu'occupe M. Bouchard, nous croyons devoir publier tout entière la communication que fit, en son nom et en celui de M. Charrin, au sujet de ces deux observations, le célèbre professeur, au Congrès de l'Association pour l'avancement des sciences, au mois d'octobre 1892.

Deux cas de myxœdème traités par les injections de suc thyroïdien.

M. Bouchard. — « Excusez-moi si je n'apporte pas les documents mêmes au sujet des deux cas de myxœdème dont je veux parler. Ce qui me porte à vous les communiquer, c'est le mode de traitement que j'ai employé à leur égard, et qui relève de la méthode thérapeutique par les liquides organiques, mise en lumière par Brown-Séquard.

« La première malade que j'examinai, en 1887, à Lariboisière, me suggéra l'idée que la maladie pouvait être le résultat du non-fonctionnement du corps thyroïde. S'il en était ainsi, la malade était dans une situation analogue à celle d'une personne qu'on aurait totalement privée de glande thyroïde, car s'il en reste une parcelle, l'ablation de la glande ne produit aucune altération, on le sait.

« Vous savez que les théories physiologiques du corps thyroïde sont nombreuses. L'une admet l'influence du corps thyroïde sur le système nerveux, et la section des nerfs thyroïdiens amènerait des phénomènes analogues à la suppression du corps thyroïde lui-même. L'autre suppose que la glande thyroïde est douée d'une fonction chimique. Elle sécréterait des principes utiles au bon fonctionnement des organes ou, au contraire, détruirait des principes nuisibles.

« Pour me rendre compte de ce qu'il pouvait y avoir de vrai dans ces diverses théories, j'enlevai le corps thyroïde chez 13 chiens, et greffai ces 13 corps thyroïdes dans le péritoine de l'un d'eux. Celui-ci eut une survie de 12 jours sur les autres qui moururent 4-5 jours après l'opération. L'autopsie montra que les corps thyroïdes ne s'étaient pas greffés. Il semblait donc démontré que si la survie avait eu lieu, c'était grâce à l'action chimique et non à l'action nerveuse. Si je rappelle ces faits, c'est uniquement pour montrer comment je fus détourné de l'idée de faire une greffe de corps thyroïde chez ma malade. Je pensai que si la greffe avait si peu réussi chez les animaux de même espèce, elle serait tout à fait nulle chez l'homme avec le corps thyroïde du chien ou tout autre animal.

« Puisque la greffe était impossible, et que le corps thyroïde agit par les principes qu'il secrète, il me parut naturel d'injecter à mes malades des sucs extraits du corps thyroïde. Ainsi fut fait. M. Charrin se chargea de faire les injections.

« Les résultats furent étonnamment rapides. L'œdème des paupières, des lèvres, de la face, des mains disparut très vite. L'une des malades perdait son dé à chaque instant, il était devenu trop grand. L'autre perdait sa bague.

« Leurs poids et les dimensions du corps avaient presque diminué. En même temps que l'œdème disparaissait, la parole

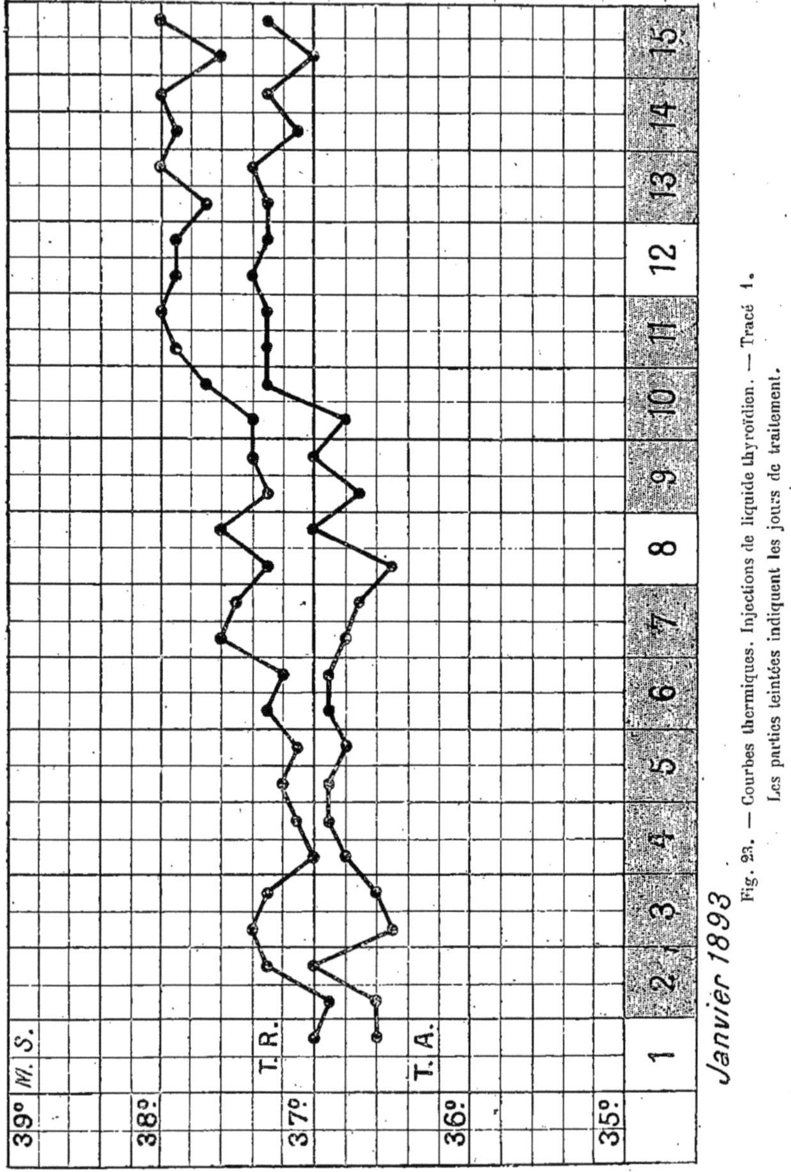

Fig. 23. — Courbes thermiques. Injections de liquide thyroïdien. — Tracé 1.
Les parties teintées indiquent les jours de traitement.

devint plus rapide, l'esprit plus vif, et les surveillantes, qui avaient observé ces malades auparavant, s'étonnèrent des différences survenues, de la volubilité de leur parole, de la vivacité de leurs mouvements et surtout de leur plus grande intelligence. La température subit aussi des modifications sensibles. Ces deux femmes, qui auparavant restaient tout habillées dans leur lit et qui à peine découvertes tremblaient de froid, furent réchauffées après les injections. Elles craignaient beaucoup moins de se découvrir, leur température s'éleva en même temps. La sécrétion urinaire succéda très abondante aux injections des liquides thyroïdiens, mais l'examen de la composition des urines ne donna pas de résultats concordants.

« Voici des fragments de la courbe thermique de ces deux malades; on y a noté les températures axillaires et rectales, qui, d'ailleurs, présentent des oscillations absolument concordantes.

« Chez la première, Marie Ch..., entrée à l'hôpital le 31 mai 1892, la température axillaire reste entre 36° et 36,2, la température rectale variant de 37,1 à 37,3. On commence les injections, régulièrement chaque jour; et le 5ᵉ jour on peut noter une tendance à l'élévation; le 6ᵉ jour, la température vespérale, prise dans l'aisselle, est de 36,7; le 7ᵉ jour la température rectale est de 37,6, le soir; enfin le 8ᵉ jour, la malade a, dans le rectum, 37,6 le matin, et 37,8 le soir. Comme preuve de l'influence des injections thyroïdiennes sur la température, nous pouvons ajouter qu'aussitôt après la suppression du traitement le thermomètre se mit à baisser aussi bien dans le rectum qu'à l'aisselle [1].

« La deuxième malade a présenté de pareilles modifications de la température. En voici deux exemples :

« D'abord, en juin 1892, à l'inauguration du traitement[2], nous voyons la température axillaire oscillant entre 36,5 et 36,8 et la température rectale à peu près fixe sur la ligne de 37°. Après quelques jours d'injections, cette dernière atteignait 37,5 et bientôt après 38° le soir, pendant que la température axillaire s'était élevée à 37°, qu'elle dépassait même quelquefois.

« Plus tard, en janvier 1893 [3], le traitement ayant été interrompu, la température axillaire reste constamment au-dessous

1. — Tracé 1.
2. — Tracé 2.
3. — Tracé 3.

de 37° et la température rectale ne dépasse ce niveau que de quelques dixièmes : on recommence une série d'injections et au bout de dix jours le thermomètre atteignait 38° au rectum et demeurait entre 37,3 et 37,4 à l'aisselle.

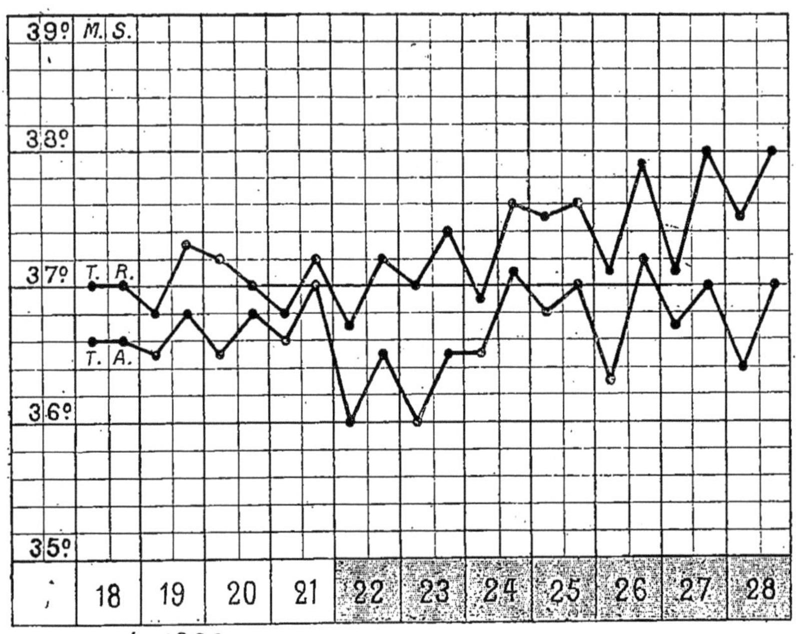

Fig. 24. — Courbes thermiques. Injections de liquide thyroïdien. — Tracé 2.

« S'il y eut amélioration des malades à beaucoup d'égards, à la suite des injections, il y eut aussi des effets fâcheux. Localement, on ne constata aucune réaction inflammatoire, mais il se produisit des céphalées et des douleurs dans les bras, chez les deux malades. Ces phénomènes pénibles disparurent aussitôt qu'on interrompit les injections et reparurent à leur reprise. Les dernières injections amenèrent une recrudescence extrêmement marquée des douleurs céphaliques et brachiales.

« Ces faits, par leur concordance avec l'expérimentation, montrent qu'on est autorisé à se servir des injections de liquide thyroïdien pour le traitement du myxœdème. Je ne prétends pas, cependant, qu'avec d'autres liquides organiques on ne puisse obtenir des résultats analogues et aussi satisfaisants, mais je n'ai pas cru devoir tenter l'usage thérapeutique d'autres sucs organiques, celui de la glande thyroïde étant le seul qui, dans le laboratoire, a été expérimentalement utilisé. »

— Que sont devenues ces malades ?

Après leur sortie de l'hôpital, elles restèrent trois mois sans recevoir d'injections et les symptômes du myxœdème ne tardèrent pas à revenir.

Admises de nouveau dans le service de M. Bouchard, on leur fit des injections de phosphate de soude. *Il n'y eut aucune amélioration*. On reprit alors les injections de liquide thyroïdien et, de nouveau, les malades se sentirent mieux et l'amélioration reparut.

Observation X. — Chopinet (*Société de Biologie*, 2 juillet 1892).

Marie Lab..., 23 ans, atteinte de myxœdème ; l'œdème était si considérable que la malade avait peine à tourner la tête.

Les mensurations pratiquées chez elle le 25 décembre 1891 donnèrent les résultats suivants.

Circonférence du cou	0m47
— de la poitrine au-dessous des seins	0 90
— du bassin au niveau des épines iliaques antérieures et supérieures	1 30
— des bras	0 38
— des avant-bras	0 34

Les hanches et les fesses étaient développées à un tel point que la malade arrivait difficilement à s'asseoir dans un fauteuil à bras, large de 0m43.

Nous nous décidâmes à traiter la malade par les injections de liquide thyroïdien, mais une erreur anatomique nous ayant amené à prélever chez un mouton fraîchement tué le thymus au lieu du corps thyroïde et à faire nos injections avec un extrait du premier de ces organes, nous essuyâmes un insuccès complet dont la cause nous échappa tout d'abord.

La maladie continua à progresser, et, à la fin du mois de mars, la malade avait atteint un développement énorme.

Cependant, ayant été frappé de l'insuccès des injections sous-cutanées pratiquées tout d'abord et en ayant déterminé la cause, nous recommençâmes ces injections avec le corps thyroïde cette fois.

La première injection de 1 gr. environ fut pratiquée entre les deux épaules le 2 mai ; les suivantes furent faites les 4, 6, 16, 18, 20, 27, 31 mai ; les 2, 16, 18 et 20 juin. Ces injections furent peu douloureuses, mais suivies le plus souvent d'un endolorissement de la région du dos, siège de la piqûre, avec sensation de fatigue générale pendant 24 à 36 heures. Elles ne provoquèrent jamais de suppuration.

Le mieux commença le 10 mai, et le 21 juin on constatait une véri-

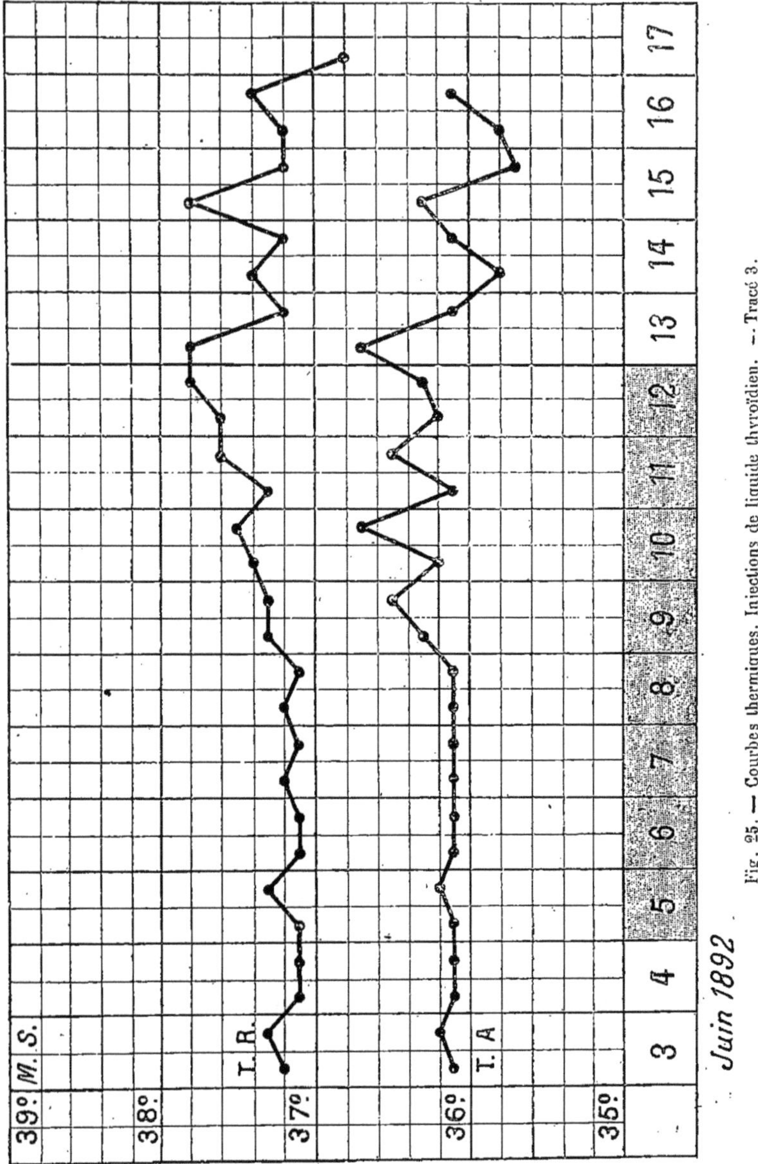

Fig. 25. — Courbes thermiques. Injections de liquide thyroïdien. — Tracé 3.

table transformation dans l'état de la malade. La physionomie, presque normale, a repris son expression habituelle.

Le gonflement des paupières, du nez et des lèvres a disparu.

Les mensurations donnent aujourd'hui les chiffres suivants :

Circonférence du cou	0m36
Périmètre thoracique au-dessous des seins	0 82
Circonférence du bassin au niveau des épines iliaques antérieures et supérieures	1 04
— des bras	0 20
— des avant-bras	0 25

La malade se trouve aujourd'hui au large quand elle est assise dans son fauteuil à bras. Les mains sont à peine tuméfiées et l'extrémité des doigts a repris sa forme effilée.

En résumé, l'état de la malade s'est tellement amélioré que la guérison semble prochaine. Les injections de corps thyroïde vont être continuées et il y a lieu d'espérer qu'elles amèneront un rétablissement complet de la santé.

Observation XI. — Robin (*Lyon médical*, 7 août 1892).

Petit malade âgé de 7 ans. Divers traitements furent essayés pour soulager et améliorer le sort de ce petit malade. Tous les traitements restaient inefficaces.

Les injections de suc thyroïdien amenèrent une amélioration immédiate. Les injections furent faites journellement. L'enfant dès les premiers jours s'est réveillé de sa torpeur. Les mouvements, de lents, sont devenus rapides, son visage s'est éclairci ; au masque froid a succédé la vivacité; son teint est devenu presque naturel, son regard vivant. Il a cherché à s'amuser. Bientôt il était capable de marcher seul. Il court maintenant. L'œdème a diminué, puis totalement disparu ; sa peau rugueuse et épaissie est devenue souple. Aujourd'hui l'enfant court, répond par signes à une foule de questions ; sa mimique est animée, le son de sa voix moins rauque; il la module cependant sans articuler encore. Il essaye de remuer la langue et les lèvres en même temps qu'il émet un son. En quatre mois sa taille s'est allongée plus qu'en sept ans, dans son état antérieur.

Sa température s'est élevée, elle est normale maintenant. En un mois, il est devenu méconnaissable.

Ayant employé tout d'abord la macération simple pour préparer l'extrait, j'eus quelques accidents. Les premières piqûres donnèrent à leur suite une induration de la grosseur d'une noisette ou d'une amande. J'eus même à ouvrir dans un cas un abcès d'une fétidité extraordinaire. C'est alors que j'eus l'idée d'extraire le suc thyroïdien non par macération et filtration, mais mécaniquement, par pression. Le corps thyroïde, dépouillé de sa graisse et enveloppé dans un morceau de toile rendue aseptique, est placé entre les mors d'une forte pince. Le liquide recueilli de la sorte est versé dans un flacon bouché à l'émeri préalablement stérilisé à l'eau bouillante et flambé ensuite. Ainsi préparé, le liquide peut servir plusieurs jours aux injections et avec ce procédé nous n'avons eu aucun accident pendant quatre mois durant lesquels les injections furent faites tous les jours.

Chez le même malade, le Dr Robin fit pratiquer la greffe du corps thyroïde. L'opération fut faite avec succès. Les suites en furent simples; malheureusement l'observation ne va pas plus loin.

Observation XII. — De Boeck.

Femme de 24 ans, malade depuis de longues années du myxœdème, vivant d'une façon purement végétative et en proie à un gâtisme de jour et de nuit. Etat myxœdémateux très prononcé. Quand on commença à la traiter par les injections, la malade pesait *44 kilos 500*.

Le liquide thyroïdien fut préparé par M. Slosse, d'après les indications de Murray.

La première injection eut lieu le 3 janvier 1892. Ces injections se sont suivies jusqu'au 10 mai au nombre de 28, à intervalles plus ou moins éloignés, de 3 jours au plus.

Au point de vue physique, les résultats sont remarquables. Dès la 3e injection la diurèse a augmenté considérablement. L'œdème a disparu complètement. Le poids est tombé à *35 kilos*. La face a pris une expression plus intelligente.

Au point de vue psychologique, les résultats sont beaucoup moins brillants, mais une amélioration évidente s'est produite.

Depuis le 10 mai, nous avons été forcés de cesser le traitement. L'amélioration physique s'est maintenue pendant quelque temps, mais insensiblement l'œdème s'est rétabli; et, actuellement (25 juin), il a repris un développement presque aussi considérable qu'avant les injections. Les phénomènes psychiques ont varié moins rapidement et l'amélioration observée a persisté plus longtemps.

Il est quelques points de cette observation sur lesquels je voudrais insister :

1° L'augmentation si considérable de la diurèse n'a pas persisté ;

2° Il n'y a pas eu d'accidents pendant le traitement. A peine 2 ou 3 injections ont-elles laissé après elle une certaine induration qui a rapidement disparu. Elles étaient suivies souvent d'un état d'agacement de la malade; le lendemain de l'injection elle était irritable et de mauvaise humeur ;

3° La disparition de l'œdème m'a permis de constater l'absence du corps thyroïde.

Observation XIII. — Mendel (voy. *Bulletin médical*, 4 novembre 1892).

M. Mendel a présenté, à la Société médicale de Berlin, une femme de 55 ans, atteinte de myxœdème. Les symptômes les plus saillants ont été l'apathie, l'absence de sueurs, l'oligurie.

M. Mendel injecta à cette malade 4 corps thyroïdes de mouton, ce qui lui donna 250 gr. d'extrait. Il injecta chaque jour une demi-seringue, puis 3/4 de seringue.

Sous cette influence, les forces se sont relevées, l'apathie est devenue moindre et l'état psychique meilleur. Le pouls est aujourd'hui plus rapide. Le chiffre des urines oscille entre 1.400 et 2.000 gr., et la quantité d'urée éliminée a doublé. La température est montée de 34 à 36°.

M. Mendel a présenté de nouveau sa malade ultérieurement.

OBSERVATION XIV. — Dr HALE (*British medical Journal*, 31 décembre 1892).

Mme C. B..., âgée de 48 ans, souffrante depuis 15 ans.

Le 5 janvier 1892, quand elle entra à l'hôpital, sa maladie était déjà fort avancée. Les forces étaient si faibles qu'elle pouvait à peine marcher seule. Ses mouvements étaient remarquablement lents; les sueurs avaient disparu depuis longtemps. Depuis 10 ans, elle n'avait pas eu ses règles une fois. Il n'y avait pas d'œdème.

Le traitement commença le 9 janvier. Les injections de liquide thyroïdien, préparées d'après les indications de Murray, furent faites dans le dos, à la dose de 7 cc. 45 par injection. Dès la fin de janvier, la malade se trouvait mieux, et pouvait marcher sans être aidée; mais, à ce moment, apparut un œdème des jambes qui dura tout le mois de février. A la fin de ce mois, on put constater une amélioration sensible dans son langage. Les sueurs apparurent et augmentèrent après chaque injection. En mars, sa chevelure, alors clairsemée, commença à repousser. Les forces lui revinrent à tel point que le 14 mars elle pouvait quitter l'hôpital. Durant son séjour à l'hôpital, la température fut prise matin et soir. Tout d'abord elle était inférieure à la normale, mais, dès que le traitement fut commencé, la température s'éleva et atteignit la normale d'où elle ne descendit plus. La quantité des urines ne fut malheureusement pas notée. D'après la malade, cette quantité augmenta cependant considérablement.

Depuis le 14 mars, la malade est revenue à l'hôpital, où, chaque fois, les injections lui furent faites. Le 21 avril, sa figure était naturelle et avait perdu toute trace de maladie, ses cheveux avaient considérablement augmenté; le 11 mai, elle pouvait vaquer aux soins de sa toilette, se laver toute seule ; à ce moment, la chaleur lui était revenue et elle ne se plaignait plus du froid. Le 1er juin, elle eut ses règles pour la première fois depuis sa maladie. Les forces augmentèrent de plus en plus ainsi que son intelligence. De même ses mouvements devinrent plus vifs et plus faciles. Sa température prise chaque jour resta constamment normale.

A partir du 1er juin, elle resta un temps long sans revenir à l'hôpital et, quand elle revint, il était clair que son état était bien moins satisfaisant qu'auparavant. Sa figure avait enflé, ses forces avaient diminué ; malgré tout, elle était encore beaucoup mieux qu'avant le commencement de son traitement par les injections de liquide thyroïdien. Avant les injections elle était, en effet, dans un tel état de prostration et d'abattement qu'elle paraissait presque condamnée.

OBSERVATION XV. — Dr WHIPHAM (*British medical Journal*, 31 décembre 1892).

Mme R..., âgée de 45 ans. Les premiers symptômes de la maladie débutèrent en 1890. Elle entra à l'hôpital en janvier 1891. A ce moment, ses traits étaient si changés que ses amis même avaient peine à la reconnaître. Au commencement du traitement, 5 avril, c'était un cas type de myxœdème, mais avec sueurs profuses.

Après la première injection, qui fut de 1 cc. 475, elle eut des maux de tête et des vertiges pendant 24 heures. Le 15 mai, les forces lui revinrent un peu, et elle put se servir de ses mains. Le 30 mai, il y avait un mieux notable dans sa figure, elle éprouva moins de gêne pour travailler, se fatigua moins vite, parla moins lentement.

Du 14 juin au 11 juillet, elle resta sans injection ; sa température, qui s'était élevée à la normale, d'inférieure qu'elle était auparavant, retomba alors à 35° 7. Elle-même redemanda les injections en disant que ses mains devenaient de « laine ». Cependant elle put prouver encore sa force en lavant des couvertures pendant 2 jours, ce qui auparavant lui eût été impossible. Le 20 juillet, sa température atteignit de nouveau la normale et l'amélioration s'accrut, bien que ce fût le dernier jour des injections. On ne nota pendant le traitement aucune augmentation des urines.

Observation XVI. — Dr Whipham (*loc. cit.*).

M. M. B..., âgé de 54 ans, souffrait de myxœdème depuis 4 ans, quand le traitement fut commencé. A ce moment, c'était un cas bien marqué. Œdème considérable de la face, des jambes, frissonnements, plaques rouges sur les joues. La parole était si atteinte qu'on avait peine à comprendre.

La 1re injection, faite le 16 mars, occasionna, durant quelques heures, des nausées et des étourdissements. Le 12 avril, l'œdème avait presque totalement disparu et les mouvements étaient devenus plus faciles. Le 24 mai, il y eut un peu de douleur et de gonflement au point de la piqûre. Après le 7 juin, les injections ne furent données qu'une fois toutes les trois semaines. Le 16 août, la malade se trouvait tout à fait bien et aussi forte qu'avant sa maladie. Elle pouvait s'agenouiller, frotter, remuer les lits, faire sa toilette sans aucun secours. Bien que ses mains fussent encore « de laine », elle pouvait enfiler une aiguille et coudre. Bien qu'à sa figure on puisse encore faire le diagnostic de sa maladie, il y a cependant loin entre son état actuel et son état primitif.

La température, qui autrefois n'atteignait pas 35°2, monta à la normale à la fin de mai pour s'y maintenir.

Observation XVII. — Dr Ewart (*British medical Journal*, 31 décembre 1892).

Mrs A. N..., âgée de 27 ans, présentait, quand elle entra à l'hôpital, en février, tous les signes du myxœdème, qui avait débuté chez elle un an et demi auparavant. Le traitement fut institué de bonne heure, en mars. Les injections furent faites toutes les semaines durant 3 mois.

L'injection du 30 mai fut suivie de douleur et de gonflement, et celle du 4 juin, d'un abcès qui guérit après incision. Aucune injection ne fut alors donnée durant 7 semaines. En juillet, août et septembre, elle reçut des injections à Atkinson Mòrby Convalescent hospital. Le résultat de ces injections peut être résumé brièvement ainsi qu'il suit : l'aspect extérieur et les forces restèrent tels qu'ils étaient avant le traitement. — La sensation pénible de froid diminua. — La parole devint plus facile, les doigts plus habiles pour coudre. Les règles se montrèrent régulièrement. De plus, suivant la malade, la quantité journalière des urines augmenta considérablement.

OBSERVATION XVIII. — Dr CORKHILL (*British medical Journal*, 7 janvier 1893).

La malade dont l'observation est relatée ci-dessous jouissait d'une bonne santé jusqu'au mois de mai 1892, quand, en 48 heures, elle vit son corps thyroïde augmenter de volume et se développer au point de lui amener des accès de suffocation. En même temps, apparurent l'anémie et la faiblesse. A ce moment, je crus avoir affaire à un cas de goître exophtalmique; il n'y avait en effet aucun signe de myxœdème. La tumeur qu'elle portait au cou était nettement de nature vasculaire. On entendait, en effet, un bruit de souffle très net à l'auscultation.

Les injections de liquide thyroïdien furent données trois fois par semaine à la dose de 0 cc. 885 par injection. Voici d'ailleurs l'observation de la malade.

Mme J. B..., âgée de 32 ans, mariée, se plaignait d'œdème douloureux du cou, de grande faiblesse, d'inaptitude au travail, de perte de mémoire, de lenteur de la parole et d'œdème du corps, des bras et des jambes.

Le 20 septembre, elle présentait les signes habituels du myxœdème, pâleur du visage, plaques rouges sur les joues, œdème des paupières; les bras, les jambes et les pieds étaient atteints d'un œdème sur lequel le doigt ne pouvait déterminer aucune dépression. Le corps thyroïde avait plus que quadruplé de volume. La parole était lente et la malade « required time to think ». Urines normales. Poids spécifique 1.020.

Le 24 septembre, après avoir badigeonné le cou à la teinture d'iode, on fit une injection de liquide thyroïdien. Une amélioration immédiate se fit sentir, ainsi que l'indiquent les chiffres suivant constatant la diminution du poids de la malade; la perte de poids est indiquée comme il suit : poids de la malade le 23 septembre, 63 kil.; le 30 septembre, 63 kil.; le 8 octobre, 62 kil.; le 14 octobre, 60 kil.; le 21 octobre, 58 kil. 500; le 28 octobre, 58 kil.; le 4 novembre, 57 kil. 500; le 11 novembre, 55 kil. 500; le 18 novembre, 55 kil. 500.

Le 18 novembre, toute trace d'œdème avait disparu et la peau avait repris sa fraîcheur normale. Elle était tout à fait bien, aussi bien qu'avant sa maladie.

OBSERVATION XIX. — M. WICHMANN (*Deutsche medicinische Wochenschrift*, 12 janvier 1893).

Femme âgée de 35 ans, sans antécédents nerveux héréditaires, ni personnels, malade depuis 2 ans, à la suite de chagrins.

La tuméfaction a débuté par le cou, la parole est devenue difficile, la voix s'est voilée, la face, les paupières, les lèvres et le menton, en particulier, se sont gonflés. Il existait enfin de la sensation de doigt mort : la marche est devenue traînante, la montée des escaliers pénible. La mémoire s'est perdue, en même temps qu'intervenaient des troubles hypochondriaques. Actuellement on constate le tableau typique du myxœdème; on ne trouve pas le corps thyroïde, le pouls est normal, la peau est sèche. Il existe une sensation continuelle de froid. La peau des doigts, du dos, des jambes est très tuméfiée; la langue est énorme. La malade se plaint de fatigue et de somnolence. L'état mental est déprimé, la mémoire faible. La malade a reçu, du 17 août en septembre, 9 injections (1 seringue de Pravaz chacune).

Dès la troisième injection, l'amélioration fut sensible : elle put, après la quatrième, marcher pendant deux heures 1/2 sans se fatiguer. La tuméfaction de la face, des mains et des pieds a diminué, les douleurs ont complètement disparu. Elle monte facilement les escaliers. La langue n'est plus tuméfiée. La sensation de froid a disparu. La mémoire est revenue et l'état mental est meilleur. La malade continuera à user des injections, mais peut-on prévoir que l'affection ne récidivera pas?

Sans doute sera-t-il bon de pratiquer ultérieurement, de temps à autre, des injections pour maintenir l'amélioration.

Il est possible qu'il se développe des glandes accessoires, ou que, sous l'influence des injections, les glandes rudimentaires fonctionnent plus activement et même s'hypertrophient.

Observation XX. — E. Mendel (*Société de Médecine de Berlin*, 23 janvier 1893).

M. Mendel présente une malade atteinte de myxœdème. Elle est âgée de 58 ans; le début de la maladie remonte à 11 ans, et s'est fait par de la tuméfaction de la face, des mains, des pieds, en même temps qu'il s'établissait une faiblesse générale et de la dépression mentale. Actuellement, la malade parle peu, a perdu la notion du temps; la peau de la face est très tuméfiée, particulièrement au niveau des paupières : la peau du cou est mince et on ne peut sentir le corps thyroïde. Sur tout le corps et aux membres inférieurs, il existe un gonflement appréciable. La peau est luisante, lisse, sèche et froide; les cheveux sont minces et rares, les ongles cassants. Le pouls est à 60. L'examen du sang, pratiqué par Ehrlich, démontre une diminution des cellules polynucléaires, tandis que les lymphocytes ont augmenté de nombre. Munk a trouvé de la mucine dans la salive parotidienne. Ni sucre ni albumine dans les urines. La température oscille entre 34,8 et 36,3. La puissance musculaire est diminuée, et la sensibilité moins accusée aux extrémités inférieures; réflexes tendineux normaux. La malade se plaint de faiblesse, de douleur et de sensation de froid. L'auteur rappelle les recherches expérimentales et cliniques qui ont été faites sur le sujet, et insiste sur le procédé thérapeutique préconisé par Murray et consistant en injections de liquide d'extrait de glande thyroïde de mouton. La plupart des auteurs ont obtenu des résultats positifs. Seul, Clark n'a rien constaté, sinon une amélioration de l'état mental, de l'élévation de la température, et de l'augmentation de la quantité des urines. M. Mendel a fait des injections, selon la méthode de White, d'extrait de corps thyroïde. La malade s'est sentie mieux, elle parle plus volontiers, reconnaît les dates ; l'œdème du cou et des mains a diminué, la moitié droite de la face et de la paupière du même côté est moins tuméfiée. Le pouls a atteint 76. L'urine a augmenté de quantité. La température est à 36,4. En résumé, les résultats du traitement sont encourageants.

Observation XXI. — Dr Ralph Wichmann, de Brunswick (*Deutsche medicinische Wochenschrift*, 16 mars 1893).

Dans ma première communication sur le traitement du myxœdème d'après la méthode de Murray par l'emploi des injections sous-cutanées d'extrait de la glande thyroïdienne, parue dans le numéro 2 de la *Deutsche medicinische Wochenschrift* de cette année, j'écrivais qu'un deuxième cas de myxœdème m'était survenu et je promettais de reproduire mes observations dans la présente feuille. Je viens accomplir cette promesse.

Mon deuxième cas concerne une femme de 36 ans, nerveuse dès son enfance; dans la famille aucune maladie nerveuse. A son dernier accouchement, il y a six ans, elle avait enflé considérablement. Elle fit plusieurs cures salines sans succès. La figure, le front, les bras et les jambes sont tuméfiés fortement: elle éprouve constamment un sentiment de froid. Sa voix est changée : elle est lente et rude. Les facultés intellectuelles baissent; elle perd la mémoire. Elle redoute les courses un peu longues; ses mouvements sont pénibles, et il lui est impossible de danser; elle se fatigue facilement, se sent abattue, elle est à demi endormie et se plaît à flâner au lit.

Elle ressent fréquemment des douleurs dans les reins. Souvent il lui semble que ses bras sont endormis. Dès 1889, un médecin qui l'avait examinée avait diagnostiqué le myxœdème. Des divers médicaments employés alors, le fer, à l'intérieur, avait produit les meilleurs effets. Les règles n'avaient plus leur cours habituel, elles étaient toujours en avance. L'enflure augmenta à un tel point qu'elle fut obligée de faire couper, à l'aide de la lime, les bagues qu'elle avait aux doigts. La langue avait augmenté de volume; les cheveux étaient tombés; dans les derniers temps, ils avaient repoussé, mais en restant courts. La peau était sèche, avec absence complète de sueurs. Dans les dernières années elle avait cessé toute médication, un arrêt était survenu, et la malade allait relativement aussi bien que possible.

La patiente vint me voir le 28 septembre 1892. C'est une femme assez grande, de forte corpulence, et paraît avoir été assez fortement tuméfiée précédemment. L'enflure a diminué dans les derniers temps, et c'est ainsi qu'elle éprouve un bien-être relatif. Elle marche assez bien et peut faire une course d'une heure sans trop de fatigue. Cependant elle se sent toujours très abattue et vaque avec une certaine répugnance à ses affaires domestiques.

Son visage est remarquable par sa pâleur et son aspect de cire : cependant, il n'offre aucun signe de tuméfaction. Les yeux sont à demi clos; les paupières légèrement tuméfiées. Les joues ont une légère teinte rose si singulière qu'on croirait vraiment qu'elles sont fardées. Les extrémités sont volumineuses. La peau paraît épaisse, sèche, un peu tuméfiée au front. Les cheveux sont courts, secs et embroussaillés. La langue est augmentée de volume ; la parole lente et dure. L'inspiration est accompagnée d'une sorte de ronflement. Elle se plaint de son manque de mémoire. La période menstruelle dure huit jours.

J'administre à cette malade des injections sous-cutanées de liquide thyroïdien : la valeur d'une demi-seringue de Pravaz environ, les 4, 7 et 11 octobre. Dès le 11, elle se sent mieux. Je continue les 14, 18, 21, 25, 29 octobre.

A partir de cette date, elle se sent très bien, se meut facilement ; la tuméfaction est tombée, elle a maigri au point que ses proches s'en aperçoivent, elle n'a plus de douleurs, la mémoire est revenue, la voix fonctionne bien, l'inspiration se fait franchement et sans bruit; aussi je fais les injections sous-cutanées plus rarement : les 1er, 8, 22 novembre, puis le 18 décembre.

A partir de ce moment la situation est bonne; il est vrai que la sensation de froid persiste et que la peau est toujours sèche.

A partir du 13 décembre, je substituai l'eau distillée au liquide thyroïdien afin de me rendre compte de la part que l'imagination avait eue dans la guérison.

Le bien-être a profité jusqu'au 31 janvier 1893, mais la figure avait changé et avait repris son aspect maladif. La récidive marchait à grands pas.

Dans quelque temps, je donnerai la suite des observations que m'a suggérées ce nouveau cas.

Observation XXII. — R. Wichmann (*Deutsche medicinische Wochenschrift*, 1893, n° 11, p. 259).

Dans un précédent travail, dont nous avons rendu compte, M. Wichmann annonçait qu'il fournirait ultérieurement des renseignements sur l'état d'une malade affectée de myxœdème et qu'il avait traitée par les injections sous-cutanées de suc frais de la glande thyroïde. Chez cette femme, l'amélioration est allée en se prononçant, et on pouvait la considérer comme rétablie lorsque, le 13 décembre dernier, on crut devoir interrompre le traitement, pour voir ce qu'il adviendrait de la malade : afin de rendre l'expérience plus concluante, on lui a fait, à des intervalles de quinze jours à trois semaines, des injections d'eau distillée, tout en lui affirmant que le liquide servant à ces injections était un extrait de glande thyroïde. Or, une récidive ne se fit pas attendre. Dès le 31 janvier 1893, la malade se plaignait d'une raideur de tout le corps, d'œdèmes passagers, de céphalalgie. M. Wichmann s'est proposé de continuer l'expérience dans les mêmes conditions.

Il a donné ensuite la relation d'un autre cas de myxœdème, traité par les injections de suc frais de la glande thyroïde. Les injections, de la valeur d'une demi-seringue de Pravaz, ont été faites les 4, 7, 11, 14, 18, 21, 25 et 29 octobre. Une amélioration s'est manifestée dès la troisième injection. Puis l'amélioration ayant sensiblement progressé, on a espacé davantage les injections. A la date du 13 décembre, l'état général de la malade était très satisfaisant, la plupart des symptômes du myxœdème avaient disparu. Du 13 décembre au 31 janvier suivant, on s'est contenté de faire à la malade des injections sous-cutanées d'eau distillée; son teint était redevenu cireux, ce qui devait faire craindre une récidive imminente.

Observation XXIII. — Aux faits que nous avons relatés dans ce travail et qui concernent des cas de guérisons obtenues au moyen d'injections sous-cutanées de préparations diverses de glandes thyroïdes d'animaux, viennent s'ajouter les trois observations communiquées récemment par Rehn au 12e congrès de médecine interne de Wiesbaden. (*Neurologisches Centralbatt,* 1893, n° 9, p. 325.)

Ces observations concernent des enfants qui ont été traités par les injections sous-cutanées d'un extrait de glandes thyroïdes de mouton, préparé avec de la glycérine. Le résultat thérapeutique a été particulièrement éclatant dans un cas. Toutefois les guérisons ne sont que temporaires.

Probablement, question de doses, de quantité et d'administration.

Observation XXIV. — Un cas de myxœdème fruste, traité par les injections d'extrait thyroïdien par le Dr Chantemesse (*Société médicale des hôpitaux*, 16 février 1894).

Une femme de 75 ans avait été prise, vers la cinquantaine, à l'époque de la ménopause, de bouffées de chaleur au visage et aux mains et de transpirations abondantes, puis, environ dix ans plus tard, de tachycardie, de picotements au larynx, d'un affaiblissement intellectuel avec conceptions hypochondriaques de grande irritabilité. Le visage était devenu bouffi.

Au moment où la malade est entrée dans le service de M. Chantemesse, on a constaté l'état suivant :

Tuméfaction pâteuse, lisse, de la tête, accusée surtout à la partie inférieure des joues, entre le menton et les oreilles ; la peau du front, des paupières, du cou et des régions sterno-claviculaires était chaude et présentait une tension rappelant celle des téguments sclérodermiques. Les membres inférieurs étaient également gonflés et contrastaient avec l'aspect amaigri des avant-bras et des mains. Les ongles et les orteils étaient déformés. Les sourcils étaient très réduits, la peau des membres supérieurs était entièrement glabre et les poils de la région pubienne faisaient presque complètement défaut. En dehors d'un affaiblissement de la vue et de l'ouïe, il n'existait pas d'autres troubles sensitifs que les bouffées de chaleur. Au point de vue de la motrocité, la seule anomalie consistait dans une démarche un peu particulière, qui pouvait, au premier abord, faire penser à la paralysie agitante, mais qui se caractérisait par un croisement des jambes, les empreintes des pas chevauchant quelque peu l'une au-devant de l'autre. Il existait une légère hypothermie ; les urines étaient absolument normales.

A la palpation, on ne pouvait sentir aucune trace du corps thyroïde. Il s'agissait, en somme, d'un cas de myxœdème à forme fruste. Chez cette malade, qui venait d'une localité de Seine-et-Oise où existent des goitreux, on ne pouvait sentir aucune trace du corps thyroïde à la palpation.

Sous l'effet des injections d'extrait thyroïdien, il s'est produit une amélioration manifeste de l'état général et surtout une reprise très appréciable des fonctions intellectuelles, sans autre incident qu'une exagération légère de l'irritabilité survenue lorsqu'on augmentait les doses, et sans apparition, même éphémère, d'albumine dans les urines.

M. Chantemesse a rappelé que des expériences d'injections d'extrait thyroïdien, chez le mouton ont montré que des doses modérées n'altéraient en rien la santé de cet animal, mais que, sous l'influence de doses exagérées seulement, il se produisait de l'hyperthermie, de l'irritabilité et de l'amaigrissement, sans trace d'albumine ni de troubles oculaires. Aussi, dans les cas où divers auteurs ont signalé de l'albuminurie chez des malades soumis à la médication thyroïdienne, à doses plus ou moins exagérées, faudrait-il rechercher s'il n'existait pas une prédisposition à l'albuminurie avant tout traitement, car, chez les myxœdémateux, le rein est assez souvent sclérosé par le fait d'une intoxication résultant de la maladie même.

CONCLUSIONS

En résumé, que se passe-t-il sous l'influence des injections chez tous les malades dont on vient de lire l'observation?

— Diminution de la paresse physique et intellectuelle.

— Augmentation de la diurèse.

— Relèvement de la température.

— Résorption des œdèmes des membres, de la face.

— Disparition progressive de l'embarras de la parole, de la gêne de la déglutition, des mouvements.

— Disparition de la constipation.

— Allongement de la taille dans la croissance.

— Diminution du poids du corps en raison directe de la disparition de l'œdème.

— Cessation des troubles trophiques : repousse des cheveux, etc...

Et ces effets se résument en trois mots : énergie, stimulation de la nutrition, régularisation des fonctions principales.

Tous phénomènes impliquant une superactivité des centres nerveux sous l'influence du liquide thyroïdien.

Ajoutons qu'il ne s'agit pas seulement de simples améliorations, mais que la guérison est obtenue dans un très grand nombre de cas. C'est ainsi que Murray, à l'Association médicale britannique (session de Newcastle-on-Tyne), a présenté, de nouveau, au mois d'août 1893, la première malade dont nous avons publié l'observation. Cette observation, portant la date du 10 octobre 1891, il y a donc deux ans que la malade est surveillée. Or, il n'existe plus chez elle aucune trace de la maladie. M. Georges Murray a fait, de plus, dans la même séance, passer sous les yeux de ses confrères les photographies de trois autres malades, faites avant et après le traitement et chez lesquels les résultats obtenus ont été identiques.

Ces résultats se passent de commentaires, et, comme le faisait remarquer Brown-Séquard : « il n'est plus guère besoin de noter les faits nouveaux à cet égard, leur nombre étant suffisant pour établir la valeur de ce traitement. »

Ce que redoutait l'éminent physiologiste, c'est que des accidents qui pourraient être très graves ne vinssent faire rejeter ce mode de traitement si efficace, si, comme le font les médecins anglais et d'autres, on continue à faire usage d'un suc thyroïdien n'ayant été filtré que sur papier.

La stérilisation sous pression imaginée par M. d'Arsonval ou, comme on pourra s'en convaincre, la médication thyroïdienne par voie stomacale évite tous ces dangers.

MÉDICATION THYROIDIENNE PAR VOIE STOMACALE

Il était écrit que la médication thyroïdienne devait nous réserver les plus grandes surprises.

L'on a pu constater, en parcourant les observations que nous avons publiées, les résultats remarquables que l'on obtenait en se servant de la voie hypodermique, et voici que d'Angleterre, d'Allemagne, de Norwège et du Danemarck, nous sont arrivées de nouvelles observations signées des plus grands noms, et relatant des résultats identiques dus à l'absorption par les voies digestives de la glande thyroïde en extrait ou même en nature.

Lorsque parurent les premières relations, nous eussions volontiers jugé prudent de les laisser dans l'ombre, car avec l'idée que nous nous faisions de la composition des liquides organiques et du liquide thyroïdien en particulier, nous pensions que les matières albuminoïdes, les ferments qu'ils renferment ne sauraient supporter, sans être transformés ou annihilés, l'action du suc gastrique et des sucs intestinaux, mais, devant les faits qui s'accumulent, nous devons taire nos préférences et nous renfermer dans notre rôle de spectateur impartial.

Quelle idée a présidé à la génèse de cette méthode thyroïdienne par voie stomacale?

— La douleur causée par les injections? Elle est légère si l'on emploie les proportions de sel marin adoptées à Paris dans la préparation des liquides organiques.

— La crainte des abcès? Nous comprenons ce motif si, comme en Angleterre, l'on se sert d'un simple filtrage au papier, au coton de verre ou à l'ouate hydrophile. Avec les procédés d'Arsonval suivis intelligemment, aucun accident à redouter. Alors, pourquoi remplacer une méthode sûre, permettant un dosage défini comme la méthode hypodermique, par des procédés qui, certainement, si l'on considère les variations du chimisme stomacal, peuvent ne pas donner la même précision?

— Reste une dernière considération. Le régime thyroïdien ne serait-il pas né du désir de donner à une méthode éminemment française une couleur étrangère, anglaise, allemande où danoise? Les noms qui se trouvent au bas des observations qui vont suivre nous empêchent de nous arrêter un instant à cette hypothèse.

Un de nos amis, versé depuis de longues années dans les études physiologiques, imbu de ce scepticisme scientifique et sage, que donne seule la pratique constante du laboratoire, nous disait : « après tout, les substances actives du liquide thyroïdien sont peut-être des matières azotées? »

C'est même certain et quelque soit l'étonnement que nous avons éprouvé lorsque les journaux étrangers publièrent les premiers faits relatifs à cette médication par voie stomacale, nous devons convenir que la démonstration de son efficacité n'est plus à faire.

RÉGIME THYROIDIEN

Le régime thyroïdien est *exclusif* ou *mixte*, suivant que l'on lui adjoint ou non la pratique des injections hypodermiques de liquide thyroïdien.

RÉGIME EXCLUSIF

La médication thyroïdienne par les voies digestives comprend deux sortes de procédés : les procédés *alimentaires* et les procédés *pharmaceutiques*.

1. — PROCÉDÉS ALIMENTAIRES

Trois procédés différents, le procédé de Howitz et Ehlers, le procédé de Fox, et le procédé Pasteur.

PROCÉDÉ DE HOWITZ ET EHLERS

Les glandes thyroïdiennes sont simplement décortiquées, nettoyées, légèrement cuites et hachées. On les administre ensuite, soit en hachis, soit en les préparant de diverses façons avec l'eau qui a servi à leur cuisson, soit tout simplement dans du bouillon.

Quant aux quantités de thyroïdes nécessaires au traitement, les voici :

— Pendant les trois premières semaines chez l'adulte : quatre lobes thyroïdiens par jour (dose exagérée, à notre avis ; un lobe ou même un demi-lobe de mouton par jour est suffisant). Puis repos de même durée.

— Nouvelle série de deux semaines pendant laquelle on se contente de donner trois lobes seulement.

Nouveau repos de vingt jours.

— Nouvelle ingestion de deux lobes tous les deux jours.

C'est donc un régime à intervalles et à doses décroissantes.

PROCÉDÉ PASTEUR

On prépare la thyroïde crue comme l'on prépare la viande crue dans l'alimentation des malades, et on la donne en boulettes.

PROCÉDÉ DE FOX ET DE MACKENZIE

Une glande thyroïde découpée en rondelles séjourne une demi-heure dans quelques cuillerées d'eau. On filtre à travers la mousseline, et l'on mélange le liquide obtenu avec le thé de bœuf.

On administre quotidiennement ce mélange pendant un mois, puis on réduit la dose à une demi-glande par jour.

Nous pourrions décrire un quatrième procédé qui consiste tout simplement à administrer la thyroïde légèrement grillée. Fox prétend, en effet, qu'une cuisson légère et rapide respecte mieux les propriétés thérapeutiques de l'organe que la coction, ce que nous croyons volontiers.

2. — *PROCÉDÉS PHARMACEUTIQUES*

L'on peut distinguer ici trois préparations principales : l'extrait glycériné de thyroïde, l'extrait sec, et les préparations de thyroïde.

EXTRAIT GLYCÉRINÉ DE THYROIDE (Murray)

Après avoir divisé avec des ciseaux les lobes thyroïdiens, on les fait macérer dans la glycérine à parties égales.

On administre alors cet extrait par gouttes en se basant sur ceci, c'est que la dose employée par os doit être quadruple de la dose dont on se sert pour les injections hypodermiques[1].

EXTRAIT SEC (Davies)

On prépare avec le corps thyroïde un extrait sec, pulvérulent, que l'on donne deux, trois, quatre fois par semaine ou tous les

1. — Si l'on veut employer la Médication thyroïdienne interne, ce dernier procédé est, avec le procédé des tablettes, certainement le plus rationnel.

jours à une dose équivalente à une quantité de corps thyroïde qui varie de 1/8e de ce corps à la glande entière.

On administre cet extrait dans du thé de bœuf dont la température n'est pas très élevée pour détruire les principes actifs.

MM. les docteurs L. Nielsen, médecin en second au Vestre Hospital, et Haslund, professeur de dermatologie et de syphiligraphie à la Faculté de médecine de Copenhague, emploient des pilules contenant chacune 0 gr. 05 centigr. de poudre de glande thyroïde desséchée, du sirop de sucre et du cacao, cette dernière substance étant ajoutée en qualité de désodorant.

Ces pilules seraient tout aussi efficaces que le corps thyroïde cru et son extrait glycériné. On en administre d'abord deux par jour, puis on porte peu à peu la dose, suivant la tolérance du malade, jusqu'à huit pilules par jour, quantité qui représenterait à peu près l'équivalent d'un demi-corps thyroïde de mouton.

C'est d'après le même principe que sont préparées les Tablettes de thyroïde Chaix et Rémy.

THYROÉIDINE (Wermerhen)

La poudre extraite de la thyroïde dont nous avons déjà parlé, et à laquelle M. Wermerhen a donné le nom de Thyroéïdine, bien qu'elle n'ait pas été obtenue pure au point de vue chimique, est administrée sous forme de pilules de 10 à 30 centigrammes.

RÉGIME MIXTE

C'est actuellement un procédé assez en honneur en Angleterre. Il consiste, comme nous l'avons dit, à associer les injections de liquide thyroïdien à l'extrait thyroïdien ou à l'alimentation thyroïdienne.

On commence par faire, tous les deux jours, des injections hypodermiques; puis, au bout de deux à six semaines, suivant le cas, l'on fait ingérer deux fois par jour de la thyroïde rôtie ou bouillie, de l'extrait glycériné de thyroïde ou des tablettes de thyroïde.

MYXŒDÈME, SON TRAITEMENT PAR LA MÉDICATION INTERNE ET LE RÉGIME THYROIDIEN

Les observations sont nombreuses et ne peuvent toutes trouver place dans cette revue. Nous devons, en conséquence, faire un choix et nous attacher à publier, de préférence, celles qui empruntent leur importance soit au nom dont elles sont suivies, soit au soin et à la probité scientifique qui ont présidé à leur rédaction.

Il importe de signaler avant tout les expériences faites par M. le Dr Howitz, professeur de clinique chirurgicale à la Faculté de médecine de Copenhague, sur le traitement du myxœdème par l'ingestion de glande thyroïdienne, en raison de ce qu'elles ont eu lieu à une époque antérieure aux travaux publiés à ce sujet par divers auteurs anglais, à la fin de 1892 et au commencement de 1893. Dès le mois de mars 1892, en effet, M. Howitz avait traité une malade atteinte de myxœdème par l'ingestion de pâtés préparés avec des glandes thyroïdiennes de veau, et ce n'est qu'un mois après l'institution du traitement chez cette première malade que plusieurs auteurs anglais, MM. Fox, Mackenzie, Baber et Lundie, commencèrent leurs expériences.

Comme le fait remarquer[1] M. le docteur Ehlers, le correspondant danois de la *Semaine médicale*, dans cette question du traitement de myxœdème par l'ingestion de substance thyroïdienne, la priorité revient donc au professeur de Copenhague.

M. Ehlers résume ainsi l'observation.

Observation I. — Il s'agit d'une femme de quarante-deux ans, malade depuis sept ans, chez laquelle on commença le traitement le 27 mars 1892. Pour préparer la substance thyroïdienne destinée à être ingérée, on choisit des veaux bien gras auxquels on extirpe les glandes thyroïdiennes, qui sont ensuite nettoyées, cuites, hachées et préparées de différentes façons avec l'eau qui a servi à leur cuisson.

Jusqu'au 7 avril, on fit ingérer à la malade la valeur de quatre lobes thyroïdiens par jour, puis on cessa le traitement, qu'on reprit du 27 avril au 5 mai avec deux lobes tous les deux jours. Trois jours après le début du traitement, il commençait à se produire, dans l'aspect extérieur de la

1. — *Semaine médicale*, 8 février 1893.

malade, une amélioration sensible qui ne fit que progresser dans la suite. L'effet de la médication se traduisit par une augmentation considérable de la quantité des urines en même temps que leur poids spécifique était accru. Le pouls devint plus fréquent et plus fort. La température resta normale pendant tout le temps que la malade séjourna à l'hôpital. Il se produisit aux mains une desquamation considérable de l'épiderme, qui se détacha par grandes lamelles.

Le troisième jour du traitement, il survint au tronc et aux extrémités une éruption d'urticaire qui se maintint sans changer d'aspect pendant toute la durée de l'alimentation thyroïdienne, diminuant pendant la cessation du traitement et augmentant de nouveau quand on le reprenait.

On observa, en outre, au cours du traitement, quelques attaques d'angine de poitrine avec fréquence et faiblesse de pouls, et ces symptômes présentèrent parfois un caractère assez alarmant pour nécessiter la suspension immédiate du traitement.

Le 17 avril, l'état de la malade avait complètement changé. Elle avait maigri et était devenue plus élancée. Ses paupières étaient normales; il n'y avait pas de ptosis. Le teint était également meilleur, quoique encore un peu jaune; la peau était partout douce et chaude. Les cheveux repoussaient au niveau de la nuque; les dents n'étaient plus ébranlées et il ne se produisait pas d'hémorrhagies gingivales. La menstruation était normale ; le pouls, plus fort et plus régulier, battait 90 fois à la minute. Aujourd'hui, la malade parle presque naturellement ; tous les mouvements se font plus facilement et plus vite qu'avant le traitement; toutes les paresthésies ont disparu et l'état subjectif de la patiente est des plus satisfaisants.

Le poids du corps a diminué de 13 kilogr.; il est maintenant de 81 kilogr.; le nombre des hématies est de 4.100.000 (avant il était de 4.120.000), la proportion d'hémoglobine, de 50 p. 100, qu'elle était auparavant, a atteint celle de 55 p. 100.

Depuis que la malade est sortie de l'hôpital, elle a eu de légères récidives, qui ont disparu par l'ingestion de quelques glandes thyroïdiennes.

Les *éruptions d'urticaire* réapparaissent chaque fois qu'on reprend l'alimentation thyroïdienne.

Outre cette malade, M. Howitz a eu l'occasion d'observer deux autres cas de myxœdème qu'il a traités de la même façon et avec le même succès.

MM. Brandès, Grünfeld, L. Nielsen et plusieurs autres médecins danois n'ont eu qu'à se louer aussi des effets heureux de cette médication.

En Angleterre les observations se succèdent :

Observation II. — M. A. Davies (*Société clinique de Londres,* 27 janvier 1893).

M. A. Davies a présenté quatre malades, trois femmes et un homme, atteints de myxœdème et traités par l'ingestion d'extrait pulvérulent de corps thyroïdes.

Cet extrait était administré, d'abord deux fois, puis une fois par semaine, à une dose équivalant à une quantité de corps thyroïde qui variait de 1/8 de ce corps à la glande entière. On le donnait dans du thé de bœuf dont la température n'était pas assez élevée pour détruire les principes actifs de l'extrait.

Tous ces malades ont été considérablement améliorés. Leur poids a diminué, la peau a repris sa souplesse, la respiration et la marche sont devenues plus faciles.

Observation III.— M. Pasteur (même société).

M. Pasteur a montré une femme de cinquante-cinq ans, atteinte de myxœdème et améliorée par l'usage de substance thyroïdienne crue. Après avoir ingéré cinq corps thyroïdes, cette malade a présenté des symptômes d'intoxication, caractérisés surtout par un affaiblissement notable de l'action du cœur et qui ont nécessité une diminution de la dose de l'extrait. Chez cette même malade, le retour de la peau à son état normal, sous l'influence du traitement, a été précédé d'une desquamation rappellant celle de la scarlatine.

Observation IV.— M. Calvert (même société).

M. Calvert a présenté un cas de myxœdème datant de douze ans rapidement amélioré sous l'influence de l'ingestion d'un demi-corps thyroïde trois fois par semaine.

Observation V. — M. Ord (même société). — M. Ord n'est pas entré, croyons-nous, dans le détail de ses observations : il se contente de déclarer qu'il a, pour sa part, essayé de greffer des fragments de corps thyroïde, mais sans en obtenir d'autre effet qu'une amélioration passagère des symptômes. Il préfère l'administration de l'extrait thyroïdien par la bouche, ce qu'il considère, d'après son expérience, comme le traitement à la fois le plus efficace et le plus commode. Enfin, il insiste sur la nécessité de procéder avec précaution au début du traitement, afin de ne pas donner au malade une dose trop élevée d'extrait thyroïdien.

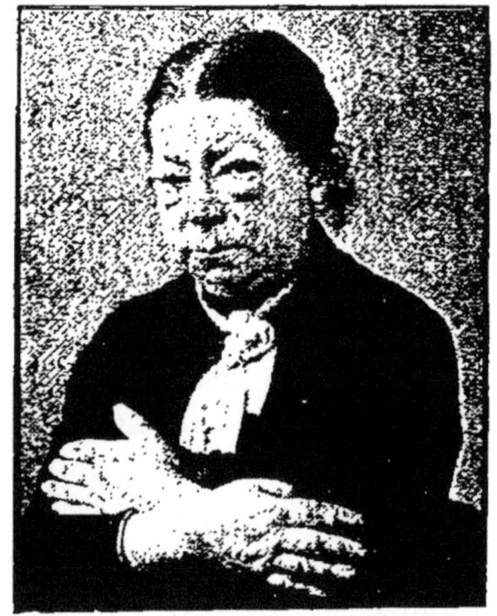

Fig. 26.

Observation VI. — B. J. Dr Shapland. M. R. C. S. Exmouth *British medical Journal* (8 avril 1893).

E. P..., âgée de 52 ans, est malade depuis environ dix ans; les symptômes se sont peu à peu aggravés jusqu'au 12 novembre 1892, où E. P... présentait l'apparence que montre la figure n° 26. Elle avait la tête couverte de teigne, ses cheveux étaient tombés, la peau était froide et la transpiration insensible ; le nez s'était tellement élargi qu'il ne servait plus à la respiration. Elle parlait avec beaucoup de difficulté et traînait lentement ses paroles. Elle était si sourde qu'elle ne pouvait entendre sonner la pendule. Elle ressentait de vives douleurs dans les épaules, dans les clavicules et autour du cou. Elle ne pouvait lever la tête qu'avec difficulté.

Les bruits du cœur et ceux de la poitrine étaient normaux; les reins et le foie étaient également sains; les deux poignets avaient tellement grossi qu'on ne pouvait plus sentir les battement du pouls.

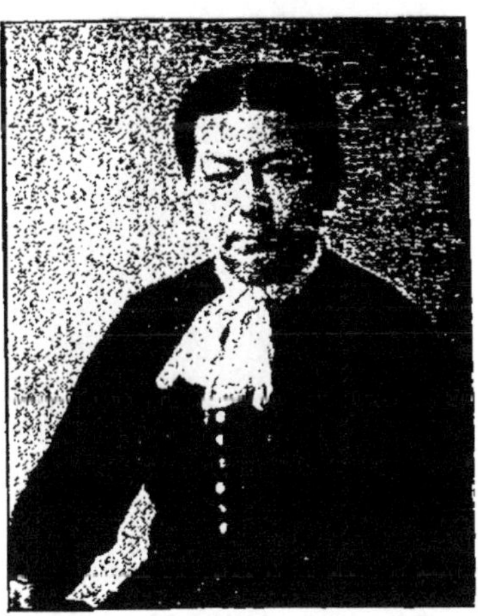

Fig. 28.

Je commençai mon traitement le 13 novembre, et immédiatement l'action bienfaisante de la glande fut visible, en ramenant un sommeil rafraîchissant et une douce transpiration.

Le 19 novembre, elle déclara se sentir beaucoup mieux qu'elle n'avait été depuis bien des années. Le 22 novembre, l'enflure de la face diminua beaucoup et elle put entendre sonner la pendule.

Le 3 décembre, le pouls radial put être senti. Le 17 décembre, elle déclara qu'elle se trouvait tout à fait bien et qu'elle pouvait facilement respirer par le nez. Le 20 janvier, on prit la fig. n° 27.

Je donnai à E. P... une glande thyroïde moitié cuite à prendre dès le matin avec sa nourriture ordinaire, du 12 novembre au 12 janvier ; aucun symptôme fâcheux ne survint pendant le traitement, excepté la semaine dernière, où elle éprouva une sensation de fatigue autour du cou et des épaules.

Aujourd'hui, 5 février, elle n'éprouve plus de douleurs et se sent tout à fait bien.

Observation VII. — M. le Dr John P. Henry, B. Ch. Dubl., de Lewisham (*British medical Journal*, 8 avril 1893).

Mme S. L..., âgée de 44 ans, atteinte de myxœdème, s'est mise sous ma direction au printemps de 1892.

L'origine de sa maladie date de la naissance d'un enfant mort-né il y a à peu près quatorze ans.

A cette époque, la figure et les membres de cette dame commencèrent à enfler et son esprit s'engourdit ; six ans plus tard, elle eut une grave atteinte de la maladie, une grande prostration des forces. Un jour même elle se trouva absolument inconsciente. Depuis, elle a été incapable de rien entreprendre, les symptômes s'étant peu à peu aggravés. Quand je la vis pour la première fois, elle avait la figure enflée, et sa physionomie avait perdu toute expression.

Les paupières, les lèvres, et les ailes du nez étaient dilatées et épaissies. La peau était sèche, jaune, et d'une teinte anémique, mêlée de rougeur.

Il y avait absence de transpiration ; les cheveux étaient très clairsemés et secs, les mains excessivement maigres. Il y avait de l'enflure au-dessus de chaque clavicule ; la thyroïde semblait être atrophiée, et l'endroit où elle aurait dû se rencontrer s'était amolli. La pensée, la volonté et l'action étaient très lentes.

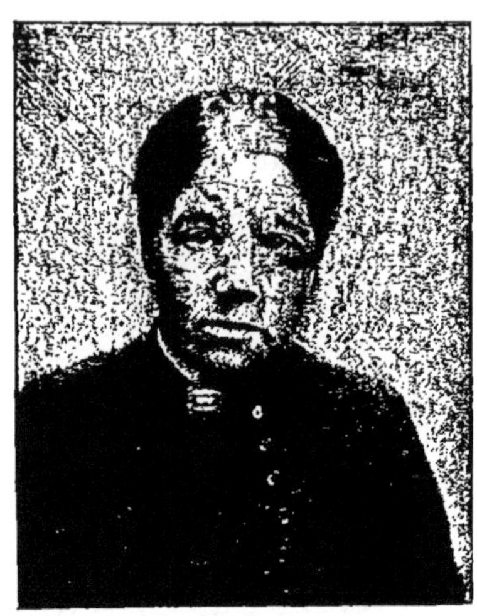

Fig. 28.

Depuis trois ou quatre ans, la malade n'avait pû quitter la maison parce qu'elle était tombée plusieurs fois dans la rue. Sa mémoire était mauvaise et s'affaiblissait de plus en plus. La parole était lente et monotone. Elle se plaignait d'éprouver un goût désagréable, de sentir une mauvaise odeur. La température la plus élevée notée avant le commencement du traitement était de 96° 6 Fahr. et plusieurs fois le mercure de mon thermomètre ne put sortir de la boule, lorsqu'il aurait dû être au moins à 94 degrés Fahr. La constipation était opiniâtre. Elle avait eu des épistaxis violentes à l'âge de 21, de 31 et 41 ans, et encore l'année qui avait précédé le traitement, et ceci à plusieurs reprises. La menstruation n'avait commencé qu'à l'âge de 19 ans.

Elle cessa en 1888 et reparut une fois il y a deux ans, et une fois encore en juin 1891. La quantité d'urine rendue dépassait 40 onces par jours p. gr. 1.020 ; traces d'albumine, pas de sucre. Elle a deux enfants vivants ; sa fille et sa sœur ont toujours froid. Son père est mort d'une maladie de foie, probablement la cirrhose ; sa mère et une de ses sœurs ont succombé à la phtisie.

L'ayant d'abord photographiée (fig. n° 28), je commençai, le 14 mai, à la traiter par des injections hypodermiques d'extrait thyroïdien, préparé selon la méthode du Dr Murray. Elle reçut deux fois par semaine des injections de 40 minimes jusqu'au commencement d'août, excepté pendant quinze jours du mois de juillet. Le 3 août, jusqu'en octobre, on lui fit deux injections par quinzaine. Des symptômes désagréables ne se sont manifestés qu'en trois occasions. Après la première injection elle eut un accès épileptiforme, après lequel elle resta sans connaissance pendant une heure.

Le lendemain elle se sentit mieux, et elle avait plus chaud, la température ayant monté à 96° 6 Fa. et le second jour à 98° F. Après la quatorzième injection un petit abcès se forma. La dix-neuvième injection dut être arrêtée après l'administration de 6 minimes à cause d'une défaillance, accompagnée de rougeur à la partie supérieure du corps, et de douleurs dans le dos. Deux jours après la première injection, elle transpira abondamment, et les menstrues reparurent. Depuis lors la menstruation a été presque régulière. Elle se sentait plus réchauffée qu'elle ne l'avait été depuis des années. Sa température habituelle variait de 97° F. à la température normale. Une élévation de 1° F. à peu près se produisait dans les 5 minutes qui suivaient l'injection. L'enflure de la face et des membres disparut graduellement. Le 19 juin, elle ôta son anneau de mariage pour la première fois depuis douze ou treize ans. La coloration devint plus naturelle et l'anémie disparut ; la rougeur alla en diminuant.

Vers le 21 juin, une quantité de petits cheveux lui poussèrent, et le 21 juillet, on remarqua que des poils croissaient sur les bras et sur le dos des mains. Le 21 juillet elle eut un léger accès d'hémoptysie. Peu de temps après, elle commença à tousser, et on observa les symptômes d'une phtisie commençante au sommet du poumon gauche. Cette affection a persisté depuis, mais ne s'aggrave pas ; elle s'est même un peu améliorée. Son état est maintenant beaucoup meilleur, l'œdème a tout à fait disparu, et sa figure a l'air naturel. Elle paraît au moins de 10 ans plus jeune (fig. n° 29).

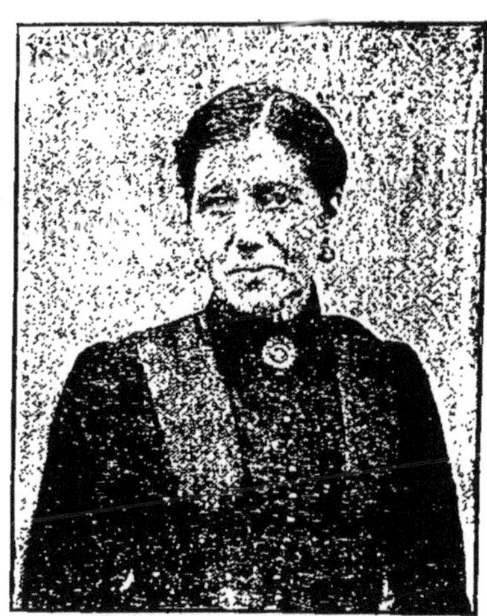

Fig. 29.

Un de ses fils, qui ne l'avait pas vue depuis le mois de mars, dit qu'il ne l'aurait pas reconnue.

La parole est rapide et naturelle, elle a l'esprit gai et une bonne mémoire. Elle peut se mouvoir activement, sa peau est moite et l'on remarque une épaisse croissance de cheveux sur le crâne. Les poils du corps sont repoussés. Les selles sont régulières.

La quantité d'urine s'est accrue ; cependant je n'ai pas observé, après chaque injection, l'effet diurétique noté par M. Harry Fenwick.

Depuis la publication des observations des Drs Mackenzie et Fox, je l'ai nourrie avec des thyroïdes crues.

Quoique cette méthode soit pour beaucoup de raisons une amélioration sur la méthode hypodermique parce qu'elle est moins ennuyeuse, et ne cause aucun risque, je ne puis pas dire que, dans ce cas, elle me semble aussi efficace.

Elle a empêché le retour des symptômes d'œdème, mais son effet sur la température paraît moins marqué et plus passager.

Pour conserver la chaleur, la malade doit prendre un lobe de thyroïde d'un mouton tous les deux jours. Elle a éprouvé des nausées d'abord, mais ne ressent plus actuellement aucune incommodité, de même que les menstrues, selles, n'ont pas été aussi régulières depuis la cessation des injections.

Observation VIII. — *Un cas de myxœdème opératoire traité avec succès par les injections du suc thyroïdien et par l'ingestion de fragments de glande thyroïde*, par le Dr V. Leichtenstern (*Deutsche medicinische Wochenschrift*, 1892, nos 49, 50 et 51).

L'observation de Leichtenstern concerne une femme de 38 ans, qui avait eu la coqueluche à l'âge de 9 ans ; c'est dans le cours et à la suite de cette maladie que son cou s'est mis à gonfler ; elle devint goîtreuse. Elle s'est mariée à l'âge de 24 ans et elle n'a pas eu d'enfants. Elle était très appréciée pour sa gaîté.

En 1880, son goître s'est mis à augmenter de volume et à lui occasionner diverses incommodités, notamment des accès d'étouffement qui mettaient sa vie en péril. Un traitement énergique par l'iode ne lui procura aucune amélioration. Le 12 juillet 1881, on lui pratiqua l'extirpation totale de son goître. L'opération réussit parfaitement, mais elle entraîna à sa suite les accidents bien connus de la cachexie strumiprive. Voici quel était l'état de la malade, le 11 mars 1883, vingt mois après l'opération : troubles respiratoires occasionnés par l'énorme corpulence qui s'était développée chez la malade. Figure bouffie et pâle, grande faiblesse.

M. Leichtenstern a vu la malade pour la première fois le 16 septembre 1892. Deux personnes durent l'assister pour la faire descendre de voiture ; c'est à grand'peine qu'elle put monter les neuf marches qui conduisaient au cabinet de consultation de l'auteur. Le diagnostic de myxœdème s'imposait à première vue. Plus tard, à force d'instances, M. Leichtenstern parvint à décider la malade à entrer à l'hôpital, dans son service (23 nov. 1892). Voici quel était « l'état présent » :

Figure bouffie, informe ; teint jaune cireux ; peau luisante au niveau des joues, crevassée, dans le reste du visage. Les joues étaient pendantes de chaque côté du maxillaire inférieur, qu'elles dépassaient notablement. Les paupières et principalement les paupières supérieures étaient très tuméfiées, les cils et les sourcils tombés en majeure partie. Oreilles épaissies. Les cheveux étaient presque tous tombés. Les lèvres étaient énormément épaissies. Les muqueuses accessibles à l'inspection étaient très pâles, sauf celle de la langue, qui était bleuâtre. La langue était tuméfiée. La parole était lente, l'articulation des mots difficile, la voix rauque, criarde. Sur toute l'étendue du corps, la peau était très pâle, sèche, en voie de desquamation. Les membres et le torse étaient extrêmement volumineux, formant une masse informe. Marche en canard. La malade ne pouvait pas se mettre seule au lit. Quand elle montait un escalier, elle était à bout d'haleine après avoir franchi quelques marches. Les mains avaient, suivant l'expression de Charcot, la forme d'une bèche, etc., etc.

Après avoir donné une énumération très complète des travaux qui nous ont conduit à la conception actuelle de la nature du myxœdème et à l'idée de traiter cette maladie par les préparations de glande thyroïde, M. Leichtenstern a fait connaître le traitement qui fut institué chez sa malade et les remarquables résultats qui en ont été retirés.

Pour le traitement, l'auteur s'est servi d'un extrait de glande thyroïde préparé de la façon suivante :

Immédiatement après l'abattage de l'animal (mouton), on extirpe sa glande thyroïde avec un morceau de trachée.

On recueille, en une séance, 10 à 12 glandes thyroïdes de moutons, qu'on dépose dans un récipient en verre, stérilisé. Il ne faut pas abandonner au boucher le soin d'extirper les glandes thyroïdes ; car il y a lieu de craindre qu'il ne distingue pas le tissu thyroïdien du tissu musculaire, et qu'il enlève plus de ce dernier que du premier.

Les glandes thyroïdes une fois transportées dans un laboratoire sont débarrassées de la graisse et du tissu conjonctif qui les entoure, et découpées en menus fragments, avec des ciseaux. On pèse la masse thyroïdienne ainsi obtenue, et on la triture intimement dans un mortier, avec du quartz blanc, préalablement purifié avec de la lessive de potasse, de l'acide chlorhydrique et de l'eau bouillante. Puis on ajoute à la masse un poids de glycérine égale au poids de la masse thyroïdienne, et un égal poids d'eau ; on agite vigoureusement le tout, dans des ballons en verre, qu'on laisse ensuite au repos pendant vingt-quatre heures, à une température de 30° ; au bout de ce temps, on porte le contenu des ballons sur de la tarlatane stérilisée et on exprime. Le produit de la colature, filtré à travers de l'ouate stérilisée, à l'aide de la pompe à air, se présente sous les dehors d'un liquide rougeâtre, limpide, de consistance moyenne. On y ajoute un très petit fragment de thymol, cristallisé. Il importe que les diverses manipulations énumérées ci-dessus se fassent dans des conditions de rigoureuse asepsie (mains, instruments, verres, mortier, etc.).

L'extrait préparé de la sorte par M. Leichtenstern renfermait, pour 85 grammes, 15 grammes de substance thyroïdienne. Il était très stable, et il s'est conservé pendant des semaines, sans subir aucune altération. Au bout de cinq mois, il avait les mêmes caractères physiques qu'au début et dégageait la même odeur de thymol.

Les injections de cet extrait n'ont pas développé la moindre réaction générale et locale, preuve que l'extrait était parfaitement aseptique.

Du 15 au 23 décembre, on fait à la malade une injection par jour ;

la dose de substance thyroïdienne injectée a été portée progressivement de 0 gr. 065 à 0 gr. 195. Au bout de ces neufs jours de traitement, on avait déjà obtenu une amélioration très franche. La quantité d'urine des vingt-quatre heures avait augmenté, ainsi que le poids corporel (7 livres); la température était remontée au niveau normal; la malade s'exprimait avec satisfaction sur la sensation de bien-être qu'elle éprouvait; elle ne frissonnait plus, elle marchait mieux; sa figure était moins bouffie, le ventre était moins volumineux. Les injections avaient été bien supportées; tout au plus développaient-elles un peu de douleur. Après la quatrième, on avait constaté l'apparition d'un érythème scarlatiniforme, au niveau des seins, érythème sans fièvre. Cinq jours plus tard, après la neuvième injection l'érythème avait considérablement gagné en étendue ; on suspendit le traitement. Plus tard, un eczéma très rebelle et prurigineux envahit les mains, la région des seins et du ventre. Cet eczéma ne se dissipa que dans les derniers jours du mois de février (1893). Dans l'intervalle, les effets salutaires des injections d'extrait de glande thyroïde s'étaient dissipés. M. Leichtenstern prit le parti de soumettre sa malade à l'usage interne des préparations de glande thyroïde ; des fragments très menus de glande fraîche furent étendues sur des tranches de pain bis, enduites de beurre et de sel. Après avoir avalé le tout la malade buvait un verre de vin rouge. Elle recommençait ainsi tous les vendredis : la quantité de glande thyroïde, ingérée en une fois, fut portée progressivement de 5 gr. à 12 gr. Ce traitement fut très bien supporté d'abord, mais dans la suite il fallut l'interrompre à plusieurs reprises, la malade étant devenue sujette à des accès d'adynamie cardiaque. Somme toute, la malade absorba en l'espace de sept mois (dont deux mois d'interruption) 200 grammes de tissu thyroïdien frais. Toutes les manifestations du myxœdème s'étaient dissipées ; il ne subsistait plus qu'une grande pâleur des téguments. Le poids corporel était tombé de 76 k. 930 à 66 k. 190.

Observation IX. — *Un cas de myxœdème traité par le liquide thyroïdien et par l'usage alimentaire de glandes thyroïdes,* par le Dr R. A. Lundie, Edimbourg (*British medical Journal,* 14 janvier 1893). (Traduction par le Dr Commandant Fauquet).

La malade, âgée de 54 ans, se présenta à moi la première fois en juillet 1891 et je la trouvai offrant à un degré très accusé tous les symptômes principaux du myxœdème : traits bouffis et cireux, peau rude et épaisse, torpeur, température basse, parler lent, etc. Le début de la maladie paraissait remonter à environ 14 ans.

Le traitement par injections sous-cutanées d'extrait de glande thyroïde de mouton commença en octobre 1891, à des doses un peu plus fortes que celles recommandées par le Dr Murray[1]. On ne remarqua aucun changement pendant 6 semaines environ. Mais, après ce laps de temps, l'amélioration fut rapide et sensible. On dut cependant cesser les injec-

1. — *British medical Journal,* vol. II, 1891, page 796.

tions d'abord à cause de douleurs diffuses provenant évidemment du traitement et ensuite par rapport à une série d'abcès, résultat probable des injections, quoique provenant d'un abcès accidentel absolument indépendant des premiers.

5 semaines environ sans injections furent suffisantes pour nous montrer que la malade aurait une prompte rechute. Je me décidai en conséquence, et je dois dire avec peu d'espoir de succès, à administrer l'extrait par la bouche et j'ai continué de la sorte depuis le mois de juillet 1892. Actuellement (décembre 1892), la malade prend 2 fois par semaine de l'extrait représentant la sixième partie de la glande thyroïde d'un mouton. Le résultat a été très satisfaisant; dans l'espace de 15 jours, l'amélioration était sensible et elle ne s'est pas démentie[1]. Les traits sont naturels, la peau souple, les forces ont augmenté, la gaieté est revenue, la température est plus élevée, le parler normal. Quiconque verrait la malade maintenant, sans avoir eu connaissance de sa maladie, ne pourrait soupçonner qu'elle a été atteinte d'un myxœdème sérieux. Les photographies prises respectivement en octobre 1891 et octobre 1892 donnent une idée du changement qui s'est opéré dans sa personne.

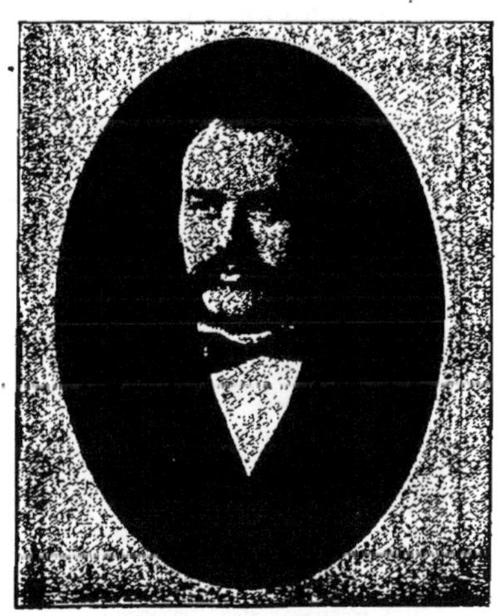

Fig. 30. — Photographie prise au début du myxœdème.

Une fois, en juin 1892, après avoir travaillé plus qu'elle ne l'avait fait depuis longtemps, elle devint soudainement extrêmement livide et se sentit sur le point de mourir. Le repos dans la position couchée et des stimulants la rappelèrent rapidement à elle, mais elle me semble n'avoir évité que de très près le sort de 2 malades du Dr Murray[2]. Je dois, par conséquent, insister très énergiquement sur l'importance d'éviter tout effort inaccoutumé, surtout dans la première période de traitement.

Nous appelons l'attention sur l'observation suivante qui nous paraît extrêmement remarquable.

Observation X. — Dr Laache, de Christiania (*Deutsche medicinishe Wochenschrift*, 16 mars 1893).

Le malade est un patron boulanger de la ville de Tromsoe, dans le

1. — *British medical Journal*, vol. II, 1892, pages 940, 941.
2. — *British medical Journal*, vol. II, 1892, page 450.

nord de la Norwège. Son père est mort, cause inconnue ; la mère est vivante et jouit d'une excellente santé. 4 sœurs mortes : 2 par cause inconnue, 1 par phtisie pulmonaire, 1 de la fièvre jaune à Santos, dans l'Amérique du Sud.

Enfin, il eut la rougeole. Pendant la période où il suivit l'école, ses pieds avaient une tendance à gonfler lorsqu'il était obligé de rester debout pendant quelque temps. Du reste, il était parfaitement sain dans son ensemble. N'a eu aucun accident vénérien, vit heureux en ménage, tout en n'ayant pas d'enfant; sa position sociale est bonne. Il ne fait aucun abus de tabac ni d'alcool, et ne connaît aucune cause ayant pu occasionner sa maladie actuelle qui s'accusa pendant les dernières années par des symptômes successifs : courbature, maux de tête, affaiblissement de la mémoire, difficultés respiratoires et battements de cœur, et alla constamment en augmentant, surtout à la suite d'une attaque d'influenza survenue au cours du printemps dernier. Son corps présente de l'œdème, notamment à la figure (fig. n° 30), au bras et aux jambes. Sa voix devint rauque et produisait une impression étrange, désagréable. Les selles fort rares, et il peut rester huit jours sans aller à la garde-robe : c'est pour cette raison qu'il s'est depuis longtemps habitué aux laxatifs. Autrefois, il a beaucoup souffert de douleurs rhumatismales et c'est pour cette raison qu'il est allé deux fois faire une cure aux eaux sulfureuses de Lecurvikt (1885 et 1892).

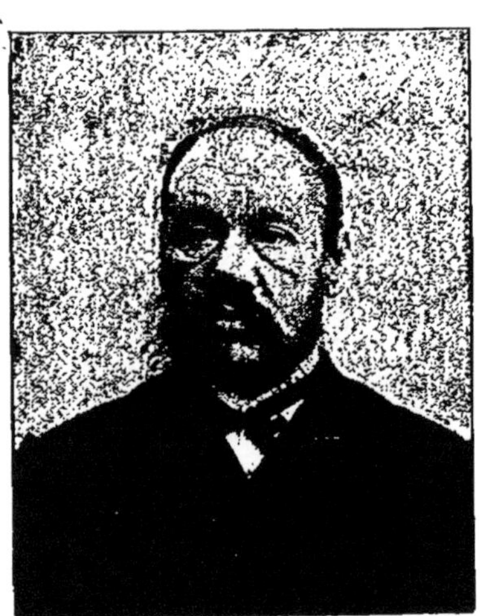

Fig. 31. — Photographie prise au moment de la rechute.

Il revenait des eaux en septembre lorsque je le visitai pour la première fois. La nouvelle thérapeutique lui fut appliquée, cela s'entend, avec la plus grande réserve : de retour dans son pays, il se trouva assez bien. Son médecin, M. le médecin d'arrondissement, Joh. Holmboe, lui conseilla l'usage de pilules arsenicales.

Peu de temps après, il dut entreprendre le voyage assez long de Christiania.

Au commencement d'octobre, je le revis, — à mon grand déplaisir, — pour la deuxième fois, et, le 7 octobre, il était placé dans la division médicale B... de l'hôpital impérial.

Voici quelle était alors sa situation :

Le patient est de taille moyenne et d'une bonne constitution ; il parle lentement et sa voix est grave et sonore. Quand il est arrivé et interrogé, il parle plus rapidement. Le teint est pâle avec un peu de coloration aux joues. Le dessous des yeux est tuméfié et pendant. Les sourcils, fort rares, sont tirés vers le haut et se confondent dans les plis du front; les lèvres et le nez sont épaissis, les traits sont grossis, comme atteints d'éléphantiasis, l'ensemble de la figure a une expression stupide.

Il paraît affaissé, déprimé. Les cheveux sont rares, le dessus et les côtés du crâne sont dégarnis : cela paraît peu visible sur la photographie que nous reproduisons (fig. 31), parce que le patient *ramène*. La barbe est également menue, quelques poils éparpillés, *rari nantes in gurgite vasto*. Ainsi que nous l'avons déjà dit, les sourcils sont à peine indiqués : les poils sont rares sur tout le corps, notamment aux mains et aux avant-bras. Le sujet lui-même a remarqué avec une certaine préoccupation la disparition successive et continue des poils sur les différentes parties de son corps. Les mains et les pieds sont épaissis, tuméfiés, mais ne se dépriment pas quand on appuie avec le doigt. Pouls 68, régulier et très vigoureux. Respiration, 16. Température, 36° 4. Langue humide sans enduit. Gencives non tuméfiées, l'inspection laryngoscopique ne fait rien découvrir d'anormal. L'intelligence est bonne. La vue est normale. La glande thyroïde avec ses deux cornes se perçoit assez facilement. L'urine est limpide, réaction acide, poids spécifique 1.023, pas d'albumine ni sucre. Poids total du sujet 95 k. 4. Hémoglobine 4 millions 8. Pas d'augmentation des leucocytes.

C'est seulement le 12 octobre, sans avoir préparé le sujet, que commença l'emploi du liquide thyroïdien. M. le Dr Malm, employé supérieur du corps vétérinaire norwégien, eut l'obligeance de faire donner, par un vétérinaire, des instructions au boucher de l'hôpital impérial afin d'extraire convenablement le liquide de la glande. 5 gr. du liquide thyroïdien furent incorporés dans 100 gr. de glycérine pure. Au bout de 24 heures, la liqueur, préalablement filtrée, était prête à être employée. A prendre en un jour.

Résultats :

15 octobre. Température : 36,7 — 36, 7. Pouls, 72.

16 octobre. Urine expulsée : 1. 600 cc. Traces d'albumine.

17 octobre. Température 37-36. Urine 1.500. Les traces d'albumine persistent aujourd'hui et les jours suivants ; le patient se sent mal à l'aise, se plaint de fatigue, d'abattement général, de vertige; l'appétit est nul. La langue se charge.

Le 18, le repos au lit est ordonné et l'emploi du liquide thyroïdien est provisoirement suspendu.

Le malade a pris des bains de vapeur et a été soumis au massage : on renonce à l'emploi de ces deux agents. On lui donne une potion légère à la quinine.

Le 23 octobre, l'urine ne contient plus d'albumine : on prépare 3 gr. de liquide thyroïdien sous forme de décoction liquide, en y ajoutant du bouillon et du sel afin d'en masquer le goût. Pouls 90.

29 octobre. Urine 1.300 cc., poids spécifique 1.017, pas d'albumine.

Le patient se plaint de vertiges et de douleurs par tout le corps, dans les dents, aussi bien celles de la mâchoire supérieure que de la mâchoire inférieure. Le poids du corps, de 95,4, est descendu à 87 k. 4; l'aspect du visage a perdu son expression hébétée. Cependant la vue paraît avoir baissé. Pouls 104. Langue toujours chargée. Appétit misérable. La partie dénudée du cuir chevelu est parsemée de petites taches écailleuses semblables à du son : de petites taches analogues se constatent sur le visage. La voix n'a plus sa sonorité caverneuse : le malade ne parle pas aussi lentement.

6 novembre. Poids 86 k. Urine 2.000 cc.

7 novembre. Urine 2.400 cc. L'emploi du liquide thyroïdien est suspendu pour quelques jours à raison du manque d'appétit.

11 novembre. Dans la partie inférieure du corps, au bas des côtes et à la face interne des deux avant-bras, on remarque une éruption de papules de la grosseur d'une tête d'épingle, légèrement soulevées et d'un rose pâle. Cet exanthème remonte à deux jours.

14 novembre. Le vertige et les maux de tête sont disparus. L'appétit s'est amélioré. Le sentiment de fatigue persiste. 2 gr. de thyroïde finement hachée avec addition de sel et de poivre.

17 novembre. Poids 81 k. 2.

19 novembre. Vers le soir, le sujet se plaint de battements de cœur : la thyroïde a été prise à 4 heures. Cependant, on ne trouve rien d'anormal à la région cardiaque. Urine sans traces d'albumine. Invité à quitter le lit pendant quelques instants, il déclara ressentir du vertige.

1 gr. de thyroïde en nature tous les deux jours.

24 novembre, léger épistaxis. Poids 81 k. 15.

28 novembre. Sur les parties décalvées du corps se montrent de nombreuses petites croissances pileuses, principalement sur le crâne et les tempes. De grands lambeaux de peau sèche se détachent des mains, des pieds et de la surface de la poitrine.

Jusqu'à ce jour, 114 gr. de thyroïde ont été pris.

2 décembre. Poids 81 k. Le sujet peut rester de 4 à 6 heures hors du lit. La pousse des cheveux et des poils s'accentue. Pouls 72. La desquamation des mains s'est arrêtée, mais elle persiste aux pieds. Les vertiges ont disparu, l'appétit est robuste, le poids du corps augmente : 83 k. 4. A partir de ce jour, l'amélioration marche rapidement en avant.

20 décembre. La desquamation des pieds s'est enfin arrêtée. Sur toute la surface du corps, et principalement aux avant-bras, une nouvelle formation pileuse se montre. Les sourcils se dessinent nettement en lignes noires. La barbe aussi paraît avoir épaissi. Le patient se promène dans le jardin; seulement ses douleurs rhumatismales se font parfois sentir et, pour cela, on lui fait chaque jour quelques applications d'électricité.

Ses selles sont devenues régulières, par l'emploi du pain de son.

23 décembre. Poids 85 k.

25 décembre. Poids 86 k.

4 janvier 1893. Poids 87 k. 6. Battements de cœur plus fréquents que d'habitude; quant au reste, le patient se trouve très bien.

Comme dans les derniers temps il était difficile de se procurer des thyroïdes de mouton, on dut se servir de glandes de veau (1 gr. tous les deux ou trois jours, puis plus rarement). Il en a mangé 130 gr. en tout.

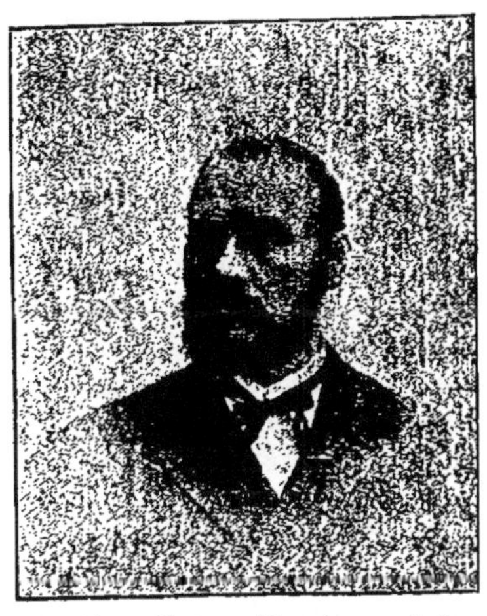

Fig. 32. — Photographie prise vers la fin du traitement.

Dans l'intervalle, l'aspect du patient s'est complètement modifié. Ses proches disent, peut-être avec un peu d'exagération, qu'il paraît rajeuni de dix années. La photographie numéro 32 est plus suggestive que tous les détails qu'on pourrait donner. A mon point de vue, la figure a une expression plus jeune et plus résolue : les rides et les plis, surtout ceux du front, sont presque totalement effacés. Le teint que, naturellement, on ne peut apprécier sur une photographie, est frais, légèrement bruni. Les sourcils et la barbe sont épaissis; les yeux sont plus vifs qu'autrefois. La croissance pileuse sur le corps est en plein développement. Les pieds et les mains ont repris leurs dimensions normales, cependant leur réduction est moins apparente que celle qu'on remarque pour la figure.

Pouls 76. Les fonctions sont bonnes. Pendant que le sujet obtenait autrefois par l'emploi de podophylle des selles difficiles, maintenant il a, par le simple emploi de pain de son, des selles régulières et quotidiennes :

Il se trouve actuellement frais et dispos, tant au physique qu'au moral; il se sent gai et alerte, ses fonctions intellectuelles sont vives et rapides et, pour me servir de son expression, il a retrouvé le plaisir de vivre.

L'examen du sang démontre l'augmentation de l'hémoglobine.

25 janvier. Il quitte l'hôpital. On lui conseille de prendre, sous la direction de son médecin, de temps à autre 1 gr. de thyroïde. Son *exeat* porte la mention : *Guéri*.

Au premier abord, le patient présente les symptômes d'une maladie de reins, ou d'un homme atteint d'une anémie grave et pernicieuse.

L'examen de l'urine et du sang démontre l'inexactitude de ces hypothèses : la contenance du sang en hémoglobine était à peu près normale.

Le diagnostic était facile à établir, la chute générale des cheveux et des poils, la rougeur des joues, le plissement du front formaient un ensemble important de symptômes. Si je voulais caractériser d'un mot l'état du sujet, je dirais qu'il était abattu : abattu au physique, plus abattu encore au moral. Son pouls lent, traînant, était une indication précise.

La thyroïde fut donc donnée *per os;* d'abord plusieurs fois mélangée à la glycérine ou cuite avec addition de sel et de bouillon (28 gr.), plus tard et pendant la plus longue période du traitement fraîche en nature (102 gr.), hachée même et avec addition seulement de sel et de poivre.

Avec cette préparation, le malade prenait facilement le médicament.

Cette méthode offre certains avantages parfaitement tangibles. L'apprêt de la préparation est aussi simple que possible, et n'a pas les inconvénients des injections sous-cutanées.

Cependant, d'un autre côté, les injections sous-cutanées ont l'avantage de permettre un dosage rigoureux du remède, et si l'on pouvait éviter les inconvénients dont nous parlerons plus tard, la méthode sous-cutanée serait préférable à la médication ingestive.

L'infection par les entozoaires de la thyroïde fraîche, absorbée en nature, est-elle à redouter? Je l'ignore. Mais il me semble que, lorsque, comme Howitz, on fait cuire la glande, cette éventualité n'est pas à redouter.

Il est indispensable de donner au boucher les instructions indispensables pour extraire la glande convenablement.

Lorsqu'à ce propos j'ai interrogé les bouchers du marché, tous étaient convaincus qu'ils sauraient reconnaître la glande thyroïde, mais à l'examen il était facile de reconnaître qu'ils se trompaient et qu'ils confondaient la thyroïde avec d'autres glandes.

En dernier lieu (fin décembre), les glandes de veau furent utilisées, parce que, chez nous, la saison du mouton est passée à cette époque de l'année. L'amélioration de la maladie suivait son cours, de sorte qu'il ne fut pas possible d'apprécier si l'emploi des glandes de veau était plus avantageux que l'emploi des glandes de mouton. Cela paraît cependant probable; Howitz et les médecins danois ne se servent que de la thyroïde de veau.

La cure se suivit non, comme on l'a remarqué, sans produire des phénomènes accessoires, mais désagréables, phénomènes qu'il y a lieu d'examiner de près.

Déjà après huit jours, alors que 20 gr. avaient été absorbés, le malade perdit l'appétit, la langue se chargea. Il survint de l'abattement, des vertiges quand le malade était dans la station debout, des battements violents du cœur; il est bon de constater que le malade avait antérieurement éprouvé ce symptôme. L'urine arriva à contenir de l'albumine; le pouls, lent d'abord, monta de 60 à 100. Cependant, les symptômes fébriles manquèrent constamment; la température demeura toujours égale. L'enflure du visage et des autres parties du corps disparut rapidement; le malade maigrit d'une façon remarquable; le poids du corps, en trois semaines, diminua de près de 9 kilos; son aspect, au lieu de devenir meilleur, fut pire qu'avant le commencement de la médication. En un mot, la situation, sans être précisément menaçante, était de celles qu'on n'aime pas envisager. Il est vrai qu'en dehors de la thyroïde, deux bains de vapeur avaient été administrés et qu'on avait pratiqué le massage des parties inférieures; mais je pense que ces deux médications ne sauraient être incriminées, le malade les ayant plusieurs fois employées auparavant sans en éprouver d'inconvénients.

Il faut ajouter aux phénomènes survenus une éruption papuleuse apparaissant au cours du traitment ainsi qu'une épistaxis; mais il est probable que ces deux phénomènes sont sans rapport avec la médication.

Je crois que les premières doses étaient trop élevées, et je conseillerais de commencer par de petites quantités, par exemple, 1 ou 2 grammes par jour ou tous les deux jours, au risque de faire durer le traitement un peu plus longtemps.

L'emploi de la thyroéïdine, d'après Vermehren, produirait des inconvénients analogues; j'ignore si son emploi sous forme d'injections souscutanées est exempte de ces inconvénients. Les diverses publications médicales qui ont traité de la question n'en parlent pas.

Lorsque l'absorption du médicament fut suspendue, et que le malade dut prendre le lit, les symptômes disparurent successivement. L'albuminurie ne dura qu'une semaine, l'abattement et les vertiges persistèrent davantage. Après cinq semaines, l'amaigrissement du corps, qui avait perdu 14 k. dans cette période, avait atteint son point le plus bas. Alors l'accroissement reprit rapidement son cours; en deux jours (du 23 au 25 décembre), le malade augmenta d'un kil., engraissa visiblement, et son état général s'améliora de jour en jour d'une façon appréciable. Selon toute probabilité, il reprendra rapidement son embonpoint primitif; tout fait penser que cet embonpoint sera de meilleur aloi que le précédent.

L'historique de cette maladie nous montre que deux semaines après le commencement du traitement (86 gr. de thyroïde absorbés) survint une éruption de petites plaques squameuses en forme de petits grains de son, et qu'un mois plus tard (154 gr. de thyroïde absorbés) une petite croissance de cheveux apparut à la tête. Puis, comme dans les grands exanthèmes, une desquamation se produisit également accompagnée de croissance pileuse. Si le malade avait pu un instant douter du succès du traitement, ces phénomènes étaient faits pour lui inspirer de la confiance. Au moment de son départ de l'hôpital, les cheveux de nouvelle formation avaient atteint la longueur respectable de 2 centimètres, mais ils étaient encore duveteux, et l'on voit par la photographie n° 32 qu'ils n'apparaissent que comme une ombre légère.

Faut-il en conclure que ce traitement est excellent pour faire repousser les cheveux? Je ne saurais l'affirmer.

L'urine émise dans les vingt-quatre heures n'atteignit que deux fois 2.000-2.400 cc.; habituellement elle était plutôt au-dessous de 1.500 cc. qu'au-dessus. Donc, l'emploi de la thyroïde comme diurétique, ainsi que l'ont conseillé Howitz et d'autres auteurs, n'aurait pas son application dans un cas analogue.

Cette opinion est celle de Mackenzie, qui administre aussi la thyroïde *per os*. Chez Fox, je ne trouve aucune remarque à ce sujet.

Il est certain que ce succès peut donner confiance. De même qu'on est parvenu à dompter la syphilis et la malaria, il est probable qu'on pourra réagir de même contre le myxœdème.

Les modifications qui se sont produites, pendant la médication, dans les tissus, notamment du côté de la peau, méritent l'attention, de même que l'abondante desquamation qui est survenue.

Je ne dois pas oublier que la glande thyroïdienne, pendant toute la période du traitement, n'a subi aucune modification et qu'elle était après comme avant.

Le malade est parti guéri de l'établissement. Malheureusement, il est à craindre que les symptômes ne se produisent dans un temps plus ou moins éloigné. Il est à désirer que, s'il éprouve une rechute, la thyroïde lui fasse autant de bien que la première fois.

Au mois d'août 1893, M. George Murray, à l'Association médicale britannique (session de Newcastle-on-Tyne), a présenté, de nouveau, la première malade atteinte de myxœdème, qu'il a traitée d'abord par les injections d'extrait glycériné de corps thyroïde, puis par la simple injection de cette glande. Il y avait donc deux ans que cette malade était en observation. Il n'existe plus chez elle aucune trace de la maladie. M. George Murray a fait, de plus, passer sous les yeux de ses confrères les photographies de trois autres malades, faites avant et après le traitement, et sur lesquelles les résultats obtenus ont été identiques.

M. Allison présenta également trois malades atteints de myxœdème, améliorés par l'ingestion de corps thyroïde en substance. Dans un de ces cas, la maladie a débuté pendant la grossesse, fait qui paraît réfuter cette opinion émise par quelques auteurs, à savoir : que le corps thyroïde fœtal exerce une action favorable sur l'état de la santé de la mère.

Dans la même séance, le Dr Brown ayant fait observer que, comme l'administration du corps thyroïde fait toujours repousser les cheveux chez les malades atteints de myxœdème, il y aurait lieu d'essayer aussi ce traitement dans les cas d'alopécie commune, M. Allison lui répondit qu'il avait précisément fait des essais dans ce sens, mais que les résultats obtenus ont été variables.

Ne quittons pas cette séance sans faire remarquer que

M. Oliver (de Durham) a montré un cas de myxœdème traité avec succès par les injections de liquide thyroïdien.

On se sert donc encore de la voie hypodermique en Angleterre?

Observation XI. — M. Vermehren (*Deutsche medicinische Wochenschrift*, 1893, n° 11, p. 255).

M. Vermehren rappelle qu'au dernier congrès des naturalistes scandinaves (Copenhague, 1892), le professeur Howitz a communiqué un cas de myxœdème traité avec succès par l'alimentation avec des glandes thyroïdes de veaux. M. Vermehren a été autorisé à publier une relation détaillée de ce cas, dont voici les traits principaux :

Femme de 42 ans, entrée à l'hôpital le 25 mars 1892. La maladie date de sept ans, les premiers symptômes ont été : sensation très prononcée de faiblesse, douleurs erratiques, dyspnée, palpitations. Plus tard, tuméfaction de la joue, gonflement des mains et des pieds; expression de stupidité. Raucité de la voix, parole traînante, sécheresse de la peau. chute des cheveux. Saignement des gencives et épistaxis fréquentes; Dans les derniers temps, métrorrhagies. La malade est souvent glacée, elle éprouve souvent des sensations de paresthésie; souvent aussi, elle a une anesthésie complète des mains et des pieds. Elle a perdu toute son énergie d'autrefois. T. 36° à 36°5, p. 64. L'appétit est bon. Tendance à la constipation, urines peu abondantes. Voix monotone. Affaiblissement de la mémoire. Poids corporel, 93 k. 375. Globules rouges 4.120.000. Hémoglobine 50 p. 100.

Le 27 mars, on a institué le traitement suivant : Des glandes thyroïdes de veaux ont été lavées, puis soumises à une cuisson légère, hachées, et apprêtées de différentes façons avec l'eau dans laquelle on les avait fait bouillir. Tous les jours la malade a mangé la valeur de quatre lobes thyroïdes, du 27 mars au 28 avril. Puis du 27 avril au 5 mai, elle n'a plus absorbé que la valeur de deux lobes, et tous les deux jours seulement.

Déjà le troisième jour après le début du traitement, des changements favorables se remarquaient dans l'habitus extérieur de la malade. Puis l'amélioration est allée en progressant. Tout d'abord, elle s'est traduite par un accroissement considérable de la diurèse, le pouls a gagné en vigueur; la température corporelle est redevenue normale. L'épiderme s'est desquamé aux mains. Le troisième jour du traitement, une éruption d'urticaire a fait son apparition sur le tronc et sur les membres. Cette éruption a persisté pendant toute la durée du traitement; elle a disparu en partie pendant la suspension momentanée du traitement, pour reparaître ensuite, plus forte que jamais. En outre, pendant la durée de la cure, la malade a eu des accès d'angine de poitrine, avec accélération et petitesse du pouls. Ces accès ont pris, par moment, un caractère assez grave pour nécessiter l'interruption momentanée du traitement. Le 17 avril, l'état de la malade était le suivant : la figure avait une expression qui se rapprochait davantage de l'état normal; la tuméfaction et la chute des paupières n'existaient plus. Les traits du visage étaient devenus plus fins, les lèvres plus minces, de couleur naturelle. La peau était, sur tout le corps, chaude et moite. De nombreux cheveux avaient repoussé à l'occiput. Les saignements aux gencives ne s'étaient pas reproduits. La menstruation était redevenue normale. Le pouls était plus régulier: 90. La parole était redevenue naturelle. Les mouvements s'exécutaient plus facilement et plus rapidement. Plus de paresthésies. Le poids corporel était descendu à 80 k. 500. Globules rouges à 4.100.000. Hémoglobine, 55 p. 100.

Après sa sortie de l'hôpital, la malade a eu quelques légères récidives, qui ont cédé chaque fois, après reprise du traitement. A chacune de ces reprises, l'urticaire a réapparu.

M. Vermehren a publié ensuite un cas de crétinisme sporadique, où une amélioration manifeste a été obtenue par le même procédé de traitement.

Observation XII, par le Dr Buys (*Journal de médecine, de chirurgie et de pharmacologie,* 1893, n° 25, p. 405).

M. Buys relate un nouvel exemple de guérison de myxœdème, obtenue à la suite de la seule administration du suc thyroïdien, *per os.* Le remède a été obtenu en faisant macérer pendant vingt-quatre heures des glandes thyroïdes coupées en morceaux dans de la glycérine neutre (150 grammes de glycérine pour 10 lobes). La dose quotidienne a été de 15 cc., que la malade prenait dans son café.

Le traitement a été commencé le 23 mars dernier. L'effet le plus immédiat a été une diurèse abondante. Puis l'état de la malade s'est modifié avec une rapidité surprenante : au bout de huit jours, l'œdème avait diminué d'une façon très appréciable, l'asthénie était beaucoup moins prononcée, les digestions étaient redevenues faciles.

Cette amélioration est allée en progressant. Le myxœdème a complètement disparu, laissant à sa suite des plis cutanés, qui se sont effacés peu à peu par suite d'une rétraction du derme. Les muqueuses se sont modifiées dans le même sens favorable. Tous les autres symptômes, modification de la voix, bourdonnements d'oreilles, gêne respiratoire, anorexie, abattement, etc., s'étaient dissipés, à un moment où on continuait encore le traitement.

Observation XIII. — W. Gilman Thompson (*Medical Record,* p. 174).

M. Gilman Thompson rapporte l'histoire d'une femme de 44 ans chez qui les premiers symptômes du myxœdème apparurent à la suite d'accès palustres. La symptomatologie classique se retrouvait chez elle au complet ; le corps thyroïde n'était pas perceptible. Entre autres phénomènes un peu particuliers, cette femme présentait une desquamation cutanée intense; de larges lambeaux épidermiques, pareils à ceux de la scarlatine, se détachaient des bras et de la poitrine. On fit ingérer à la malade de l'extrait glycériné de corps thyroïdes de moutons. Sous l'influence de ce traitement, il y eut une légère élévation de la température qui était restée jusque-là au-dessous de la normale; déjà au bout de peu de jours l'œdème avait diminué d'intensité, les forces étaient plus considérables, l'intelligence s'étaient réveillée.

Observation XIV. — Cresswell Baber (*Société laryng. de Londres et Revue de laryng.*, 1893, n° 19).

L'auteur a montré des photographies d'une dame mariée, de 57 ans environ, qui a présenté pendant dix ans des symptômes de myxœdème. Vue la première fois, le 14 janvier, 1893, elle ne présentait pas d'apparence de corps thyroïde. Le 27 janvier on donne un demi-lobe de glande thyroïde de mouton. Au bout de trente heures se produit la chaleur habituelle sur tout le corps. La température, qui était au-dessous de la normale, s'élève et il survient une toux pénible, fatigante. Le 3 février, larynx et pharynx normaux, sensibilité à la pression sur la région de l'isthme thyroïde. Enflure un peu diminuée. Trois semaines suivantes, on donne un peu plus d'un demi-lobe de mouton. Le 26, sensation bizarre dans la tête, comme si la malade perdait l'esprit. Elle devient irritable, semble atteinte de manie subaiguë avec insomnie. Le 4 mars, yeux farouches sans hallucinations. Sous l'action du bromure d'ammonium les symptômes cérébraux disparaissent. Au bout de quatre semaines on donne 1/3 de glande thyroïde, on n'observe qu'un peu de céphalalgie. Du 26 janvier au 28 avril, la patiente a perdu 6 k. 349. Les cheveux repoussent, la transpiration cutanée reparaît en partie. L'intelligence s'améliore, les mouvements sont plus faciles.

Dans la même séance, le Dr Clifford Beale dit avoir traité avec succès un cas de myxœdème par de petites doses de simple extrait glycériné de glande thyroïde. Il a eu d'abord un peu de dyspnée laryngienne provoquée par un œdème de la luette, des plis ari-épiglottiques et d'autres parties du larynx, mais peu durable.

Observation XV. — Ethel Dr Brown (*Medical Record*, 29 juillet 1893, p. 142).

E. K..., femme de 45 ans. Quand elle se présente à l'auteur, elle offre les signes classiques du myxœdème. L'observation ne mentionne pas l'état du corps thyroïde. Tous les traitements précédents ayant échoué, Brown fait ingérer à sa malade de l'extrait de corps thyroïde d'abord dans du whisky, puis dans du thé de bœuf. Quelques mois après le début de ce traitement, on constate une amélioration notable; la bouffissure a considérablement diminué, la force et la chaleur sont revenues; l'audition et la vision ont repris leur acuité normale. L'alopécie qui était très marquée tend à disparaître. On continue le traitement, et l'auteur estime avec raison qu'il ne faudra jamais le suspendre complètement. Il est bon de faire remarquer que l'ingestion de l'extrait n'a été suivie d'aucun accident.

Au moment où M. Ethel D. Brown faisait cette communication, le traitement par l'extrait thyroïdien datait de trois mois et demi.

— Dans le *Medical Record* du 7 octobre 1893, p. 449, M. Francis P. Kinnicut a publié un travail relatif à la médication thyroïdienne. M. Kinnicut fait observer que si Brown-Séquard et d'Arsonval ont été les premiers à en suggérer le principe, c'est à Georges Murray que revient l'honneur d'avoir introduit dans la pratique les injections hypodermiques d'extrait thyroïdien. Plus tard, Mackenzie et Fox modifièrent le procédé et administrèrent l'extrait par la voie stomacale. C'est suivant cette dernière méthode que M. Kinnicut a traité une femme, âgée de quarante-neuf ans, atteinte de myxœdème. Quelques semaines seulement après l'institution du traitement, l'amélioration était déjà considérable. L'observation est accompagnée de différents portraits de la malade et l'on peut suivre *de visu* les diverses étapes vers la guérison. On trouve, à la fin du travail de M. Kinnicut, un tableau schématique résumant le plus grand nombre des cas connus de myxœdème traités par les nouvelles méthodes ; bien que ce tableau ne soit pas complet, il est néanmoins fort instructif.

Observation XVI. — *Trois cas de myxœdème traités par les préparations thyroïdiennes*, par le Dr W. Pasteur. *(Revue médicale de la Suisse Romande,* 20 janvier 1894. — *Revue internationale de thérapeutique et de pharmacologie,* 27 mars 1894.*)*

Le premier de ces cas concerne une femme de 56 ans présentant un facies myxœdémateux typique : l'affection semblait remonter à trois ans. Elle entre au Middlesex Hopital le 12 octobre 1893. Le traitement suivi a consisté dans l'administration de sandwichs à la thyroïde fraîche de mouton. La malade a pris son premier sandwich le 24 octobre, un second le 27 du même mois, un troisième le 1er novembre, un quatrième le 4 novembre et un cinquième le 28 novembre seulement. A la suite de symptômes d'intoxication (la thyroïde du mouton aurait une action dépressive très marquée sur le cœur), le Dr W. Pasteur se décide à substituer au sandwich à la glycérine fraîche un extrait frais de la glande à la glycérine, qu'il donne à la dose de 24 gouttes dans 3 grammes d'une infusion de clous de girofle. La malade prend une dose les 5, 9, 13 et 16 décembre ; mais, à partir de ce moment, on est obligé de cesser cette médication à cause de l'état général grave présenté par cette femme, état général qui s'améliore rapidement, car elle quitte l'hôpital dans le courant de janvier.

Voici les résultats obtenus :

Dans l'espace de dix-huit mois, progrès marqué dans l'aspect et l'état général (après l'administration de deux doses seulement). Amélioration de la parole.

Dans l'espace de vingt et un jours, changement de l'état de la peau des mains et des bras, qui, de grossière et rugueuse, devient douce, unie et naturelle.

Dans l'espace de cinq semaines, desquamation abondante de la peau des mains et des pieds, desquamation furfuracée sur le reste de la surface du corps.

Dans l'espace de quatre semaines, développement abondant de nouveaux et fins cheveux sur le cuir chevelu.

En six semaines, disparition complète de l'aspect myxœdémateux.

Dès le début du traitement, élévation de la température qui était auparavant au-dessous de la normale. Élévation du pouls qui était à 60. Disparition de la sensation subjective du froid. Diminution du poids.

Modification non moins frappante dans l'état mental. La lenteur dans la délibération, qui caractérisait tous les mouvements et tous les actes psychiques, lors de l'admission de la malade à l'hôpital, a disparu entièrement sous l'influence du traitement.

L'amélioration, proclamée par les photographies [1] annexées à ce travail, l'est aussi par tous ceux qui ont vu la malade, au point que ses amis la reconnaissent difficilement.

Dans la suite, la personne en question, ayant cessé de suivre le traitement, subit une rechute et dut rentrer à l'hôpital. C'était un femme d'une très humble origine et sans éducation, à qui l'on n'avait pu faire comprendre la nécessité de continuer le traitement.

Il n'en est pas de même pour les deux autres malades traités par le Dr W. Pasteur. L'un, tonnelier, âgé de 46 ans, malade depuis six ans, devenu presque impotent, a pris de l'extrait frais de thyroïde (24 gouttes tous les trois jours). Le traitement fut commencé le 24 janvier et le malade quitta l'hôpital, guéri, le 12 avril.

Il prend chaque jour à ses repas une ou deux tablettes de thyroïde et il se porte parfaitement bien jusqu'aujourd'hui.

L'autre, une femme de 50 ans, malade depuis quatre ans, a commencé

1. — Nous regrettons de ne pouvoir reproduire ces photographies fort suggestives. Nous avions, indirectement il est vrai, demandé les clichés à M. Pasteur (*de Londres*) qui a répondu par cette stupéfiante assertion que « *ses observations n'ont rien à faire avec la méthode Brown-Séquard* ». De deux choses l'une : Ou bien il faut admettre que la méthode, en franchissant le détroit et en abandonnant, dans le traitement du myxœdème, la voie hypodermique pour la voie stomacale, a perdu, par ce fait, ses lettres de naturalisation, ce qui serait faire une injure gratuite à la loyauté bien connue de nos confrères d'outre-Manche, ou bien, M. Pasteur (*de Londres*) ne possède qu'une connaissance fort insuffisante de la méthode en général, et de son historique en particulier. Nous préférons nous arrêter à cette dernière explication. C'est là, d'ailleurs, une opinion isolée, ainsi que nous l'ont prouvé surabondamment les Drs Laache (de Christiania), Shapland (d'Exmouth), John Henry (de Lewisham) qui ont eu l'extrême obligeance de nous envoyer les photographies de leurs malades.

le traitement le 25 avril. Elle a pris d'abord deux tablettes de thyroïde par jour pendant trois semaines, puis une seule tablette, dose qu'elle a continuée jusqu'à présent. Le 23 juin, tout symptôme de myxœdème avait disparu et, depuis, elle jouit d'une bonne santé, décidée à suivre le même traitement jusqu'à la fin de ses jours. Cette observation montre que l'on peut obtenir des résultats favorables avec les préparations desséchées de thyroïde.

Chez ces deux derniers malades, la diminution du poids, en deux mois, a été de 15 kilos environ.

Les photographies jointes à ses observations donnent une excellente idée des résultats obtenus.

En résumé au dire de l'auteur, la méthode de traitement du myxœdème par l'administration *per os* de principes extraits de la thyroïde du mouton paraît appelée à rendre les plus grands services; mais il ne faut pas oublier que ce traitement doit être ininterrompu et qu'il donnera des résultats d'autant meilleurs qu'il aura été institué à une époque plus voisine du début de la maladie.

Observation XVII. — *Sur un cas de guérison du myxœdème par l'ingestion de glande thyroïde de mouton, et sur les accidents qui peuvent survenir au cours du traitement thyroïdien*, par MM. Pierre Marie et Louis Guerlain (*Soc. médic. des hôpitaux*, 9 février 1894).

Il s'agit d'une dame atteinte de myxœdème depuis huit ans, chez qui cette affection avait atteint un degré très prononcé.

La première dose (deux glandes thyroïdes, soit 4 lobes, crues dans du bouillon) fut prise le 19 novembre.

Le résultat fut immédiat : dès le lendemain, la température s'élevait à 38° et s'y maintenait; la diurèse s'établissait. En revanche, fourmillements dans les jambes et légère céphalalgie. La même dose de glande thyroïde fut continuée les jours suivants.

Le 21 novembre, mêmes phénomènes; en outre, insomnie et douleurs dans les membres.

Le 22, on constate une modification très notable des traits; le pouls est à 102 au lieu de 76. La dose de glande thyroïde est diminuée de moitié.

Le 26, l'amélioration s'accentue : la transpiration s'est rétablie, la face s'est amincie, la parole est moins pâteuse, la peau moins tendue, la constipation a disparu, mais il y a toujours des sensations douloureuses, surtout dans les membres inférieurs.

Dans les jours qui suivent, le malaise va en augmentant : insomnie, anorexie, soif intense, courbature générale, faiblesse nécessitant le séjour au lit. Pouls à 112, assez petit. Température rectale à 38°. En présence de ces phénomènes, on suspend le traitement.

Le 5 décembre seulement, un mieux notable se manifeste.

Le 9 décembre, la malade ne peut encore pas se tenir sur ses jambes, qui se dérobent sous elle.

Le 21 décembre, on peut reprendre le traitement (un lobe tous les deux jours), mais au bout de sept jours les mêmes accidents se reproduisent. Deuxième suspension du traitement.

Deuxième reprise le 11 janvier (2/3 de lobe tous les cinq jours). L'amélioration du myxœdème s'accentue tous les jours sans accidents.

La figure a repris un aspect normal : le corps s'est aminci (diminution de 17 kilogrammes en deux mois) : plus d'hébétude ni de cauchemars. La malade est redevenue gaie. Bref, elle est méconnaissable aussi bien au physique qu'au moral. A signaler la repousse des poils des aisselles.

En terminant, les auteurs insistent sur les points suivants :

1° L'efficacité prodigieuse du traitement thyroïdien du myxœdème n'est plus à démontrer ;

2° Le meilleur mode d'administration est l'ingestion du corps thyroïde en nature ;

3° De plus, la glande doit être fraîche, d'où nécessité de s'adresser directement à l'abattoir ;

4° On ne saurait apporter trop de prudence dans le traitement thyroïdien, sous peine de voir se développer des accidents graves et même mortels ;

5° Les doses à employer semblent être les suivantes : un lobe quotidiennement pendant les trois à quatre premiers jours ; puis, quand la réaction thyroïdienne s'est produite, un lobe tous les deux jours et même tous les trois ou quatre jours, en ne craignant pas de suspendre, si les accidents (insomnie, douleurs dans les membres, etc.) se produisent ;

6° La « démyxœdémisation » sera le guide du traitement, et il faut entendre par là non pas seulement la diminution de la bouffissure du visage, mais encore la réapparition des sueurs, la diminution du poids, les modifications de l'état moral, la repousse des poils ;

7° La ration d'entretien, qui doit être continuée pour empêcher le retour du myxœdème, semble être de un lobe ou un demi-lobe tous les quatre à cinq jours.

Nous nous associons aux conclusions de MM. Pierre Marie et Guerlain, en partie du moins, car il est certain que l'extrait glycériné de thyroïde convenablement dosé ou l'extrait sec sous forme de tablettes sont des préparations infiniment plus pratiques. Ils évitent et les visites répétées à l'abattoir et les erreurs trop souvent commises par des gens peu renseignés.

Ajoutons que, dans deux cas de folie[1] avec myxœdème, des morceaux de thyroïde, — le seizième d'une glande de veau deux fois par semaine, — ont guéri deux malades, l'une en quatre mois, l'autre en six mois. On peut présumer que la guérison eût été plus rapide si le traitement avait été plus intensif.

1. — *British medical Journal*, 1893, pages 463-64.

Observation XVIII. — *Un cas de cachexie strumiprive, traité par l'administration interne du suc thyroïdien, guérison*, par le Dr Costongo (*Revista veneta di Scienze med.*, t. XX, fasc. 2).

Après quelques considérations générales sur l'organothérapie, l'auteur constate que le traitement de la cachexie strumiprive et du myxœdème, par l'administration interne de préparations de glande thyroïde, traitement inauguré par Laache, est à la fois plus simple et moins dangereux que les injections hypodermiques de suc thyroïdien et la transplantation de fragments de glande thyroïde.

L'auteur relate ensuite le cas d'un malade qui, atteint d'un sarcome de la glande thyroïde, avait subi l'extirpation totale de cet organe. Quelques années plus tard, le sujet présentait les premières manifestations de la cachexie strumiprive; celles-ci étaient à leur apogée, trois ans après leur éclosion. On fit manger au malade chaque jour 3 grammes de glande thyroïde frite, et de plus 3 ou 4 grammes d'extrait thyroïdien préparé suivant les indications de Laache. Au bout de six mois, cette cure avait amené une amélioration très prononcée.

M. Massopust, de Trieste, qui a pu suivre le malade quotidiennement, et qui a rendu compte du travail de M. Costongo (*in Centralblatt für Chirurgie*, 1894, n° 14, p. 386), conclut à l'efficacité du traitement de la cachexie strumiprive par l'ingestion *per os* de préparations de glande thyroïde; il conclut à l'innocuité de ce traitement, qui peut être continué pendant des mois sans inconvénient aucun.

Observation XIX. — *Un cas de myxœdème congénital guéri par l'ingestion de corps thyroïde de mouton* (*Société méd. des hôp.*, 13 avril 1894).

M. Souques relate, au nom de M. Brissaud et au sien, l'observation d'une malade, âgée de trente-sept ans, qui présentait, lorsqu'elle est entrée à l'hôpital, les symptômes typiques d'un myxœdème très accusé; ce myxœdème s'était développé dans les premières années de la vie.

A partir du 19 février dernier, cette malade prit tous les matins, en deux fois, dans du pain azyme, un lobe frais et cru de glande thyroïde de mouton. Ce traitement fut continué régulièrement pendant six semaines, au bout desquelles la guérison put être considérée comme complète.

Le 19 février, avant le traitement, la malade pesait 27 kilogrammes; le 4 avril, elle ne pesait plus que 23 kilogr. 500. La démyxœdémisation, appréciable dès les premiers jours, s'est effectuée progressivement; un mois après le début du traitement, l'aspect du visage et des mains était devenu normal. Actuellement la peau a récupéré ses fonctions normales, la sécrétion sudorale s'est rétablie et les ongles se sont modifiés. Au point de vue intellectuel, le changement n'est pas très manifeste. La malade est douce et gaie, mais elle conserve toujours un raisonnement enfantin. Les modifications portent donc surtout sur l'état somatique et constituent à cet égard un nouveau succès à l'actif du traitement thyroïdien administré par la voie stomacale.

OBSERVATION XX. — *Un cas de myxœdème guéri par l'ingestion de glandes thyroïdes de mouton* [1]. M. P. MARIE.

Je vous présente une femme de 42 ans, atteinte de myxœdème, qui, en 1890, était venue me consulter à la Pitié. Depuis lors, cette malade a été soumise par M. le Dr Schoul (de Troyes), à des injections de suc thyroïdien qui n'avaient produit qu'une médiocre amélioration, puis elle a été soignée par M. le Dr Canter (de Liège), qui a eu l'idée de la soumettre, en octobre 1893, au traitement par l'ingestion de glande thyroïde et a obtenu de ce traitement des résultats tels que lorsque la malade est venue chez moi hier, à l'instigation de M. Canter, elle était si parfaitement méconnaissable que je n'eus aucunement l'idée que ce pût être elle.

J'emprunterai à l'observation publiée par M. Canter quelques renseignements sur le mode de traitement employé et sur les phénomènes que celui-ci produit.

Le myxœdème semble avoir débuté chez cette femme vers l'âge de 22 ans; à 25 ans, les menstrues cessèrent d'être régulières et ne se montrèrent plus qu'à des intervalles variables et parfois présentèrent un retard de plusieurs mois. Quand je la vis, en 1890, elle présentait tous les caractères d'un myxœdème extrêmement prononcé.

M. le Dr Canter commença le traitement le 16 octobre 1893, par l'ingestion de deux lobes de glande thyroïde chaque jour pendant onze jours; au bout de cette période, l'amélioration était vraiment extraordinaire et la malade avait perdu 3 kilog. 500. Mais des troubles généraux se montrèrent; il fallut suspendre le traitement pendant deux ou trois semaines. On le reprit ensuite, mais à dose moindre : un lobe tous les jours, puis tous les deux jours, et même un demi-lobe tous les deux jours. L'amélioration alla en s'accentuant d'une façon progressive; au bout de soixante-dix jours, la perte de poids n'était pas moindre de 10 kilogrammes.

La menstruation a depuis lors repris de la façon la plus régulière. L'état psychique est redevenu ce qu'il était avant la maladie. Les cheveux, qui avaient abondamment tombé, ont repoussé et la chevelure de la malade est actuellement très fournie.

La guérison peut donc être considérée comme aussi complète que possible. Cependant il subsiste encore un peu d'empâtement des paupières, un aspect arrondi de la face, une coloration spéciale des joues. Ces phénomènes sont assez nets pour que, lorsque la malade entra dans mon cabinet, j'aie pu, bien que ne l'ayant nullement reconnue, faire immédiatement, à simple vue, le diagnostic de myxœdème.

C'est là une nouvelle preuve de ce fait, universellement reconnu d'ail-

1. — *Société médicale des Hôpitaux de Paris*, 18 mai 1894.

leurs, que le traitement thyroïdien ne peut être considéré comme *curatif* dans le sens strict du mot, mais simplement comme *palliatif*. Il doit donc être indéfiniment continué (la dose d'entretien de cette malade est de deux lobes par semaine).

Je profiterai de l'occasion qui m'est offerte par cette présentation pour vous donner quelques renseignements sur la malade dont je vous ai parlé il y a quelques mois. Elle peut être considérée comme guérie et a repris son genre de vie antérieur, avec une ration d'entretien de deux à trois lobes par semaine. A l'égard de l'effet produit par cette ration d'entretien, je dois présenter les remarques suivantes : dans les mois de janvier et février cette dose de trois lobes par semaine ne pouvait absolument pas être supportée sans déterminer rapidement les phénomènes pénibles sur lesquels j'ai insisté dans ma première communication. A l'occasion d'une otite moyenne (par réveil d'ancienne otite) que fit ma malade au mois de mars, je dus interrompre le traitement thyroïdien et ne le repris qu'en avril. A mon grand étonnement, pendant tout le mois d'avril et pendant la première moitié du mois de mai, les mêmes doses et même des doses plus fortes (4 lobes par semaine) n'ont déterminé aucune espèce de phénomènes pénibles. En présence de cette contradiction on se trouve, me semble-t-il, entre deux hypothèses : 1° ou bien les phénomènes pénibles sont dus directement à la démyxœdémisation : moins il reste de substance myxœdémateuse dans l'organisme, moins le traitement thyroïdien détermine de manifestations générales ; 2° ou bien, à une certaine période de l'année, la glande thyroïde des moutons tués dans nos abattoirs contien une moindre quantité de substance active. Contre cette dernière hypothèse je dois mentionner un renseignement précieux que vient de me donner à l'instant même notre collègue M. le Dr Lebreton, à savoir : qu'en mars, avril et mai (c'est-à-dire à l'époque même où le traitement thyroïdien s'est montré si peu actif chez ma malade), il a eu l'occasion de soigner avec succès un enfant myxœdémateux pour le traitement duquel on prenait les glandes thyroïdes de mouton dans un des abattoirs de Paris et par conséquent dans des conditions identiques à celles du cas de ma malade.

Deux conclusions s'imposent à la suite de cette observation.

La première, c'est que l'ingestion de deux lobes de glande thyroïde par jour provoque des troubles généraux assez sérieux pour imposer une suspension de traitement pendant deux ou trois semaines.

Nous l'avons souvent répété dans notre journal, un demi-lobe de thyroïde de mouton est une dose largement suffisante; l'amélioration se fait alors progressivement, sans accidents d'aucune sorte.

M. P. Marie s'étonne des résultats différents obtenus avec des choses identiques, et cherche l'explication de ces variations. Que le distingué médecin des hôpitaux nous permette d'éclairer sa religion à ce sujet.

Lorsqu'il donne à un malade un lobe thyroïdien par jour, il est loin d'administrer chaque jour une dose uniforme. La glande thyroïde présente, en effet, un polymorphisme extraordinaire.

Nous avons eu, à plusieurs reprises, l'occasion d'assister, dans le Laboratoire de la rue de l'Orne, au dépouillement des thyroïdes de mouton; nous avons toujours été frappé des différences de coloration, de volume qui existent entre ces lobes. Ces différences dépendent de l'âge du mouton, de la variété à laquelle il appartient, de la nature des pâturages. Il existe de plus, chez un même animal, un polymorphisme remarquable entre les deux lobes thyroïdiens. Pendant que l'un est rouge brun foncé, volumineux, l'autre peut être excessivement petit, exsangue. Soumis à la presse, l'un laisse écouler un liquide coloré, l'autre ne donne rien.

Il est donc certain, dans ces conditions, qu'en prenant comme base du traitement le nombre de lobes thyroïdiens administrés, on ne peut arriver qu'à une grossière approximation. De là, les contradictions relevées par M. P. Marie. Lorsque l'on se sert de l'extrait glycériné ou sec, extrait dans lequel entrent les thyroïdes d'une centaine de moutons, les différences individuelles se fondent, se neutralisent. On a ainsi un médicament beaucoup plus dosable, plus rationnel et d'une incomparable facilité d'administration.

Telle est la seconde conclusion qu'entraînent après elles les remarques de M. P. Marie.

Observation XXI. — Dr Guérin, *prise dans le service du docteur* Dreyfus-Brisac, *à l'hôpital Lariboisière. 1894.*

Nathalie C..., 60 ans, institutrice.

Antécédents. — Son père et son grand'père sont morts tuberculeux. Un frère de son père est mort fou.

Antécédents personnels. — Elle dit avoir eu une enfance très nerveuse.

Les règles, parues à 12 ans, n'ont jamais été régulières.

A 8 ans, elle a eu la scarlatine et à 21 ans une fièvre typhoïde très grave pendant la convalescence de laquelle elle a fait de la pleurésie. Relevée de sa pleurésie, elle resta bien portante jusqu'à l'âge de 48 ans.

Son poids était alors de 75 kilogrammes. A cette époque, elle a eu une grosse émotion produite par la perte de sa fortune et elle fut prise de violentes crises nerveuses à la suite desquelles elle sentit tout le côté droit moins valide ; le bras et la jambe lui paraissaient enflés.

L'excitation cérébrale persistant, sa famille la fit entrer à Dubois. A dater de ce moment la malade grossit, ses lèvres s'épaississent, sa peau devient le siège d'un œdème dur. Le docteur porta alors le diagnostic du myxœdème et lui fit administrer des douches.

Il y a cinq ans, elle eut l'influenza à la suite de laquelle l'œdème se généralisa. La malade devenait paresseuse, ne cherchait plus à se lever et était devenue très morose.

La mensuration au pourtour de l'ombilic était de 1 m. 25 centimètres il y a quatre ans.

En octobre 1893, elle pesait 100 kilogrammes; on lui administra une poudre à base de glande thyroïde qui donna peu de résultat.

En décembre 1893, elle pesait 98 kil. 500.

De plus, le médicament détermina des accidents fébriles (température 38°,9) qui obligèrent de cesser le traitement.

A son entrée dans le service du docteur Dreyfus-Brisac (28 février 1893), elle présenta les signes suivants :

Elle ressemble à une masse informe, la tête est énorme, les paupières gonflées, les lèvres épaisses s'opposent à toute conversation. La langue et tout l'intérieur de la bouche est œdématié; le cou est énorme (cou de taureau) et la démarcation avec la poitrine peu accusée. Les masses pectorales sont grosses et dures ; les seins ressemblent à deux masses énormes ; le ventre, considérablement grossi, offre l'aspect du ventre de batraciens ; le dos, les épaules, les reins se confondent en une masse ne permettant pas à l'œil de deviner les formes normales. Les cuisses et les jambes présentent également un œdème dur et ne laissant pas l'empreinte du doigt. Toutes les parties couvertes de cheveux ou de poils sont dénudées et comme épilées ; la tête était sans un cheveu ; les sourcils et les cils étaient tous tombés; les aisselles et le pubis présentaient également un aspect glabre.

Les ongles, jaunâtres, durs et cassants présentent des sillons longitudinaux.

La peau est sèche. La malade est très sensible au froid ; elle urine peu et sous elle.

L'état intellectuel est également atteint ; elle est en proie à un délire particulier qui lui fait prendre en mal tous les soins qu'on lui donne. La température est de 36 degrés. Le pouls ne peut être senti à cause de l'œdème.

L'examen des viscères ne présente rien d'anormal. Le diagnostic du myxœdème étant porté, la malade reste quelques jours en observation avant d'être soumise au traitement.

15 mars. — Début du traitement. On donne chaque jour 6 grammes de glande thyroïde de mouton crue et hachée finement dans du bouillon tiède.

Dès le début, la malade a été moins sensible au froid; la peau était plus douce et moins sèche ; le pouls a 100 pulsations ; la température, de

36 était monté à 37. Au bout d'un mois environ, il apparut une desquamation sur les bras, les jambes et le devant de la poitrine.

Au commencement de mai elle éprouva quelques nausées avec pertes d'appétit, mais sans céphalalgie ni troubles cardiaques.

9 mai. — Elle a rendu le corps thyroïde qu'on lui avait administré. Le traitement fut suspendu deux jours pour être repris ensuite.

Elle a eu depuis ce temps quelques nausées et peu d'appétit, mais sans d'autres malaises.

Son poids le 8 mai est de 82 kilogrammes.

Les ongles, de jaunes et cassants qu'ils étaient, sont devenus blancs, rosés et normaux; les cheveux commencent à repousser ainsi que les cils et les poils. La température oscille toujours entre 37 et 37,2 ; le pouls se maintient entre 100 et 104.

Le 23 mai, la malade a pris du cascara qui a déterminé des vomissements suivis de quelques gorgées de sang. Dans la nuit suivante, quelques crachats de sang pur. A l'auscultation, on trouve un peu de congestion en arrière et à gauche.

La malade urine abondamment ; l'incontinence est beaucoup moins prononcée et quand la fille de salle est à proximité, elle peut attendre qu'on lui donne le bassin.

Son poids, le 24 mai, est de 78 kilogrammes.

Le 4 juin, l'appétit est tombé de nouveau; les nausées sont revenues. On cesse le traitement; le poids est alors de 75 kilogrammes.

Les nausées disparurent immédiatement et l'appétit reparut. La malade continua à maigrir et, le 14 juin, elle pesait 72 kilogrammes.

Le 19 juin, elle reprend son traitement; elle se sent beaucoup mieux ; plus solide; elle peut s'asseoir seule sur son lit et cause volontiers. La peau est moite et souple.

19 mai. — Tableau de mensuration, 24 juin.

Sous les bras	98	—	91
A l'ombilic	115	—	111
Sous les reins	84	—	83
Tour du cou	37	—	35
Coude	25	—	24
Poignets	16	—	15
Genoux	41	—	39
Cheville	24	—	21

La malade qui, au début du traitement, ne pouvait ouvrir les yeux, passe maintenant une partie de ses journées à lire et on ne trouve plus aujourd'hui traces de myxœdème.

Observation XXII. — Dr Canter (*Annales de la Société médico-chirurgicale de Liège*, 1894).

Malade chez laquelle le myxœdème semble avoir débuté vers l'âge de 22 ans. A 25, les menstrues cessèrent d'être régulières et ne se montrèrent plus qu'à des intervalles variables et parfois avec un retard de plusieurs mois. Lorsque je la vis, elle présentait tout l'aspect du myxœdème le plus caractérisé : bouffissure généralisée, plaques rouges sur le nez et les yeux, paupières presque closes par suite de leur gonflement, peau sèche, rugueuse; les cheveux étaient devenus très rares. La parole était lente et monotone, la voix faible. La malade éprouvait d'une façon marquée la sensation subjective de froid, sa mémoire était affaiblie, ses mouvements lents, son intelligence endormie.

Le 16 octobre 1893, M. Canter commença le traitement en faisant prendre chaque jour, pendant onze jours, deux lobes de corps thyroïde.

L'effet fut merveilleux : je voyais la malade tous les deux jours et à chaque visite je trouvai sa situation changée.

La face, le tronc, les membres fondirent littéralement à vue d'œil. La peau si sèche devint humide et, la nuit, la transpiration était tellement abondante que Mlle L... était obligée de changer de linge. La torpeur avait fait place à de l'insomnie et à de l'agitation. Les urines étaient devenues abondantes, deux à trois litres dans les vingt-quatre heures. Suivent une faiblesse considérable, puis des nausées, des vomissements, et le traitement est suspendu.

Le catarrhe gastrique guérit au bout d'une huitaine de jours, mais l'inappétence et la faiblesse persistèrent assez longtemps.

Le 13 novembre, soit seize jours après la cessation du traitement, l'appétit était redevenu parfait.

Les doses ultérieures ne furent plus que d'un lobe par jour ou même tous les deux jours.

Du 26 octobre au 8 novembre, le poids du corps avait diminué de 3 kil. 500. (64 kil. à 60 kil. 500). Le 27 novembre, le poids du corps est réduit à 58 kil., le 21 décembre à 55 kil., le 4 janvier 1894 à 54 kil., soit une perte de 10 kil. en 2 mois et 10 jours.

Les menstrues apparurent le 24 novembre et depuis lors sont régulières.

L'état psychique de la malade est redevenu normal, elle a repris ses occupations très activement, les cheveux ont repoussé et sont de nouveau abondants. Bref, la malade est absolument méconnaissable.

Disons en terminant que M. Sonnemburg, au Congrès de la Société allemande de chirurgie de Berlin de cette année, a cité le fait suivant : Après l'extirpation d'un goître suffocant, une femme devint rapidement myxœdémateuse, malgré les précautions du chirurgien qui avait pratiqué seulement une ablation partielle de la tumeur. Le régime thyroïdien fut prescrit et suivi à bref délai de la disparition du myxœdème.

On cessa ce régime; les accidents myxœdémateux se reproduisirent. Il est vrai que le retour au régime les fit cesser.

L'utilité de ce traitement nouveau, d'après M. Sonnemburg, ne semble plus contestable. L'extirpation, particlle seulement, du corps thyroïde n'est pas toujours possible. On doit tout enlever quand il faut prévenir ces accidents menaçants. Dans ce cas, l'alimentation thyroïdienne est indiquée.

D'autres témoignages ont été produits, dans ce Congrès, en faveur de cette médication. Von Eiselsberg a vu un myxœdème rétrocéder, sans intervention opératoire, par le seul régime thyroïdien. Tillemans (de Leipzig) a obtenu de semblables résultats dans un cas d'absence du corps thyroïde, etc., etc.

Une remarque, confirmée par la plupart des observations et parfaitement judicieuse : l'emploi du régime thyroïdien doit être prudent. Comme dose, une glande seule : autrement, si on exagère, il y a des phénomènes d'intoxication.

Je crois bon de noter ces faits; car, bien à tort, on a prétendu qu'en Allemagne il y avait une sorte de défiance, sinon d'hostilité par parti pris contre la médication brown-séquardienne et ses applications.

Les observations suivantes, qui viennent d'être récemment communiquées à deux sociétés scientifiques de Berlin, prouvent surabondamment le contraire.

Observation XXIII. — *Traitement du myxœdème par le suc thyroïdien.* M. Ewald (*Société de médecine Berlinoise*, séance du 18 juillet 1894).

Les bons effets du suc thyroïdien dans le traitement du myxœdème sont connus depuis quatre ans, et, dès l'année dernière, j'avais pu réunir 120 cas de cette affection traités par cette méthode.

En voici un nouvel exemple :

Au mois de mai 1893, je fus consulté par une dame, âgée de cinquante-deux ans, qui présentait tous les signes du myxœdème. Cette affection avait débuté deux ans auparavant à la suite d'une fièvre catarrhale.

Le 6 juin 1893, je commençai à faire à cette malade des injections de suc thyroïdien : les six premiers jours ces injections furent quotidiennes; ensuite on n'en pratiqua plus que tous les deux jours. Au 21 septembre, on avait injecté 60 grammes de suc thyroïdien.

Ces injections déterminèrent une augmentation de la tuméfaction du visage; de plus, elles causèrent quelques accidents locaux : douleurs, érythèmes, sensation d'engourdissement, etc.

Le 7 février dernier, je commençai à administrer à cette malade des tablettes de suc thyroïdien. Le succès fut immédiat, les œdèmes disparurent et la malade accusa un sentiment de bien-être qu'elle ne connaissait plus depuis longtemps. L'usage de ces tablettes fut cependant cessé au bout de quelques jours, parce que l'examen de l'urine révéla la présence d'une petite quantité de sucre; immédiatement les accidents myxœdémateux reparurent. Une nouvelle administration des tablettes les fit disparaître, mais provoqua, en revanche, une augmentation de la glycosurie.

Actuellement cette malade a pris 340 tablettes et se trouve dans un état très satisfaisant. Son poids a notablement diminué.

Ce qui mérite d'être relevé dans cette observation, c'est tout d'abord l'inefficacité du suc thyroïdien employé autrement qu'en tablettes ; c'est ensuite le maintien de l'intégrité des processus d'assimilation et de désassimilation. Il y aurait lieu de rechercher si la diminution du poids du corps provient d'une déperdition d'eau et de graisses ou bien d'une destruction de substances azotées, de façon à savoir si le suc de la glande thyroïde n'exerce pas une action sur l'excrétion de l'azote.

J'appelle encore l'attention sur l'apparition du sucre dans l'urine à la suite de l'administration des tablettes. Ce fait n'avait pas encore été signalé : il est peut-être dû à ce que ces tablettes contiennent une assez forte proportion de sucre.

Ce qui est encore assez curieux, c'est que le principe actif du suc thyroïdien ne perd ses propriétés ni par l'action du suc gastrique, ni par celle de la chaleur ; ce n'est donc pas un ferment dans le sens propre du mot.

On ne conteste plus l'efficacité de l'extrait thyroïdien administré à l'état sec sous forme de tablettes. M. Ewald nous semble cependant aller trop loin, lorsqu'il rejette l'emploi du suc thyroïdien en injections sous-cutanées. En se basant sur les nombreux succès à l'actif de ces injections, l'on peut hardiment objecter que si le suc thyroïdien en injections n'a pas donné de résultats à M. Ewald, c'est qu'il n'était peut-être pas convenablement préparé.

Observation XXIV. — *Trois cas de myxœdème guéris par l'ingestion de substance thyroïdienne.* M. Mendel (*Société de médecine interne de Berlin,* séance du 9 juillet 1894).

Je vous présente une femme qui est entrée dans mon service en 1892 avec tous les symptômes d'un myxœdème. Au point de vue intellectuel, c'était une véritable démente.

J'ai soumis cette malade aux injections sous-cutanées de suc thyroïdien; ces injections déterminèrent quelques accidents locaux, notamment des abcès, et, en outre, des phénomènes généraux, en particulier une faiblesse excessive des pulsations cardiaques.

Je remplaçai alors ces injections par des tablettes de suc thyroïdien. Chaque tablette contenait 0 gr. 30 centigrammes de suc thyroïdien de mouton. La malade prit d'abord trois tablettes par jour, et le résultat fut vraiment miraculeux.

Au bout de trois semaines, cette femme avait perdu 7 kilogr. 1/2 et personne ne pourrait supposer aujourd'hui qu'elle a été atteinte de myxœdème. Elle s'est complètement débarrassée de son épiderme et ne présente plus trace d'œdème; en outre, ses cheveux ont repoussé. Le pouls bat 72 fois par minute, les bruits du cœur sont énergiques, mais on entend à la base du cœur un bruit systolique, qui dépend peut-être d'une altération antérieure. La température varie de 36°5 le matin à 37°2 le soir. La quantité d'urée excrétée quotidiennement est de 30, 35, 40 grammes par jour.

Au point de vue psychique, au lieu d'être apathique comme auparavant, elle s'intéresse à tout ce qui l'entoure.

J'ai soigné une autre femme âgée de quarante-six ans, qui était atteinte aussi de myxœdème. Comme chez ma première malade, je fus obligé de renoncer aux injections de suc thyroïdien et cela pour les mêmes raisons. Elle est aujourd'hui guérie complètement, grâce à l'ingestion de tablettes de suc thyroïdien.

A une troisième myxœdémateuse, j'ai fait prendre des fragments de glande thyroïde crue, puis des capsules de suc thyroïdien; elle a également guéri, et cela aussi bien au point de vue intellectuel qu'au point de vue physique.

En m'appuyant sur ces trois faits, je crois pouvoir formuler les conclusions suivantes :

1° Le suc thyroïdien guérit le myxœdème;

2° Son action se manifeste d'une façon plus énergique quand il est administré à l'intérieur;

3° Les bons effets du traitement thyroïdien se traduisent d'abord par une diminution du poids du corps; viennent ensuite les modifications de la température, du pouls et de l'excrétion de l'urée.

A la suite de cette communication, M. Gottstein (de Breslau) fit observer que la tétanie offre quelque analogie avec le myxœdème en ce sens que l'on observe de véritables symptômes de tétanie après l'extirpation de la glande thyroïde.

Il connaît une malade qui, ayant été atteinte de tétanie à l'âge de douze ans, consulta à trente-deux ans M. Mikulicz et M. Wernicke : on diagnostiqua chez elle une tétanie consécutive à l'absence congénitale de la glande thyroïde. On lui fit des injections de suc thyroïdien; celles-ci ne furent suivies que d'une amélioration transitoire, mais depuis que la malade prend des capsules de suc thyroïdien, le nombre des accès, qui était de 20 à 30 par vingt-quatre heures, est tombé à 3 ou 4.

Nous pourrions citer encore un grand nombre d'observations, notamment de MM. Hollmann (*British. med. journal*, 21 janvier 1893), Benson (*British. med. journal*, 15 avril 1893), Dunlop (*Edimb. med. journal*, mai 1893), Ludwig Nielsen (*Monatshefte für prakt Derm*, 1er mai 1893), Eliam (*the Lancet*, 9 septembre 1893), Kirk (*the Lancet*, 23 septembre 1893), Napier (*the Lancet*, 30 septembre 1893), etc., etc...

Nous pensons que cet amoncellement de faits (les observations publiées jusqu'à ce moment dépassent le chiffre de 200) fatiguerait inutilement le lecteur.

— Que conclure de ces observations? Si nous ajoutons que Murray, qui a été le premier à proposer le traitement du myxœdème par la voie hypodermique et qui, par conséquent, possède tous les éléments de comparaison, déclare avoir obtenu des résultats identiques par la voie stomacale, l'on est bien forcé de s'incliner; cependant nous avons vu que le Dr John P. Henry trouve la médication *per os* moins efficace que les injections sous-cutanées. De son côté, M. le Dr Laache reconnaît à la méthode hypodermique l'avantage de permettre un dosage rigoureux.

D'autre part, M. Murray avoue que, pour obtenir le même effet thérapeutique, il faut administrer par la bouche le quadruple de la dose employée pour les injections hypodermiques.

Quoi qu'il en soit, et que l'on emploie la voie hypodermique ou la voie stomacale, il faut convenir que la médication thyroïdienne a une valeur incomparable et possède une action spécifique remarquable dans une maladie réputée jusqu'alors incurable.

Et nous avions raison de dire, en commençant cette étude déjà longue, que, de toutes les applications de la méthode de Brown-Séquard, il n'en était pas qui s'appuyât sur des faits physiologiques et cliniques plus précis et plus incontestables que cette médication thyroïdienne. Nous pensons l'avoir démontré.

ESSAI DE POSOLOGIE DE L'EXTRAIT THYROIDIEN DANS LE TRAITEMENT DU MYXŒDÈME

L'expérience a démontré qu'il y a danger, dans l'administration des préparations thyroïdiennes, à dépasser certaines doses. Nous ne parlerons pas des accidents qui peuvent suivre immédiatement l'injection lorsque l'on emploie la voie hypodermique, frissons, etc... Ces accidents ne s'observent pas lorsque les liquides sont convenablement préparés et que l'on s'est entouré de précautions aseptiques suffisantes.

Les accidents dont nous voulons nous occuper sont ceux que détermine dans l'organisme l'action même de l'extrait thyroïdien, lorsqu'on l'administre en trop grande quantité, soit par voie stomacale, soit par voie sous-cutanée.

Pour ce faire, il nous suffira de passer en revue les quelques observations que nous avons publiées :

— Murray a observé quelques rougeurs sur les téguments, des nausées, des douleurs lombaires. Rien de sérieux.

— Claye Shaw a observé des défaillances.

— Bouchard, chez deux malades, des céphalées et des douleurs dans les bras.

— Chopinet, une sensation de fatigue générale pendant vingt-quatre à trente-six heures.

— De Boeck, un état d'agacement de la malade et un état d'irritabilité et de mauvaise humeur le lendemain de l'injection.

— De Wipham, des nausées et des étourdissements pendant vingt-quatre heures à la première injection.

— Carmichaël, de l'insomnie, de l'irritabilité, de l'agitation.

— Howitz, de l'urticaire qui se maintint sans changer d'aspect pendant toute la durée de l'alimentation thyroïdienne, diminuant pendant la cessation du traitement et augmentant de nouveau quand on le reprenait (*il administrait la dose de 4 lobes de moutons par jour*). Il lui a même été donné d'observer des accès d'angine de poitrine avec fréquence et faiblesse du pouls.

— Pastour, en administrant 5 lobes par jour, a observé des symptômes d'intoxication caractérisés surtout par un affaiblissement notable de l'action du cœur.

— Ord insiste sur la nécessité de procéder avec précaution au début du traitement, afin de ne pas donner au malade une dose trop élevée d'extrait thyroïdien. Il est probable que Ord a des raisons pour cela.

— Laache (de Christiania) observa chez une malade de la fatigue, un abattement général, des vertiges qui firent suspendre provisoirement le traitement. (Il donnait par jour 5 grammes de liquide thyroïdien dans 100 grammes de glycérine.) Il abaissa la quantité à 3 grammes : amélioration progressive, mais défaillance, inappétence, urticaire, palpitations. Il se contenta alors de donner 1 gr. de thyroïde en nature tous les deux jours. A partir de ce moment, plus d'accidents, guérison. Aussi le Dr Laache conseille-t-il avec raison de commencer par de petites quantités : un ou deux grammes par jour ou tous les deux jours, au risque de faire durer le traitement un peu plus longtemps.

— M. Vermehren a vu une éruption d'urticaire persister pendant tout le temps du traitement ; accès d'angine de poitrine avec accélération et petitesse du pouls (il administrait 4 lobes thyroïdes de veau le premier mois, puis 2 lobes tous les deux jours).

— Cresswell Baber donne à une malade chaque jour 1/2 lobe de thyroïde de mouton : pas d'accidents autres qu'une toux fatigante. Il élève la dose : sensation bizarre dans la tête, irritabilité, insomnie qui oblige de suspendre le traitement. Au bout de quatre semaines, on se contente de donner 1/3 de glande thyroïde et l'on n'observe plus qu'un peu de céphalalgie.

— MM. Pierre Marie et L. Guerlin observèrent enfin de la tachycardie, de l'insomnie, des fourmillements dans les jambes, de l'agitation, une légère albuminurie, une sorte de paraplégie fugace, une diarrhée qui les obligèrent à suspendre provisoirement le traitement (il faut dire que les distingués auteurs procédaient largement : la dose, au début, était de quatre lobes par jour). Devant ces accidents, on descendit à la fin à 1/3 de lobe seulement. C'est par là qu'il eût fallu commencer. Malgré ces accidents, le succès fut, d'ailleurs, complet.

— Leichtenstern a vu une éruption d'érythème scarlatiniforme. — Voisin a observé de l'excitation cérébrale.

Il importe de remarquer que ces accidents sont, en somme, assez légers, mais ils sont souvent assez prononcés, cependant, pour contraindre à suspendre le traitement. Il est d'ailleurs possible de les éviter. Il suffit de commencer le traitement par des doses faibles. La guérison, pour se faire attendre quelques jours plus tard, n'en est pas moins à peu près régulièrement obtenue.

Pour prouver que les accidents signalés dépendent d'une exagération dans les doses employées, il nous suffira de citer les exemples suivants :

— Murray, qui s'est, en général, contenté d'injecter les extraits de 5 lobes en trois mois, ne signale pas d'accidents sérieux.

— Beatty, qui suivit les indications et adopta les doses de Murray, n'en signale pas davantage.

— Carter non plus (il injectait, deux fois par semaine, 1 cc. 475 d'extrait thyroïdien).

— De Boeck : pas d'accidents (il suivait la pratique de Murray).

— Mendel : pas d'accidents (1/2 seringue par jour — 4 corps thyroïdes dans 250 gr. de liquide suffisent au traitement).

— Hale, Ewart, de Corkhill, Wichmann, Mendel, Rehn ne signalent pas d'accidents.

— Davies, chez quatre malades, n'a pas eu d'accidents (il employait une dose équivalant à une quantité de corps thyroïde qui variait de 1/8 de ce corps à la glande entière).

— Calvert : pas d'accidents non plus (il administrait 1/2 corps thyroïde trois fois par semaine).

— Shapland n'observa aucun symptôme fâcheux (une glande thyroïde de mouton tous les jours).

— Buys : pas d'accidents (15 cc. par jour d'un extrait glycériné préparé à raison do 10 lobes pour 150 grammes de glycérine).

Si nous faisons remarquer que ces dernières doses, si faibles qu'elles soient, suffisent à produire la guérison du myxœdème, il apparaîtra clairement à l'esprit qu'il est absolument superflu d'employer des quantités plus considérables. Bien que les accidents produits par des doses plus massives soient assez légers, en somme, il est absolument inutile de les provoquer à plaisir. Aussi, quelque préparation que l'on emploie pour la voie stomacale, conseillons-nous de commencer le traitement *par la dose moyenne de un demi-corps thyroïde par jour*. Si le succès se fait attendre, il sera toujours loisible de doubler ou de tripler la dose suivant les indications. Les tablettes de thyroïde Chaix et Rémy, qui ne sont autre chose que la glande desséchée à une basse température et qui représentent chacune 0,15 centigr. de l'organe frais, sont, à la fois, la préparation la plus active et la plus commode à administrer.

CRÉTINISME. — TRAITEMENT PAR LES INJECTIONS SOUS-CUTANÉES DE LIQUIDE THYROIDIEN ET LE RÉGIME THYROIDIEN

En l'état actuel des choses, l'on peut distinguer deux formes spéciales de crétinisme : la forme atrophique et la forme myxœdémateuse.

Cette dernière affection, à laquelle M. Bourneville a donné le nom d'idiotie myxœdémateuse, est le résultat d'une suppression fonctionnelle du corps thyroïde survenue dans la première enfance et n'est autre chose qu'un *myxœdème infantile* (von Wagner). Elle ne diffère donc du myxœdème des adultes que par la précocité de son apparition aussitôt après le sevrage. Le petit malade présente, de plus, un arrêt de développement de tout le corps.

Le myxœdème infantile, comme le myxœdème des adultes, est évidemment justiﬁable des injections de liquide thyroïdien.

Quant au crétinisme atrophique, bien que la question de son étiologie soit encore controversée, la plupart des auteurs sont d'accord sur ceci : c'est qu'il existe une relation entre cette affection et les altérations du corps thyroïde. Cette opinion, contestée par la commission sarde, admise par la commission française, prévaut aujourd'hui. Les faits établissaient depuis longtemps, en effet, que, dans une même localité, il existe un rapport constant entre le développement du goître et la fréquence du crétinisme, et que souvent les goîtreux engendrent des crétins.

Bien que tous les crétins ne présentent point l'hypertrophie du corps thyroïde, l'on était cependant autorisé à penser qu'il existe une dégénérescence spéciale, dont le goître serait le premier terme et le crétinisme la dernière étape.

Il est des crétins qui ne présentent point de goître, le fait est certain; il en est même qui n'ont qu'un corps thyroïde rudimentaire, si petit qu'il paraît ne pas exister, ou qu'il n'existe même pas, si l'on en croit quelques auteurs, entre autres M. von Wagner, qui a eu l'occasion d'examiner plusieurs centaines de crétins.

Pourquoi, dans certains cas, y a-t-il hypertrophie du corps thyroïde et, dans d'autres, atrophie?

On ne sait. Dans l'un et l'autre cas, la cellule thyroïdienne est évidemment lésée dans sa vitalité et l'on comprend qu'il se rencontre dans l'un et l'autre état des crétins types.

D'ailleurs, M. Moussu, chef de clinique à Alfort, vient d'instituer des expériences qui démontrent que l'on peut réaliser à volonté, suivant que l'on opère chez tels ou tels animaux, soit le crétinisme à forme atrophique, soit le crétinisme à forme myxœdémateuse [1].

Observation I. — Le 23 octobre 1892, au soir, M. Moussu a enlevé les thyroïdes à deux chiens âgés de onze jours, et par conséquent encore à la mamelle. Rendus à leur mère le 24, ils semblaient se porter à merveille, aussi vigoureux et aussi robustes que les autres sujets de la même portée. Le 25 au soir, quarante-huit heures après l'opération, l'un d'eux paraît malade; il laisse échapper une plainte continue, s'agite constamment, mais ne présente ni contractions fibrillaires, ni contractions cloniques, ni contractures locales. Il meurt le 26 au soir. Le second meurt le lendemain avec des accidents identiques, au milieu des autres petits sujets de la même portée qui jouissaient d'une santé parfaite. Les lèvres des plaies opératoires étaient déjà parfaitement soudées.

Cette première observation prouve que, chez les carnivores, l'évolution des accidents mortels est encore plus rapide chez les jeunes sujets que chez les sujets adultes, où cependant leur acuité est extrêmement accusée.

Observation II. — Le 29 juillet 1892, M. Moussu a thyroïdectomisé un jeune porc âgé de un mois. C'était l'un des plus beaux des porcelets d'une portée. Il est devenu rapidement myxœdémateux, tout en ayant conservé un peu de vigueur et d'appétit. Toutefois, son accroissement est insignifiant, et aujourd'hui c'est le plus petit de tous (il est représenté, sur la photographie que M. Moussu met sous les yeux de la Société, avec le plus petit des autres), quoiqu'il soit entretenu dans les mêmes conditions. Il présente les caractères typiques que M. Moussu a décrits chez un premier porcelet myxœdémateux, mais un peu moins accusés. (Il n'a été thyroïdectomisé qu'à l'âge d'un mois; l'autre l'avait été à dix jours.)

M. Moussu, au sujet de cette observation, tient à répéter que, chez les jeunes porcs, l'extirpation du corps thyroïde, tout en arrêtant ou en entravant très fortement l'accroissement général de l'organisme, semble devoir provoquer toujours le crétinisme myxœdémateux et avec d'autant plus d'intensité que l'animal est plus jeune.

Observation III. — Le 10 juin 1892, M. Moussu a fait l'ablation des corps thyroïdes chez un chevreau né le 1er juin et encore à la mamelle. Aucun accident immédiat ne s'est produit.

1. — Société de Biologie, 17 décembre 1892.

L'allaitement a été régulier; plus tard, la nourriture a été donnée à discrétion, et cependant l'accroissement a, pour ainsi dire, été nul. En six mois, le petit opéré a grandi de 6 à 8 centimètres, et aujourd'hui, qu'il devrait atteindre au minimum la moitié de la taille de sa mère, il est resté chevreau dans toute l'acception du terme. C'est un véritable nain, ainsi qu'on peut le voir dans la photographie que M. Moussu présente à la Société. L'âge ne se révèle que par la longueur des cornes, car tout chez lui pourrait faire croire, de prime abord, qu'il représente un chevreau âgé seulement de 4 à 5 semaines.

L'accroissement a été entravé par la thyroïdectomie. Le corps est devenu plus épais, plus large, par suite surtout du développement des viscères digestifs, mais c'est tout, et cela en *l'absence complète absolue du myxœdème*. La voix est restée celle d'un chevreau de quelques semaines. L'appareil génital est complètement atrophié.

Ce sujet, comme le fait remarquer M. Moussu, est une nouvelle preuve vivante de l'opinion qu'il a émise sur le rôle du corps thyroïde chez les jeunes sujets. Il montre, de plus, que le crétinisme dû à la cachexie thyroïdienne à forme atrophique peut être obtenu expérimentalement chez certains animaux, de même que la forme myxœdémateuse chez d'autres.

M. Moussu en donne une nouvelle preuve :

Observation IV. — Le 19 juillet 1892, un jeune porc avait subi la thyroïdectomie simple, l'extirpation des corps thyroïdes seuls et avait été laissé avec deux autres de la même portée conservés sans mutilation aucune. M. Moussu a présenté à la Société une photographie commune de ces trois sujets et, rien que par cet examen, il était facile de juger des différences.

La photographie a été prise le 19 novembre dernier, les animaux pesés le 23 novembre.

Le n° 1, lapin thyroïdectomisé, pesait.............. 850 gr.
Le n° 2, lapin non mutilé, pesait.................. 1600 gr.
Le n° 3, lapin non mutilé, pesait.................. 1900 gr.

L'écart de poids chez les sujets intacts, tout en étant de 300 grammes, est pour ainsi dire sans importance, si on le compare à celui qui existe avec le poids du lapin thyroïdectomisé. Cet opéré est resté, en effet, mince, petit, maigrelet, sans vigueur et sans énergie. Son développement a certainement été entravé, ainsi que le démontre la comparaison avec les deux autres sujets intacts élevés dans les mêmes conditions.

Chez lui non plus, comme chez le chevreau, il n'y a pas eu de *myxœdème*, mais simplement arrêt du développement, crétinisme atrophique. Chez les adultes, M. Moussu en a aussi qui ont subi la thyroïdectomie simple; il est, bien entendu, impossible d'observer pareils phénomènes, puisque le développement est complet.

M. Moussu fait remarquer qu'il n'a fait dans ces tentatives que des extirpations de corps thyroïdes seuls, des thyroïdectomies simples sans chercher à enlever les glandules accessoires.

Au point de vue qui nous occupe, c'est-à-dire au point de vue du crétinisme, que découle-t-il de ces expériences?

Trois conclusions principales : 1° le rôle des glandes thyroïdes diffère suivant qu'on l'envisage chez des animaux jeunes et chez des animaux adultes, ce qui tient sans aucun doute, comme le fait observer M. Moussu, et comme l'avaient déjà fait remarquer Horsley, Schiff, Wagner et Ewald, à des différences d'activité fonctionnelle;

2° L'extirpation des glandes thyroïdes arrête ou entrave le développement général de l'organisme des jeunes opérés;

3° Cette extirpation peut provoquer l'apparition, soit du *crétinisme myxœdémateux*, lorsqu'il s'agit de certains sujets, soit, au contraire, celle du *crétinisme atrophique* lorsqu'il s'agit d'autres sujets.

Voilà donc les relations du crétinisme avec la thyroïdectomie démontrées expérimentalement.

Si l'ablation des corps thyroïdes amène chez les très jeunes sujets cet état particulier, il est évident que des lésions congénitales ou survenant *post partum* peuvent en faire autant.

De son côté, M. von Wagner, dans une communication faite à la société des médecins de Styrie, au mois de mai dernier, a fait remarquer fort judicieusement les grandes analogies qui existent entre le crétinisme d'une part, et les accidents post-thyroïdectomiques et le myxœdème d'autre part, surtout lorsque ce dernier survient chez des individus dont le développement corporel n'est pas terminé. Le crétinisme est donc intimement lié dans ses deux formes principales à l'insuffisance ou à la suppression de la fonction thyroïdienne.

Ce rapport de cause à effet apparaît maintenant clairement à tous les yeux, mais c'est à M. Bourneville, à M. Moussu et à M. von Wagner que revient le mérite de l'avoir signalée, et d'avoir ouvert à la méthode du Collège de France une voie nouvelle. Car il est à présumer que les injections organiques donneront, dans les diverses variétés de crétinisme, les résultats que l'on obtient dans le myxœdème classique.

Les essais sont de plus en plus nombreux.

Une observation très intéressante vient de M. Edward Carmichael. Elle a paru dans *the Lancet*, 1892.

On remarquera dans cette observation que M. Carmichael a employé, indépendamment des injections thyroïdiennes, l'alimentation thyroïdienne.

Observation I. — La première fois qu'on me demanda de voir la malade, il y a environ trois ans, je la trouvai comme la représente la première photographie (fig. 34).

Quoiqu'elle fût âgée d'environ cinq à six ans, elle ressemblait à un tout jeune enfant, ses traits étaient larges et massifs, sa peau sèche et rugueuse; elle avait l'abdomen proéminent, l'ombilic saillant ou plutôt tenu en place par une emplâtre, la partie supra-claviculaire munie de tampons de graisse, les cheveux étaient épars, secs et malsains ou plutôt on aurait pu dire qu'elle n'en avait pas du tout. Elle ne faisait aucun effort pour marcher.

Son intelligence était très faible, quoiqu'elle reconnût les figures, et qu'elle fût capable de montrer de l'affection pour ses parents.

Son appétit était extrêmement capricieux, et quand sa nourrice essayait de lui donner une nourriture dont elle ne se souciait pas, elle la rendait immédiatement. Elle avait une constipation opiniâtre que l'on soulageait pourtant par le massage avec l'huile de castor. Sa température était toujours basse, je ne puis la donner exactement, car elle était trop difficile à prendre; à plusieurs reprises, elle fut d'environ 96° 4 F., quelquefois plus basse.

Historique. — L'enfant depuis sa naissance était lente à l'action et sa puissance vitale était faible. On parlait d'une chute qu'elle aurait faite d'une petite voiture à l'âge de quelques mois, mais je n'attache pas beaucoup d'importance à cette circonstance. La croissance de l'enfant a été d'environ un pouce par an. En ce qui concerne l'histoire de son premier traitement, les parents avaient vu plusieurs consultants; naturellement aucun remède n'avait apporté d'amélioration, mais un massage général semblait avoir produit quelque bien.

Jusqu'en avril 1892, aucun des traitements que j'employai ne s'appliquait au myxœdème, mais à un symptôme spécial, p. e. l'eczéma qui la tourmentait beaucoup, ou la constipation ou quelque autre complication.

Traitement. — En avril 1892, j'amenai les parents à consentir à l'essai de l'injection hypodermique d'extrait thyroïde. Je commençai avec dix minimes deux fois par semaine, mais après douze injections environ, la mère s'aperçut que l'enfant était agitée, irritable, qu'elle ne dormait pas et qu'elle semblait plus malade après les injections.

En conséquence, je réduisis l'injection à dix minimes par semaine, puis à la même dose par quinzaine et à trois reprises différentes, je laissai quatre semaines d'intervalle entre les injections. Je continuai ce traitement jusqu'au mois d'octobre où je commençai à faire avaler à l'enfant la glande crue, lui donnant seulement la moitié d'un lobe par semaine ; j'essayai ensuite de lui en donner deux et alors je trouvai la température normale, mais l'enfant était évidemment maussade ; aussi la dose fut réduite à un lobe par semaine et continuée ainsi jusqu'à ces derniers temps, où j'administrai un lobe et demi. Ce remède lui fut donné dans de l'extrait froid de viande.

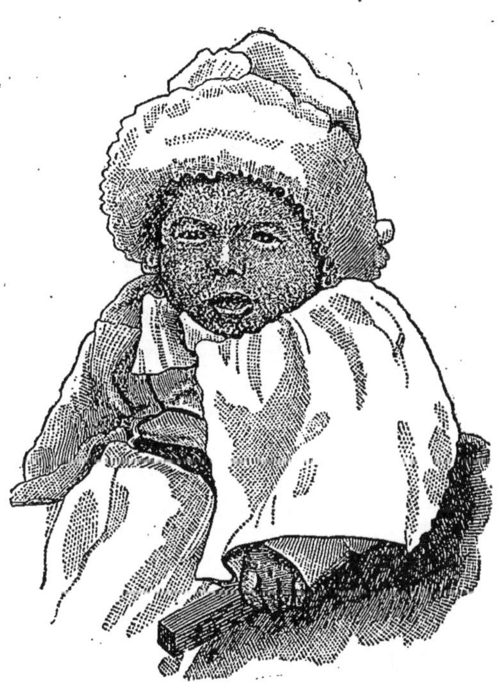

Fig. 34. — Crétinisme myxœdémateux au début du traitement.

Une amélioration constante fut le résultat de ce traitement. Après quelques injections seulement, l'enfant avait complètement changé d'ap- parence ; il y avait une diminution marquée dans le volume de l'abdomen, de telle sorte qu'une brassière qui était juste au commencement du traitement se trouvait maintenant trop large de quatre ou cinq pouces. Les lèvres épaisses et les ailes du nez étaient alors de dimension normale, la peau était souple et douce, la température s'améliorait sensiblement et les cheveux étaient, en apparence, plus vigoureux, quoiqu'ils fussent encore rares.

D'une semaine à l'autre, on voyait quelques signes d'amélioration. En octobre, l'enfant commença à marcher, elle ne tarda pas à courir et même à de grandes distances. Sa tête, plus petite en apparence, se couvrit d'une quantité de beaux cheveux pleins de vigueur.

L'amélioration intellectuelle se manifesta aussi dans quelques actes. La gravure de la seconde photographie (fig. 35) montre la malade après neuf mois de traitement, six mois d'injections hypodermiques et trois mois d'alimentation avec la glande crue.

Pendant les neuf mois où l'enfant a grandi de quatre pouces, les plis de graisse qui surmontaient les clavicules ont tout à fait disparu ; l'appétit s'est accru d'une manière étonnante; le régime étant maintenant beaucoup plus large, la constipation a cessé, l'ombilic ne fait plus saillie, et il n'y a pas de tendance à l'eczéma. La température se maintient à 97°7 F.

L'amélioration a été telle qu'un ami qui fréquentait la maison, et qui s'était absenté pendant quelques semaines, n'a pas reconnu l'enfant lorsqu'il l'a vue ; la prenant pour une enfant étrangère, il demanda à qui elle appartenait.

Une circonstance que je dois mentionner principalement, c'est que, avant le traitement thyroïdien, il apparaissait fréquemment une tache sombre, presque noire, sur le péricrâne ; la couleur de cette tache, après s'être accentuée de plus en plus, diminuait ensuite par degrés. Je la considérai comme une sécrétion sébacée.

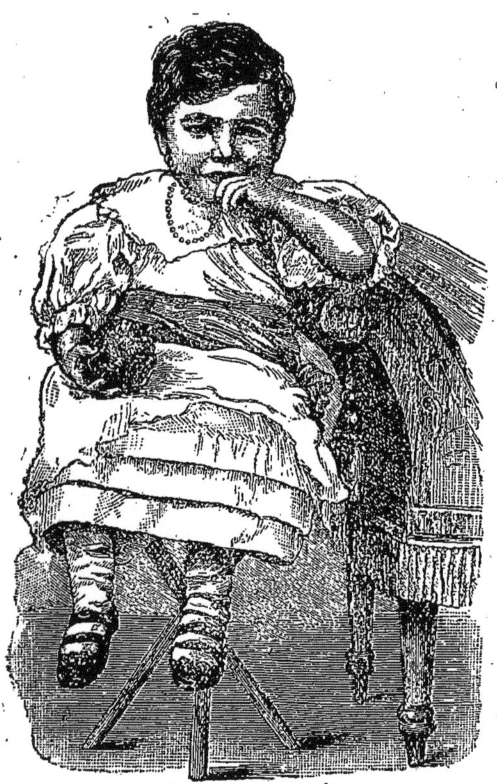

Fig. 35. — Crétinisme myxœdémateux après 9 mois de traitement.

Il est évident que ce résultat si encourageant était de nature à provoquer de nouveaux essais.

Observation II. — *Cas de crétinisme traités par des extraits de glande thyroïde.* Par les Drs Wahllis, G. Paterson, et J.-C Hellier (*the Lancet*, 4 novembre 1893).

M. Wallis publia quatre observations d'enfants en état de crétinisme, auxquels on a fait prendre des pastilles préparées avec le tissu de la glande thyroïde de mouton. Sous l'influence de ce traitement, on a obtenu une amélioration considérable de l'état physique et intellectuel des jeunes malades, d'autant plus prononcée que ceux-ci étaient moins âgés. Le traitement n'a pas produit d'effets fâcheux, sauf que, chez deux enfants, il est survenu une transpiration extrêmement fétide de la tête.

Chez un autre crétin, âgé de 19 mois, dont l'observation a été publiée par M. Paterson, un traitement par l'administration interne d'un extrait de glande thyroïde a également été suivie d'une amélioration très franche. Les fontanelles se sont oblitérées, les dents se sont mises à pousser, l'intelligence s'est réveillée, l'enfant a appris à faire quelques pas et à prononcer quelques mots, tandis que précédemment il ne pouvait même pas se tenir debout.

Enfin, une autre observation du même genre, relatée par M. Hellier, concerne un enfant qui, à l'âge de 2 ans et 4 mois, n'avait pas encore de dents et dont les fontanelles n'étaient pas encore fermées. Bouffissure des joues, des paupières, des lèvres et de la peau en d'autres régions du corps ; cyanose et abaissement de la température locale, aux mains et aux pieds.

L'enfant, qui ne pouvait ni se tenir debout, ni marcher, ni parler, était en état d'idiotie. Il fut traité par l'administration interne d'un extrait de glande thyroïde. Au bout de quelques jours, on constatait dans son état une amélioration extrêmement prononcée.

OBSERVATION III. — *Emploi thérapeutique des préparations de glandes thyroïdes*. Par le Dr GRAINGER STEWART (*the Therapeutic Gazette*, 15 novembre 1893).

Le professeur Grainger Stewart insiste sur les dangers que comporte le traitement par les préparations de glande thyroïde, dangers qui sont à craindre surtout chez les personnes dont le cœur est en mauvais état et chez les vieillards. Des précautions particulières sont à prendre dans ces cas-là : se borner à l'emploi de faibles doses, 50 centigrammes, au plus 100 grammes de glande ; reléguer les malades au lit pendant toute la durée du traitement.

OBSERVATION IV. — *Idiotisme myxœdémateux; traitement par l'extrait de glande thyroïde*. Par le Dr F.-A. HOFFMANN (*Münchener medicinische Wochenschrift*, 1894, n° 11, p. 218).

Il s'agit d'une fillette de 3 ans 1/2, qui présentait l'habitus extérieur du crétinisme myxœdémateux. On la traita par des extraits de glande thyroïde. Les manifestations du myxœdème se sont complètement dissipées. De bouffie qu'elle était l'enfant est devenue svelte ; elle est devenue apte à marcher un peu. Un eczéma rebelle du cuir chevelu et de la face, dont elle était affectée, a complètement disparu. Il n'a pas été possible de déterminer par la palpation si la glande thyroïde existait chez cette fillette.

Le traitement a consisté : au début, dans l'usage alimentaire d'un extrait de glande thyroïde, préparé avec parties égales de glycérine et d'une solution aqueuse d'acide phénique à 2 1/2 p. 100 ; plus tard, dans l'usage alimentaire d'un extrait alcoolique préparé en épuisant, par de l'alcool absolu, de menus fragments de glande thyroïde ; le résidu était repris avec de l'alcool. On triturait 2 grammes de cet extrait avec du sucre, de façon à transformer le tout en une poudre fine, que l'enfant absorbait ensuite. Sous l'influence de ce traitement, les résultats thérapeutiques se sont maintenus. L'extrait alcoolique se conserve pendant des semaines.

En injectant de cet extrait, sous la peau, à des lapins et à des cobayes, à doses dix et vingt fois plus fortes que celles qu'on emploie chez l'homme, les animaux n'ont présenté ni spasmes ni autres accidents nerveux. Les animaux vigoureux ont supporté les injections sans perdre de leur poids ; d'autres ont dépéri.

L'auteur a également fait un essai de traitement par les injections d'extrait de glande thyroïde, chez une femme obèse, à part cela bien portante. En l'espace d'un mois de traitement, il n'a obtenu qu'une diminution de poids relativement faible. La femme s'est plainte beaucoup des troubles subjectifs que lui occasionnaient les injections.

OBSERVATION V. — *Idiotie myxœdémateuse améliorée par la greffe thyroïdienne et par l'alimentation thyroïdienne.* Observation présentée par M. J. VOISIN, médecin de la Salpêtrière, à la *Société médicale des Hôpitaux*, séance du 16 mars 1894.

M. J. Voisin présente une petite fille atteinte d'idiotie myxœdémateuse, et que l'on a soumise au traitement thyroïdien.

C'est une enfant de 9 ans 1/2, dont la face est bouffie et les joues pendantes. La peau du visage est épaisse, dure, résistante et rugueuse. Des squames existent sur les membres inférieurs et supérieurs, ainsi que sur le tronc. Les cheveux sont rares, gros et durs. Dans les fosses sus-claviculaires, il existe un bourrelet graisseux.

L'intelligence est rudimentaire. Cette enfant ne prononce que quelques mots et reste assise toute la journée.

Au mois de juillet dernier, on lui greffa sous la peau du sein un lobe de glande thyroïde de mouton. La plaie guérit par première intention et, au bout de cinq à six semaines, le tissu greffé était résorbé.

La peau changea aussitôt d'aspect, elle devint moins épaisse et moins rugueuse et les squames des membres disparurent.

Le 12 février dernier, on commença à faire manger à cette petite fille des morceaux de corps thyroïde frais (6 à 8 grammes environ par jour). Au bout de dix-huit jours, l'enfant s'agita, devint grognon ; enfin, le vingt et unième jour, elle fut prise d'une légère fièvre et la peau se congestionna uniformément.

On supprima le traitement et, deux jours après, tout était rentré dans l'ordre.

On constate aujourd'hui que la peau est devenue lisse et élastique. Quant à l'état mental, il paraît légèrement amélioré.

Chez cette petite malade, la greffe thyroïdienne a donc produit une amélioration du côté de la peau, et l'ingestion quotidienne, pendant trois semaines, de 8 grammes de corps thyroïde cru a déterminé, au bout de ce temps, de l'accélération du pouls, de la congestion de tout le système cutané, une diminution notable du myxœdème et, enfin, de l'excitation cérébrale.

M. Voisin recommencera le traitement et présentera de nouveau la malade.

OBSERVATION VI.— *Idiotie myxœdémateuse.* D[r] BRA, Paris, 1894.

Petite fille de 8 ans, qui m'a été adressée par notre distingué confrère le Dr Glorie (de Paris), est atteinte d'idiotisme myxœdémateux. Le visage, les mains, le corps sont œdématiés. La peau est sèche, froide, rugueuse, dure. Les traits du visage sont sans expression. Les cheveux sont cependant abondants, de deux teintes, mal plantés, épais, durs et cassants. La malade est apathique, ne sait guère comment elle vit, ne connaissant ni le jour, ni le mois où on se trouve.

Sa mère est originaire de l'Aar, duché de Bade; grand-père et grand'mère maternels vivent, âgés de 80 ans. La mère a cinq sœurs bien portantes.

Le père a été malade dans son enfance et n'a été à l'école qu'à neuf ans; alcoolique, absinthique, séparé de sa femme qui ne sait pas au juste ce qu'il est devenu. A la naissance de cette petite, le père était âgé de 30 ans, la mère avait 28 ans, l'enfant est venue 15 jours avant terme. Dès les premières années, elle éprouvait la plus grande difficulté à se tenir debout. Elle était *faible des reins*, comme dit la mère.

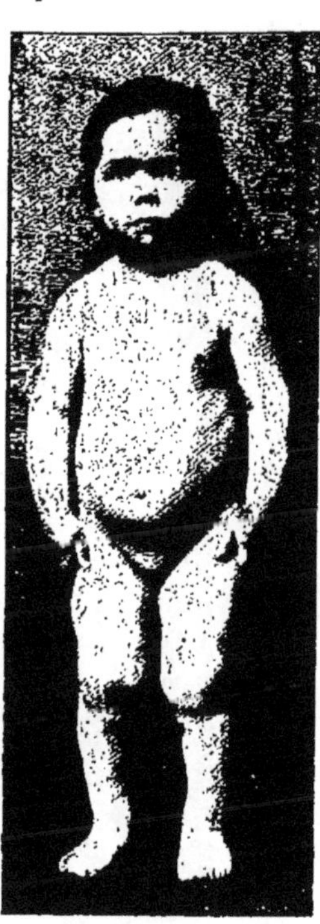

Fig. 36. — Idiotisme myxœdémateux au début du traitement.

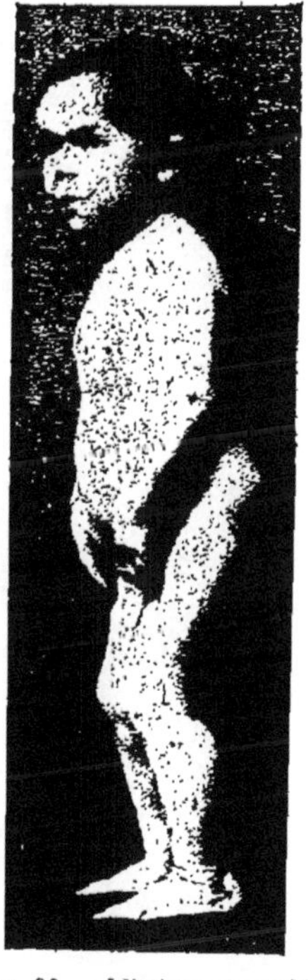

Fig. 38. — Idiotisme myxœdémateux au début du traitement.

Elle n'a commencé à parler qu'à l'âge de six ans. En ce moment, la parole est très difficile.

Comment t'appe les-tu ? *Zemaine D...* au lieu de « Germaine G... Z'étais gentie, etc... »

Pleure pour rien, rit sans pouvoir s'arrêter, paresseuse, voudrait constamment être assise.

15 avril 1894. Poids. . . . . 38 livres.
Circonférence du cou. . . . . 0,28 c.
— de la poitrine au-dessous des seins.. 0,54 c.
— du bassin au niveau des épines iliaques antérieures et supérieures. . 0,58 c.
— des bras. . . . . 0,17 c.
— des avant-bras. . . . . 0,18 c.
— des poignets. . . . . 0,13 c.
Taille. . . . . 0,94 c.

Le traitement est commencé le 15 avril. 10 GOUTTES matin et soir d'un extrait thyroïdien glycériné préparé de la façon suivante : tissu, glycérine, â â p. e.

21 avril. Poids. . . . . 36 livres 330 gr.
28 avril. Poids. . . . . 35 livres 350
Circonférence du cou. 0, 27
— de la poitrine au-dessous des seins 0, 53
— du bassin au niveau des épines iliaques antérieures et supérieures. 0, 58
— des bras. 0, 17
— des poignets. 0, 13
Taille. 0, 94

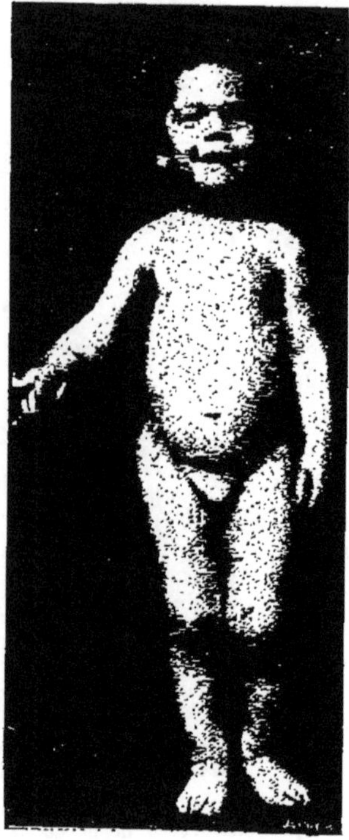

Fig. 37. — Idiotisme myxœdémateux après un mois et demi de traitement.

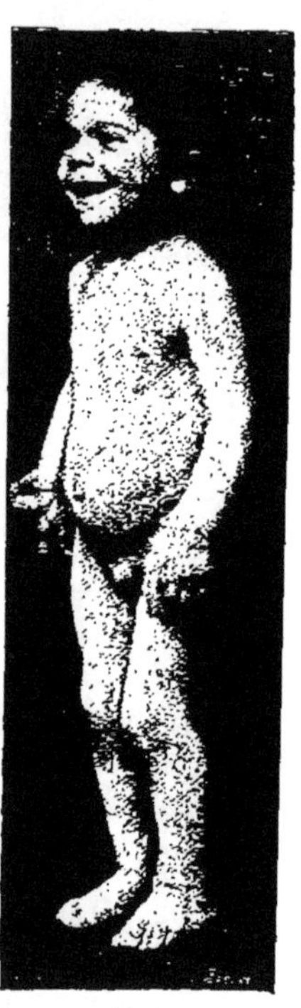

Fig. 39. — Idiotisme myxœdémateux après un mois et demi de traitement.

La petite malade devient nerveuse, commence à se dandiner, court, marche, rentre de l'école un jour en disant « Zut » à sa mère.

Sommeil agité. « *Ce n'est plus du tout la même chose*, » dit la mère. Dans toute la maison : « Votre petite fille, comme elle a changé ! »

4 mai.
Poids... 35 kilos.

11 mai.
Poids... 34 kilos 5o

Que l'on veuille bien remarquer cette diminution régulière dans le poids de l'enfant.

La maîtresse de l'école où elle est placée en surveillance remarque, en ce moment, un grand changement : « Ce n'est plus la même petite fille, elle jacasse et remue constamment. »

19 mai. Poids. 34, 30

Germaine a eu une indigestion et le traitement a été suspendu pendant un jour et demi. Tousse un peu, transpire assez abondamment.

Circonférence du cou. 0, 27
— de la poitrine au-dessous des seins 0, 52
— du bassin au niveau des épines iliaques antér. et sup. 0, 58
— des bras. 0, 16
— des avant-bras. 0, 13
Taille. 0, 96

Elle a donc grandi de 2 centimètres, du 15 avril au 19 mai.

Germaine n'a jamais été aussi active; elle s'agite tout le temps ; les yeux sont plus vifs, plus brillants, beaucoup plus expressifs; le nez,, d'épaté qu'il était, s'effile, s'amincit. Tous les jours, dit la [mère, elle dit un mot nouveau. Elle continue à les dire assez mal cependant :

pour école, elle dit *étole*
pour chapeau. . . *apeau*
pour tableau. . . . *ableau.*

25 mai. Poids. . . . . 33, 460.

Appétit dévorant, alors qu'autrefois on était obligé de la forcer à manger.

La mère me demande s'il n'y a pas d'inconvénient à la laisser manger à sa faim.

2 juin. Poids. 33, 400.

Un peu de fièvre toute la semaine, constipation, soif. Le traitement n'a pas été interrompu, à part un jour où elle a vomi.

Circonférence du cou.	0, 25
— de la poitrine au-dessous des seins. .	0, 51
— du bassin au niveau des épines iliaques antérieures et supérieures. . .	0, 53
— des bras.	0, 15
— des avant-bras.	0, 16
— des poignets.	0, 13
Taille.	0, 965

Les cheveux tombent aux places où ils étaient mal plantés, sur le front notamment, qu'ils recouvraient irrégulièrement. Les autres, de secs, durs qu'ils étaient, deviennent souples et lisses.

La parole et l'intelligence font des progrès quotidiens.

— Qu'est-ce que tu feras quand tu seras grande?

— Ze serai une mariée.

Elle se chausse elle-même maintenant.

Appétit dévorant. Commence à sauter à la corde, elle qui restait autrefois sur sa chaise.

L'amélioration continue d'une façon progressive. Le traitement est le même.

Nous avons tenu à publier cette observation, encore qu'incomplète, dans le but de montrer les résultats vraiment surprenants que l'on peut obtenir dans l'espace d'un mois et demi. Les photographies, que nous devons à l'obligeance de notre excellent ami, M. Husson, montrent mieux que nous ne pourrions le dire l'éveil de l'intelligence et de l'activité physique.

OBSERVATION VII. — *Un cas de myxœdème infantile.*

Le Dr Byrom-Bramwell rapporte un cas de crétinisme sporadique ou forme infantile du myxœdème où le traitement par l'extrait de thyroïde a donné des effets remarquables.

Bien que la malade fût âgée de 16 ans et 4 mois, elle avait l'apparence d'un enfant de 2 à 3 ans au plus. Elle mesurait 29 et demi de long et ne pesait pas plus d'une cinquantaine de livres.

La fontanelle antérieure était largement ouverte. L'enfant ne pouvait se tenir debout; mais elle pouvait se traîner un peu sur le ventre au moyen de ses bras. Son intelligence était nulle; mais elle pouvait voir, entendre et goûter.

Pendant les six semaines qu'elle a été observée à l'hôpital, elle n'a jamais proféré un son articulé. La mère prétend pourtant qu'elle pouvait dire « da-da » et « ma-ma ». La déglutition était difficile en raison sans doute de l'énorme tuméfaction de la langue qui pendait entre les lèvres. Elle ne pouvait mâcher et ne se nourrissait que de liquides.

L'aspect de la malade était plutôt celui de quelque animal inférieur que d'un être humain. Par l'expression et l'apparence de sa face, elle ressemblait plus à un bouledogue qu'à toute autre chose. Elle n'en était pas moins la chérie de sa mère, remarquable exemple de l'affection maternelle. Si l'enfant, depuis sa naissance, a pu prendre quelque nourriture solide, c'est que la mère lui mâchait les morceaux avant de les mettre dans sa bouche.

Le père et la mère sont bien portants, et il n'existe aucun cas analogue dans la famille ou parmi les proches.

Byrom-Bramwell estime que le crétinisme sporadique, bien que d'une extrême rareté, s'observe avec une certaine prédominance dans le quartier d'Edimbourg où vivait sa malade. Il en conclut que le crétinisme sporadique et le myxœdème — ou plutôt l'atrophie de la glande thyroïde, qui est le vrai substratum anatomique de cet état morbide — sont sans doute, dans certains cas, en rapport avec une cause locale et endémique.

Les symptômes du crétinisme sporadique sont identiques à ceux du myxœdème. Il y a quelques différences de détail, mais qui s'expliquent facilement par la différence d'âge, et par ce fait que les enfants atteints de la forme infantile du myxœdème ne grandissent ni ne se développent. Leur développement mental et corporel est arrêté en même temps.

La description que donne Byrom-Bramwell de sa malade résume les symptômes de l'affection. La bouche était énorme et toujours ouverte; la salive s'écoulait incessamment. Les lèvres étaient épaisses et bleuâtres, la lèvre inférieure renversée et sillonnée de larges veines dilatées. La langue, qui était énorme aussi bien en largeur qu'en longueur, d'une couleur rouge sombre, était constamment projetée entre les dents. Le nez était très petit, camus, déprimé à la base, les narines étaient largement dilatées. Les yeux, petits, étaient en partie recouverts par le gonflement œdémateux des paupières. Il n'y avait pas de rougeur des joues; mais il est ordinaire de voir manquer, dans le crétinisme sporadique, la rougeur des pommettes si caractéristique du myxœdème. La face était pâle et toute la peau du corps d'une couleur jaunâtre. Les cheveux manquaient sur la partie antérieure du crâne. Le ventre était volumineux avec une hernie ombilicale, qui fait rarement défaut dans le crétinisme sporadique.

Les mains et les pieds étaient larges et épaissis ; les jambes, les cuisses, les bras et avant-bras très indurés ; les tissus étaient infiltrés d'une sorte d'œdème dur. La peau était sèche et tachetée; la mère disait que son enfant n'avait jamais transpiré. La sensibilité de la peau était normale.

La nuque était très épaisse et chaque côté du cou, au-dessus de la clavicule, on constatait une large tuméfaction élastique. Il n'y avait pas de pseudo-lipome ailleurs.

Le pouls était régulier ; la température un peu au-dessous de la normale. L'urine contenait un peu de globuline.

L'enfant fut soumise au traitement par l'extrait de thyroïde. Le 1er avril on lui donna 0,30 de l'extrait. Le 3, la dose fut augmentée de 7 gouttes. Aussitôt après avoir pris le médicament, la malade vomit : le reste du jour elle fut dans un état d'excitation anormale, avec élévation de la température. On revint à la dose de 0,30. Le 9 avril, on donna 0,30 le matin et 0,15 le soir. Mêmes doses le 10 et le 11. Excitation très vive, insomnie. On réduisit la dose à 5 gouttes. L'excitation fut suivie d'une période de dépression considérable. Nouvelle tentative d'élévation de la dose à 7 et 10 gouttes en deux fois. L'excitation reparut ; il fallut revenir encore à 5 gouttes qui sembla la dose maxima qu'elle pût tolérer.

Le traitement fut continué à cette dose pendant les mois d'avril et de mai, puis pendant six mois. Voici les résultats notés par Byrom-Bramwell. L'infiltration œdémateuse a rapidement diminué, et en quelques semaines a complètement disparu. De même, le gonflement des lèvres et de la langue. Au bout de six semaines, la peau est devenue lisse et souple, avec desquamation très marquée.

Après six mois, l'enfant avait grandi de 6 pouces et demi et semblait de 2 ans plus âgée qu'avant le traitement. Elle est certainement plus vivante et a le regard plus intelligent. La fontanelle ouverte s'est fermée et les cheveux ont apparu sur la partie dénudée.

On a pu lire enfin dans le *Journal de Clinique et de Thérapeutique infantiles*[1], du Dr G. Variot, une observation qui provient du Dr Georges Auson et que le distingué médecin des hôpitaux de Paris a accompagnée des réflexions suivantes :

« Il y a cinq mois, nous avons publié, dans le *Journal de Clinique et de Thérapeutique infantiles*, une observation de « myxœdème chez un enfant, traité avec succès avec les injections hypodermiques d'extrait thyroïdien et par l'ingestion de « glande thyroïde. Cette observation nous a été communiquée « par le Dr Carmichael d'Édimbourg. Nous faisions remarquer « que cette médication nouvelle était l'une des applications les

1. — *Journal de Clinique et de Thérapeutique infantiles*, 10 mai 1894.

« plus brillantes de la méthode de Brown-Séquard préconisant « l'emploi des extraits organiques glandulaires. — Depuis « cette date, quelques faits de ce genre ont été présentés à la « Société médicale des hôpitaux de Paris, spécialement par « MM. Marie et Brissaud. — La nouvelle observation, que nous « reproduisons *in extenso,* a été faite par un médecin anglais « de la Nouvelle-Zélande. Cette médication a donc été expéri- « mentée partout avec un égal succès et doit entrer mainte- « nant dans la pratique à titre définitif. »

Voici cette observation.

Observation VIII. — *Un cas de crétinisme sporadique, traité par le suc thyroïdien, résultat d'un traitement d'une année,* par le Dr George E. Auson, *Wellington, Nouvelle-Zélande* (*the Lancet,* 28 avril 1894). — Pendant l'année qui vient de s'écouler, on a rapporté un grand nombre de cas de crétinisme traités avec succès par le suc thyroïdien, mais le rapport suivant est, je crois, le premier venant des colonies australiennes, et comme tel offre un certain intérêt.

Le 1er janvier 1893, je vis la petite malade pour la première fois. Elle avait alors 10 ans, mais elle n'en paraissait avoir que 5. Elle était grosse, et de petite taille pour son âge, car elle ne mesurait qu'un mètre; elle avait l'apparence myxœdémateuse typique. Les parents déclarèrent qu'elle avait toujours été dans cet état-là, dès sa première enfance; je le crois facilement, car son frère, âgé de 1 an, a, depuis sa naissance, présenté des symptômes qui, je n'en doute pas, se développeront plus tard en crétinisme. Elle a le visage large, bouffi, à l'aspect endormi qui est si caractéristique, les yeux sont espacés l'un de l'autre, et le crâne large et aplati, le nez est épaté et les lèvres épaisses et flasques. Les cheveux sont clairsemés, gros et raides, l'enfant est presque chauve au vertex. Les sourcils sont, pour ainsi dire, invisibles, et il n'y a pas de duvet sur la face. La peau était partout sèche et dure. On n'avait jamais vu transpirer la fillette, excepté une fois, sous l'influence d'un bain de vapeur. Les jambes et les bras étaient anormalement gros et bouffis. Les pieds et les mains étaient larges et carrés, flasques et froids. Les doigts avaient l'aspect bien connu de spatule. L'abdomen était excessivement protubérant et, à la hauteur de l'ombilic, avait une circonférence de 0 m. 72. Le pouls était lent et faible, de 60° environ, la température de 36°. L'absence de la glande thyroïde était manifeste, mais il n'y avait pas de grosseurs supra-claviculaires. Les premières dents apparurent en temps ordinaire, mais étaient très gâtées; à l'exception de la molaire de 6 ans, il n'y avait pas eu de signe de la seconde dentition. Elle se dandinait en marchant, et tous ses mouvements étaient lents et peu délibérés. Il fallait la secouer et l'exciter pour qu'elle prît un peu d'exercice, ce qui lui déplaisait fortement. Elle se plaignait d'une grande fatigue, et ne pouvait marcher loin, malgré l'apparence massive de ses jambes. Si on l'envoyait faire une commission, elle y mettait tant de lenteur que son absence durait parfois quelques heures. Ses mouvements étaient maladroits, elle cassait souvent les objets qu'elle touchait ou les laissait tomber. Elle semblait s'en rendre compte et en éprouver de l'ennui. Elle était sujette à des accès d'irritation fréquents. Elle ne manquait pas d'intelligence, mais son activité mentale était extrêmement retardée. Elle avait la perception lente; quand on lui parlait, elle mettait longtemps à répondre, et enfin prononçait les mots avec lenteur. Elle ne s'enthousiasmait jamais. Elle allait à l'école maternelle avec d'autres petits enfants, beaucoup plus jeunes qu'elle, naturellement, et maintenait assez bien sa place; à part son extrême lenteur, elle travaillait assez bien. En aucune façon elle ne montrait une intelligence correspondant à son âge.

Le 2 janvier, on commença à lui donner journellement un lobe d'une glande thyroïde de mouton, finement râpé, qu'elle mangeait cru. L'ayant pris, elle eut de la fièvre, du mal de tête, et de forts vomissements, qui durèrent deux jours. Je ne la vis pas pendant cette attaque; les parents l'attribuèrent à l'influenza et interrompirent le traitement pendant huit jours. Ils le reprirent ensuite, mais donnèrent une dose plus faible, afin d'éviter ces symptômes sévères; on trouva qu'un morceau de corps thyroïde de la grosseur d'un haricot produisait une somme de troubles constitutionnels qu'il n'eût pas été prudent de dépasser, c'est-à-dire deux jours de mal de tête, de sueur et de bouffées de sang au visage. Il n'y avait pas de diurèse. On administrait la dose tous les quatre jours. Plus tard on employa un extrait de la glande à la glycérine, fraîchement préparé chaque fois. Dix jours après l'administration de la dose initiale, il était évident qu'une grande transformation s'opérait chez l'enfant, tant physique que morale. L'incident suivant en fut une des premières manifestations aux yeux des parents. Leur jeune bonne était agenouillée devant le feu, en train de l'arranger, quand subitement l'enfant lui sauta sur le dos, elle que, dix jours auparavant, on avait toutes les peines du monde à mettre en mouvement : au bout de deux mois de traitement, voici quel était son état général. Le pouls variait constamment entre 70 et 80°, et était tout à fait plein. La température était normale et les membres n'étaient plus froids. L'œdème du tronc et des membres avait beaucoup diminué, de même que la circonférence de l'abdomen qui était maintenant de 0m,50; ses vêtements étaient devenus trop larges. La peau avait perdu sa raideur, était douce, souple, chaude, légèrement moite et saine. Elle avait subi une desquamation complète de la tête aux pieds. A la paume des mains et à la plante des pieds, la peau s'enlevait, en larges écailles, comme dans la fièvre scarlatine. Elle avait presque perdu l'expression typique des crétins, et un de mes confrères, qui avait vu l'enfant précédemment, avait peine à la reconnaître. Elle avait la même démarche dandinante, ce qui était dû probablement à l'habitude acquise. Le cuir chevelu commençait à se couvrir de nouveaux cheveux, les sourcils se froncèrent et devinrent bientôt définis, et un léger duvet poussa sur les joues. Les parents déclarèrent que son caractère s'était énormement modifié. De grognon et d'irritable, elle était devenue heureuse et gaie; autrefois elle avait une perception difficile et lourde, ses mouvements étaient lents et maladroits, tandis que maintenant elle était vive, alerte, adroite et active, accomplissant bien tout ce qu'elle entreprenait.

Elle courait partout, et ne restait jamais en place, et il était difficile de la faire tenir tranquille. Sa vitalité et son énergie étaient inépuisables. Elle faisait vivement toutes les commissions dont on la chargeait. Son appétit s'était aussi beaucoup amélioré. La maîtresse d'école constata, fait assez curieux, que, depuis le commencement du traitement, elle avait oublié tout ce qu'elle avait appris auparavant; pour moi, ceci était dû à un défaut d'attention en rapport avec l'accroissement de la vivacité. Cinquante jours après la première dose, elle avait grandi d'un peu plus de 3 centimètres, tandis que pendant les trois années précédentes, elle n'avait grandi que de 5 centimètres. Voici le résultat d'un traitement d'une année. L'enfant a grandi de 10 centimètres, la dimension de l'abdomen et des jambes est proportionnée; sa chevelure est épaisse et abondante, et la peau normale et saine, le visage n'offre presque plus de traces de son état antérieur. Son activité n'a pas diminué et à l'école elle fait beaucoup de progrès. Elle prend toujours la même dose tous les quatorze jours; les parents l'interrompirent pour un mois, mais les anciens symptômes semblèrent se montrer de nouveau. Après chaque dose, elle souffre de mal de tête et de mal de cœur pendant une journée.

Si l'on parcourt avec attention cette importante observation, on y trouve l'éclatante démonstration de la supériorité, au point de vue thérapeutique, de l'extrait thyroïdien régulièrement dosé, sur les autres préparations et sur la glande absorbée en nature. Comme nous le faisions remarquer dans notre Revue, il y a tantôt un an, l'extrait sec ou glycériné au point de vue du dosage, de la conservation et de la facilité d'administration (les malades le prennent dans le lait ou sous forme de tablettes), l'extrait est certainement la préparation la plus rationnelle.

Nous nous bornons à enregistrer ces quelques observations relatives au traitement thyroïdien du crétinisme. La littérature médicale en enregistre tous les jours de nouvelles, mais il nous faut nous borner. Nous pensons cependant avoir donné un aperçu assez exact d'une des plus belles conquêtes thérapeutiques de ce temps.

DERMATOSES, TRAITEMENT PAR LA MÉDICATION THYROIDIENNE

Nous avons déjà eu l'occasion de dire que M. Byrom-Bramwell (d'Édimbourg) proposait d'employer l'extrait thyroïdien dans le traitement de certaines affections cutanées. Le distingué dermatologiste fit à ce propos une communication à l'Association médicale britannique (session de Newcastle-on-Tyne, août 1893) et parla des résultats très remarquables qu'il a obtenus, dans le psoriasis, par l'administration interne du corps thyroïde en substance et sous forme d'extrait. Ce n'est pas par hasard que Byrom-Bramwell a été amené à employer ce traitement. Il y a eu recours en raison de certains effets qu'exerce sur la peau l'extrait thyroïdien dans les cas de myxœdème et de crétinisme sporadique. Chez le premier malade atteint de myxœdème qu'il a traité par l'ingestion de corps thyroïde, il a noté une desquamation intense de la peau, surtout à la paume des mains et à la plante des pieds. Le dermatologiste d'Édimbourg a observé ce même phénomène, bien qu'à un degré moindre (probablement à cause des doses moins élevées du remède) dans neuf autres cas de myxœdème et trois cas de crétinisme sporadique où il a pu suivre attentivement les effets du traitement.

Dans le premier cas de psoriasis traité par l'ingestion de corps thyroïde, il s'agissait d'une jeune fille de dix-huit ans, admise le 31 janvier 1893 à « Edinburgh Infirmary ». La maladie datait de neuf mois. L'éruption, qui avait résisté à tous les moyens employés habituellement contre le psoriasis, y compris les bains, recouvrait les faces antérieure et dorsale du tronc, le cuir chevelu, les membres supérieurs du côté des muscles extenseurs et la totalité des membres inférieurs.

Avant l'apparition du psoriasis, la malade avait travaillé dans l'industrie du caoutchouc, mais il n'y a aucune raison de supposer que cette occupation ait pu provoquer l'éruption cutanée, car aucune de ses compagnes employées au même travail n'a été atteinte de psoriasis.

A partir du 4 février, la malade ingéra quotidiennement le quart d'un corps thyroïde de mouton cru et coupé en petits morceaux qu'elle enveloppait dans du pain azyme. Au bout de six jours, l'amélioration était déjà manifeste. Le 14 février, survint une desquamation de la peau du dos sous forme de larges lambeaux dont quelques-uns avaient plus de deux centimètres de diamètre; ils laissaient en tombant une peau blanche, lisse et saine en apparence. Le 16 février, l'amélioration était encore plus accusée; beaucoup de lambeaux s'étaient détachés et l'aspect inflammatoire de l'éruption avait diminué. Vers le 1er mars, l'éruption avait disparu en grande partie; les placards qui subsistaient encore étaient pâles et recouverts de squames superficielles. L'amélioration s'étant ensuite arrêtée, on suspendit l'usage du corps thyroïde et on administra l'arsenic à partir du 1er avril.

Le résultat de ce changement de traitement fut désastreux; l'éruption réapparut immédiatement. Aussi s'empressa-t-on, à partir du 12 avril, de supprimer l'arsenic et de revenir à l'administration du corps thyroïde, dont les effets favorables ne tardèrent pas à se manifester de nouveau. Le 3 mai, l'éruption avait disparu complètement au cuir chevelu, aux membres et au tronc ; le poids du corps avait augmenté de 14 livres anglaises. La malade, qui depuis plusieurs semaines ne présentait plus trace de psoriasis, quittait l'hôpital le 6 juin.

Pendant toute la durée du traitement, elle n'avait présenté aucun trouble général. En dehors de l'ingestion de corps thyroïde, aucun moyen thérapeutique local ou général n'avait été employé chez elle, excepté l'arsenic, dont l'administration, continuée pendant quelques jours, avait été suivie d'un effet défavorable.

M. Byrom Bramwell a revu la malade le 28 juillet et il a constaté chez elle l'existence, au niveau du coude gauche, d'une petite plaque de psoriasis de la largeur d'une lentille. Il lui a conseillé d'attendre encore un mois avant de commencer un nouveau traitement.

— Le second cas de psoriasis était celui d'une femme de trente-huit ans. L'éruption, qui datait de sept mois, siégeait sur la tête, les bras, les fesses et les cuisses. Il n'y avait pas d'antécédents syphilitiques. A partir du 10 mai 1893, la malade prit tous les jours cinq gouttes d'extrait thyroïdien. Trois jours après, l'amélioration était déjà notable et, le 23 mai, on constatait une desquamation abondante par grands lambeaux. L'amélioration progressa ensuite rapidement, de sorte que le 24 juillet cette femme quittait l'hôpital complètement guérie.

Dans ce cas, comme dans le précédent, la malade est restée au lit pendant les premières semaines du traitement et, en dehors de l'extrait thyroïdien, aucun autre moyen local ou général n'a été employé contre le psoriasis.

M. Byrom Bramwell a soumis encore plusieurs autres sujets, atteints d'une forme légère de psoriasis, au même traitement. Chez un de ces malades, qui présentait des attaques épileptiques fréquentes, l'extrait thyroïdien ne produisit aucun effet favorable; le psoriasis ne fit qu'augmenter d'étendue et d'intensité au cours du traitement. Il ne sait si cet insuccès peut être attribué au bromure de potassium que le malade prenait à haute dose.

Dans un autre cas léger de psoriasis, l'effet de l'extrait de corps thyroïde a été également négatif.

Mais, à part ces deux cas, chez tous les autres psoriasiques, l'extrait thyroïdien a toujours amené une amélioration manifeste de l'éruption.

M. Stoker (de Dundee) a vu, d'un autre côté, l'extrait thyroïdien échouer dans un cas très grave de psoriasis.

Selon M. Byrom Bramwell, le traitement par l'ingestion de corps ou d'extrait thyroïdien mériterait d'être essayé non seulement dans le psoriasis, mais encore dans certaines autres dermatoses. Il a administré l'extrait thyroïdien dans un cas de lupus et dans un cas d'eczéma aigu. Le savant dermatologiste a obtenu dans le premier une amélioration notable et dans le second une diminution de l'irritation inflammatoire[1].

M. Symons Eccles (de Londres) déclara dans la même séance avoir aussi obtenu, avec les liquides organiques, en injections, une amélioration notable, dans un cas de psoriasis invétéré.

Il se demande si les effets favorables des extraits organiques dans le psoriasis ne dépendent pas de la présence dans ces extraits d'un ferment d'oxydation.

Au sujet de ces communications et de ces observations, Brown-Séquard a fait la réflexion suivante[2]: *Je puis dire que le liquide orchitique injecté sous la peau est tout aussi puissant contre les affections cutanées que des morceaux de thyroïde avalés.*

Ici encore l'éminent professeur ne se trompait sans doute pas, car les effets ne sont pas constants.

1. — *Semaine Médicale*, 9 août 1893.
2. — *Arch. de phys.*, janvier 1894, page 214.

Dans la séance du 8 janvier dernier de la Société de médecine de Londres, M. Phineas Abraham a, en effet, communiqué les résultats de ses observations sur les effets de l'extrait thyroïde dans les différentes dermatoses. Il a employé jusqu'ici ce traitement dans 65 cas de psoriasis, 5 cas de lichen plan, 7 cas d'eczéma, 2 cas d'urticaire chronique, 5 cas de lupus, 1 cas de prurigo sénile et 1 cas d'adénome sébacé.

Les conclusions auxquelles l'orateur est arrivé à ce sujet sont les suivantes :

1° L'ingestion de corps thyroïde, bien qu'elle exerce une action thérapeutique incontestable et toute spéciale dans le myxœdème et le crétinisme sporadique, n'a pas d'effet constant dans le psoriasis et les autres affections cutanées ;

2° Dans un grand nombre de dermatoses, les résultats de ce traitement sont négatifs et parfois même la thyroïdine aggrave l'affection cutanée ;

3° Dans un très petit nombre de cas, la thyroïdine exerce sur la lésion cutanée une action curative manifeste ;

4° Il est impossible de déterminer dans quelles affections cutanées on peut s'attendre à une action favorable de la thyroïdine ;

5° Chez beaucoup de malades, l'extrait thyroïde produit des effets généraux désagréables ;

6° L'âge et le sexe ne paraissent jouer aucun rôle dans le succès ou l'échec du traitement.

L'orateur croit que l'emploi de la thyroïdine doit être réservé pour les dermatoses ayant résisté à tous les traitements ordinaires.

M. Morgan Dockbell, qui a employé la thyroïdine dans soixante cas d'affections cutanées, dit n'avoir jamais observé, sous l'influence de ce remède, d'aggravation de l'éruption. Il pense que la thyroïdine agit mieux chez les malades jeunes et débiles que chez les sujets âgés et robustes.

M. Eddowess fait observer que, dans un certain nombre de cas pour lesquels il a employé la thyroïdine, les troubles constitutionnels provoqués par ce produit ont été si considérables qu'il fut obligé de cesser le traitement.

M. W. Anderson dit avoir employé la thyroïdine chez un homme de trente-cinq ans atteint de psoriasis typique depuis une trentaine d'années. Au bout de trois semaines de ce traitement, l'état du malade était pire qu'auparavant. L'auteur abandonna alors la thyroïdine et eut recours aux applications de goudron, qui amenèrent une amélioration rapide.

Cependant, de nouvelles observations ont paru depuis cette époque qui paraissent militer grandement en faveur de la médication thyroïdienne dans certaines dermatoses.

Dans trois cas de psoriasis invétéré, M. Gordon Dill[1] a eu l'idée de recourir à l'administration interne d'extrait de glande thyroïde; à la suite de ce traitement, il a vu survenir une amélioration rapide. Dans un quatrième cas de psoriasis, le même traitement n'a eu aucune influence appréciable sur la dermatose; par contre, le malade a été pris de maux de tête et d'un malaise général, qui ont nécessité la suppression du traitement.

Chez une femme affectée d'un acné rosacé, l'administration interne d'un extrait de glande thyroïde n'a pas eu d'influence appréciable sur la maladie de peau.

M. Byrom Bramwell a publié, de son côté, de nouvelles observations qui paraissent des plus concluantes. L'auteur continue la série de ses recherches sur l'action de l'extrait thyroïdien. On sait qu'il a obtenu de bons résultats dans plusieurs cas de psoriasis, et les succès inattendus l'ont engagé à essayer de la méthode dans d'autres dermatoses. Lors de son traitement des premiers cas de myxœdème, il s'était produit une desquamation, puis une amélioration très remarquable dans la nutrition de la peau, aussi ses recherches avaient-elles de suite porté sur le psoriasis; l'amélioration notable qu'il obtint ensuite, et assez rapidement, le confirmèrent dans son opinion, et le conduisirent à l'idée que ce traitement pourrait être utile dans l'ichthyose, dans la dermatite exfoliatrice, et peut-être dans d'autres maladies de la peau, et entre autres dans le lupus.

Ce choix du lupus paraît tout d'abord assez surprenant, car il n'y a pas l'ombre de rapport entre l'état de la peau dans le lupus et dans le psoriasis ou le myxœdème, mais on sait que les myxœdémateux sont fréquemment atteints de tuberculose, que le myxœdème est en quelque sorte un terrain favorable

1. — *Trois cas de dermatoses, traités par l'administration interne d'extrait de glande thyroïde*, par le Dr J.-P. Gordon Dill (*the Lancet*, 6 janvier 1894).

pour le développement du bacille de Koch. L'auteur en a conclu que l'absence de sécrétion thyroïdienne dans l'organisme du myxœdémateux prédisposait au développement de la tuberculose. D'après ce raisonnement, la prédisposition ouverte pouvait être prise en considération ; à savoir que l'extrait thyroïdien peut empêcher peut-être le développement de la tuberculose, ou tout au moins avoir une influence sur les lésions tuberculeuses déjà existantes, et particulièrement sur celles de la peau.

Telles sont les considérations qui l'ont conduit à expérimenter le liquide thyroïdien dans deux cas de lupus. Voici le résumé de ces deux observations.

BYROM BRAMWELL. *Deux cas de lupus traités par l'extrait thyroïdien* (*British. med. Journal*, 14 avril 1894, p. 186 [1]).

Dans le premier cas, il s'agit d'une jeune fille de 16 ans, qui a commencé à souffrir de son lupus en 1884, alors âgée de 7 ans. Son affection, constamment extensive, recouvrait, au 27 janvier 1893, le nez, les joues, la lèvre supérieure et descendait au-dessous du menton. La peau en ces régions présentait des croûtes épaisses. Le centre de l'affection aux joues était cicatrisé; dans les cicatrices, à la périphérie, on constatait un grand nombre de nodules lupiques. Le traitement fut fait sans interruption pendant trois mois, du 15 février au 15 mai; pendant tout ce temps, il n'y eut aucun pansement local; jusqu'au 15 avril, il fut administré alternativement, le premier jour la moitié d'un lobe de glande thyroïde fraîche, le lendemain de 15 à 20 gouttes d'extrait thyroïdien; du 15 avril au 15 mai, suppression de la glande thyroïde fraîche et continuation de l'extrait.

Etat des lésions. — Dès le 18 février, la sensation de tension perçue par la malade est très diminuée; au 1er mars quelques croûtes sont tombées, l'inflammation a diminué, le 17 mars disparition de la sensation de chaleur et de resserrement; presque toutes les croûtes ont disparu au côté droit. Le 15 mai, il y a une amélioration très considérable de l'affection générale. Dans le cours de ces trois mois, à plusieurs reprises, le traitement fut arrêté et l'on vit aussitôt réapparaître les signes d'inflammation et de tension.

Le 29 mai, survint un érysipèle grave, qui guérit au bout d'un mois. Le 20 juin, le lupus était redevenu rouge et injecté, et le traitement fut aussitôt repris à la dose de 5 gouttes; le 20 juin, la rougeur a bien diminué, mais on dut suspendre le traitement par suite d'un embarras gastrique. Bramwell ne revit sa malade que le 2 septembre : les lésions de la face ont un peu augmenté, sans avoir repris leur intensité pre-

1. — *La Presse médicale*, 19 mai 1894.

mière; on reprend alors le traitement, et le 18 février (bien que pendant ce temps on ne pût faire qu'un traitement irrégulier, à cause de maladies fréquentes), l'amélioration est très grande; le mal n'est pas complètement guéri, mais on peut espérer que le traitement prolongé amènera un état très voisin de la guérison.

La seconde observation concerne une jeune fille âgée de 18 ans, atteinte de lupus depuis huit ans. Le traitement par la glande thyroïde commença le 13 décembre 1893. A cette époque, les lésions s'étendaient à toute la face, le lupus était ulcéré à la paupière inférieure droite, au nez et aux lèvres. Le 31 mars 1894, c'est-à-dire à trois mois et demi de traitement, les lésions se sont modifiées à tel point que, bien que non encore guéries, la figure n'est pas reconnaissable, et, dans ce cas, l'amélioration a peut-être été plus rapide et plus évidente que dans le précédent. Ajoutons que, ici encore et avec intention, il n'a pas été fait le moindre traitement local. La dose administrée d'extrait thyroïdien a varié entre 20 à 30 gouttes par jour.

L'auteur, comme conclusion de ses observations, se garde bien de considérer l'extrait thyroïdien comme un médicament spécifique du lupus; l'expérimentation n'a été faite encore que sur un trop petit nombre de cas. En attendant, il lui semble tout au moins que ces faits indiquent l'utilité de l'extrait de glande thyroïde comme traitement à ajouter aux méthodes ordinaires locales, dans les cas où le lupus est très étendu, rebelle, et réclame une intervention chirurgicale difficile à appliquer en raison de l'étendue des lésions.

Il montre d'ailleurs qu'on peut, à bon droit, rapprocher l'utilité de l'extrait de glande thyroïde de celle de la tuberculine de Koch. Cette méthode, actuellement récusée par la majorité des dermatologistes, en tant que médication exclusive, est encore conservée par quelques-uns comme médication auxiliaire; mais, la méthode de Koch ayant déterminé, dans quelques cas, des accidents d'une certaine gravité, il vaudrait mieux — l'action réelle de l'extrait de glande thyroïde se trouvant confirmée — avoir recours à cette dernière méthode.

L'auteur termine son travail en passant en revue différentes affections qui, d'après son expérience du médicament, pourraient bénéficier du traitement par la substance thyroïdienne. Ces affections sont la tuberculose viscérale, la lèpre, le cancer, l'ichthyose, la sclérodermie pigmentaire. Il engage les médecins à faire des recherches dans ce sens.

En effet, sur dix-huit cas de psoriasis traités par les tablettes de thyroïde et qui ont pu être observés jusqu'au bout, treize fois la médication a été suivie de succès. Chez cinq malades, le résultat a été négatif, mais il faut noter que dans ces cas la tyroïdine n'a pas été employée d'une façon suffisamment énergique.

Quoi qu'il en soit, on peut dire que chez beaucoup de psoriasiques l'usage interne de la thyroïdine fait disparaître complètement l'éruption cutanée. Parfois ce résultat s'observe rapidement et à la suite de petites doses d'extrait thyroïdien, mais dans d'autres cas, on est obligé, pour l'obtenir, d'augmenter les doses du remède jusqu'à ce qu'on voie survenir des symptômes manifestes de thyroïdisme et d'en continuer l'usage pendant des mois. Il arrive que certains sujets sur lesquels le psoriasis disparaît sous l'influence de l'extrait thyroïde présentent ultérieurement une récidive de l'éruption. Serait-il possible de prévenir ces récidives par l'usage continu de la thyroïdine à petites doses? M. Bramwell ne peut encore se prononcer à cet égard. Enfin, notre confrère a trouvé que les cas invétérés de psoriasis dans lesquels les lésions sont étendues et stationnaires cèdent, en général, plus facilement au traitement par les tablettes de thyroïde que les cas récents et relativement légers où les placards psoriasiques sont petits, mais se reproduisent incessamment.

Les résultats obtenus par M. Bramwell dans le lupus par l'usage interne de la thyroïdine ont été généralement encourageants; en effet, cinq malades atteints de lupus qui avaient été soumis à ce traitement d'une façon prolongée et systématique ont tous présenté une amélioration plus ou moins considérable, se manifestant par une diminution de l'hyperémie, de l'infiltration et de l'étendue des placards, ainsi que par une cicatrisation partielle des ulcérations. Dans les cas de lupus, la thyroïde a été administrée à petites doses, mais pendant des mois.

Dans un cas grave d'ichthyose, le seul dans lequel M. Bramwell ait eu l'occasion d'administrer la thyroïdine, l'amélioration a été frappante, mais passagère.

Enfin, notre confrère a pu se convaincre que la thyroïdine est plutôt nuisible dans les eczémas aigus, mais qu'elle peut rendre des services dans les eczémas chroniques. Ainsi, sur deux cas d'eczémas chroniques traités par la thyroïdine, dans l'un (eczéma de la jambe avec varices), le résultat a été nul, tandis que dans l'autre (eczéma généralisé chez une personne âgée) l'amélioration a été considérable, bien que ce cas ait résisté à tous les moyens de traitement employés antérieurement [1].

— Pour être complet, nous dirons un mot en terminant de *l'emploi local de l'extrait thyroïdien dans le traitement des ulcérations d'origine diverse.* — Un confrère anglais, M. le docteur J. Menzies, déclare qu'il a obtenu des résultats favorables dans plusieurs cas d'ulcères serpigineux, de plaies résultant de l'ouverture de bubons suppurés, de chancres syphilitiques et de chancres mous, par des applications d'une pommade composée d'extrait thyroïdien de mouton, de calomel et de lanoline.

Quelle part revient dans ces améliorations à l'extrait thyroïdien, au calomel, c'est ce qu'il faudrait démontrer.

MALADIE DE GRAVES, DE BASEDOW, GOITRE EXOPHTALMIQUE, ESSAI DE TRAITEMENT PAR LE LIQUIDE THYROIDIEN

La genèse de cette affection, qui intéresse trois organes principaux : le corps thyroïde, l'œil et le cœur, était encore, il y a un an, pleine d'obscurités.

Lequel de ces trois organes est initialement lésé ; lequel joue le rôle essentiel? Quelle est la condition capable de produire simultanément les palpitations, la dilatation des vaisseaux artériels, l'exophtalmie et la tuméfaction du corps thyroïde?

Pendant longtemps on a cherché la cause de cette maladie, soit dans le pneumogastrique, soit dans le grand sympathique cervical ; puis, il a été reconnu que ces nerfs ne suffisaient pas à rendre compte de tous les symptômes (tremblements, chaleur, etc.) et l'on a cherché à expliquer cette triade symptomatique par une lésion bulbo-protubérantielle de l'axe cérébrospinal. Les autopsies ont été rarement démonstratives, et quoique certains faits, comme ceux de Cheadle, de Mendel [2], aient semblé appuyer cette théorie, on en était arrivé à consi-

1. — *Semaine médicale*, 11 juillet 1894.
2. — Mendel, *Deutsche medizinische. Wochenschrift*, n° 182.

dérer le goître exophtalmique comme une névrose générale (Marie)[1] dont l'étiologie est loin d'être une et toujours identique.

C'est en ces derniers temps seulement que l'attention a été attirée sur des faits, en nombre assez considérable, qui semblent établir une relation de cause à effet entre le développement de la maladie de Basedow et certaines altérations de la glande thyroïde.

Cette idée que M. Gauthier (de Charolles) a développée, *le premier*, dans un mémoire adressé à l'Académie de médecine dès le commencement de 1886, et qu'il a reproduite dans *le Lyon médical* (mai 1888), lui paraît encore aujourd'hui la seule légitime. M. Gauthier a appuyé son hypothèse sur les ressemblances qui existent entre la maladie de Basedow et les diverses formes de marasme qui tirent origine de certaines lésions du corps thyroïde, telle que le myxœdème, la cachexie strumiprive, le crétinisme.

Eh bien! comme le fait remarquer le distingué médecin, cette hypothèse qui, avec ses rapprochements, pouvait paraître un peu fantaisiste, a pris depuis cette époque une véritable consistance. « Les travaux sur la physiologie, jusque-là si mystérieuse, de la glande thyroïde se sont multipliés. V. Horsley, « dont les recherches sur ce sujet font autorité, les a résumés « dans une revue critique des plus intéressantes. Il s'arrête à « cette théorie que la thyroïde détruit ou modifie certaines substances dangereuses pour l'économie. Quand cette glande « cesse de fonctionner, comme après la thyroïdectomie complète par exemple, les toxines, n'étant plus détruites, portent « leur action sur les centres nerveux, et en particulier, sur la « région bulbo-protubérantielle; d'où phénomènes de suractivité nerveuse, tremblement fibrillaire des muscles, en première ligne, tachycardie, accélération de la respiration, élévation de la température, troubles trophiques de l'enveloppe « cutanée; en un mot, la plupart des symptômes du goître « exophtalmique. »

« Dans un travail très complet et très récent, Mœbius tire les « conclusions suivantes qui sont absolument conformes à celles

1. — Th. Paris, 1893.

« que nous avons émises il y a six ans : les symptômes du « goître exophtalmique paraissent être provoqués par l'altéra- « tion des fonctions du corps thyroïde. Cette hypothèse s'ap- « puie : 1° sur la ressemblance que l'on observe entre cette « maladie et le myxœdème; 2° sur la constatation plus ou « moins nette de quelques signes de la maladie de Basedow « dans les cas de goître vulgaire; 3° sur l'heureuse influence « des opérations pratiquées sur le corps thyroïde [1]. »

Sollier a rapporté un cas de maladie de Basedow compliquée de myxœdème.

Dans une thèse de Montpellier, le docteur Th. Chevalier développe et commente la théorie de M. Gauthier en y apportant des arguments nouveaux.

Boinet et Silbert ont retiré de l'urine d'une femme atteinte de goître exophtalmique trois variétés de toxines produisant expérimentalement sur les animaux des phénomènes parfois analogues à ceux qui étaient observés sur la malade.

Pour M. Joffroy, le goître exophtalmique n'est pas une névrose, mais une maladie de la glande thyroïde; « la maladie de Basedow est à la lésion de la glande thyroïde ce que l'albuminurie est au rein. »

M. Gauthier continue donc à estimer que, dans les cas qui nous occupent, l'action de la glande thyroïde est d'ordre biologique et non mécanique. Cette glande a une fonction analogue aux émonctoires cutané, pulmonaire, intestinal, hépatique, rénal, et l'altération de cette fonction entraîne une intoxication de l'économie retentissant particulièrement sur les centres nerveux par la formation ou la rétention de substances toxiques. L'auteur a démontré dans son premier travail que, dans le goître exophtalmique, à l'hypertrophie de la thyroïde correspond une atrophie fonctionnelle, et a vérifié que, dans la plupart des cas d'autopsie ou d'opération qui ont été publiés, les lésions thyroïdiennes aboutissaient à la destruction des éléments glandulaires de l'organe; que le stroma fibreux y prenait des proportions prédominantes et subissait la rétraction cirrhotique, ou bien des kystes hématiques, des infractus sanguins d'âges

1. — M. Gabriel Gauthier, *des Goitres exophtalmiques secondaires et symptomatiques*. Extrait du *Lyon médical*, 1893.

différents détruisaient le tissu propre de la glande. En un mot, la détérioration fonctionnelle de l'organe entraîne une toxyhémie spéciale, encore mal déterminée, qui se traduit par les manifestations nerveuses de la maladie de Basedow.

M. Gauthier ajoute même qu'il n'est pas nécessaire, pour que le fonctionnement du corps thyroïde soit profondément compromis, qu'il existe des altérations de la glande aussi marquées que celles qu'il vient d'indiquer, mais que des lésions, bien plus minimes en apparence, peuvent amener des troubles analogues à ceux que produisent de graves lésions, même l'absence complète congénitale ou opératoire; — « qu'en un mot, il peut se « passer pour la thyroïde ce que nous voyons tous les jours se « produire pour les reins et pour le foie, qui subissent des « dégénérescences kystiques étendues sans que leur fonction« nement en souffre, tandis que des lésions beaucoup moins « apparentes, purement histo-chimiques souvent, provoquent « des troubles graves retentissant sur l'organisme entier. »

C'est l'opinion que soutient M. le professeur Renaut, de Lyon, qui, à l'objection des cas de goître exophtalmique sans goître, répond, au nom de l'anatomie pathologique, que, même en l'absence de tuméfaction thyroïdienne, il n'y a pas absence de lésions de la glande.

L'auteur croit donc que les goîtreux ordinaires sont tout particulièrement disposés, de par leurs lésions thyroïdiennes, à devenir basedowiens ou plutôt pseudo-basedowiens. Que le fonctionnement de leur glande, déjà endommagée, subisse une modification, insignifiante en apparence et d'une nature encore indéterminée dans bien des cas, et l'on peut voir survenir tous les symptômes du goître exophtalmique.

C'est ainsi que Rilliet, par une fausse interprétation, considérait l'*idiotisme constitutionnel* comme si fréquent à Genève chez les goîtreux. D'après cet auteur, quelques centigrammes d'iode administrés à l'intérieur ou même en frictions, un simple séjour sur les bords de la mer suffisaient à produire chez des goîtreux habitués à vivre dans l'intérieur des terres, de la boulimie, des troubles nerveux divers et surtout une tachycardie violente et permanente. Ces prétendus phénomènes d'intoxication iodique ont été déjà considérés très justement par Trousseau comme des cas de goître exophtalmique latent, que l'administration de l'iode, médicament si périlleux dans cette maladie, rend plus manifestes en les aggravant.

Mais en les aggravant de quelle façon, se demande M. Gauthier? Probablement par une action directe sur le tissu glandulaire de la thyroïde qu'il atrophie. « Dans certains goîtres, en « effet, le stroma fibreux en prolifération a détruit en grande « partie les acini, élément actif de la glande, et il suffit que « l'action de l'iode, même administré en petite quantité, vienne « altérer ce qui en reste, pour que le fonctionnement de la thy- « roïde soit totalement compromis, et que, comme conséquence, « on voie se produire les phénomènes de toxémie dont nous « avons parlé. »

Inversement et comme conséquence des idées que nous venons de développer, l'auteur se demande s'il n'y aurait pas lieu, dans ces cas de goître exophtalmique d'origine thyroïdienne, de suppléer à l'insuffisance de la glande par des injections séquardiennes de suc thyroïdien, comme cela a déjà été pratiqué avec succès dans plusieurs cas de myxœdème?

M. Müller [1] a publié, de son côté, des observations qui, bien que peu nombreuses, sont, par contre, très détaillées, très consciencieuses, et accompagnées de recherches anatomo-pathologiques très intéressantes.

Deux facteurs, dit M. Müller, entrent en jeu dans la maladie de Basedow : en premier lieu une *disposition névropathique innée ou acquise* (*frayeur*, *misère*, *chagrin*, *etc.*), et en deuxième lieu, une *lésion du corps thyroïde.*

Pour lui, en effet, l'altération du corps thyroïde, son anomalie de fonctionnement est indiscutable; peu importe que cette glande soit peu ou pas hypertrophiée : on ne juge pas toujours du fonctionnement d'un organe par son volume, et c'est là un caractère d'ordre secondaire. Les rapports du myxœdème avec certains cas de goître exophtalmique, les résultats indiscutables obtenus, au cours de la maladie de Basedow, par l'extirpation du goître, les cas de cette névrose survenus chez des individus porteurs d'un goître ancien, sont des raisons qui, pour M. Müller, militent grandement en faveur du rôle prépondérant que

1. — *Deutsches Archiv für klinische, Medizin* LI, 4 et 5.

joue le corps thyroïde dans la pathogénie de la maladie qui nous occupe.

Il est d'autres raisons qu'invoque encore M. Müller : des raisons anatomiques, l'hyperplasie vraie, réelle, du corps thyroïde que caractérise la multiplication des acini de la glande, et enfin l'augmentation du volume et du nombre de tous les ganglions lymphatiques de la région cervicale, augmentation qui, d'après l'auteur, ne ferait jamais défaut. L'agent irritant que produit le corps thyroïde serait la cause essentielle de ces adénopathies cervicales.

Quelles qu'elles soient, les idées de M. Müller sont séduisantes et bien exposées; elles demandent à être vérifiées et seront peut-être l'origine d'une thérapeutique nouvelle du goître exophtalmique[1].

Il est un fait certain, c'est que cet organe se tuméfie lorsque l'affection apparaît. Il est des cas où il est même incontestable et incontesté que le goître est la chose primitive, précédant de plusieurs années l'explosion des accidents. Un malade présente un goître ordinaire qui ne diffère en rien de ceux que l'on remarque dans les pays où il est endémique. Un jour, progressivement, apparaissent l'exophtalmie, les palpitations, le tremblement, l'insomnie, etc. — On fait la thyroïdectomie partielle et tout rentre dans l'ordre.

Pour M. Wette[2], qui s'est aussi très activement occupé de cette question, les altérations du corps thyroïde sont constantes et le gonflement de cet organe s'accompagne d'une dilatation exagérée des vaisseaux artériels et fréquemment de l'hyperplasie du tissu.

Pour cet auteur, le goître est la principale cause de cette affection : les phénomènes essentiels (exophtalmie, palpitations) sont attribuables à la pression exercée sur le grand sympathique ou relèvent d'un mécanisme réflexe ayant son point de départ dans les terminaisons thyroïdiennes de ce nerf. Quant à l'ensemble des accidents nerveux moins constants, que l'on observe, « *ils proviendraient d'une intoxication générale due aux produits que secrète la glande thyroïde malade* ».

1. — Ehlers, *Semaine médicale* 19 juillet 1893.
2. — *Archiv für Klinische Chirurgie*, XLIV, 3, 1892.

Le rôle joué dans cette affection par la *sécrétion interne* de l'organe est donc soupçonné et ici encore mis en cause.

Les conclusions de M. Wette ne sont pas exclusivement théoriques : elles s'appuient sur des faits chirurgicaux incontestables.

Cet auteur, en effet, a relevé 33 cas d'intervention opératoire dans la maladie de Basedow et presque tous suivis de succès. Parmi eux figurent ceux de M. Ollier (1887), de M. Tillaux (1880), de Dubreuil (1887). M. Riedel a fait trois opérations de ce genre. La première date de 1887; l'opérée, qui avait alors vingt ans et qui présentait, au complet, le syndrome classique, a été revue par M. Wette en septembre 1890 : la guérison s'est maintenue et *il ne reste plus trace de l'affection primitive*. Les deux autres opérations ont été faites chez un homme de vingt-trois ans et chez une femme de quarante-neuf ans; elles ont été suivies des mêmes effets.

Voici, du reste, à titre de document la statistique plus complète de Stierlin [1] pour 29 opérations faites sur le corps thyroïde dans le cas de goître exophtalmique : guérison complète, 22; amélioration, 2; insuccès, 3; mort, 1; terminaison non indiquée, 1.

Il ressort évidemment de ces faits que les lésions thyroïdiennes sont jusqu'à l'évidence une des principales causes de la maladie et peut-être la seule.

M. Maude aussi pense que le syndrome connu sous le nom de maladie de Basedow est une affection nerveuse d'origine toxique, intéressant surtout la moelle et analogue, au point de vue clinique, aux intoxications saturnine et alcoolique, ou au béribéri. Nous ignorons encore, dit cet auteur [2], la nature du poison qui produit la maladie de Basedow, mais la fréquence du goître dans cette affection, ses relations avec le myxœdème et les effets favorables de la thyroïdectomie chez les basedowiens indiquent que la cause de la maladie de Basedow réside dans le corps thyroïde.

Doit-on en conclure, avec M. Wette, que le meilleur traitement du mal de Basedow, c'est la thyroïdectomie partielle?

Il ne faudrait pas oublier que le goître exophtalmique guérit

1. — Société de médecine, Londres, 16 oct. 1893.
2. — *Beitræge zur Klinischen Chirurgie* V. 1889, et ibidem, XVIII, 1892.

quelquefois soit spontanément, soit par suggestion. Une malade de Pengrueber[1], atteinte de cette affection, voulait à tout prix qu'on lui enlevât son goître. Après avoir tout préparé comme pour une opération, on l'endort, on applique sur le cou un volumineux pansement et on la réveille en lui disant que l'opération a été laborieuse, mais couronnée de succès. La malade se sent mieux. Huit jours plus tard, on enlève le pseudo-pansement. Le goître, les troubles cardiaques, les accès d'étouffement ont disparu et la malade peut reprendre son dur métier de blanchisseuse.

D'un autre côté, comme cette opération est souvent grave, il faut évidemment n'y avoir recours qu'après échec complet du traitement médical.

Ce que fait la thyroïdectomie partielle ne pourrait-il, d'ailleurs, être obtenu par les injections de liquide thyroïdien, puisqu'il n'est pas défendu de penser que les troubles observés proviennent d'une intoxication générale due aux produits que secrète la glande thyroïde malade, produits pathogènes faisant sentir leur action sur les régions les plus diverses du système nerveux centrale et périphérique, et imprimant à cette affection, par la diversité et la multiplicité des irritations qu'elle produit, l'aspect protéiforme d'une névrose?

L'idée en est venue à Brown-Séquard, lorsqu'en 1891 il a exposé les indications générales de la nouvelle méthode thérapeutique et proposé l'emploi des injections de liquide thyroïdien dans cette affection.

Cependant Horsley vient de signaler l'inutilité de ce mode de traitement et, tout récemment, Canter, à propos d'une observation de myxœdème guéri par ingestion de corps thyroïde, dit avoir vu, dans un cas de maladie de Basedow, le traitement thyroïdien exagérer considérablement la plupart des symptômes de cette affection. Nous avons nous-même constaté une action analogue; cela tiendrait, d'après Marie[2], à ce que, contrairement à ce qui se passe pour le myxœdème, le goître exophtalmique serait dû à un *fonctionnement exagéré de la glande thyroïde* ayant pour résultat une *hyperthyroïdation* de l'organisme.

1. — *Bull. méd.*, p. 710, 1889.
2. — P. Marie, *Société médicale des hôpitaux*, 23 février 1894.

Les injections ou l'ingestion d'extrait thyroïdien, qui réussissent si merveilleusement dans le myxœdème, le crétinisme, où il y a *hypothyroïdation*, iraient donc contre le but dans le goître exophtalmique où il y aurait, au contraire, exagération de sécrétion interne de la glande.

Ajoutons que M. Dourdouli, prosecteur à l'Université de Moscou, se basant sur quelques expériences[1] de thyroïdectomie faites sur de jeunes chiens et sur des essais comparatifs d'injections pratiquées sur ces animaux thyroïdectomisés au moyen de solutions thyroïdiennes, orchitiques et cocaïnées, émet une hypothèse suivant laquelle la pathogénie de certains symptômes de la maladie de Basedow pourrait être attribuée à l'auto-intoxication par une substance dont les effets physiologiques présenteraient beaucoup d'analogies avec ceux de la cocaïne, tandis qu'au contraire certains phénomènes du tableau clinique du myxœdème seraient dus à l'absence d'une substance *cocaïniforme*.

Nous nous bornons à enregistrer les faits qui militent pour ou contre le traitement thyroïdien dans le goître exophtalmique ; mais, en admettant que l'avenir donne raison à MM. Horsley, Canter, P. Marie, nous ne serions pas complètement désarmés, puisque Brown-Séquard signale des améliorations obtenues dans cette affection au moyen du liquide orchitique[2].

ACROMÉGALIE, ESSAI DE TRAITEMENT PAR LE LIQUIDE THYROIDIEN

> Ce sont les liquides retirés de la rate, de la thyroïde et de la moelle des os, qui paraissent certainement devoir posséder le plus de puissance contre cette terrible maladie.
>
> BROWN-SÉQUARD.
>
> *Société de Biologie*, 20 mai 1893.

Sur quelles raisons est-il possible de conseiller, comme l'a fait Brown-Séquard, d'expérimenter les injections de glande thyroïde, de rate et de moelle des os dans cette affection carac-

1. — *La Médecine moderne*, 16 mars 1894.
2. — *Comptes rendus de l'Académie des sciences*, 24 avril 1893, p. 859.

térisée, d'une manière générale, comme on le sait, par l'hypertrophie des extrémités ?

Quels faits d'ordre anatomo-pathologique peuvent motiver ces essais dans cette maladie qui doit à M. Pierre Marie son individualité ?

On sait qu'indépendamment de l'hyperplasie des papilles et de l'hypertrophie du derme constatées aux extrémités des membres, de l'épaississement des muqueuses des appareils conjonctifs, tels que membranes connectives des glandes sudoripares, des glandes sébacées, des follicules pileux, des parois des vaisseaux, des gaînes lamellaires, des nerfs sous-dermiques, indépendamment des scléroses assez diversement placées sur le système nerveux central et périphérique, et sur le sympathique, indépendamment de ces diverses lésions, on sait qu'il existe, du côté des os et de certaines glandes, des altérations constantes et extrêmement remarquables.

Pour les modifications des *os*, les études de P. Marie et G. Marinesco [1] confirment les résultats déjà obtenus par Klebs. Il existe, en effet, non seulement de l'hypertrophie des travées osseuses, mais aussi un processus d'ostéogénèse remarquable qui assure l'accroissement des os en longueur et en épaisseur. Les espaces médullaires sont dilatés et riches en vaisseaux et cellules jeunes. Les bourgeons cellulo-vasculaires partis de ces régions détruisent les cloisons intercellulaires du cartilage calcifié; par un mécanisme qui échappe, les chondroplastes s'ouvrent, et les cavités qui en résultent constituent les premiers espaces médullaires. Qu'est-ce que deviennent, peut-on se demander, les cellules cartilagineuses mises en liberté ? Peut-être contribueront-elles, comme le font remarquer MM. Marie et Marinesco, à former avec certaines cellules jeunes de la moelle des ostéoblastes, fait constaté par Ranvier sur les embryons humains ?

A côté du processus d'ostéogénèse s'en développe un autre de résorption très apparent.

Les espaces médullaires s'agrandissent, la surcharge adipeuse de la moelle est considérable, et les travées osseuses diminuent d'épaisseur.

1. — *Archives de Médecine expérimentale*, juillet 1891.

Les phénomènes de production osseuse et de résorption sont, en un mot, intimement liés.

Se fondant sur les travaux de M. Renault sur l'influence destructive de la moelle embryonnaire, qui aurait un rôle édificateur d'abord, destructeur ensuite, MM. Marie et Marinesco se demandent si la résorption de l'os ne serait pas la fonction des cellules spéciales de la moelle désignées par Kolliker sous le nom d'ostéoblastes ?

En résumé, les altérations des os proviennent d'un trouble de nutrition dont la cause nous échappe.

Quelle est l'incitation qui amène la vascularisation excessive des os, vascularisation inséparable de la néo-formation osseuse, de l'ostéogénèse ? Où est son point de départ ?

La *rate* est hypertrophiée. A la section, les follicules sont très distincts et contrastent avec le fond rouge noirâtre du parenchyme. La capsule et le système trabéculaire, les parois des artères et des veines sont épaissis.

La pulpe de la rate contient un grand nombre de globules rouges, dont quelques-uns sont en voie de destruction ; ses leucocytes contiennent par-ci, par-là, du pigment brun-noirâtre. Cette pigmentation de la rate est, sans doute, le résultat d'une forte destruction des globules rouges sous l'influence de cette inflammation chronique, qui se traduit par l'hyperplasie des travées et des parois des vaisseaux avec participation du parenchyme de la rate.

Le *corps thyroïde* a été trouvé, dans les autopsies de P. Marie et Marinesco, notablement atrophié ; cette atrophie porte d'ailleurs sur tous les lobes de cette glande. Les lobes latéraux présentent, tout au plus, le volume d'une sangsue, la partie médiane va jusqu'au troisième anneau de la trachée et est d'une épaisseur minime. La surface de section présente quelques nodules, de consistance plus ferme que le reste de l'organe, bien limités, entourés d'une capsule et qui atteignent les dimensions d'une amende.

Au microscope, les follicules sont, pour la plupart, remplis par une substance uniforme qui distend les alvéoles et en comprime l'épithélium. Les vaisseaux capillaires qui se trouvent dans le tissu interstitiel sont très hyperémiés, ce qui facilite la transsudation du plasma et des globules sanguins.

D'autres follicules contiennent beaucoup de cellules glandulaires très serrées à type embryonnaire ; on observe également des alvéoles de transition dont le centre seul est occupé par des blocs de substance hyaline ou colloïde, tandis qu'à la périphérie il y a des cellules jeunes. Les vésicules de la glande thyroïde, quelles que soient leurs formes, *contiennent des cristaux ;* cependant, le siège de prédilection de ceux-ci est dans les follicules des nodules. Le plus souvent, ces cristaux affectent la forme d'octaèdres qui donnent à l'œil la sensation de croix de Malte, ou d'enveloppe de lettre, comme la cristallisation artificielle de l'oxalate de calcium. Tout ce qu'on peut dire, font observer MM. Marie et Marinesco, c'est que cette forme n'appartient qu'à deux sels, au chlorure de sodium ou à l'oxalate de chaux. Le fait que ces cristaux ont résisté à une longue macération de la glande dans l'eau plaide en faveur du dernier de ces sels. Ces *cristaux sont si abondants parfois qu'ils farcissent les follicules.*

A côté de ces cristaux, il en est d'autres dont la nature est beaucoup plus difficile à déterminer, ce sont des rhomboïdes très fins, ou bien des faisceaux aciculaires et disposés par groupes à l'intérieur des follicules. Ces cristaux proviennent-ils de la matière colorante du sang, sont-ils formés, comme le croit M. Salkowski, d'hématoïdine ou d'un dérivé analogue ? Leur signification est à préciser.

Ainsi donc, du côté de la moelle, des os, de la rate et de la thyroïde, les lésions sont constantes et parfaitement accusées.

La tendance actuelle, surtout depuis l'entrée en scène de la théorie des sécrétions internes et depuis que les physiologistes ont démontré récemment et d'une façon si précise le rôle immense dévolu à certaines glandes qui, comme la thyroïde, le foie, les capsules surrénales, par exemple, protègent l'organisme en neutralisant ou en détruisant les substances pathogènes qui, comme le dit M. Gley, « résultent du jeu même de la vie, des processus chimiques variés en lesquels consiste la plus grande partie du fonctionnement vital[1] », la tendance actuelle, disons-nous, est de considérer l'acromégalie comme une affection gé-

1. — Conditions et classification physiologique des glandes, leçon d'ouverture des conférences de physiologie à la Faculté de Médecine de Paris (*Revue scientifique*). 1893.

nérale, progressive, systématique, à localisation principale sur les diverses espèces de tissu conjonctif des extrémités, de certains organes, et des muqueuses.

Les altérations du rein, de la glande pituitaire, des nerfs et des muscles seraient des altérations corrélatives.

Et l'examen du *sang* vient absolument à l'appui de cette hypothèse. Chez trois malades de MM. Marie et Marinesco, l'analyse a démontré une diminution des globules rouges et de la quantité d'hémoglobine; il semble que cette lésion apparaît de bonne heure, car elle a été constatée dans un cas où l'affection était récente. L'examen du sang d'un de ces malades a été également pratiqué par M. Lion, dans le laboratoire de M. le professeur Hayem, et le résultat a été concordant. De plus, chez une malade arrivée à une phase très avancée de la maladie, le nombre des globules blancs était sensiblement augmenté; il est probable, font remarquer MM. Marie et Marinesco, « *que l'hyperplasie de la moelle osseuse joue quelque rôle dans cette leucocytose, parce qu'il y avait, en même temps, des globules rouges à noyau et des cellules éosinophiles en nombre plus grand qu'à l'état normal* ».

Cette réflexion n'est pas une simple vue de l'esprit depuis que l'on a constaté dans la moelle normale des éléments cellulaires de forme diverse et que l'on peut considérer comme les prédécesseurs des globules rouges. Il est, en effet, généralement admis aujourd'hui que la moelle osseuse est un des centres principaux de la formation des globules sanguins et que ceux-ci se constituent aux dépens de globules rouges à noyau (cellules de Neumann) et aux dépens des myéloplaxes.

En résumé, si Brown-Séquard conseille d'essayer dans l'acromégalie les liquides retirés de la rate, de la thyroïde et de la moelle des os, c'est que ce sont ces organes qui paraissent primitivement lésés et qui, selon toute probabilité, jouent le rôle principal dans la maladie de Marie.

Cette médication réussira-t-elle? Elle n'a jusqu'à présent, à notre connaissance, aucun fait clinique à son actif.

Le Dr Byrom-Bramwell a présenté à la Société médico-chirurgicale d'Edimbourg un cas d'acromégalie chez une femme de 6 pieds 2 pouces de haut. Jusqu'à l'âge de 16 ans, cette femme avait eu une taille normale. Elle commença alors à grandir rapidement, et à l'âge de 20 ans elle avait atteint les dimensions extraordinaires qu'elle présente actuellement.

A ce moment, elle commença à se plaindre de faiblesse, de lassitudes, de transpirations, de gonflement des pieds, de rétrécissement de la partie externe du champ visuel, hémianopsie unilatérale. Les mains étaient très volumineuses, mais non absolument caractéristiques ; la déformation de la face n'était pas non plus typique. De manière qu'il semble s'agir plutôt d'un cas de gigantisme que d'acromégalie. Il n'y avait pas d'arrêt des règles.

Elle fut traitée sans succès par l'extrait de thyroïde. On la soumit alors à l'extrait de pituitaire ; il y eut alors une grande amélioration. Mais peut-être une grande part de cette amélioration est-elle due aux meilleures conditions de vie où elle se trouvait à l'hôpital.

Dans un autre cas, observé par Byrom-Bramwell, l'extrait de thyroïde produisit une amélioration alors que l'extrait de pituitaire administré antérieurement avait complètement échoué.

Au sujet de cette communication, nous nous permettrons de faire remarquer que les règles établies pour le traitement de l'acromégalie par Brown-Séquard ont été incomplètement suivies. Le professeur du Collège de France, ainsi que nous l'avons dit, conseille, en effet, dans le cas particulier, de faire des *injections quotidiennes et à parts égales de liquide thyroïdien et de liquide de rate et de moelle des os, et d'adjoindre au besoin, à ces deux liquides, le liquide orchitique.*

SYPHILIS MALIGNE, ESSAI DE TRAITEMENT PAR LA MÉDICATION THYROIDIENNE

M. le docteur J. D. Menzies, chirurgien de la marine anglaise, a eu l'occasion de traiter aux Indes, au moyen de la thyroïdine, plusieurs cas de syphilis maligne précoce, affection si fréquente chez les Hindous. Il s'agissait de sujets cachectiques, présentant des lésions squameuses, ulcéreuses et osseuses, auxquels les préparations mercurielles et iodurées avaient été administrées en vain. Grâce à l'extrait sec de corps thyroïde de mouton donné sous forme de tablettes à la dose de 0 gr. 25 à 0 gr. 50 centigr. par jour pendant que toute médication spécifique était suspendue, notre confrère a obtenu chez ces malades une amélioration plus ou moins considérable des manifestations locales aussi bien que de l'état général. Les lésions cutanées et osseuses ont guéri, au moins, en partie, et même on a vu disparaître les taches pigmentaires consécutives aux syphilides de la peau.

OBÉSITÉ, ESSAI DE TRAITEMENT PAR LA MÉDICATION THYROIDIENNE

Un médecin anglais, M. le docteur N. York-Davies (de Londres), a pu se convaincre que l'emploi de tablettes d'extrait sec de corps thyroïde est un adjuvant précieux du traitement diététique de l'obésité. C'est ainsi que, chez les malades de notre confrère soumis en même temps à l'usage de la thyroïde et au régime alimentaire des obèses, la diminution du poids du corps a été beaucoup plus considérable (parfois le double, et même le triple) que chez les individus traités par le régime seul.

Les résultats que nous avons enregistrés, de notre côté, sont très inconstants.

GOITRE, ESSAI DE TRAITEMENT PAR LA MÉDICATION THYROIDIENNE

On a vu que, dans les cas de myxœdème, l'administration de la thyroïdine fait non seulement disparaître les symptômes somatiques de l'affection, mais exerce encore une action favorable sur l'état psychique des malades. Ce fait a engagé M. le docteur Emminghaus, professeur de psychiatrie à la Faculté de médecine de Fribourg, et son assistant, M. le docteur G. Reinhold, à soumettre au traitement par la thyroïdine six aliénés goîtreux, dans l'espoir d'obtenir chez eux, par ce moyen, une amélioration des troubles mentaux.

Nos confrères se sont servis pour ces expériences de corps thyroïde cru de mouton qu'ils faisaient prendre dissimulé au milieu de tranches de saucisson, dans une sandwich, à la dose de 6 à 7 gr. 50 centigr., dose qu'on ne répétait qu'à des intervalles relativement prolongés de dix à quinze jours et parfois même de plusieurs semaines.

L'effet de ce traitement sur l'état mental des malades n'a pas été suffisamment net pour permettre de tirer d'ores et déjà des conclusions définitives. Par contre, chez cinq malades, il a exercé sur le goître une action se manifestant par une diminution de volume de la tumeur, diminution appréciable après chaque nouvelle ingestion de corps thyroïde et qui, en définitive, a été de 1 centim. 25 à 4 centimètres, suivant les cas.

Le même résultat fut obtenu chez une infirmière atteinte de goître et qui voulut recourir au traitement par la glande thyroïde. Chez cette femme, la circonférence du cou au niveau de la tumeur était primitivement de 38 centim. 1/2. Après la troisième ingestion de 6 gr. 50 centigr. de corps thyroïde cru de mouton, elle n'était plus que 36 centimètres; en même temps, le poids du corps avait diminué de 2 kilogr. 500.

Chez les six aliénés comme chez l'infirmière, le traitement n'a donné lieu à aucun symptôme désagréable, fait que M. Reinhold attribue à ce que le corps thyroïde a été, dans ces cas, ingéré à des intervalles prolongés.

La médication thyroïdienne est toute-puissante dans le myxœdème et cette puissance même implique l'idée de spécificité. Tous les essais tentés dans les autres affections que nous venons d'énumérer sont certes très louables en soi, mais nous avons quelque raison de croire que l'on n'obtiendra pas la sûreté d'action, la constance dans les effets, observées dans le traitement du myxœdème, ou du crétinisme myxœdémateux.

CHAPITRE VI

MÉDICATION CARDITIQUE

Existe-t-il une médication carditique? Les arguments en sa faveur sont loin d'être probants. On remarquera la pauvreté des faits cliniques sur lesquels elle repose jusqu'à présent et l'absence complète d'expérimentation physiologique.

Nous avons pensé qu'il fallait cependant en parler, ne fût-ce qu'à titre documentaire.

LIQUIDE CARDITIQUE (Cardine de Hammond).

L'EXTRAIT DU CŒUR, SA PRÉPARATION ET SES EFFETS PHYSIOLOGIQUES ET THÉRAPEUTIQUES

Deux auteurs, jusqu'à présent seulement, ont employé la cardine dans un but thérapeutique, MM. Onimus et William Hammond, professeur de pathologie mentale et nerveuse à la Faculté de médecine de New-York.

Voici quelles sont les règles générales qui, d'après Hammond, doivent présider à la préparation de cet extrait organique [1].

PRÉPARATION

Hammond a fait des essais comparatifs avec le cœur du mouton, du chien, mais celui du bœuf a produit, paraît-il, des effets physiologiques plus accentués ; on doit donc lui donner la préférence. La cardine, telle que l'emploie le médecin de New-York, est préparée comme il suit :

1.— *New-York medical Journal*, 22 avril 1893.

1.000 grammes de cœur frais de bœuf finement divisé, bien lavé, au préalable, dans une solution saturée d'acide borique, sont soumis à l'action d'une menstrue consistant en 1.200 grammes de glycérine, 1.000 grammes d'une solution saturée d'acide borique marquant 60 degrés Farhenheit et 800 grammes d'alcool. Ces proportions ont été adoptées à la suite d'un grand nombre d'expériences.

On opère le mélange dans une forte jarre en porcelaine, en verre ou en terre vernissée munie d'un couvercle fermant hermétiquement. Tous les jours, pendant une période d'au moins huit mois, — Hammond est très disposé à croire qu'une année est préférable, — ce mélange est agité et la substance cardiaque soumise à une forte pression au moyen d'un pilon. L'expérience a appris qu'une macération insuffisante et d'une durée inférieure ne donne qu'un produit inefficace.

Les essais qu'a faits Hammond avec des extraits récents, soit purs, soit combinés à la glycérine à de l'alcool en proportions diverses, montrent que ces préparations hâtives ne possèdent aucune action physiologique ou thérapeutique, si l'on en excepte l'effet transitoirement stimulant de l'alcool lorsque cet agent est en grande proportion.

A la fin de la période de macération, le liquide surnageant est versé dans le réceptacle supérieur d'un filtre en pierre poreuse à travers lequel il s'écoule dans un récipient inférieur. La substance cardiaque qui reste sur le filtre est soumise à une forte pression dans la presse métallique et le liquide d'expression est également versé sur le filtre. Le filtrage est très lent et exige plusieurs semaines. Les filtres en papier ne répondraient pas au but qu'on se propose [1].

Ainsi préparée, la solution de cardine est un liquide clair, transparent, d'une pâle couleur paille, d'un poids spécifique de

1. — Nous avons tenu à publier la technique opératoire d'Hammond telle qu'il l'a décrite lui-même, mais nous ne pouvons nous dispenser d'émettre des doutes sur la nécessité d'une macération si longue, sur l'addition d'alcool et d'acide borique et enfin, sur cette étrange filtration qui dure plusieurs semaines, tous procédés qui ne peuvent rivaliser certainement avec les modes d'extraction adoptés par le Collège de France. Ces réserves faites, nous nous abstiendrons de préjuger en quoi que ce soit, l'action de la cardine, dans la conviction où nous sommes que toutes les cellules normales, tous les tissus versent constamment dans le sang par sécrétion interne des principes spéciaux et nécessaires. Le muscle cardiaque n'échappe pas évidemment à la loi générale.

B.

1.070 ; au microscope, absence complète d'éléments figurés. Il se conserve bien dans les circonstances ordinaires et aucune bactérie ne possède une vitalité suffisante pour exister, paraît-il, en ce milieu. Il vaut peut-être mieux, néanmoins, le conserver, d'après Hammond, en un endroit frais dans des verres hermétiquement fermés, ce que nous croyons volontiers.

Nous avons dit qu'il ne se modfiait pas dans les circonstances ordinaires : il arrive cependant quelquefois, lorsqu'il a été soumis à des variations extrêmes de température, que le liquide soit le siège d'un précipité floconneux de caractère albuminoïde. Un simple filtrage au papier suffit, dans ces circonstances, à lui rendre sa limpidité : il est tout aussi actif.

Bien entendu, les précautions d'asepsie les plus rigoureuses doivent présider à toutes ces préparations.

DOSES

Un grand nombre d'expériences ont été nécessaires pour arriver à déterminer la dose de cardine qu'il importe d'injecter. Elle dépend en grande partie de la durée de la macération. Si cette dernière a été d'un mois ou deux, le liquide obtenu contient une quantité si minime de principe actif qu'il est presque, sinon entièrement inerte. Une macération de six mois donne un produit dont les effets sont perceptibles, mais dont la dose doit être de 15 à 20 gouttes ; même avec ces proportions, l'action physiologique et thérapeutique est faible. Au bout de huit mois cependant, l'action est beaucoup plus marquée et 5 gouttes injectées hypodermiquement représentent la dose moyenne nécessaire à l'adulte. C'est à cette dose que Hammond s'est arrêté, en dénitive, s'en écartant, suivant les indications, d'une goutte ou deux en plus ou en moins.

Au moment de l'injection, il est bon, quoique non essentiel, d'ajouter à la quantité employée une petite quantité d'eau distillée stérilisée.

EFFETS PHYSIOLOGIQUES

Les effets physiologiques de la cardine dans l'ordre où ils se présentent, et aussi exactement qu'il est possible de les classer, sont les suivants :

1° Au bout de dix minutes, le pouls devient plus plein, plus fort, et quelquefois plus fréquent, le sphygmographe montre clairement cette action.

Le tracé qui suit a été pris chez un homme de 30 ans, en bonne santé. Le pouls, à ce moment, battait 76 pulsations par minute.

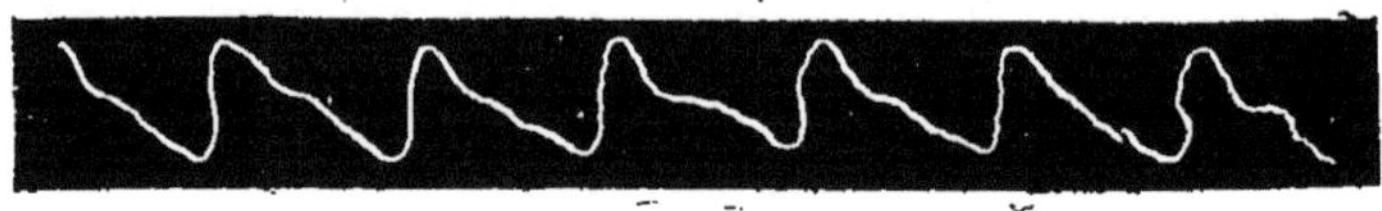

Fig. 40. — (Numéro 1).

Le Numéro 2 représente un tracé pris chez la même personne dix minutes après une injection hypodermique de 5 grammes

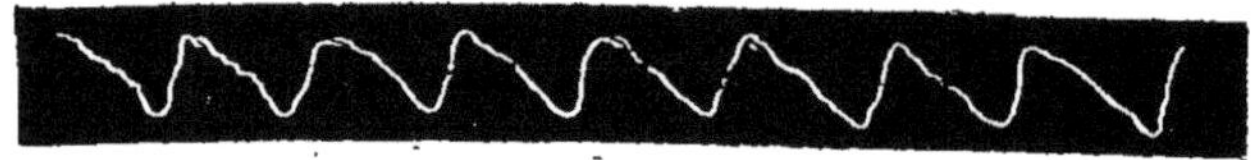

Fig. 41. — (Numéro 2).

de cardine. Il est à peine nécessaire de commenter les différences existant entre ces deux tracés. L'influence exercée par la cardine sur l'accroissement de la force et de la fréquence des pulsations est remarquable.

Le tracé Numéro 3, pris huit heures après l'injection, montre

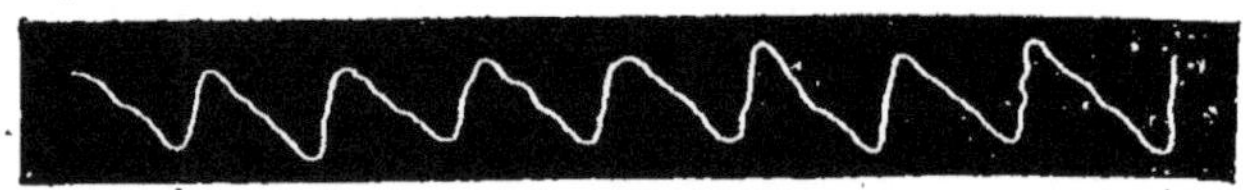

Fig. 42 — (Numéro 3).

que l'effet produit sur le muscle cardiaque agit encore à un degré à peine affaibli.

2° Ces tracés montrent — ce qui est également évident et ce dont on peut aussi s'assurer par l'examen du pouls — que la tension artérielle est augmentée.

3° La cardine augmentant, comme elle le fait, la pression sanguine, l'effet sur les reins s'ensuit comme une conséquence logique. Un grand nombre d'observations, faites, autant que possible, dans des conditions semblables, établissent le fait que la quantité d'urine sécrétée journellement augmente de 10 à 18 onces.

4° Le nombre des globules rouges du sang est augmenté par l'administration de la cardine.

Chez une femme d'une santé générale et d'un développement normaux, le nombre des globules rouges déterminé par l'hémocytomètre était de 4.300.000 par millimètre cube. Après 2 injections hypodermiques de cardine par jour, pendant cinq jours consécutifs, le nombre des globules rouges s'est élevé à 4.820.000. De semblables résultats furent constatés au moyen de l'hémomètre, le degré de coloration étant 83° avant l'injection de cardine, tandis que, après l'administration continuée comme dans l'expérience ci-dessus mentionnée, il s'éleva à 96°.

Un grand nombre d'expériences d'un caractère semblable ont donné les mêmes résultats.

En réalité, Hammond dit ne pas connaître de fait plus définitivement établi que celui de la cardine sur la composition du sang.

APPLICATIONS THÉRAPEUTIQUES

Dans les cas de faiblesse cardiaque, de quelque cause qu'elle provienne, la cardine possède un pouvoir inappréciable. Elle paraît, si l'on en juge d'après le petit nombre d'observations en la possession d'Hammond sous ce rapport, être utile dans les dégénérescences graisseuses du cœur, en améliorant la nutrition de cet organe, non seulement par son action sur la composition du sang, à laquelle il vient d'être fait allusion, mais encore par ses effets sur le système nerveux du muscle cardiaque.

Chez un malade confié aux soins du médecin des États-Unis, — malade originaire de la Caroline du Nord, chez lequel le pouls, à l'état de repos, marquait 40 pulsations seulement par minute, chez lequel les mouvements cardiaques étaient excessivement faibles et qui présentait de l'anasarque des pieds et des jambes, — la cardine, à dose de 5 gouttes en injection renouvelée deux fois par jour, exerça aussitôt une action bienfaisante. Le pouls monta à 64, et par instants à 70 par minute ; les battements du cœur augmentèrent de force, la quantité d'urine s'accrut, l'engourdissement des extrémités disparut et les symptômes de dyspepsie gastrique et intestinale dont il souffrait se dissipèrent entièrement, et cela, au bout d'un mois de traitement. Six semaines se sont écoulées et cette amélioration continue. Que cet état favorable se prolonge sans que l'on ait besoin de revenir au traitement, c'est, sans doute, plus qu'on est en droit d'espérer, mais Hammond pense que ce résultat est, à la rigueur, possible. Dans tous les cas, il ne doute pas, dans le cas où les symptômes réapparaîtraient, que la cardine ne se montre tout aussi efficace que la première fois.

Hammond soigna aussi un individu chez lequel, par suite de l'usage excessif du tabac, le rythme du cœur présentait des intermittences et des irrégularités; cet état disparut après un traitement de quatre jours. Le malade, à l'auscultation, ne présente plus rien d'anormal.

Mais où le médecin américain a employé la cardine le plus fréquemment, c'est dans des cas de prostration nerveuse accompagnée d'anémie ou de chlorose. Sur ces malades, son action est si prompte et si efficace, dit-il, qu'elle excite la surprise de tous ceux qui sont témoins du changement. Dans tous les cas, Hammond a constaté son action au moyen de l'hémocytomètre et de l'hémomètre. Dans les cas bénins, un traitement de huit à dix jours a été suffisant; — il n'y eut jamais besoin de le continuer plus de quatre à cinq semaines.

Un médecin distingué du Canada consulta Hammond en janvier 1893, au sujet d'une excessive irritabilité cardiaque qu'il ressentait et qui était le résultat d'un surmenage tant professionnel que politique. Il le traita pendant deux ou trois jours au moyen d'injections hypodermiques de cardine, et le résultat en fut satisfaisant au plus haut degré. Les vertiges dont il souffrait, et qui étaient une conséquence manifeste de la faiblesse du cœur, disparurent entièrement. Il retourna chez lui et commença immédiatement avec énergie une ardente campagne politique dans laquelle il triompha après avoir fait plus de 100 discours. Il écrit qu'il a supporté cette énorme fatigue sans en être affecté et que la cardine opère chez lui des miracles.

Autre cas semblable. Un médecin distingué de l'Indiana était sujet à de fréquents vertiges en marchant ou même dans la station debout. Les battements du cœur étaient faibles et irréguliers. Dans ce cas, les effets de la cardine furent également prompts à se montrer. Il ne fut soigné par Hammond que trois jours, car il fut rappelé brusquement chez lui pour maladie survenue dans sa famille, mais il s'assura une suffisante provision de cardine et le médecin de New-York lui conseilla de continuer le traitement pendant un mois, au moins. Il l'informa que l'effet produit chez lui par la cardine était si décisif qu'une seule injection lui permettait de marcher autant que cela lui plaisait pendant quatre ou cinq heures, alors qu'il n'osait, auparavant, faire une marche de quelques pas, de peur d'être pris de vertige.

Bien entendu, conclut Hammond, le moment n'est pas venu de fixer définitivement la valeur thérapeuthique de la cardine obtenue par son procédé. Il est à craindre que des personnes trop enthousiastes, inexpérimentées ou ignorantes, lui attribuent beaucoup trop de pouvoir. Sa valeur ne peut être déterminée que par une longue suite de travaux tendant au même but. Le médecin américain ne prétend pas, et cela à bon droit, croyons-nous, qu'il ne puisse exister de meilleure méthode pour extraire ces extraits. Il se contente de dire qu'il a travaillé plus de trois ans pour trouver ce qu'il croit être le meilleur procédé et que son expérience doit être comptée pour quelque chose, mais il pense de son devoir de prémunir ses collègues contre les grossières expériences des demi-savants qui marchent d'un pied lourd où « les anges devraient glisser ».

Pour les caractères essentiels de la cardine, Hammond avoue n'être pas à même de fixer à cette substance une place dans la chimie organique. Mais il est certain d'obtenir par son procédé un véritable extrait carditique. On ne peut, dit-il, se soustraire à cette conclusion. Quant à la façon dont agit la cardine, il ne peut, pour le moment, qu'appeler l'attention sur la théorie qui peut se résumer ainsi :

« Tous les organes possèdent le pouvoir, à l'état de santé, de tirer du sang la substance particulière dont ils ont besoin pour leur nutrition. Ils s'emparent de cette substance et non d'une autre et, dans cette sélection, ne commettent aucune méprise. Le cerveau puise dans le sang les éléments nécessaires à la substance cérébrale, le cœur les éléments nécessaires au muscle cardiaque et ainsi de suite. Si, par suite de maladie ou d'altération de la fonction, ils perdent ce pouvoir électif ou si les éléments dont ils ont besoin n'existent plus dans le sang en quantité suffisante, le jeu des organes cesse d'être normal. Dans l'un et l'autre cas, si l'on fournit au sang le principe particulier qui fait défaut à l'organe malade ou altéré dans sa fonction, on supplée à ce que la nature est impuissante à produire. La cardine, par conséquent, si cette théorie est correcte, *nourrit* le cœur. C'est la substance qu'un cœur altéré réclame pour recouvrer son bon fonctionnement. Elle est essentiellement propre à être assimilée et elle agit avec une promptitude, une infaillibilité et un degré de permanence que l'on n'obtient, à sa connaissance, par aucun autre tonique cardiaque. »

Telle est, du moins, la théorie émise par Hammond.

CHAPITRE VII

MÉDICATION PANCRÉATIQUE

On pourrait se servir, dans les cas de diabète maigre, du liquide pancréatique.
BROWN-SÉQUARD.

Jusqu'en ces dernières années, le pancréas n'était connu que par l'action qu'exerce sa sécrétion externe, c'est-à-dire le suc pancréatique, sur les albuminoïdes, les féculents et les graisses.

Son rôle se bornait donc à élaborer des ferments digestifs. — Ce n'est qu'en 1892 queMinkowski, Hédon, Gley, Thiroloix démontrèrent l'existence de la *sécrétion interne* de cet organe et dissocièrent définitivement et expérimentalement ses deux sécrétions.

Mais si c'est à la physiologie que la glande thyroïde doit la première démonstration de sa sécrétion interne, c'est la clinique qui, pour le pancréas, a indiqué la voie aux expérimentateurs. Dès 1877, en effet, Lancereaux, s'appuyant uniquement sur ses recherches cliniques, avait établi la réalité d'une forme particulière de diabète grave, tirant son origine d'une destruction plus ou moins complète du pancréas [1]. Plusieurs cliniciens, Griesinger, Frerichs entre autres, avant lui, avaient bien constaté chez des diabétiques des lésions pancréatiques, mais c'est à lui que revient l'honneur d'avoir *affirmé* que ces altérations anatomiques *commandaient* une forme de diabète, pour nous servir des expressions de M. Thiroloix. Depuis cette époque, les observations se multiplièrent, mais, bien qu'il fût impossible de s'attarder à penser au rôle du suc pancréatique dans la pro-

---

1. — E. Lancereaux, notes et réflexions à propos de deux cas de diabète sucré, avec altération du pancréas. (*Bull. Acad. de Méd.*, 2e série, t. VI, 1877.)

duction d'une forme de diabète, puisque Cl. Bernard, Pawlow, Arnozan et Vaillard, Hédon, Gley ont successivement démontré que l'atrophie simple du pancréas consécutive à la ligature des canaux pancréatiques, n'amène pas le diabète, il n'en est pas moins vrai que l'on était réduit à se perdre en conjectures. Il en serait encore de même aujourd'hui si la théorie émise par Brown-Séquard sur la sécrétion interne des glandes et des tissus n'avait placé les physiologistes sur une autre piste et n'avait fait converger leurs efforts dans une autre direction.

La glande pancréatique, en effet, se comporte désormais comme une glande qu'avec Brown-Séquard, on appelle glande à sécrétion interne ; elle déverse dans le sang, par les veines qui lui servent de canaux excréteurs, des produits qui assurent et ménagent la consommation du sucre dans l'économie.

Si donc c'est à M. Lancereaux que l'on doit la description du diabète pancréatique, c'est à la lumière de la théorie émise par le professeur du Collège de France que l'on est parvenu à découvrir sa pathogénie et probablement aussi son traitement.

Dans l'étude que nous allons faire des différentes étapes par lesquelles a passé cette démonstration de la sécrétion pancréatique interne pour en arriver à l'étude du liquide pancréatique et à son application à la thérapeutique, nous nous laisserons guider par la succession naturelle des faits et nous suivrons l'ordre dans lequel ils se sont présentés.

Nous devons donc commencer par la clinique, puisque, comme nous l'avons dit, c'est elle qui a ouvert la voie aux expérimentateurs. Dans l'histoire du diabète pancréatique, en effet, comme dans beaucoup de maladies, ainsi que le constate judicieusement M. Thiroloix, on peut dire que « *l'observation clinique a créé et que le laboratoire a vérifié* ».

Qu'est-ce que le diabète pancréatique ? En quoi consiste cette entité morbide créée par M. Lancereaux ? Bien qu'elle soit actuellement connue de tous, il nous faut bien, pour l'intelligence de ce chapitre, en faire une courte description.

Nous ne pouvons mieux faire que de nous inspirer de la monographie spéciale extrêmement remarquable qu'en a faite M. Thiroloix [1], travail presque uniquement composé d'expé-

1. — Le diabète pancréatique. *Thèse de Paris*, 1892.

riences personnelles et de recherches faites dans le laboratoire de M. Lancereaux, à l'Hôtel-Dieu, et d'en détacher les parties consacrées à la clinique et à l'anatomie pathologique.

DIABÈTE PANCRÉATIQUE

ÉTUDE CLINIQUE ET ANATOMO-PATHOLOGIQUE

Comme le fait remarquer M. Thiroloix, l'étiologie du diabète pancréatique est obscure. Si l'hérédité, dans le diabète constitutionnel, paraît jouer un rôle considérable, il n'en est pas de même dans la variété pancréatique.

Les antécédents des diabétiques pancréatiques sont presque toujours négatifs. On ne relève chez leurs ascendants aucune affection diabétique, goutteuse, graveleuse, rhumatismale, chronique. Au moment où apparaît la maladie, ils sont le plus souvent maigres, mais l'obésité ne les met pas à l'abri de cette forme morbide. L'abus des aliments riches en amidon et en sucre, la sédentarité ne sont jamais relevés chez eux.

Le diabète pancréatique aurait-il, se demande M. Thiroloix, une origine infectieuse?

A noter cependant la fréquence des affections nerveuses remarquées chez les parents directs ou collatéraux de ces malades.

« *Mode de début.* — S'il est impossible de décrire un mode de début invariable du diabète constitutionnel, il n'en est pas de même pour le diabète pancréatique. Comme le dit M. Lancereaux, le premier, état héréditaire par sa nature, est une sorte de manière d'être de l'individu qui en est affecté : s'il commence avec l'existence, la glycosurie ne se constate guère qu'à un âge avancé de la vie, de 30 à 70 ans, rarement à l'époque de la puberté.

« Ce qui surtout caractérise le diabète pancréatique, dit « M. Lapierre [1], c'est la brusquerie que revêt l'apparition des « accidents. Presque tous les malades, gens robustes le plus « souvent, interrogés sur la façon dont a commencé leur affec- « tion, précisent nettement le mois, parfois le jour qui a vu « naître les premiers symptômes. »

1. — Lapierre, *Th. Doct.* Paris, 1879.

« Quelques-uns accusent comme première manifestation des troubles intestinaux graves. L'un est pris, un jour, de vertiges, de vomissements alimentaires, de coliques qui durent trente-six heures; ces symptômes s'améliorent, mais le malade reste très débilité; tel autre présente, à jour fixe, de la diarrhée, des vomissements qui portent une atteinte profonde à sa santé et lui laissent une soif immodérée; d'autres racontent que, sans prodromes aucuns, ils furent pris d'une soif insatiable, de polyphagie, qui les persécutaient sans cesse. En résumé, le diabète pancréatique survient presque toujours chez des malades placés auparavant dans les meilleures conditions de santé et d'hygiène, jouissant jusqu'alors d'une santé parfaite. Ils entrent d'emblée dans le grand diabète [1]; on ne trouve pas, au seuil de la maladie, cette multiplicité des phénomènes latents révélateurs qui caractérisent le diabète constitutionnel. Dès les premiers jours, le diabète pancréatique se stigmatise par sa gravité.

« Ce mode de début dans le diabète pancréatique à allures toutes spéciales s'accorde peu avec les renseignements fournis par l'anatomie pathologique et la physiologie, à moins d'admettre une asphyxie totale, une insuffisance pancréatique aiguë, subite. Il se rapproche bien plus de celui du diabète traumatique, dont tous les signes s'accusent immédiatement ou peu de temps après la cause provocatrice. Bientôt après, les grandes fonctions s'altèrent et vont en diminuant chaque jour ; les forces intellectuelles motrices et génitales subissent un trouble profond ; les malades deviennent incapables de toute application, de tout travail. Les désirs vénériens font d'abord défaut, et, peu de temps après, l'impuissance est complète. On constate, en même temps, des vertiges, de la somnolence, de l'insomnie. A la période d'état, on constate toujours les phénomènes fondamentaux classiques du diabète : polyurie, glycosurie, polyphagie et autophagie. Une profonde déchéance physique marche de pair avec l'effondrement du moral. Même à la dernière période ces phénomènes sont tous présents ; l'appétit et la glycosurie ne disparaissent que dans les derniers temps de la maladie. Dans une de nos observations, la glycosurie a disparu *29 jours* avant la mort.

1. — Rendu, *Semaine médicale*, n° 15, p. 109, mars 1891.

« *Urologie.* — Les urines sont toujours abondantes, franchement acides au moment de l'émission, pâles, décolorées. Par l'exposition à l'air, elles fermentent, se troublent et diminuent de densité, par conversion du sucre en acide carbonique et alcool. Lorsque l'intoxication diabétique est menaçante, elles exhalent, comme l'haleine du malade, une odeur aigre et aromatique de chloroforme ou de pomme reinette. La densité oscille entre 1.030 et 1.055. La quantité varie de 5 à 18 litres par 24 heures. Le sucre excrété est toujours en très fortes proportions : de 50 à 85 gr. par litre, ce chiffre peut parfois s'élever jusqu'à 90 et même 120 gr., de telle sorte que la quantité de glycose que perd un diabétique pancréatique peut s'élever de 400 à 1.200, 1.800 gr. par vingt-quatre heures. La glycosurie est ici persistante ; elle ne diminue que peu sous l'influence d'un état fébrile intercurrent, d'un trouble des voies digestives. Ni le changement de régime, ni l'administration de divers médicaments, comme le bromure de potassium, l'antipyrine, n'ont provoqué chez nos malades d'arrêts dans les accidents. Il n'y a pas ici de rémission comme dans le diabète héréditaire.

« L'azoturie marche toujours de pair avec la glycosurie ; elle est indépendante de l'alimentation, car le retour au régime commun, la diète, n'empêchent pas l'élimination de rester excessive. Cette azoturie, qui traduit la désassimilation exagérée, continue, explique l'apparition de l'amaigrissement, de la consomption, comme phénomènes précoces de la maladie.

« Il est à regretter que des recherches suivies n'aient pas été faites sur les modifications de l'urine, au point de vue phosphates, chlorures, produits toxiques, etc. La lipurie ou urine graisseuse est un phénomène extrêmement rare.

« *Troubles digestifs.* — Les selles sont fétides, graisseuses[1] parfois, et contiennent des fibres striées non digérées (Freidreich). La constipation, habituelle, est parfois remplacée par des débâcles diarrhéiques. Les vomissements ne sont pas rares.

« L'abdomen est rétracté. La soif est constante, excessive, impérieuse, souvent plus intense la nuit que le jour. Il en est de

1. — Ancelet, *Étude sur les maladies du pancréas*. Th. Paris, 1864. — Cl. Bernard, *Mémoire sur le pancréas*, pp. 105-116. — Walker, *Med. chirurg. Trans.* LXXII, p. 257, 1890. « Valeur clinique des fèces décolorées ou grises sans jaunisse ; leurs rapports avec les maladies du pancréas. »

même de la polyphagie, commandée par les déperditions que fait l'organisme en glycose et urée : les malades absorbent 5 et 6 fois plus qu'à l'état normal. L'appétit baisse au moment des crises d'intoxication diabétique, et, à la fin, lorsque la tuberculose pulmonaire évolue. Jusque-là, ils ont des digestions parfaites ; l'état de la sécrétion gastrique est inconnu chez eux. Les diabétiques présentent fréquemment des douleurs, des coliques rattachées par Kuster[1] à une névralgie cœliaque, par M. Lancereaux à la lithiase pancréatique. Le foie est fréquemment hypertrophié.

« *Troubles nerveux.* — La faiblesse musculaire est constante, les réflexes rotuliens sont presque toujours abolis ; les névralgies sont rares. Les facultés intellectuelles, comme nous l'avons vu, sont presque toujours altérées. L'intelligence baisse, le travail de l'esprit devient pénible, le caractère s'assombrit, la gaîté disparaît, fait place à la tristesse et à l'inquiétude.

« *Phénomènes de dénutrition.* — Les cheveux, rares d'abord, tombent ensuite en masse. La peau est rugueuse, écailleuse, sèche, perd son élasticité, parfois pigmentée [2]. Les accidents cutanés, tels que prurit généralisé, psoriasis, lichen, altération des ongles, si fréquents dans le diabète constitutionnel, sont des plus rares dans cette forme. Les gencives, les dents sont rarement normales : les premières sont ramollies, saignantes, fongueuses ; les secondes se carient, s'ébranlent et tombent, par suite du développement de l'ostéo-périostite. Les masses musculaires fondent littéralement, et, au moment de la consomption diabétique, les malades sont d'une maigreur lamentable ; ils sont réduits à l'état de squelette. Ils peuvent perdre 15 à 20 kil. en trois ou quatre mois, malgré l'absence de tout signe de tuberculose. Cette diminution de poids porte principalement sur le tissu cellulo-graisseux et les muscles. Ceux-ci, amincis et flas-

---

1. — Kuster, *Soc. med. int.*, Berlin, 1887, 9 février. « Diabète insipide et sucré avec névralgie cœliaque. »

2. — Gussenbauer, *Archiv. für klinische Chirurgie*, XXIX, 1887, p. 345. « Kyste du pancréas, pigmentation de la peau. » — Aran, *Arch. gén. de méd.* Paris, 1846, pp. 61-75. « Abcès tuberculeux du pancréas, coloration normale de la peau. » — Tarbe, *Congr. internat. Soc. méd.*, Washington, 1887. « Peau terreuse. » — Juergens, *Berlin. Klinische Wochenschrift* n° 22, p. 452, 28 mai 1888. « Syndrome de la maladie d'Addison. Le pancréas est malade. Dégénération grise du splanchnique. » — Jaccoud, *Clinique Pitié*, 1886, p. 161. « Pigmentation très accusée. » — Jenni, *Schweizer Zeitschrift*, 1850.

ques, réagissent localement sous le doigt qui les excite (myœdème).

« *Troubles vaso-moteurs.* — Les extrémités sont froides et un peu cyanosées; la température centrale est normale : elle devient hyponormale dans les crises d'intoxication diabétique, hypernormale dans les complications inflammatoires, tuberculose pulmonaire presque toujours.

« *Troubles de la vision.* — Les pupilles sont parfois dilatées, la vue est affaiblie (parésie du système d'accommodation de von Grafe [1]), les pupilles optiques peuvent être atrophiées; la cataracte est rare [2].

« *Complications.* — Parmi celles-ci, nous signalerons l'ictère, phénomène rare, toujours d'origine mécanique ; il est dû soit à un volumineux abcès (Frison), soit à un épithéliome, soit enfin à des calculs accumulés dans l'extrémité terminale du canal de Wirsung et comprimant l'embouchure du canal cholédoque.

« Les phlegmasies superficielles les plus fréquentes sont les furoncles, les anthrax; les gangrènes sont tout à fait exceptionnelles. Chez une de ses malades, jeune femme de 30 ans, M. Lancereaux [3] a observé une éruption généralisée, constituée par des saillies rougeâtres surmontées de petites pustules, et dont l'aspect rappelait assez bien celui d'une mûre. Les phénomènes qui dépendent de la glycosurie, comme la balanite, la balanoposthite, les éruptions de prurigo ; ceux qui dépendent de la polyurie, comme la constipation habituelle, la sécheresse de la peau, la diminution considérable de l'exhalation pulmonaire et cutanée n'ont ici rien de particulier. Nous avons vu, dans un cas, une *phlegmatia alba dolens* du membre inférieur gauche.

« *Marche.* — La marche est continue, uniforme et progressive. Le diabète poursuit ses diverses phases avec rapidité, sans interruption. La *durée* varie entre quelques mois, 4, 5 et 6 ans.

« La *mort* est la *terminaison* constante. Elle est amenée par une complication pulmonaire (pneumonie, tuberculose), plus rarement par une des formes de l'intoxication diabétique (dys-

1. — Galezowski, *Union méd.*, 1880, t. XXIX, p. 163. (In *Clinique Lancereaux*.)
2. — Lecorché, *Arch. gén. méd.*, 1861, p. XVIII, 70. — Lancereaux, *Clin. méd.*, 1892.
3. — Lancereaux, *Clinique médicale* (1879-1891), p. 418. Paris, 1892.

pepsie, coma). On peut dire que la phtisie pulmonaire vulgaire est la fin normale de ce diabète. »

Tels sont les symptômes qui constituent le diabète pancréatique.

Examinons maintenant quelles sont les lésions anatomopathologiques du pancréas dans cette variété de diabète.

Anatomie pathologique. — On distingue deux lésions principales, la première qui consiste en une sclérose, une atrophie *partielle* ou *générale*, la seconde en une dégénérescence graisseuse ou épithéliomateuse.

Elles sont entièrement exposées dans les thèses de Lapierre[1], Giorgi[2] et dans les cliniques de M. Lancereaux[3].

Sclérose pancréatique. — Tantôt primitive développée sous l'influence des causes indéterminées, infections canaliculaires ou vasculaires; tantôt secondaire et causée par la lithiase pancréatique.

« Ces calculs oblitérateurs, observe M. Thiroloix, soit très nombreux et très petits, soit au nombre de deux ou trois, mais de gros volume, ayant jusqu'à 4 centimètres de long, sont composés de carbonate et de phosphate de chaux. La dilatation en amont des calculs, par suite de la sécrétion pancréatique qui continue, aboutit à la formation de kystes plus ou moins nombreux et volumineux, renfermant un liquide blanc jaunâtre et visqueux, où se voient de la cholestérine, de la graisse, des débris de cellules. Autour de ces kystes par rétention, dont il n'est pas toujours facile de retrouver l'abouchement avec les canaux, le tissu du pancréas se sclérose, et, tantôt se durcit, tantôt devient moux et graisseux.— Ces kystes ont été parfaitement étudiés par Rokitansky et Virchow[4]. Le rôle que jouent ces lésions dans la genèse du diabète maigre avec toutes ses conséquences graves ne peut être que secondaire, car l'expérimentation est formelle à cet égard. La sclérose ne vaut que par son retentissement sur un autre élément pancréatique.

« Cette sclérose s'accompagne parfois de transformation adipeuse complète[5].

1. — Lapierre, *Th. doct.*, Paris, 1879.
2. — Giorgi, *Th. doct.*, Lyon, 1890.
3. — Lancereaux, *loc. cit.*
4. — *Pathologie des tumeurs*, trad. franç., 1867, t. I, p. 275.
5. — A. Pilliet, *Progrès médical*, 1889; les lésions du pancréas dans le diabète.

« A côté des faits où la sclérose avait amené une telle diminution de volume de l'organe qu'on ne trouvait plus qu'un amas de tissu conjonctif [1], il nous faut signaler les scléroses partielles de la queue, du tiers moyen de la glande, la tête pancréatique étant respectée [2].

« Sur quatre pancréas mis à notre disposition par M. Lancereaux, nous avons pu étudier cette sclérose. Nous avons trouvé une pancréatite interstitielle, diffuse, accompagnée de lésions cellulaires dont il était impossible de fixer le caractère et le degré, ces organes ayant été recueillis trop tardivement; mais ce qui nous a frappé est la quantité encore très considérable de lobules parfaitement distincts qui existaient au sein des grands foyers de sclérose adulte surtout interlobulaire, très faiblement intralobulaire, étouffant les vaisseaux artériels veineux et les canaux excréteurs.

« MM. Lannois et Lemoine [3], au contraire, ont décrit non seulement cette sclérose intralobulaire, disséquant l'acinus en segments, en îlots cellulaires ou en différentes cellules même, mais une sclérose intercellulaire, qui supprime les fonctions de la cellule pancréatique.

« *Lésions épithéliales*. — Les lésions cellulaires primitives comprennent les dégénérescences épithéliomateuse et graisseuse.

« La glycosurie au cours de l'épithéliome pancréatique est un phénomène rare [4], qu'expliquerait l'intégrité constante d'une bonne partie, moitié ou tiers, de la glande. Nous ferons pourtant remarquer que pour ces dernières, comme pour les observations où le diabète a été observé, il n'est pas relaté d'examen histologique complet [5] ; mais, même en faisant la plus large part à la théorie de l'insuffisance cellulaire pancréatique, il est à remarquer que, dans beaucoup de cas où le diabète maigre

1. — Hartsen, *Archiv. für Holl. Beitraege*, III, 1862, p. 157. — Fles, *Arch. für Holl. Beitraege*, III, 1863, p. 319. — Klebs, *Lehrbuch. der Pathologischen. Anatomie*, I, p. 156. Berlin, 1870. — Rokitansky, cité par Orth, Bonn, 1883. — Lancereaux, *loc. cit.*

2. — Seegen, *Der Diabetes mellitus*. Berlin, 1875. — Brechemin, *Soc. Anat.*, 1879. — Bouisson, *loc. cit.* — Baumel, *Montpellier médical*, XLVI, 1881.

3. — *Arch. de méd. expér.*, 1891, n° 1, pp. 33-43.

4. — Vernay. *Th. Lyon*, 1884. — Bard et Pic, *Rev. de méd.*, VIII, avril 1888.

5. — Bright, *loc. cit.* — Martson, *Amer. Journ. of médical Sc.*, juillet 1854. — Servaes, *Berliner klin. Wochenschrift*, 1878, n° 48, p. 716. — Frerichs, *Traité des malad. du foie*. Trad. Duménil et Pellagot, 3e édit., 147.

classique a été observé, on n'a pu mettre en évidence des lésions aussi considérables que dans ces épithéliomes étudiés par Pott, Bruzelius et Arel Key, Litten et Fles[1].

« La stéatose est parfois primitive, non accompagnée d'altération de la trame conjonctive. Frerichs, Cantani, Friedreich, Rokitansky, Harmack, Sylver, Leroux[2], Guelliot[3], Notta[4], Lancereaux ont décrit ce désordre pathologique.

Cette lésion, pour M. Baumel, n'est nullement particulière au diabète maigre, puisqu'il l'a observée dans un cas de diabète gras[5]. »

M. Thiroloix ajoute qu'à ces deux ordres principaux de lésions viennent se joindre les pancréatites suppuratives, vasculaires ou canaliculaires. Si le nombre des suppurations, des gangrènes, des hémorrhagies pancréatiques est grand, les cas de diabète maigre consécutifs à ces désordres sont extrêmement rares. On ne cite que les cas de Harley, Frison, Capparelli et Coumnaille.

Faisons remarquer, en terminant, que M. Thiroloix signale dans huit observations des lésions des plexus nerveux voisins.

— Les faits de Cantani et Ferraro, de Taylor, etc., pour ne citer que quelques noms, sont venus confirmer toutes ces données pathogéniques.

Plus récemment encore, les observations rapportées par M. Hoppe-Seyler[6], en particulier l'une d'entre elles, présentent de leur côté un intérêt véritable, en ce qu'elles nous font connaître des lésions rares du pancréas pouvant conduire directement à la polyurie sucrée.

Voici le plus important de ces faits : une femme âgée de cinquante-sept ans, ayant fréquemment souffert de maux d'estomac, de vomissements, présenta assez rapidement des symptômes de diabète, de polydipsie, de polyphagie, puis succomba, en peu de temps, à des accidents d'acétonurie.

L'autopsie révéla, à côté de lésions d'artériosclérose généralisée, des altérations pancréatiques importantes : la glande paraît volumineuse ; mais en réalité, à un examen plus attentif, elle se

1. — Cités par M. Jaccoud, *loc. cit.*
2. — Leroux, *Diabète sucré chez les enfants.*
3. — *Gaz. méd.*, Paris, 1881, n°s 17, 19, 20.
4. — Notta, *Union Méd.*, Paris, 1881, XXXI.
5. — Baumel, *Montpellier méd.*, 1881, XLVII, p. 406.
6. — *Deutsches Arch. für klinische Med.*, LIII, 1 et 2.

montre constituée presque exclusivement par du tissu adipeux; les vaisseaux, tels que les artères cœliaque, gastro-duodénale, splénique, sont athéromateux, calcaires. A l'examen histologique, les culs-de-sac glandulaires sont très peu nombreux, entourés de tissu fibreux et adipeux, et les cellules glandulaires des acini qui n'ont pas disparu entièrement sont altérées, car leurs noyaux sont réfractaires aux agents habituels de coloration, tandis que les épithéliums de revêtement de canaux excréteurs sont presque tous respectés. En un mot, la glande pancréatique est détruite dans ses éléments nobles.

Ce fait intéressant, ainsi que deux autres analogues, quoique moins démonstratifs, font admettre à M. Hoppe-Seyler le bien fondé de la théorie pancréatique du diabète. Le processus de destruction du pancréas, dans le cas qu'il relate dans ses détails, est surtout instructif en ce qu'il nous montre comment des lésions artérielles peuvent conduire à la sclérose et à la dégénérescence graisseuse de la glande pancréatique et ultérieurement au diabète, lorsque cet organe n'existe plus comme élément sécréteur.

— En résumé, il existe désormais cliniquement et anatomo-pathologiquement parlant, une entité morbide créée par M. Lancereaux, et il est définitivement établi qu'il y a rapport constant entre une forme de diabète et les lésions pancréatiques.

Reste à savoir par quel mécanisme se produit la glycosurie à la suite de ces altérations de la glande. Pour résoudre un problème si complexe, les physiologistes se livrèrent de tous côtés à des expériences que nous allons examiner en évitant, autant que possible, de nous appesantir sur les faits qui, reconnus aujourd'hui par leurs auteurs eux-mêmes comme mal interprétés, n'infirment plus rien du tout et ne feraient qu'obscurcir ce sujet si ardu par lui-même.

DIABÈTE PANCRÉATIQUE

ÉTUDE PHYSIOLOGIQUE

EXTIRPATION TOTALE DU PANCRÉAS

C'est en 1889 que MM. von Mering et Minkowski[1] commen-

1. — Von Mering et Minkowski, 62e Congrès des médecins allemands. (Heidel-

cèrent leurs expériences sur le pancréas, dans le but de chercher le sens de la fonction de cet organe.

— La première conclusion qui se dégage de leurs expériences est celle-ci :

Après l'extirpation totale du pancréas, les chiens deviennent diabétiques.

« Il ne s'agit pas là, comme le fait remarquer M. Thiroloix, d'une glycosurie passagère, mais d'un véritable diabète sucré persistant, qui, sous tous les rapports, rappelle la forme le plus grave de cette maladie chez l'homme. La glycosurie n'a manqué que chez les animaux qui succombaient immédiatement aux suites de l'opération.

« D'abord faible et non dosable, elle devenait maximale au bout de 24 à 48 heures, et s'élevait alors de 5 à 11 p. 100, avant même que les chiens aient reçu une alimentation quelconque. Après 7 jours d'inanition, il y avait encore du sucre dans l'urine ; après un jeûne plus prolongé, la glycosurie allait en diminuant. Chez les chiens suralimentés, la glycosurie se montrait d'une façon continuelle à un chiffre élevé. Ainsi, un chien pesant 8 kilogrammes, nourri de pain et de viande, élimina pendant quelque temps 70 à 80 gr. de sucre par jour. Ce sucre éliminé était une glycose fermentescible et dextrogyre. Le polarimètre et la liqueur de Fehling permirent d'affirmer qu'il n'y avait qu'une quantité, à peine appréciable, d'autres espèces de sucre.

« Outre la glycosurie permanente, les animaux opérés ont présenté tous les autres phénomènes qui constituent l'appareil symptomatique de la forme grave du diabète sucré de l'homme. Ils avaient une voracité et une soif extrêmes, se précipitaient sur la nourriture qu'on leur présentait, alors même qu'ils venaient d'être abondamment alimentés. La soif était inextinguible; très souvent ils mangeaient leurs propres excréments, encore très riches en aliments non digérés. La polyurie, très accusée, correspondait à la quantité d'eau ingérée. Ainsi un chien

berg, 1889, *Berliner klinische Wochenschrift*, 1890, n° 8, p. 167). — *Arch. für expériment. Pathologie*. Bd XXVI; p. 371-387, 1889-1890. Diabète sucré consécutif à l'extirpation du pancréas. Indiqué dans *Centralblatt für klinische Med.*, n° 23, p. 414, 1890. — *Centralbatt fur med. Wissensch.*, n° 27, 1890. — Diabetes mellitus nach total Pankreas Extirpation. *Soc. de méd. de Strasbourg*, 17 mai 1889 (*Berliner klinische Wochenschrift*, 20 février 1890).

pesant 7 kil. émettait par jour 1.000 et 1.200 gr. d'urine ; un autre pesant 10 kil., 1.600 à 1.700 gr. Quand on limitait la quantité d'eau, on faisait nécessairement baisser le taux urinaire. Malgré l'absorption d'une nourriture abondante, même, les animaux présentaient un amaigrissement extraordinairement rapide et perdaient leurs forces.

« Au bout de trois semaines, la faiblesse musculaire était telle qu'ils ne pouvaient plus marcher. — L'urine contenait, d'une façon précoce ou tardive, des quantités variables d'acétone, d'acide acétique, d'acide butyrique et oxybutyrique, toutes substances qu'on trouve si fréquemment dans l'urine, dans les cas graves de diabète sucré. — Généralement, on peut, dès les premiers jours, mettre en évidence l'acétone, soit par distillation, soit par les réactions de Lieben et Legal.

« La quantité de sucre contenu dans le sang fut toujours à un chiffre élevé. Dans un cas, elle fut, six jours après l'opération, de 0,3 p. 100, avec une glycosurie de 7,1 p. 100 ; dans un autre cas, au 27e jour, elle fut de 0,46 p. 100, avec une glycosurie de 7,5 p. 100. — La capacité des organes en glycogène disparut rapidement ; chez le premier des animaux mentionné plus haut, animal sacrifié au sixième jour et qui avait été nourri de viande et de lait, le foie ne contenait plus de glycogène ; les muscles en contenaient encore 0,248 p. 100. Chez le chien sacrifié au 27e jour et soumis à la même alimentation, on ne peut trouver que des traces de glycogène, dans les muscles comme dans le foie. Le diabète dura jusqu'à la mort des animaux opérés. La plus grande partie succomba dans le courant de la première semaine, soit à la suite d'une nécrose du duodénum, soit à la suite d'une péritonite ayant pour point de départ la plaie abdominale mal cicatrisée. Deux fois, on observa l'éventration, trois fois l'invagination intestinale. La *survie* la plus longue fut de 4 *semaines*. Les autopsies permirent de constater l'absence totale de pancréas ; les autres organes, à part le foie, étaient d'apparence normale. Ce dernier organe était très gras ; il contenait 30 à 40 gr. p. 100 de graisse dans toute sa substance, à l'état frais. »

Nicolas de Dominicis[1], dans ses expériences contemporaines

1. — *Gaz. hebd. méd. et chirurgie*, 1890, p. 605.

de celles de von Mering et Minkowski, a obtenu des résultats différents. Sur 34 animaux opérés, 21 ont eu de la glycosurie, tandis que chez les autres on ne l'a jamais observée. Les premiers, cependant, aussi bien que les seconds, ont présenté indistinctement tous les symptômes du diabète, c'est-à-dire amaigrissement rapide et progressif, polyphagie, polyurie, polydipsie, augmentation de l'urée et des phosphates dans les urines, dermatoses, perte de poids, etc...

Mais il n'en est pas moins vrai qu'il y a quelques différences bien notables entre les résultats des expériences de von Mering et Minkowski et celles de de Dominicis : tandis que les premiers ont observé que l'ablation du pancréas est suivie constamment et infailliblement de glycosurie, M. de Dominicis dit avoir constaté que la glycosurie manque plusieurs fois.

A quoi tiennent ces divergences? Probablement à un mode opératoire différent, car tous les expérimentateurs qui se sont succédé depuis confirment les résultats de von Mering et Minkowski. Aussi, M. Hédon, un de nos plus habiles physiologistes, n'hésite pas à affirmer que : « Tout expérimentateur qui viendrait dire aujourd'hui que le diabète sucré n'est pas constant après l'extirpation du pancréas chez le chien ne saurait appuyer son assertion que sur des expériences mal conduites... Les expériences dans lesquelles M. de Dominicis a enlevé la rate après l'extirpation du pancréas, sans produire de glycosurie, doivent être récusées, parce que cet auteur n'a pas toujours obtenu le diabète sucré, et que ces résultats négatifs correspondent évidemment à des extirpations incomplètes. » (*Archives de physiologie normale et pathologique*, t. II, pp. 147-150, année 1892.)

— Dans une série de mémoires[1], en effet, M. Hédon confirme d'une façon absolue le résultat principal de von Mering et Minkowski : lorsque l'extirpation a été totale, le diabète est produit dès le début : le lendemain ou le surlendemain de l'opération, il est facile de déceler la présence du sucre en quantité notable dans l'urine. Les animaux sont, non seulement glycosuriques, mais azoturiques, sans qu'il y ait parallélisme complet. Ils présentent tous les symptômes du diabète et malgré

1. — *Archives Méd. expériment.*, 1891.

l'énorme quantité de nourriture qu'ils absorbaient, ils maigrissaient rapidement. M. Hédon a noté dans les urines la présence de l'acétone, de l'acide oxybutyrique. La quantité de sucre dans le sang était très élevée.

Le pancréas est donc bien l'organe régulateur de la consommation du sucre dans l'économie. Son ablation amène la glycosurie et toute quantité de sucre ajoutée aux aliments est aussitôt éliminée.

Il n'y a pas d'exceptions. *Ablation totale du pancréas : Glycosurie.*

L'étude des courbes de la glycosurie et de l'azoturie que M. Hédon a dressées pour toutes ses expériences permet de distinguer deux formes de la maladie créée par l'extirpation du pancréas [1].

A. — Une forme de diabète à marche rapide, dans laquelle l'élimination du sucre et de l'azote est excessive et amène promptement une cachexie profonde et la mort au bout de quinze à trente jours. La courbe de l'azoturie est parallèle à la courbe de la glycosurie, mais lui est inférieure, et la glycosurie est le symptôme dominant. Ces courbes présentent deux périodes assez régulières, l'une d'ascension, l'autre de descente.

B. — Une forme de diabète à marche lente. L'animal ne succombe qu'au bout de plusieurs mois à la cachexie. La glycosurie est intermittente; quand sa courbe s'abaisse, on peut voir parfois la courbe de l'azoturie s'élever beaucoup. La glycosurie peut manquer totalement pendant de longues périodes de la maladie; mais l'élimination de l'azote est toujours considérable et, dans cette forme, c'est l'azoturie qui est le symptôme dominant de l'affection. Tous les symptômes diabétiques persistent malgré l'absence de la glycosurie; la polydipsie et la polyurie, en particulier, sont très accentuées.

Ajoutons que Gley, dans une série de publications à l'Académie des sciences et à la Société de Biologie, confirme les conclusions de Mering, Minkowski et Hédon.

M. Thiroloix, dans ses expériences, est arrivé aux conclusions suivantes :

« *Résultats de l'extirpation du pancréas. Mode de début.* —

1. — Hédon, *Société de Biologie*, 25 avril 1891, note présentée par Gley.

L'apparition de la glycosurie dans l'urine est, dans l'immense majorité des cas, le phénomène initial du diabète, elle suit parfois presque immédiatement l'extirpation. Nous l'avons vu dans un cas apparaître vingt minutes à peine après l'intervention.

« Par contre, dans un autre cas, elle n'est apparue que le sixième jour après l'opération.

« Puis, apparaissent simultanément les phénomènes fondamentaux de ce diabète expérimental : polyphagie, polydipsie, polyurie et amaigrissement. La voracité des animaux opérés, toujours considérable, égale celle des animaux injectés; ils absorbent deux et trois fois une quantité d'aliments suffisante pour un chien à l'état normal.

« Les poids de sucre excrété varient dans des proportions considérables d'un jour à l'autre.

« Pour M. Hédon[1], ils oscillent autour d'un certain chiffre pendant une première période de la maladie, atteignent un maximum auquel ils se maintiennent pour longtemps, puis décroissent dans une seconde période. Avant la mort, la glycosurie est faible, puis disparaît.

« Malgré l'énorme quantité de nourriture qu'on leur fournit, les chiens maigrissent avec une grande rapidité. L'amaigrissement, qui, chez l'homme, est toujours plus tardif que les autres symptômes et présente de si grandes variétés quant à l'époque de son développement, est ici contemporain des quatres phénomènes décrits plus haut. La maladie commence chez l'animal, comme chez l'homme, par la période de marasme. »

Nous passons à dessein tout ce qui dans ces conclusions à rapport à la pathogénie, devant consacrer plus loin à cette question un article spécial.

« Parallèlement à cet amaigrissement et à l'atrophie des muscles, on observe une perte progressive des forces. Vers la fin de leur maladie, les animaux ne peuvent plus descendre de leur cage, uriner debout, marcher. Toutes les fois que nous avons ajouté aux aliments de nos animaux du sucre, on a pu voir qu'il en passait relativement peu dans l'urine. Jamais tout le sucre absorbé n'a passé dans les urines.

« Comme tous les auteurs qui ont étudié cette question avant

1. — *Loc. cit.*

nous, nous avons constaté non seulement la présence de l'acétone, de l'acide oxybutyrique dans l'urine, mais des phénomènes que nous avons rattachés à l'intoxication diabétique.

« La proportion de sucre dans le sang se montra très élevée les quatre fois qu'on en fit le dosage. Deux fois, nous avons sacrifié des chiens diabétiques (le chien étant endormi par les injections d'atropo-morphine, le foie fut arraché de l'abdomen) et nous avons pu mettre en évidence, contrairement à von Mering et Hédon, du sucre en proportion notable dans le foie et les muscles. Dans toutes les autopsies, le foie a été trouvé volumineux, pigmenté et graisseux. Dans un cas, la matière grasse représentait 25 p. 100 du poids de l'organe. A plusieurs reprises, nous avons pratiqué, sans obtenir de résultat appréciable, des injections d'antipyrine (2 gr.) à nos chiens dépancréatés.

« *Marche de la maladie créée par l'extirpation totale.* — La glycosurie, dans la plupart des cas, suit la marche indiquée par Mering et Minkowski. Elle apparaît aussitôt après l'opération, et ne disparaît qu'au moment de la mort. »

M. Thiroloix fait remarquer que, pour amener le diabète, il faut que l'extirpation du pancréas soit complète, il faut que l'organe soit lésé, coupé, réséqué dans presque toute son étendue. Les résultats négatifs tiennent à une extirpation imparfaite et, il faut bien le dire, l'opération présente de telles difficultés que les cas où le pancréas est entièrement détruit, comme l'exige l'expérimentation, constituent une extrême rareté et, comme l'a observé l'habile physiologiste, toujours ou presque toujours, il est possible de retrouver, à l'autopsie, des parties notables du parenchyme glandulaire. En outre, la constatation est faite, souvent quatre années et plus après l'apparition de toute la phénoménalité que seule la suppression totale du pancréas peut expliquer. L'on a ainsi l'explication de ces formes légères, de ces glycosuries tardives ou intermittentes, signalées par des physiologistes à la suite de l'extirpation soi-disant totale.

Cependant, nous n'avons jusqu'ici parlé que de la destruction brusque du pancréas. La *destruction lente*, obtenue par un procédé que nous décrirons plus loin et pratiquée chez le lapin, a donné à M. Hédon les résultats suivants [1] :

1. — Académie des sciences, séance du 20 mars 1893.

1° La glycosurie débute très tard après l'opération (trois semaines, un mois et même davantage). D'abord légère, elle monte rapidement à un chiffre très élevé. Pendant la période où la glycosurie n'est pas encore établie, on trouve, certains jours, de petites quantités de sucre dans les urines, mais d'une façon inconstante;

2° Malgré la forte intensité de la glycosurie, le diabète revêt une forme légère, en ce sens que la glycosurie provient de la non-utilisation des hydrates de carbone dans l'alimentation. Les animaux soumis à l'expérimentation étaient nourris de choux et d'avoine. Supprimait-on l'avoine, alors la glycosurie tombait très bas. On la faisait même disparaître par le jeûne. Aussi les lapins ne maigrissent pas; au contraire, certains d'entre eux augmentent très notablement de poids et engraissent, car ils compensent et au delà leur trouble nutritif par une alimentation exagérée; ils sont polyphages et polyuriques.

Quelques mois après, M. Hédon, revenant sur ces premières expériences de destruction lente et complète du pancréas chez le lapin, aboutit aux conclusions suivantes [1] :

« 1° La survie est possible chez le lapin, malgré la destruc-« tion complète du pancréas; 2° la glycosurie est transitoire et, « lorsqu'elle a cessé, on ne la voit plus reparaître; en un mot, « les animaux guérissent de leur diabète; 3° chez le lapin privé « de pancréas et redevenu normal, la piqûre classique du bulbe « fait apparaître la glycosurie.

« Il s'est produit, dans le cours de nos expériences, certains « autres faits qui montrent le peu de gravité de la glycosurie « provoquée par la destruction du pancréas. Si, lorsque la glyco-« surie avait atteint sa pleine intensité, on supprimait les fécu-« lents de l'alimentation, la glycosurie cessait; mais si, immé-« diatement après, on donnait de nouveau de l'avoine à l'animal, « la glycosurie ne reparaissait pas toujours. Pour d'autres ani-« maux, la glycosurie était très instable, et l'on observait sa « disparition et sa réapparition spontanées en analysant les « différentes portions d'urine émises dans le courant des vingt-« quatre heures.

« D'après ces expériences, il semble que le pancréas du la-

1. — Académie des sciences, 24 juillet 1893.

« pin n'ait pas l'importance fonctionnelle du pancréas de cer-
« tains animaux, du chien par exemple. Mais cette proposition
« n'étant basée que sur la comparaison des effets produits par
« la destruction lente du pancréas, d'une part, et par l'ablation
« chirurgicale de cette glande d'autre part, c'est-à-dire sur les
« résultats de deux méthodes absolument dissemblables, il pour-
« rait rester encore des doutes sur sa justesse. En effet, Schiff
« aurait pu détruire complètement (?) le pancréas du chien par
« une injection de paraffine fondue dans le canal de Wirsung,
« et il n'en serait résulté aucun phénomène morbide (résultats
« négatifs contraires aux expériences de Cl. Bernard, en ce qui
« concerne, du moins, les troubles digestifs). La déduction lo-
« gique de ce fait serait que la destruction lente du pancréas
« n'a pas les mêmes effets que sa suppression brusque par l'a-
« blation chirurgicale. Pour nous, qui n'avons pas encore ob-
« tenu cette destruction rigoureusement totale du pancréas chez
« le chien par la méthode de Schiff et qui savons, d'autre part,
« que l'ablation incomplète du pancréas n'est pas suivie de
« glycosurie, nous réservons notre opinion et nous ne sau-
« rions affirmer que les phénomènes que nous avons observés
« chez le lapin puissent être généralisés pour d'autres espèces. »

Il semblerait résulter, au premier abord, des expériences de M. Hédon que le pancréas du lapin ne paraît pas avoir l'importance du pancréas de certains animaux, du chien, par exemple; mais il nous paraît plus logique d'attribuer les différences dans les résultats à la dissemblance des deux méthodes. Disons en passant que cette destruction lente du pancréas, se rapprochant davantage des processus pathologiques, donne des résultats qui expliqueraient peut-être certaines anomalies cliniques et thérapeutiques assez étranges dont nous aurons à nous occuper. C'est pourquoi nous tenions à citer ces faits.

Quoi qu'il en soit, ces dernières observations, de l'avis même de leur auteur, ne peuvent infirmer la règle générale, admise par tous les physiologistes, qui peut se résumer ainsi : *Suppression brusque et chirurgicale du pancréas : Glycosurie*[1].

1. — L'on a dit que l'expérimentation créait des symptômes, des lésions, mais qu'elle était impuissante à réaliser la maladie proprement dite, et que les animaux, privés de pancréas, sont exclusivement glycosuriques et ne sont pas diabétiques. Devant cette affirmation, il était intéressant de rechercher si, indépendamment

Voilà donc expérimentalement établie la variété de diabète à laquelle Lancereaux a donné le nom de diabète pancréatique. La physiologie sanctionne ce qu'avait démontré la clinique.

Reste à déterminer par quel mécanisme les lésions pathologiques et l'ablation du pancréas déterminent la glycosurie. Nous allons passer successivement en revue les principales théories auxquelles ces faits ont donné naissance.

Théories sur la pathogénie du diabète pancréatique.

Première théorie. — Un suc pancréatique altéré arrive dans l'intestin et fait subir aux aliments des transformations anormales, cause du diabète (Bouchardat, Pink et Heidenhain, Popper, Zimmer et Cantani).

Deuxième théorie. — Le diabète est dû à la dénutrition et à la cachexie qui amènent l'insuffisance des transformations des aliments dans le tube digestif où le suc pancréatique manque (De Dominicis).

Théories qui se résument ainsi : la glycosurie serait due à une auto-intoxication par produit de fermentations intestinales anormales.

Ces deux premières théories, qui semblaient si rationnelles, étant donnée l'idée que nous nous faisions, jusqu'en ces derniers temps, des fonctions du pancréas, ont été renversées par les faits et doivent être définitivement écartées.

Pour s'en convaincre, il suffit, en effet, de faire la ligature des canaux pancréatiques. Le liquide pancréatique n'arrive plus alors dans l'intestin. Or, *jamais l'absence de ce liquide dans l'intestin n'occasionne la glycosurie ou le diabète.* Les troubles digestifs ne sont même que passagers. Avec une ali-

des symptômes identiques présentés par l'homme diabétique et l'animal dépancréatisé, ce dernier présentait, à l'exemple de l'homme, un terrain favorable à l'infection. L'observation a suffi à M. Gley (*Société de Biologie*, 21 octobre 1893) pour résoudre le problème. Dans plusieurs cas, des suppurations ont été notées ; chez un seul sujet, MM. Gley et Charrin ont constaté l'existence de quatre microbes : aureus, albus, bacille de la tuberculose et streptocoque : tous s'étaient multipliés spontanément ; les habiles physiologistes n'ont pas eu besoin de recourir à l'inoculation.

Le parallèle poursuivi sur le terrain anatomo-pathologique aboutit au même résultat, et, sans prétendre fixer les cadres de ces désordres anatomiques, puisqu'ils varient d'un animal à l'autre, et que chez l'homme même ils sont loin d'être univoques, on peut dire que les organes les plus fréquemment touchés sont, dans le diabète expérimental comme chez l'homme diabétique, le tube digestif, le foie, le rein, l'appareil nerveux, etc.

Il ressort évidemment de ces observations que les animaux privés de leur pancréas sont non seulement glycosuriques, mais diabétiques.

mentation abondante, les animaux regagnent assez vite le poids qu'ils avaient perdu, engraissent même. — L'assimilation, suivant l'expression de M. Thiroloix, troublée d'abord, semble redevenir, en peu de temps, parfaite. En résumé, Cl. Bernard, Pawlow, Arnozan et Vaillard, Hédon, Gley, Thiroloix sont d'accord sur ceci ; c'est que l'atrophie simple du pancréas, consécutive à la ligature des canaux pancréatiques, n'amène pas le diabète.

L'absence du suc pancréatique dans l'intestin ne joue donc aucun rôle dans la glycosurie.

TROISIÈME THÉORIE (*Thiroloix*). — La glycosurie est causée par *le retentissement exercé par l'altération pancréatique sur les filets nerveux intra et extra pancréatiques, les glanglions et plexus solaires, puis le système nerveux central;* c'est la théorie nerveuse. Elle rentre dans la théorie générale du diabète exposée par Bernard[1]. Des irritations, des excitations périphériques, comme peut en déterminer l'extirpation du pancréas, ou centrales comme il arrive avec la piqûre du quatrième ventricule, centre glycogénique, centre de la nutrition, dépend la glycosurie. M. Gley le premier a fortement ébranlé cette théorie, en réduisant au minimum le traumatisme opératoire. Le savant physiologiste de la Faculté de Paris tenta, en effet, non pas l'ablation totale, mais la destruction du pancréas par des injections de gélatine et de suif colorés par le bleu C[1]B, ou du suif coloré par le violet 5B, après ligature du conduit accessoire de la glande. Cet artifice permet de voir si toute la glande s'injecte ; si, ce qui arrive très souvent, il reste des parties de l'organe qui ne s'injectent pas, on les détruit au thermo-cautère. Tout le pancréas se trouve ainsi annulé; la glycosurie apparaît toujours le lendemain de l'injection; il y avait de 25 à 30 grammes de glycose pour 1000 chez des chiens pesant 10 à 14 kilos. Les animaux ont présenté de la polyphagie, de l'amaigrissement et de la perte des forces.

Il était permis, il est vrai, de se demander si le rôle du traumatisme pouvait être totalement éliminé dans cette expérience.

1. — M. Hédon a cherché à savoir si la piqûre du plancher du quatrième ventricule, au niveau du point diabétique de Cl. Bernard, produirait encore son effet habituel, lorsque le pancréas n'existe plus. Il est arrivé aux conclusions suivantes : 1° l'extirpation préalable du pancréas n'empêche pas la piqûre du bulbe de produire son effet diabétique habituel ; 2° cette action se traduit par une forte augmentation de l'hyperglycémie et de la glycosurie déjà existantes. (*Soc. de Biologie*, 17 janvier 1894.)

Quoi qu'il en soit, nous ne nous attarderons pas à réfuter plus complètement cette théorie nerveuse qui terminait la remarquable thèse de M. Thiroloix, puisqu'il a lui-même reconnu qu'elle ne pouvait rendre compte des faits.

QUATRIÈME THÉORIE. — *Le pancréas, dont les canaux sont oblitérés, laisse résorber (ictère pancréatique) par le sang un ferment qui s'accumule dans l'organe ; l'arrivée de ce ferment dans le foie active la transformation de glycogène en sucre (Baumel, Bouchard).*

Cette théorie a aussi dû être abandonnée. M. Hédon, en effet, a recherché dans plusieurs expériences s'il y avait une hyperactivité du foie.

Cette hypothèse, comme le fait remarquer ce physiologiste, n'avait rien d'invraisemblable, si l'on considère que le glycogène disparaît très rapidement du foie après l'extirpation du pancréas. Il a donc dosé le sucre du foie à différents moments après l'extirpation du pancréas et il a évalué comparativement, chez un chien diabétique, la teneur en sucre du sang de la veine porte et des veines sus-hépatiques, par la méthode de Cl. Bernard.

Or, il résulte de ces expériences faites sur neuf animaux que *la teneur du foie en sucre n'est pas plus considérable que dans l'état normal.*

Il faut donc renoncer encore à cette théorie.

CINQUIÈME THÉORIE. — *Le pancréas est un émonctoire; il élimine normalement des substances dont l'accumulation, après sa destruction, dans le sang, amène le diabète (Corvisart, Schiff, Hédon).* Pour ce dernier, le diabète résulte d'un trouble de la nutrition, qu'amène la rétention, dans le sang ou dans quelque point de l'organisme, d'une substance nuisible (poison ou ferment ?) normalement détruite dans le pancréas. Après l'ablation de cette glande, cette substance s'accumulerait dans l'organisme et amènerait une perturbation profonde dans les échanges nutritifs au niveau des tissus.

Cette théorie, comme nous allons le démontrer, a été abandonnée par son auteur lui-même.

M. Hédon, le savant professeur de physiologie à la Faculté de Montpellier, a fait, en effet, toute une série d'expériences en transfusant le sang diabétique, à des chiens auxquels il avait pratiqué auparavant l'extirpation d'une portion du pancréas et provoqué la sclérose du reste de la glande par une injection de paraffine dans le canal de Wirsung. A la suite de cette transfusion, dans un certain nombre de cas, on observa le passage du sucre dans l'urine, mais cette glycosurie était peu importante (maximum 7 grammes 0/00) et très fugace (2 à 3 jours au plus) et on savait, au reste, par des expériences antérieures du même physiologiste, qu'une telle glycosurie peut se montrer spontanément chez des animaux dont le pancréas est sclérosé.

Mais M. Hédon a réalisé une nouvelle expérience qui doit faire définitivement renoncer à l'hypothèse de l'existence d'un principe *diabétogène* dans le sang diabétique. Il a transfusé le sang d'un chien fortement diabétique dans les vaisseaux d'un autre animal qui avait subi l'extirpation totale du pancréas, mais qui pourtant n'était pas glycosurique ou du moins ne l'était que très faiblement, quand on le nourrissait uniquement de viande. On pouvait espérer qu'à la suite de la transfusion ce dernier animal deviendrait glycosurique. Il n'en fut rien. Voici l'expérience [1].

CHIEN N° 1. — Poids 16 kilogrammes. A subi l'extirpation du pancréas depuis cinq jours et a rendu 122 grammes de sucre. Le jour de la prise du sang, l'urine contient 71 gr. 4 de sucre 0/00 et le sang 4 gr. 22 0/00.

CHIEN N° 2. — Poids 12 kilogrammes. A subi l'extirpation du pancréas depuis onze jours. L'animal étant soumis au régime azoté, la glycosurie est très faible (tout au plus 1 gr. 0/00). Avant la transfusion, l'animal a rendu 1.260 cc. d'urine contenant 0 gr. 7 0/00 de sucre.

On met en communication la carotide du chien n° 1 avec la jugulaire du chien n° 2 et on fait ainsi la transfusion directe. A la suite de cette opération, le poids de l'animal transfusé a augmenté de 300 grammes.

L'animal ne se montre nullement incommodé de la pléthore occasionnée par la transfusion d'une telle masse de sang. On le remet en cage et on lui présente immédiatement sa ration de viande qu'il dévore avec sa gloutonnerie habituelle. Le lendemain on trouve dans le bocal 1.620 cc. d'urine renfermant seulement 0,4 0/00 de sucre, c'est-à dire, par conséquent, des traces insignifiantes. Les jours suivants, il en est de même.

La théorie qui voulait qu'après l'extirpation du pancréas il s'accumulât dans l'organisme une substance nocive (qui à l'état normal serait détruite par le pancréas) et que le diabète fût dû

1. — *Archives de Physiologie normale et pathologique*, avril 1892.

à une auto-intoxication, cette théorie, qui paraissait autrefois séduisante, ne tient plus devant l'expérience.

Sixième théorie. — *Le pancréas altéré ne produit le diabète que par action indirecte sur le foie (Arthaud et Butte).*

Cette théorie repose encore sur des faits insuffisants, mais, en somme, il ne reste plus qu'une supposition : c'est que le pancréas a normalement pour fonction de déverser dans le sang une substance utile et nécessaire qui préside d'une manière ou d'une autre à la transformation des hydrates de carbone dans l'économie ; en un mot, que cette glande, en outre de son produit de sécrétion externe (suc pancréatique) *donne un produit de sécrétion interne (ferment?) qu'elle déverse dans les vaisseaux et qui assure, règle ou ménage la consommation du sucre dans l'économie.*

Nous allons voir par quelle série d'expériences l'on est arrivé à la démonstration de cette théorie issue de la théorie générale émise par Brown-Séquard sur la sécrétion interne des tissus et des glandes vasculaires sanguines.

Disons tout de suite que pour le pancréas, comme nous l'avons vu pour la thyroïde, c'est la *greffe* qui devait amener la solution du problème.

Sur quelles expériences pouvait-on s'appuyer pour essayer la greffe? Sur les résultats qu'elle avait donnés dans l'étude de la glande thyroïde et sur les expériences des extirpations partielles du pancréas, expériences qu'il nous faut brièvement résumer.

ABLATIONS PARTIELLES

Mering et Minkowski avaient depuis longtemps observé que le diabète n'apparaît jamais si le pancréas, séparé du duodénum ou des feuillets péritonéaux, est conservé dans la cavité abdominale. Dans une première expérience, ils enlevèrent toute la partie du mésentère située au devant du pancréas, et cet organe ne resta en rapport qu'avec le duodénum. Le chien n'eut pas de diabète. Dans deux autres cas, après ligature double des canaux excréteurs du pancréas, ils séparent l'organe du duodénum, ne le laissant plus en rapport qu'avec le mésentère : *les animaux n'eurent pas le diabète.* L'un d'eux fut sacrifié au bout de six semaines : la glande était dans un état d'atrophie assez avancé.

L'autre fut épargné. Sa nutrition ne fut pas troublée et sa santé resta excellente.

Mering et Minkowski, dans leurs extirpations partielles, n'ont jamais obtenu le diabète. A chaque animal, ces opérateurs enlevaient une partie différente du pancréas. Or, *jamais, disent-ils, il n'y eut trace de glycosurie.* Si l'on voulait provoquer le diabète, il fallait compléter l'extirpation chez le même chien. Ils décrivent les observations suivantes : une chienne du poids de 7 kil. 500 gr., à laquelle on réséqua toute la glande pancréatique, sauf la tête, n'eut aucun trouble de la nutrition, pas de glycosurie. L'ablation complète, vingt jours après la première intervention, fut suivie de tout le cortège habituel du diabète consomptif. Sur un autre chien, du poids de 13 kilogrammes, on fit l'exérèse de toute la tête pancréatique, de façon à laisser les extrémités duodénale et splénique intactes; pas plus que dans la première expérience, le sucre n'apparut. L'ablation des deux portions de la glande, faite dans une deuxième opération, produisit un diabète persistant. Deux autres chiens subirent des opérations semblables sans que jamais l'urine fût glycosurique.

D'un autre côté M. Thiroloix, en amenant l'atrophie plus ou moins totale du pancréas en poussant diverses injections de poudres inertes, comme le charbon et le bitume de Judée, n'a pas observé de glycosurie. Les animaux, malgré une atrophie extrême, le pancréas étant réduit à un cordon fibreux, guérissaient parfaitement, sans présenter d'amaigrissement ni de voracité exceptionnels, même s'ils étaient soumis à une alimentation amylacée (200 à 300 gr. de pain), et même sucrée (150 gr. de sirop de sucre).

Schiff avait, auparavant, obtenu les mêmes résultats.

Il y a plus : M. Thiroloix a essayé les ligatures sur le pancréas, les injections de mercure métallique, de baume au xylol, de fuschine, de chlorure de zinc, les suppurations : toutes ces expériences n'ont pas amené de glycosurie, pour peu qu'il restât une partie de la glande.

Mais, comme l'ont démontré Hédon et Minkowski, il suffit d'enlever au bout de dix à quinze jours le fragment de glande laissé dans l'abdomen pour provoquer l'apparition d'énormes quantités de sucre.

On ne pouvait pas ne pas être frappé de l'analogie qui existe entre ces expériences et les expériences similaires que l'on avait faites sur la glande thyroïde. On se souvient qu'il suffisait de laisser en place une partie de cet organe pour éviter l'apparition des accidents myxœdémateux post-thyroïdectomiques. Même chose pour le pancréas. On était naturellement porté à se demander alors si l'analogie se poursuivrait jusqu'au bout et si la transplantation de la glande, c'est-à-dire la greffe, donnerait ici les mêmes résultats.

C'est ce que nous allons examiner.

GREFFE PANCRÉATIQUE

C'est à Minkowski que revient l'honneur d'avoir, en 1892, tenté le premier la greffe pancréatique. Il annonça en ces termes le résultat expérimental obtenu : « J'ai réussi chez plusieurs chiens à transplanter un fragment du pancréas en dehors de la cavité du ventre et, par là, à empêcher l'apparition du diabète après l'extirpation de la partie de la glande laissée dans la cavité péritonéale. Après l'ablation du fragment supplémentaire fixé sous la peau du ventre, la glycosurie apparaissait avec intensité. Je ne veux pas ici m'avancer dans une description précise de ces expériences, qui sont intéressantes à plusieurs points de vue. Je la réserve pour une communication ultérieure. J'insisterai seulement sur ce fait qu'il est devenu possible par une simple opération extra-péritonéale, durant seulement quelques minutes, excluant complètement les lésions de voisinage, de produire un diabète d'une forme très grave. »

Depuis ces quelques lignes de Minkowski, écrites dans *Berliner Klinischen Wochenschrift*, 1892, n° 5, rien n'avait été fait sur cette question. Ce qui arrêtait, en effet, les expérimentations, c'était la difficulté de greffer le pancréas sous la peau.

C'est à M. Hédon [1] que revient le mérite d'avoir régularisé l'expérience, de l'avoir rendue facile.

Procédé Hédon. — Ce procédé consiste à créer d'abord une ectopie du pancréas et à laisser communiquer le fragment de glande avec la cavité péritonéale par deux vaisseaux, une artère et une veine traversant le tissu de cicatrice de la ligne

1. — *Archives de Physiol. norm. et pathol.*, octobre 1892.

blanche. Ces vaisseaux forment dans la cavité péritonéale un assez long pédicule recouvert du péritoine et gagnent la paroi de la même façon que les vaisseaux ombilicaux se rendent à l'ombilic.

Au bout de quelques jours (20 à 30), on peut lier ce pédicule sans compromettre la vitalité du fragment greffé; en effet, des vaisseaux de nouvelle formation ont pénétré dans la glande et suffisent à assurer sa nutrition. C'est donc alors une véritable greffe qui se trouve établie, une greffe en deux temps. Dans le premier temps, on sépare le fragment de glande de la plupart de ses connexions anatomiques normales, tout en lui assurant sa vascularisation immédiate. Dans le second temps, la greffe est constituée par la suppression du pédicule vasculaire venant de l'abdomen.

Pratiquée de cette façon, comme l'a démontré M. Hédon, la greffe sous-cutanée du pancréas réussit à coup sûr.

L'inconvénient de cette méthode est que le suc pancréatique qui continue à être sécrété s'accumule dans les conduits excréteurs et les distend. Il peut se produire une inflammation de voisinage dans le tissu cellulaire ambiant et même un phlegmon.

Pour éviter ces accidents, MM. Gley et Thiroloix avaient imaginé de mettre un drain dans la plaie, mais M. Hédon voit là une complication inutile. Il suffit simplement, lorsqu'on loge le fragment de la glande sous la peau décolée, en le repliant, de suturer la coupe du pancréas au niveau des lèvres de l'incision cutanée. De cette façon, lorsque le suc pancréatique est excrété, il n'a aucune tendance à se déverser dans le tissu cellulaire, mais s'écoule librement au dehors. On obtient ainsi une cicatrisation très rapide de la plaie.

Procédé Thiroloix. — M. Thiroloix a décrit son nouveau procédé à la Société de Biologie, séance du 17 décembre 1892.

Après avoir fait remarquer que toutes les expériences publiées jusqu'aujourd'hui sous ce nom de « greffe » n'étaient que des ectopies, pour la plupart, ou des marcottes, que la transplantation d'une portion de pancréas normal d'un chien sur un autre animal de même espèce n'avait donné que des insuccès, que la glande, infériorisée par la suppression brusque de ses vaisseaux et nerfs, était digérée sur place et provoquait des phlegmons gazeux mortels, M. Thiroloix, se basant sur ses expériences de suppression lente du pancréas, de dissociation expérimentale des sécrétions externe et interne de cette glande, a été amené (le pancréas ne pouvant être remplacé dans sa fonction fondamentale de régularisation de la consommation du sucre que par du pancréas) à tenter la greffe de glande modifiée, privée de sa sécrétion externe qui constituait le principal, l'unique obstacle à la réussite de cette opération.

Pour pratiquer la greffe, il faut commencer par extirper le pancréas en injectant, dans ses canaux excréteurs, un mélange d'huile et de charbon (suie), stérilisé à l'autoclave, à 120 degrés, pendant vingt minutes.

Au bout de trois mois, la glande, quoique réduite à l'état d'un cordonnet noirâtre, fonctionne d'une façon parfaite, puisque le chien n'est nullement glycosurique, qu'il soit soumis au régime carné exclusif ou aux amylacés. L'examen microscopique de ces maigreurs glandulaires fait constater le farcissement par le charbon de tous les canaux excréteurs et le tassement des éléments sécrétoires et conjonctivo-vasculaires, devenus indistincts.

Pour opérer la greffe, il suffit de diviser ce pancréas ainsi transformé en deux parties que l'on insère avec la plus grande rapidité dans l'épiploon de deux autres chiens.

Les adhérences épiploïques à l'organe greffé se produisent avec une extrême rapidité.

Si l'on examine à des dates de plus en plus éloignées, de un à vingt et un jours, les modifications subies par la greffe, on assiste à la disparition de la matière charbonneuse injectée, au développement de plus en plus considérable des éléments atrophiés, étouffés, tassés dans le pancréas injecté, bref à une tentative de reconstitution de la glande. Histologiquement, on constate, sur les coupes faites sur la greffe, la présence de canaux excréteurs tapissés d'épithélium cylindrique, et entourés de nombreux éléments cellulaires. Les cellules des acini deviennent globuleuses; elles renferment un protoplasma vitreux, transparent, avec un noyau bien coloré par le picrocarmin et l'hématoxyline.

Deux chiens, ainsi greffés, ont subi l'ablation de leur propre pancréas. Ils sont morts au cinquième et au neuvième jour, sans avoir uriné de sucre. Au centre de la greffe de l'un deux, on trouva un kyste assez volumineux, rempli d'un liquide lactescent.

Les greffes du pancréas, dans ces conditions tout à fait nouvelles, sont donc possibles. Elles paraissent conserver l'action de la glande normale dans son pouvoir sur la consommation du sucre. M. Thiroloix a communiqué en détail le manuel opératoire de ces greffes à la Société anatomique le 2 décembre dernier.

Ce procédé est-il supérieur à celui de M. Hédon? Oui, puisqu'il simplifie la question en supprimant la sécrétion externe et en faisant entrer seule en scène la secrétion interne. Quoi qu'il en soit, voici les résultats obtenus par M. Hédon dans la greffe pancréatique :

I. — L'extirpation totale du pancréas sur un chien porteur d'une greffe n'est pas suivie de glycosurie.

On peut s'en convaincre d'après l'expérience suivante [1] faite par le distingué physiologiste de Montpellier.

EXPÉRIENCE I. — Chien de 14 kilogrammes, greffe du pancréas le 20 juin 1892 par le procédé de l'auteur. Le 16 juillet, la plaie est complètement cicatrisée. La greffe forme une tumeur très apparente sous la peau. L'animal n'a pas perdu de poids. On lui extirpe tout le pancréas intra-abdominal par une incision faite dans le flanc droit.

Le 17 et le 18, l'animal est maintenu à jeun. On recueille 450 centimètres cubes d'urine renfermant seulement 5 gr. 2 de sucre.

Le 19, l'animal paraît rétabli. On lui donne à manger 200 grammes de tripes; il manifeste une grande voracité. Son urine ne renferme plus de sucre.

A partir du 21, la ration alimentaire ne varie plus, l'animal reçoit par jour 1 kilogramme de tripes et 100 grammes de pain en deux repas.

La quantité d'urine des vingt-quatre heures est estimée exactement à partir du 23, et on y dose l'urée. Quant au sucre, *il n'y en a pas trace !*

Jours	Quantité d'urine de 24 heures	Urée 0/00	Sucre
23 juillet........	700 cc.	46.6 —	0
24 —	480 —	80.5 —	0
25 —	440 —	80.5 —	0
26 —	500 —	67.5 —	0
27 —	850 —	48. —	0
28 —	580 —	77.5 —	0
29 —	670 —	61. —	0
30 — Mort.			

1. — *Archives de physiologie norm. et pathol.*, octobre 1892, p. 623.

L'animal a présenté, dans ce court laps de temps, un amaigrissement extrêmement rapide malgré l'absence de glycosurie. Au moment de sa mort, il était d'une grande maigreur ; il souffrait continuellement de la faim malgré l'énorme quantité de nourriture ingérée ; il mangeait ses propres matières fécales. A l'autopsie, on ne trouva rien de particulier ; la greffe avait bien pris et présentait la structure normale du pancréas. Cette expérience prouve nettement que la glycosurie ne se produit pas chez un chien porteur de greffe, alors qu'elle se produit toujours après l'ablation totale du pancréas.

M. Hédon donne ensuite une expérience complète avec contre-expérience.

II. — Si, après avoir constaté l'absence complète de sucre dans l'urine après l'extirpation totale du pancréas intra-abdominal, on vient à extirper le fragment greffé sous la peau, la glycosurie apparaît de suite avec une très forte intensité.

Expérience II. — Chien de 16 kilogrammes.

1er *temps*. — Greffe sous-cutanée du pancréas le 15 juin 1892. La greffe prend bien et forme une tumeur de la grosseur d'une noix.

2e *temps*. — Le 6 juillet, extirpation totale du pancréas intra-abdominal, et ligature du pédicule vasculaire de la greffe. Dans les deux jours qui suivent, on recueille 800 centimètres cubes d'urine, renfermant une faible quantité de sucre, 4 o/oo. Puis cette glycosurie disparaît et jusqu'au 15 juillet l'urine des vingt-quatre heures (soit 300 à 600cc) ne renferme pas trace de sucre. L'animal ingère par jour 600 grammes de tripes jusqu'au 12 juillet et 800 grammes à partir du 13. Il est très vorace et maigrit, mais beaucoup moins vite que le chien de l'expérience précédente.

3e *temps*. — Le 15 juillet, à 3 heures de l'après-midi, on extirpe la greffe, par une simple énucléation, sans anesthésie. Le fragment de glande est très bien vascularisé ; on voit très nettement des vaisseaux pénétrer dans son intérieur. Aucune ligature n'est pourtant nécessaire. L'hémostase est assurée en maintenant pendant quelques instants une éponge dans la plaie. La greffe pèse 7 grammes ; elle a l'apparence glandulaire dans toute sa masse. Sa structure microscopique est celle du pancréas normal.

Le lendemain, à 10 heures du matin, c'est-à-dire au bout de dix-neuf heures, l'animal a déjà rendu 1.200 centimètres cubes d'urine, renfermant 36 grammes de sucre, et les jours suivants et pour les vingt-quatre heures, on recueille :

17 juillet........	1200cc	d'urine renfermant	66gr	de sucre.
18 —	1530	—	85,6	—
19 —	1350	—	67,5	—

20 juillet .... 1600cc d'urine renfermant 88,3gr de sucre.
21 — .... 1200 — 67,2 —

Un diabète d'une intensité extraordinaire, polyurie et glycosurie, avait donc succédé à l'ablation du fragment de pancréas greffé sous la peau. On remarquait, dès le lendemain de l'extirpation de la greffe, un subit amaigrissement de l'animal. Le surlendemain, cet amaigrissement avait fait un tel progrès que l'on pouvait à simple vue estimer la perte de poids à près d'un kilogramme. Ce phénomène était dû, sans aucun doute, pour la plus grande part, à la soustraction subite de l'eau des tissus. L'animal souffrait continuellement de la soif, tandis qu'avant l'extirpation de la greffe, il ne buvait pas beaucoup plus qu'un chien normal. La voracité avait aussi augmenté notablement. Le 31 juillet, l'animal était dans une profonde cachexie ; il fut alors sacrifié pour une autre expérience ; son sang artériel contenait 0 gr. 41 p. 100 de sucre et son foie 0 83 p. 100.

Comme le fait remarquer M. Hédon, cette expérience démontre très nettement l'influence qu'exerce la greffe du pancréas sur le phénomène de la glycosurie. De tous les animaux auxquels il a extirpé le pancréas, c'est celui qui a excrété, dans un laps de temps aussi court, la plus grande quantité de sucre.

Le diabète paraît donc plus intense chez les animaux porteurs de greffe, lorsqu'on extirpe celle-ci, que chez ceux que l'on rend diabétiques par la simple extirpation du pancréas intra-abdominal.

M. Hédon se l'explique ainsi : « Dans ce dernier cas (extirpa- « tion intra-abdominale), le traumatisme causé par l'opération « peut atténuer la glycosurie du début; celle-ci ne commence « à être très élevée que lorsque l'animal, remis du choc opé- « ratoire, se met à manger. Au contraire, la glycosurie produite « par l'extirpation de la greffe peut être d'emblée considérable, « parce que l'ablation du fragment sous-cutané du pancréas est « une opération sans gravité et qu'elle est pratiquée sur un ani- « mal complètement rétabli du choc traumatique causé par « l'extirpation du pancréas intra-abdominal. »

On a pu remarquer, ajoute M. Hédon, que, dans les deux expériences précédentes chez les chiens porteurs de greffes, il se produit une glycosurie légère et transitoire. Cette faible glycosurie paraît devoir être rapportée de la suppression brusque de la plus grande partie de l'organe glandulaire, causant une insuffisance passagère de sa fonction.

Disons en terminant que MM. Thiroloix et Gley ont pu réaliser la même expérience. Aussi, M. Thiroloix, comme le fait observer M. Hédon, a-t-il dû adopter complètement la théorie de la glande vasculaire sanguine et renoncer, par conséquent, aux conclusions qu'il avait formulées dans sa thèse (théorie nerveuse).

III. — Pour obtenir un résultat tel que celui que vient de décrire M. Hédon, il faut, au moment où l'on extirpe le fragment de glande greffé, que l'animal ne soit pas malade, ni arrivé à la dernière période de la cachexie. Dans le cas contraire, la glycosurie ne se produit pas ou ne se produit qu'avec une faible intensité.

M. Hédon en donne une preuve à l'appui. Comme il le fait remarquer, il faut donc de toute nécessité, pour avoir de bons résultats, que l'ablation de la greffe soit faite sur des animaux vigoureux et bien remis du choc traumatique consécutif à l'extirpation du pancréas.

IV. — Si, sur un animal privé de son pancréas intra-abdominal, le fragment greffé s'atrophie à la suite de la ligature du pédicule vasculaire, la glycosurie apparaît et augmente progressivement d'intensité avec l'atrophie de la greffe.

M. Hédon cite l'exemple suivant :

Expérience IV. — Chien de 13 kilogrammes, porteur d'une greffe sous-cutanée du pancréas depuis un mois. La greffe forme une tumeur du volume d'une grosse noix.

Le 8 juin, extirpation totale du pancréas intra-abdominal et ligature du pédicule vasculaire de la greffe.

Le 9 et le 10 juin, faible glycosurie (5gr de sucre excrété pendant les deux jours).

L'animal est remis et mange avec voracité.

Le 11 et le 12 juin, pas de sucre dans l'urine.

Le 13 juin, la glycosurie s'établit définitivement.

			gr	
13 juin..........	610cc	d'urine renfermant	4,02	de sucre.
14 —	930	—	6,13	—
15 —	949	—	4,1	—
16 —	520	—	13,0	—

A ce moment, je m'aperçois que le fragment de pancréas greffé est complètement atrophié et ne forme plus aucune saillie sous la peau. Je puis cependant extirper un noyau fibreux adhérent au tissu de cicatrice et renfermant à son centre un fragment de pancréas à peine gros comme un pois. On récolte les jours suivants :

			gr	
17 juin.........	1050cc	d'urine renfermant	22,8	de sucre.
18 —.........	489	—	15,8	—
19 —.........	800	—	20,0	—

L'animal fut alors sacrifié.

En résumé, que reste-t-il de ces expériences souvent renouvelées depuis, au point de vue de la théorie de la glande vasculaire sanguine ?

Deux conclusions principales :

1° Si à un chien porteur d'une greffe sous-cutanée du pancréas on extirpe tous le pancréas qui reste dans l'abdomen, il ne se produit pas de glycosurie;

2° Si, à un tel chien privé de son pancréas intra-abdominal, on extirpe la greffe, sans anesthésie, en quelques minutes, comme on enlève une tumeur, la glycosurie se développe en quelques heures avec une très forte intensité et persiste jusqu'à la mort de l'animal.

Il est donc désormais démontré par les expériences de Minkowski, Hédon, Thiroloix, Gley qu'une glande greffée agit par les produits de sécrétion interne, et qu'un chien porteur d'une greffe, et auquel on a extirpé le pancréas abdominal, ne devient pas glycosurique.

Il y a donc là dissociation fonctionnelle de la cellule pancréatique, dissociation bien mise en lumière par M. Thiroloix dans l'expérience suivante[1], qui, à première vue cependant, semblait contradictoire et paraissait mettre en doute ce fait que la glande greffée agissait bien par les produits de sécrétion interne.

Voici l'expérience :

Expérience. — Sur un chien du poids de 16 kilogrammes, nous pratiquons, le 1er juillet 1892, l'ectopie de la portion duodénale du pancréas avec drain. Quelques jours après, l'opération est parfaite; il s'écoule par l'orifice artificiel un liquide clair, transparent, analogue au suc pancréatique de la glande normale.

Vingt-cinq jours après, ablation de tout le pancréas abdominal et section du pédicule vasculo-nerveux allant à la glande ectopiée. Jusqu'au 18 août, c'est-à-dire pendant vingt et un jours (car, pendant les deux jours qui ont suivi l'ablation du pancréas abdominal, il y eut légère glycosu-

1.— *Archives de physiologie normale et pathologique*, octobre 1892. De la dissociation expérimentale des sécrétions externe et interne de la glande.— Rôle dans le diabète. *Travail du laboratoire de M. Lancereaux, à l'Hôtel-Dieu.*

rie que la traumatisme seul explique), l'animal est en parfaite santé, ni glycosurique, ni polyurique. La sécrétion glandulaire externe continue à s'effectuer et, matin et soir, on fait sourdre de la poche siégeant au niveau de la greffe plusieurs centimètres cubes du liquide sécrété par cette dernière.

Le 18 août, subitement, d'un jour à l'autre, à notre grande surprise, survient une glycosurie qui, d'abord légère, s'accroît les jours suivants pour atteindre, le 29 août (11 jours après le début de son apparition), 50 grammes en vingt-quatre heures.

Depuis, tous les autres phénomènes du diabète sucré expérimental se sont produits : glycosurie considérable, azoturie, polyurie, polyphagie et amaigrissement.

L'atrophie pure et simple de la portion greffée eût parfaitement expliqué cette apparition de la glycosurie, mais on ne pouvait y penser. Deux faits le prouvaient : c'était l'existence, au niveau de la greffe, d'une masse dure, volumineuse, irrégulière, démontrant la persistance du parenchyme glandulaire, l'autre *la continuation de la sécrétion pancréatique externe* devenue beaucoup plus abondante, car chaque jour on peut retirer de la poche artificielle 15 à 20 centimètres cubes d'un liquide clair, transparent et réagissant de la façon suivante : il est très faiblement alcalin (il devient acide si on le laisse trop longtemps séjourner sous la peau du chien), coagule sous l'influence de la chaleur et des acides, se décompose rapidement ; mélangé avec quelques gouttes d'huile, il prend l'aspect d'une émulsion ; il acidifie la graisse, transforme rapidement l'amidon (pain azyme) en glucose et possède une action légère sur l'albumine de l'œuf, qu'il peptonise. Nous n'attachons que peu d'importance à ce dernier caractère, car le liquide contient quelques hématies et leucocytes. Ces caractères sont bien ceux du suc pancréatique. Il nous faut encore signaler que, sous l'influence d'un suintement continu qui s'opère par le trajet fistuleux, il s'est produit un érythème extrêmement prononcé de la paroi abdominale inférieure. Enfin, depuis deux jours (3 septembre), l'animal, qui se lèche sans cesse, ne peut plus s'alimenter parce que sont apparues, au niveau des lèvres et de la voûte palatine, des ulcérations multiples.

Le 6 septembre, l'animal succombe (péritonite généralisée ayant eu pour point de départ un petit foyer suppuré au niveau d'un des fils de soie placé sur le pancréas dans la concavité duodénale). La greffe est parfaitement conservée, très légèrement indurée et plongée par son extrémité libre, dans une cavité artificielle du volume d'une aveline. Jusqu'au dernier moment les urines ont été glycosuriques.

Comment M. Thiroloix interprète-t-il ces données ? De la manière suivante : « Sous une influence indéterminée (vascularisation devenue défectueuse par suite de la condensation du tissu cellulaire entourant et pénétrant la greffe, absence de toute innervation ?), la sécrétion pancréatique interne résorbée par les vaisseaux lymphatiques et sanguins a été supprimée, et cette suppression a provoqué l'apparition du diabète sucré.

« La dissociation fonctionnelle de la cellule pancréatique serait ainsi démontrée expérimentalement et nous permettrait de comprendre mieux les rapports du diabète expérimental avec le diabète humain, les lésions anatomiques constatées aux nécropsies des diabètes pancréatiques et peut-être les similitudes cliniques du diabète nerveux avec le diabète pancréatique.

« Les cas où le pancréas est totalement détruit, comme l'exige l'expérimentation, constituent l'extrême rareté; toujours ou presque toujours, il est possible de retrouver, à l'autopsie, des parties notables du parenchyme glandulaire. De plus, la constatation est faite, souvent quatre années et plus après l'apparition de toute la phénoménalité que seule la suppression totale du pancréas peut expliquer. Enfin, les lésions trouvées sont variables d'étendue et de nature; la notion de la dissociation fonctionnelle de la cellule pancréatique nous paraît les expliquer. S'il faut enlever toute la glande, chez le chien, pour produire le diabète sucré, c'est parce que cet organe est sain, et que nous n'avons à notre disposition que ce moyen pour produire l'arrêt de la sécrétion interne, tandis que chez l'homme, sous l'influence de causes non déterminées, se produirait l'insuffisance fonctionnelle interne que nous avons observée chez notre chien qui, tout en ayant une glande fonctionnant encore en partie, ne fournissait plus de produits absorbés par les vaisseaux et qui empêchent la glycosurie d'apparaître. Les troubles histo-chimiques domineraient les désordres anatomiques appréciables microscopiquement. »

M. Thiroloix en arrive, en définitive, à cette conclusion, que nous verrons dans un instant formulée par M. Lépine, que « le pancréas, véritable glande vasculaire sanguine, produit la plus grande partie du ferment glycolytique (?) ou destructeur du sucre ».

La suppression de cette source de ferment serait l'élément capital dans la production du diabète.

Il n'a pas suffi, en effet, aux physiologistes de démontrer l'importance de la sécrétion interne du pancréas. Ils ont tenté de pénétrer le mécanisme même de son action.

MODE D'ACTION DE LA SÉCRÉTION PANCRÉATIQUE INTERNE

FERMENT GLYCOLYTIQUE

MM. Lépine et Barral ont cru pouvoir démontrer que le pancréas, se comportant comme une glande vasculaire sanguine, fournit au sang, par sécrétion interne, la plus grande partie du *ferment glycolytique* (?). Avant d'exposer cette démonstration, il n'est peut-être pas superflu de dire quelques mots sur ce ferment.

Qu'est-ce que le « ferment glycolytique, autrement dit, ferment destructeur du sucre »? Quel est cet élément nouveau introduit dans la science par MM. Lépine et Barral[1] ?

Disons tout de suite, ainsi que le fait observer M. Thiroloix, que le point de départ des recherches de ces auteurs est un fait nettement signalé par Bernard : le sang normal abandonné à lui-même à sa sortie d'un vaisseau perd en un laps de temps donné une certaine quantité du sucre qu'il contient. Or, chez le chien normal, pour le sang artériel, cette perte de sucre, à la température de 39°, varie entre 20 et 40 p. 100 de la teneur initiale; chez le chien rendu diabétique par ablation du pancréas, la quantité de sucre détruit n'est plus que de 6 p. 100. Ce pouvoir glycolytique (cette destruction du sucre dans le sang étant appelée glycolyse) présente les mêmes variations chez l'homme. De 23 p. 100 environ, chez l'homme sain, le pouvoir glycolytique tombe à 1, 6 p. 100 chez l'homme diabétique.

MM. Lépine et Barral ont semblé démontrer par les expériences suivantes l'existence du ferment glycolytique[2] : si on fait tomber goutte à goutte du sang normal dans un ballon immergé dans un bain-marie à la température de 52 degrés centigrades, et qu'on l'y laisse un certain temps, une heure par exemple, on constate qu'au bout de ce temps *une grande partie du sucre est détruite ;* qu'on procède exactement de même, mais après avoir élevé à 54° 5 la température du bain-marie, on trouvera que la destruction est *nulle.*

1. —*Leçon sur le ferment glycolytique et la pathogénie du diabète*, par M. Lépine (professeur à la Faculté de Lyon). — Paris, 1891.
2. — Lépine et Barral. *Lyon Médical*, 15 février 1891, p. 251; et *Comptes rendus Société de Biologie*, 23 février.

Dans une deuxième expérience, on centrifuge du sang normal, on lave une ou deux fois les globules déposés avec de l'eau salée, et on centrifuge de nouveau. La propriété glycolytique est beaucoup plus prononcée dans l'eau de lavage que dans le sérum lui-même. On peut aussi laver plusieurs fois les globules avec de l'eau salée, et leur enlever chaque fois une bonne partie du ferment qu'ils renferment.

MM. Lépine et Barral vont plus loin et indiquent les *globules blancs* comme le siège de prédilection du ferment. Ce qui le prouve, c'est : 1° l'existence du pouvoir glycolytique du chyle qui ne renferme presque pas de globules rouges; 2° le fait qu'après la centrifugation, ce sont les portions les plus riches en globules blancs qui possèdent au plus haut degré le pouvoir glycolytique.

Et il s'agirait bien là d'un *ferment* soluble et non d'une *propriété vitale* de l'albumine du sang, ainsi que l'admettait M. Arnault[1], car, ainsi que le fait observer M. Lépine, une propriété vitale ne peut se transporter. Or le pouvoir glycolytique passe du pancréas au sang et du sang, *il peut être transporté à de l'eau salée*, ainsi que l'a prouvé l'expérience précédente.

M. Maurice Arthus, préparateur du laboratoire de Physiologie à la Sorbonne, a, selon nous, réfuté victorieusement ces faits et a publié un travail [2] qui aboutit à ces conclusions :

1° La glycolyse dans le sang est un phénomème de fermentation chimique ;

2° Le ferment glycolytique n'existe pas dans le sang circulant : il se forme, hors de l'organisme, aux dépens d'éléments figurés autres que les globules rouges ;

3° La glycolyse dans le sang est un phénomène cadavérique comme la coagulation.

M. Arthus se base notamment sur ce que le sang contenu dans une jugulaire de cheval fermée à ses deux bouts ne perd pas son sucre, alors même qu'il y reste six heures à + 15° C. et trois quarts d'heure à 40° C., et il en conclut que le sang ne renferme pas de ferment glycolytique, tant qu'il n'est pas coagulé.

1. — *Comptes rendus Société de Biologie*, 19 janvier 1891.
2. — Glycolyse dans le sang et ferment glycolytique. *Arch. de Phys.*, juillet 1891.

Cependant, MM. Lépine et Barral, renouvelant cette expérience à deux reprises différentes [1], ont constaté que le sucre du sang contenu dans la veine a perdu 36,5 p. 100 en deux heures, à la température physiologique de 39°, ce qui n'est pas une perte négligeable.

La diminution du sucre dans les premiers quarts d'heure qui suivent la sortie du sang des vaisseaux est une question extrêmement complexe, ainsi que MM. Barral et Lépine l'ont fait ressortir [2] ; elle est la résultante de deux processus opposés [3] : 1° la destruction du sucre au moyen du ferment glycolytique; 2° la formation du sucre dans le sang aux dépens du glycogène préexistant et vraisemblablement, sous l'influence du ferment diastasique dont la présence dans le sang est connue ; ce qui prouve la réalité de ce dernier processus, c'est le fait, maintes fois constaté par MM. Lépine et Barral, de l'augmentation possible du sucre dans le sérum mis au bain-marie à 38 degrés C. immédiatement après la centrifugation du sang. Si ce phénomène est, dans le sérum, moins exceptionnel que dans le sang entier, c'est parce que le ferment glycolytique, ainsi que ces expérimentateurs l'ont indiqué antérieurement, ne passerait pas facilement dans le sang. D'un autre côté, si l'on met au bain-marie 38° — 39° C. du sang d'un chien à l'inanition, ne renfermant pas, par conséquent, de glycogène une quantité appréciable, la perte du sang en sucre, contrairement à l'assertion de M. Arthus, serait plus grande dans le premier quart d'heure que dans les quarts d'heure consécutifs.

Pour tous ces motifs, les conclusions de M. Arthus ne sauraient, selon MM. Lépine et Barral, être considérées comme exactes et la préexistence du ferment glycolytique dans le sang ne peut être sérieusement contestée. Telle est la conclusion de MM. Lépine et Barral, qui se plaisent d'ailleurs à reconnaître que cette préexistence du ferment glycolytique « n'est qu'un cas particulier de la *loi sur la sécrétion interne des glandes,* formulée par l'illustre président de la Société de Biologie ».

La réalité de ce ferment paraissant démontrée aux yeux de MM. Lépine et Barral, il s'agissait de savoir dans quel organe

1. — *Société de Biologie*, 12 mars 1892, page 2?0.
2. — Leçon citée, pages 15 et 16.
3. — *Société de Biologie,* 25 avril 1891.

il prenait naissance. MM. Mering et Minkowski, en démontrant que toute ablation du pancréas, pourvu qu'elle soit complète, est nécessairement suivie d'une glycosurie qui a tous les caractères du vrai diabète, et que le *suc pancréatique* n'est pour rien dans ce mécanisme, MM. Mering et Minkowski avaient mis sur la voie et déblayé le terrain. Mais M. Lépine[1] vint affirmer que le pancréas est le producteur principal du ferment glycolytique et que chez le chien en digestion, *la lymphe du canal thoracique et le sang de la veine-porte sont doués d'un pouvoir glycolytique considérable, que ne possèdent pas à beaucoup près le sang de la veine splénique et le sang artériel ou le sang veineux en général.*

Voici quelles étaient, d'ailleurs, les conclusions de MM. Lépine et Barral :

1° Il existe *dans le sang vivant* un ferment auquel ils ont donné le nom de *ferment glycolytique;*

2° Le rôle essentiel de ce ferment consiste à détruire le sucre dans le sang;

3° Le ferment glycolytique provient, *pour la plus grande part,* de la sécrétion interne du pancréas qui joue ainsi le rôle d'une glande vasculaire sanguine;

4° L'ablation totale du pancréas ou sa destruction pathologique produisent la glycosurie en entraînant après elles la diminution ou la suppression du ferment destructeur du sucre.

Eh bien ? malgré le grand nombre d'arguments invoqués par MM. Lépine et Barral en faveur de leur théorie, l'existence du ferment glycolytique est fortement mise en doute par la majorité des physiologistes. Elle est même complètement niée par eux. Certes, l'on admet, en principe, le rôle prépondérant joué par le pancréas dans la production de la glycosurie, mais on a renoncé à l'expliquer par l'hypothèse d'un ferment directement destructeur du sucre. Les expériences de MM. Lépine et Barral n'ont pas entraîné la conviction et sont sujettes à conteste. Tout ce qu'il est actuellement permis de dire, c'est que le pan-

1. — Il ne faudrait pas croire, cependant, que le ferment glycolytique, dans l'esprit de MM. Lépine et Barral, provient exclusivement du pancréas. Cet organe le fournit en grande partie, mais ce ferment existerait normalement dans le sang circulant, en quantité variable, suivant les conditions diverses d'alimentation, de saison, etc.

créas paraît agir sur la cellule hépatique dans ses fonctions de production, d'arrêt ou de consommation du sucre. Or, de là, tout n'est qu'hypothèse.

M. Kaufmann croit, lui, à une *action phrénatrice* exercée sur le foie par le pancréas. Nous devons dire quelques mots sur ses expériences [1].

ACTION PHRÉNATRICE DU PANCRÉAS

Cette action phrénatrice s'exercerait, d'après M. Kaufmann, non seulement par l'intermédiaire des centres nerveux, mais encore en agissant *directement* sur les éléments cellulaires du foie.

Cette importante notion est démontrée par les effets que produit, sur la glycémie, la section des nerfs qui se rendent au foie. Ces effets sont bien différents sur les animaux pourvus du pancréas et sur ceux auxquels on extirpe cette glande, après avoir coupé les nerfs du foie. Chez les premiers, on observe l'*hypoglycémie* ou bien la glycémie reste sensiblement normale ; chez les seconds, on voit toujours se produire l'*hyperglycémie* et souvent la *glycosurie*.

Le foie reçoit trois sortes de nerfs : 1° des rameaux directs du pneumogastrique gauche et quelquefois du droit; 2° quelques filets de nerfs phréniques; 3° de nombreux rameaux du grand sympathique qui proviennent du plexus cœliaque et qui se rendent au foie en suivant l'artère hépatique, la veine-porte et le canal cholédoque.

La section des divers nerfs qui se rendent au foie a été faite comparativement sur des chiens qui conservaient le pancréas et sur d'autres de ces animaux que M. Kaufmann privait de cet organe après avoir sectionné les nerfs.

Les prises du sang pour le dosage du sucre ont toujours été faites sur les chiens à jeun. Les sections nerveuses ont été soigneusement vérifiées par l'autopsie.

L'habile physiologiste a obtenu les résultats suivants :

1° Chez les chiens qui conservent le pancréas, on voit apparaî-

1. — Du mode d'action du pancréas dans la régulation de la fonction glycosoformatrice du foie. Nouveaux faits relatifs au mécanisme du diabète pancréatique, *Société de Biologie*, 23 mars 1894. Voir aussi *Société de Biologie*, 10 février et 10 mars 1894.

tre l'*hypoglycémie* si la section porte sur les deux troncs vago-sympathiques au cou; la glycémie reste sensiblement normale quand la section porte sur les pneumogastriques dans le thorax en avant du diaphragme. Ces résultats confirment entièrement ceux qu'a fait connaître Cl. Bernard;

2° Chez les chiens dont les pneumogastriques sont coupés, soit au cou, soit dans la poitrine, l'extirpation du pancréas est rapidement suivie d'*hyperglycémie et de glycosurie;*

3° La glycémie n'est pas notablement modifiée sur les chiens normaux par le fait de la section des deux nerfs diaphragmatiques;

4° Si, chez les chiens privés des nerfs phréniques, on extirpe le pancréas, l'*hyperglycémie et la glycosurie* se montrent avec l'intensité ordinaire;

5° Chez les chiens qui conservent le pancréas, la section des nerfs splanchniques dans l'abdomen ne diminue que peu la glycémie normale;

6° L'ablation du pancréas pratiquée sur des chiens qui ont les splanchniques coupés, produit l'*hyperglycémie et la glycosurie;*

7° Chez les chiens qui conservent le pancréas, la destruction presque complète du ganglion semi-lunaire et la section de la plupart des filets nerveux qui accompagnent l'artère hépatique, produisent une *légère hypoglycémie;*

8° Chez les chiens privés d'une grande partie du ganglion solaire et de la plupart des filets nerveux qui accompagnent l'artère hépatique, l'ablation du pancréas est suivie d'*hypoglycémie et de glycosurie*;

9° Chez les chiens munis du pancréas, la section complète de tous les filets nerveux qui accompagnent l'artère hépatique, la veine porte, le canal cholédoque et du filet direct fourni par les pneumogastriques produit une *hypoglycémie très nette;*

10° Chez les chiens dont le foie est énervé par la section de tous les filets nerveux qui accompagnent l'artère hépatique, la veine-porte, le canal cholédoque et du filet direct fourni par les pneumogastriques, l'ablation du pancréas produit constamment l'*hyperglycémie*.

Comme le fait ressortir M. Kaufmann, « ces résultats sont très démonstratifs. L'apparition de l'*hypoglycémie* par le fait de la section de tous les nerfs du foie sur les chiens porteurs de pancréas, et la production de l'*hyperglycémie* par le fait de la dépancréatisation chez les chiens dont le foie est énervé, mettent en parfaite évidence *l'action phrénatrice exercée directement sur le foie par le produit de la section interne du pancréas.*

« Quand toutes les communications entre les centres nerveux et le foie sont rompues, le pancréas, par le produit de sa sécrétion interne, continue à modérer la glycoso- formation intrahépatique, d'où *hypoglycémie;* l'ablation du pancréas, en tarissant sa sécrétion interne, supprime cette action phrénatrice directe, d'où suractivité dans la production du sucre, *hypoglycémie* et même *glycosurie.* »

Ainsi, il est bien démontré, par les faits de M. Kaufmann, que le pancréas règle la glycoso-formation hépatique, en versant dans le sang un produit qui exerce une action phrénatrice directe sur le tissu du foie. En traversant le pancréas, le sang se charge du produit de sa sécrétion interne, puis transporte ce produit au contact des cellules hépatiques dont l'activité glycoso-formatrice se trouve ainsi modérée.

L'intensité de cette action phrénatrice est nécessairement subordonnée à l'abondance dans le sang du produit de la sécrétion interne du pancréas. A l'exagération de la fonction pancréatique correspond l'hypoglycémie; à sa diminution ou à sa suppression correspond l'hyperglycémie et la glycosurie.

Toutes les modifications imprimées à la fonction pancréatique par le système nerveux exercent nécessairement une influence d'ordre inverse sur la fonction glycoso-formatrice du foie par l'intermédiaire du produit de la sécrétion pancréatique interne.

En présence de cette donnée nouvelle, M. Kaufmann se demande si la régulation de la formation du sucre dans le foie s'exerce uniquement par la voie du pancréas, ou bien si elle est soumise également à une action transmise directement au foie par le système nerveux ?

M. Kaufmann fait observer que tous les faits qu'ils ont fait connaître, M. Chauveau et lui [1], s'adaptent parfaitement à la théorie d'une régulation double, mais ils pourraient recevoir une interprétation également satisfaisante si on admettait un

1. — *C. R. de l'Académie des Sciences,* A. CXVI, 1893. — *C. R. de la Société de Biologie,* 1er mars 1893.

mode de régulation unique s'exerçant exclusivement par le moyen du pancréas.

En résumé, M. Kaufmann paraît avoir établi que le produit de la sécrétion interne du pancréas exerce, par l'intermédiaire du sang, une action phrénatrice directe sur le tissu du foie. Il faut admettre, comme conséquence de ce fait, que la glycoso-formation intra-hépatique est susceptible d'être influencée par toute action modifiant l'activité de la sécrétion pancréatique interne. Quand le produit pancréatique cesse d'être versé dans le sang, les cellules hépatiques se trouvent libérées de la part de l'action phrénatrice qui revient à ce produit, d'où suractivité de la production du sucre, hyperglycémie et glycosurie. Quand, au contraire, le sang qui arrive au foie est riche en produit pancréatique, les éléments hépatiques sont soumis à une action phrénatrice puissante, d'où diminution de la production sucrée et hypoglycémie.

En poursuivant l'analyse expérimentale de la régulation de la fonction glycémique, M. Kaufmann [1] a trouvé des faits nouveaux qui permettent de mieux saisir le mode d'action du système nerveux sur la glycoso-formation et de comprendre les perturbations diverses de cette fonction.

Cl. Bernard a montré que la piqûre du bulbe (piqûre diabétique) produit l'hyperglycémie et la glycosurie. Tout le monde sait aussi que le même effet hyperglycémique se produit, mais généralement à un moindre degré, sous l'influence de l'administration des anesthésiques. Mais, jusqu'ici, le mécanisme de l'hyperglycémie ainsi provoquée est resté fort obscur et controversé. La découverte de l'action phrénatrice exercée directement sur le foie par la sécrétion interne du pancréas a permis au distingué physiologiste d'envisager la question à un point de vue nouveau.

L'action nerveuse, créée dans les centres par la piqûre du bulbe, se transmet-elle au pancréas ou au foie, ou simultanément à ces deux organes ? se demande M. Kaufmann. L'hyperglycémie pourrait, en effet, dériver d'une suspension de l'ac-

1. — Kauffmann, *Mécanisme de l'hyperglycémie déterminée par la piqûre diabétique et par les anesthésiques. Faits expérimentaux pouvant servir à établir la théorie du diabète sucré et de la régulation de la fonction glycoso-formatrice à l'état normal.* — *Académie des Sciences*, 1894. *Société de Biologie*, 14 avril 1894.

tivité pancréatique interne, ou d'une excitation des éléments glycoso-formateurs du foie, ou d'une action s'exerçant simultanément sur le foie et le pancréas.

On sait que la piqûre diabétique est destituée de son effet hyperglycémique ordinaire si l'on coupe préalablement les nerfs splanchniques (Cl. Bernard). Les expériences de M. Kaufmann confirment ce fait de la façon la plus complète et montrent de plus que, dans ces mêmes conditions, l'administration des anesthésiques n'est plus suivie d'aucun effet hyperglycémique.

Ainsi l'action hyperglycémique créée dans les centres nerveux par la piqûre diabétique ou par les anesthésiques passe tout entière dans les cordons nerveux formés par les splanchniques. Ces deux nerfs transportent nécessairement l'impression dans le ganglion semi-lunaire dans lequel ils se terminent. Mais au delà de ce ganglion que devient cette action et à quels organes se transmet-elle ?

Les trois séries de résultats expérimentaux qui suivent nous l'apprennent.

A. — Effets de la piqûre diabétique et des anesthésiques sur les animaux dont le foie et le pancréas sont énervés simultanément. — Quand on a coupé tous les filets nerveux qui, du ganglion solaire, se rendent au foie et au pancréas, la piqûre diabétique et les anesthésiques n'ont plus aucun effet hyperglycémique. Donc l'influence nerveuse transmise par les splanchniques au ganglion solaire s'échappe de celui-ci en suivant la voie des nerfs coupés, c'est-à-dire arrive au foie ou au pancréas, ou encore simultanément à ces deux organes.

B. — Effets de la piqûre diabétique et des anesthésiques sur les animaux dont le foie conserve ses relations nerveuses intactes, mais dont le pancréas est énervé. — Sur des animaux ainsi préparés, l'action créée dans les centres nerveux par la piqûre diabétique et les anesthésiques continue à produire l'hyperglycémie. Le foie reçoit donc une excitation par ses fibres excito-sécrétoires. Ce résultat est en harmonie avec celui obtenu récemment par MM. Morat et Dufour, à l'aide d'un procédé différent.

C. — Effets de la piqûre diabétique et des anesthésiques sur les animaux dont le foie seul est énervé, le pancréas conservant ses relations nerveuses intactes. — Les expériences démontrent qu'en l'absence de toute transmission nerveuse au foie, la piqûre diabétique et les anesthésiques produisent encore leur effet hyperglycémique, pourvu que le pancréas conserve ses relations nerveuses intactes.

En rapprochant les résultats des trois séries A, B et C, on arrive à cette conclusion importante, à savoir que : *l'action créée dans les centres nerveux sous l'influence de la piqûre du bulbe et des anesthésiques est transmise simultanément au foie et au pancréas.* Chacun de ces organes est influencé dans le sens de l'hyperglycémie. Le foie reçoit donc une action excito-sécrétoire pour la glycose, et le pancréas une action fréno-sécrétoire pour sa sécrétion interne. Les deux effets engendrés simultanément se superposent et placent l'organe glycoso-formateur dans les conditions les plus favorables à la production du sucre. Ainsi se trouve démontrée l'une des conclusions les plus importantes des recherches faites par MM. Chauveau et Kaufmann.

Les cellules hépatiques possèdent une activité glycoso-formatrice qui leur est propre et qui est indépendante du système nerveux, comme le montre le fait de la persistance de la glycoso-formation sur un foie isolé ou énervé. Mais, dans l'organisme normal, la production de la glycose devant être en rapport avec sa consommation, le système intervient pour la régler et l'adapter aux besoins.

La glycoso-formation a à son service un moteur : c'est le foie, et un frein : c'est le pancréas. Les faits exposés ci-dessus démontrent que la puissance du moteur s'accroît en même temps que celle du frein diminue. On voit, en effet, que le pancréas cesse de verser dans le sang son produit de sécrétion interne qui est frénateur pour les cellules hépatiques, pendant que le foie reçoit, par ses nerfs, une impulsion sécrétoire plus intense.

Ces faits permettent de comprendre très simplement le mécanisme de la régulation de la glycoso-formation.

Toujours les centres nerveux transmettent par la voie des splanchniques et du ganglion solaire deux actions inverses simultanées : l'une est déversée sur le foie, l'autre sur le pancréas. A l'état normal, ces actions, suivant la manière dont elles sont combinées, amènent une production de sucre qui est tantôt plus, tantôt moins abondante.

Les causes du diabète sucré agissent toutes en affaiblissant l'action phrénatrice et en exaltant l'action glycoso-formatrice par le mécanisme indiqué ci-dessus.

Telles sont les conclusions qui découlent des expériences de M. Kaufmann.

Elles sont peut-être encore prématurées. Ce qui est certain, c'est que la présence du foie est absolument nécessaire pour la production du diabète après l'extirpation du pancréas, M. Marcuse [1] vient de le démontrer d'une façon péremptoire.

Cet auteur a fait une série de recherches sur des grenouilles pour étudier le rôle du foie dans le diabète expérimental par extirpation du pancréas. Tout d'abord il a constaté, dans une série de 12 grenouilles, qu'après l'extirpation du pancréas le diabète se manifeste 24 à 48 heures après l'opération et que les animaux succombent ordinairement 5 à 8 jours après l'opération. L'examen de l'urine recueillie par la ligature du cloaque à permis de constater que la proportion de glycose de l'urine (dont la quantité était souvent augmentée) atteint quelquefois 0,4 p. 100.

Ceci étant établi, M. Marcuse extirpa chez 21 autres grenouilles le pancréas et le foie. Or, chez aucune de ces grenouilles il ne survint de glycosurie. La survie a varié dans ces cas de 2 à 8 jours. La polyurie existait dans tous les cas, mais elle était moins accusée que chez les grenouilles auxquelles on avait extirpé seulement le pancréas.

On peut donc conclure de ces expériences que la présence du foie est absolument nécessaire pour la production du diabète après l'extirpation du pancréas. Le foie joue, par conséquent, le même rôle dans le diabète pancréatique que dans le diabète par piqûre du 4e ventricule, c'est-à-dire que dans les deux cas la glycosurie fait défaut quand on extirpe le foie à l'animal. Il n'en est pas de même du diabète par phloridzine qui, comme on sait, provoque le diabète chez les animaux auxquels on a enlevé le foie.

Ces expériences peuvent être interprétées au point de vue des fonctions glycogéniques du foie de la façon suivante. On

1. — M. Marcuse, Rôle du foie dans le diabète pancréatique expérimental. *Société physiologique de Berlin* (séance du 22 juin 1894).

bien il se forme dans le foie une substance qui, sans être du sucre, est indispensable pour la production du diabète, laquelle substance est peut-être un ferment glycogène ; ou bien il existe dans le sang une substance qui est détruite par le foie et qui, après l'ablation du foie, détruit le sucre du diabète pancréatique.

M. Thiroloix, en étudiant le rôle de l'alimentation dans le diabète pancréatique expérimental, aboutit par des voies différentes aux conclusions de MM. Chauveau et Kaufmann sur l'association intime du foie et du pancréas dans la glycoso-formation. Voici quelles sont ses conclusions :

« La suppression de toute alimentation pendant cinq et sept « jours, avant toute opération, empêche l'apparition de la gly- « cosurie lors de l'ablation totale du pancréas en un temps : il « se produit à ce moment une légère azoturie. La glycosurie « ne survient que si on alimente l'animal, cesse si on supprime « tout aliment pour ne réapparaître qu'après ingestion nouvelle « de viande.

« Les animaux dépancréatés, soumis au jeûne, autophagiques, « ne font donc pas d'*excès* de sucre aux dépens de leurs propres « éléments.

« Le pancréas paraît agir sur la cellule hépatique dans ses « fonctions de production, d'arrêt et de destruction du sucre.

« Lorsque, en effet, cette sécrétion glandulaire n'existe plus « qu'en très minime quantité (le pancréas n'étant plus repré- « senté que par quelques centigrammes de glande), la glycose « fournie par les amylacés est d'abord seule éliminée; plus tard, « lors de la suppression à peu près totale de la sécrétion (il « reste toujours quelques milligrammes de glande dans la con- « cavité stomaco-duodénale), tous les aliments sont utilisés pour « la formation du sucre. L'adjonction de lésion nerveuse bul- « baire ou périphérique à la suppression pancréatique amène « une glycosurie formée aux dépens des éléments de l'économie.

« Le diabète pancréatique relèverait donc d'une exaltation « fonctionnelle, partielle ou totale de la cellule hépatique[1]. »

— Quoi qu'il en soit, une conclusion s'impose, c'est que,

1. — *Société de Biologie*, 14 avril 1891.

qu'elle agisse en versant dans le sang le ferment glycolytique ou en exerçant directement une action phrénatrice sur le foie, la sécrétion interne du pancréas joue un rôle considérable dans le mécanisme de l'hyperglycémie et de la glycosurie.

On est donc autorisé, lorsque cette sécrétion vient à manquer, comme il arrive dans le diabète pancréatique, à essayer de la remplacer par les injections thérapeutiques de liquide pancréatique obtenu par broiement et macération du pancréas pris chez un animal sain. Nous avons donc ici encore une nouvelle application de la méthode Brown-Séquard.

LIQUIDE PANCRÉATIQUE

EXPÉRIENCES PHYSIOLOGIQUES

Le professeur Andréa Capparelli (de Catane) a publié une étude [1] qui tend à démontrer l'action favorable d'une pulpe ou bouillie de pancréas sur les animaux diabétiques (chiens). Voici quelle est sa manière de procéder :

M. A. Capparelli pratique dans la cavité abdominale d'un chien diabétique depuis plusieurs jours, à la suite de l'extirpation du pancréas, une injection de fragments très petits d'un pancréas extemporanément enlevé à un autre chien ; ces fragments sont mis en suspension dans l'eau salée, stérilisée à 0,76 p. 100 ; l'auteur recommande surtout d'enlever le pancréas de l'animal sain le plus rapidement possible et de faire les préparatifs de l'injection avec la même rapidité.

En conduisant l'expérience de cette façon, il a vu, dans un cas, le sucre des urines tomber, dès la quatrième heure après l'injection, de 20 à 27 p. 100 à 5 p. 100 ; l'effet de l'injection persiste un ou deux jours. Il suffit d'injecter le quart ou la moitié du pancréas d'un animal de même poids que l'animal diabétique.

Plusieurs physiologistes ont essayé aussi sur les chiens diabétiques de diminuer ou de supprimer la glycosurie par un moyen semblable, MM. Gley et Thiroloix, entre autres. Ces

1. — Studi sulla funzione del pancreas e sul diabete pancreatico (*Atti dell'Accad. Giœneia di Sc. naturali in Catania*, vol. V, 4e série ; mars 1892).

distingués physiologistes ont pratiqué un certain nombre d'injections de liquide extrait du pancréas sur des chiens diabétiques, ils n'ont jamais obtenu que des résultats négatifs[1].

La question de technique paraît donc importante. Capparelli injecte simplement l'organe, réduit en très petits morceaux, et MM. Gley et Thiroloix triturent soigneusement l'organe avec du sable stérilisé et filtrent ensuite. Comme le fait remarquer Gley, il faut convenir pourtant qu'on ne voit pas bien en quoi ces différences mécaniques dans la préparation peuvent modifier le liquide obtenu ; à moins cependant qu'on ne considère l'injection de Capparelli comme une sorte de grefle transitoire.

Cette expérience, toutefois, ne peut manquer d'intéresser tous les physiologistes et sera répétée, si elle ne l'a pas été déjà.

PRÉPARATION

Le liquide pancréatique se prépare d'après la formule et les procédés du Collège de France :

Tissu (pancréas).................... 10 grammes.

Divisez en fragments et macérez vingt-quatre heures dans

Glycérine à 30..................... 10 grammes

Ajoutez:

Eau bouillie (contenant 25 grammes de chlorure de sodium par litre), 5 grammes. Laissez macérer vingt-quatre heures, filtrez sur papier et stérilisez au moyen de l'acide carbonique sous pression.

DOSES

Dose: 3 à 6 centimètres cubes par injection hypodermique.

Lorque l'on préfère se servir de la voie stomacale, le mieux, au moins provisoirement, est d'employer la pratique de Mackenzie, 15 grammes trois fois par jour, après le repas, d'une liqueur pancréatique préparée, comme le font MM. Chaix et Rémy, selon les poportions du codex anglais.

1. — Voir Gley, *Archives de Phys.*, octobre 1892, page 754.

APPLICATIONS THÉRAPEUTIQUES

La clinique possède déjà quelques observations de diabète traité par les injections de liquide pancréatique administré par la voie stomacale.

Nous allons les passer en revue.

OBSERVATION I. — *Le traitement du diabète au moyen du liquide pancréatique*, par le Dr Hector W. G. MACKENZIE, médecin assistant à l'hôpital royal libre et à l'hôpital des phtisiques. Brompton (*British medical Journal*, 14 janvier 1893). Traduction par le Dr Commandant Fauquet.

Dans le *British medical Journal* du 7 janvier, le Dr Mansell-Jones émet l'idée que, de même que le liquide thyroïdien paraît être un spécifique dans le traitement du myxœdème, le liquide pancréatique, administré avant ou après les repas, pourrait donner des résultats favorables dans le traitement du diabète; cette maladie, ajoute-t-il, semblant être dans la plupart des cas le résultat d'une affection du pancréas ou d'une altération de sa fonction.

Ni la pathologie ni la physiologie ne nous permettent cependant d'espérer que le diabète puisse céder à une méthode aussi simple. En premier lieu, la pathogénie de cette maladie est beaucoup plus complexe que celle du myxœdème, et l'altération du pancréas n'entre probablement que dans une faible proportion dans la production du diabète. En second lieu, alors même qu'il serait avéré que cette maladie, dans la plupart des cas, provient d'une affection du pancréas ou d'une altération de sa fonction, l'analogie entre cette glande à double action (excrétion et sécrétion) et la glande thyroïde, qui est dépourvue de conduits, ne serait pas fort étroite. En théorie, il y a cependant quelque raison de croire que le liquide pancréatique peut donner des résultats favorables même dans le traitement du diabète non pancréatique.

Les récentes recherches sur la pathologie du diabète pancréatique, dont un récit très intéressant a été donné par le Dr Vanghan Harley dans le *British medical Journal* du 7 août 1892, rendent infiniment probable que le pancréas produit un ferment sucré en dehors de sa triple propriété bien connue : la diastase, le dédoublement des graisses et la coagulation du lait. Admettant l'existence du ferment sucré dans le pancréas normal, je regardai comme possible que le liquide pancréatique, administré par la bouche, pourrait donner de bons résultats dans le traitement du diabète en favorisant la destruction du sucre dans le sang. Agissant d'après ce principe, je devançai l'idée émise par le Dr Mansell-Jones, et je tentai, il y a déjà quelque temps, de traiter 2 malades atteints de diabète placés dans mon service à l'hôpital royal libre, en leur administrant 3 fois par jour, immédiatement après les repas, des doses de liquide pancréatique d'une 1/2 once chaque. C'est une opinion généralement acceptée que le liquide absorbé par cette voie n'a pas de propriété digestive appréciable. Pendant la durée de ce traitement, aucun autre remède ne fut donné aux malades et tous les deux m'ont affirmé qu'ils en avaient éprouvé un grand soulagement.

L'un et l'autre m'ont dit qu'ils ne ressentaient plus ce même sentiment de lassitude et de langueur, et que, de toute manière, ils se sentaient plus vigoureux. Leur soif avait considérablement diminué, et la quantité d'urine éliminée était moins abondante. D'un autre côté, le poids spécifique de l'urine et la quantité de sucre n'ont pas varié.

Le Dr Rendel, attaché à la maison de santé de mon collègue le Dr Samuel West, m'a informé que depuis qu'il administré le liquide pancréatique, le montant du liquide absorbé, qui s'élevait en moyenne à 12 pintes par 24 heures, est descendu à 6 pintes avec décroissance identique dans le total de l'urine éliminée.

Dans les affections comme le diabète, on doit être reconnaissant des moindres résultats obtenus. Pour ma part, je préfère une amélioration dans l'état général du malade, un accroissement de force, une diminution dans la soif et dans la quantité d'urine éliminée résultant du traitement à une simple diminution de sucre dans l'urine sans pareille amélioration. Naturellement, je préférerais obtenir les deux résultats à la fois. Il est évident que le liquide pancréatique n'est pas un spécifique, mais les effets obtenus dans ces deux cas sont assez encourageants pour m'engager à faire de nouveaux essais de ce traitement et il est bien possible que les avantages seront encore plus considérables dans les cas de diabète pancréatique bien avéré.

Observation II. — *Le traitement du diabète par le liquide pancréatique, par le Dr* Neville Wood, aide clinique à l'hôpital Victoria (*British medical Journal*, 14 janvier 1893). Trad. Dr Commandant Fauquet.

Ce traitement, présenté dans le *British medical Journal* du 7 janvier, me parut digne d'être mis en essai : j'offre un court sommaire de 2 observations où la méthode a été pratiquée sur ma demande.

Observation I. — Le sujet fut obligeamment soumis au traitement par M. Moore à l'infirmerie de Chelsea. Il était atteint de diabète pancréatique. C'était un jeune garçon de 13 ans, dont le père était récemment mort diabétique et qui avait éprouvé lui-même les symptômes de cette maladie 6 mois avant de commencer le traitement. Il fut soumis au régime diabétique le 1er janvier 1892 ; on lui administra d'abord de la codéïne, dont il ne retira aucun profit, puis de la morphine, qui améliora sa santé. Le traitement par les tissus organiques commença le 18 mai, en continuant le régime ci-dessus mentionné. Son état général était mauvais, peu d'appétit, soif ardente. La quantité d'urine pendant les 24 heures était de 90 onces environ, poids spécifique 1.036, contenant 6 grains 5 de sucre par once. Le traitement organique fut administré à doses progressives ; on y ajouta ensuite du bicarbonate de soude et, en dernier lieu, on le remplaça par des pilules pancréatiques enveloppées de kératine. On enregistra chaque jour la quantité d'urine éliminée, son poids spécifique, et l'estimation quantitative de sucre fut faite avec la liqueur de Fehling. Le traitement fut suivi jusqu'au 21 août, époque à laquelle il quitta l'infirmerie. Malheureusement, trompant la surveillance, le malade commit des écarts de régime qui plus d'une fois occasionnèrent de la diarrhée et enlèvent une certaine valeur aux observations. Les explications nécessaires à ce sujet seraient trop longues pour être relatées dans ce sommaire. Ce qu'il y a de certain, c'est que son état général s'améliora dans une large mesure, son poids augmenta de 7 onces 1/4 (onces anglaises) et la soif diminua. Pendant les 10 premiers jours du traitement, la moyenne d'urine pendant 24 heures était de 78 onces et de 35 onces seulement pendant les 10 derniers jours.

Durant ces mêmes périodes, le poids spécifique de l'urine a été respectivement de 1.036 à 1.027. La première estimation quantitative de sucre, faite le 20 mai, a donné 6 grains 1/2 par once; la dernière, faite à la fin de juin, 4 grains 1/2. Cet enfant fut admis de nouveau à l'infirmerie le 5 novembre, il y est encore actuellement. Son état s'améliore par l'emploi de l'opium, mais moins cependant que l'été dernier, quand il était soumis au traitement pancréatique.

On ne peut tirer aucune conclusion précise de ce cas, à cause de l'indocilité du malade et des faits ci-dessus relatés. Pendant la saison d'été, son état s'est amélioré quand on commença à lui administrer les extraits organiques et qu'il fut soumis au régime restreint. Vers la fin de l'observation, mes occupations ne me permirent pas de faire une quantité suffisante d'estimations quantitatives, ce qui en diminue la valeur. Néanmoins, l'amélioration dans l'état général et dans la diminution des principaux symptômes de la maladie quand le malade absorbait des préparations pancréatiques, comparée aux époques où il était soumis à l'opium et à ses alcaloïdes, mérite peut-être d'être mentionnée.

Observation II. — Le Dr Cavafy m'autorisa avec bienveillance à observer ce cas à l'hôpital St-Georges. Une femme, âgée de 24 ans, qui ne comptait pas de diabétiques dans sa famille, fut atteinte des symptômes du diabète environ 4 mois avant de commencer le traitement pancréatique. Au début, elle fut soumise au régime diabétique et on lui administra de la codéïne. Le traitement pancréatique commença le 10 juin 1892 et dura jusqu'au 19 juillet, jour de son départ de l'hôpital. Le régime ne fut pas changé et on employa l'extrait pancréatique comme dans le cas précédent. Au début, la faiblesse était extrême, la quantité d'urine variait entre 2.500 et 4.000 cc., le poids spécifique était d'environ 1.034, le pour cent de sucre 7. L'état général de cette femme s'améliora, son poids augmenta de 3 livres, mais elle se plaignit d'une soif de plus en plus intense. La quantité d'urine éliminée resta à peu près la même et tandis que son poids spécifique tendait à diminuer, le pour cent du sucre s'élevait à 10. Elle entra à l'hôpital des Convalescents à Wimbledon, qu'elle quitta pour rentrer chez elle le 21 septembre, son état général s'étant encore amélioré. Le 26 du même mois elle fut admise de nouveau à l'hôpital Saint-Georges, tomba rapidement dans le coma et mourut le lendemain 27. La nécropsie ne fit découvrir aucune lésion notable et le pancréas est décrit comme non anormal, mou comme le reste du corps.

Dans ce cas, la quantité d'urine éliminée resta la même, tandis que la soif et le sucre augmentèrent.

L'augmentation du poids peut être attribuée à une meilleure assimilation de la nourriture; une semblable hypothèse peut probablement aussi expliquer l'abaissement du poids spécifique de l'urine.

Ces deux observations ne me laissent que faiblement espérer que les préparations pancréatiques puissent avoir sur le diabète la même influence que le liquide thyroïdien sur le myxœdème. L'intéressante monographie du Dr Thiroloix sur le diabète pancréatique, que j'ai lue depuis, me porte à reconnaître avec l'auteur que si, dans quelques cas, une lésion du pancréas peut être un facteur du diabète, ce n'est pas le facteur principal, et que pour sa pathologie essentielle nous devons pousser nos recherches sur une partie quelconque du système nerveux, peut-être dans les ganglions grands sympathiques de l'abdomen.

Nous ferons remarquer, ainsi que nous l'avons dit déjà, que M. Thiroloix a abandonné lui-même sa théorie nerveuse du diabète pancréatique. Le Dr Nevillle Wood, lorsqu'il fit paraître cette observation, ignorait encore cette conversion.

Observation III. — M. A. Rémond (de Metz), agrégé à la Faculté de Toulouse, et M. A. Rispal, chef de clinique médicale [1].

Nous avons eu l'occasion, au mois d'octobre 1892, d'expérimenter, sur un sujet atteint de diabète maigre, les injections de suc pancréatique.

Il s'agissait d'un garçon de vingt et un ans, qui entra à l'hôpital en se plaignant d'avoir commencé à maigrir depuis trois ans. Le 25 juillet 1892, jour de son entrée, il ne pesait en effet que 45 kilogrammes, et présentait tous les symptômes du diabète, polydipsie, polyphagie et polyurie.

Il séjourna pendant quelque temps à la salle Notre-Dame (Hôtel-Dieu de Toulouse), puis passa dans le service d'ophtalmologie de M. Terson, qui l'opéra pour une cataracte double. Cette opération, faite dans le courant du mois de septembre, ne fut suivie d'aucun accident.

A ce moment, il pesait 44 kilogrammes et la quantité d'urine émise pendant les vingt-quatre heures variait de 2.700 à 6.000 centimètres cubes avec une densité de 1.031 à 1.045.

Déjà, avant de quitter le service de médecine, nous avions noté chez lui une extrême lenteur du pouls qui, sans intermittences, régulièrement, battait de 45 à 55 fois à la minute.

Le 6 octobre, il rentrait dans le service de clinique. A ce moment, il

1. — Cette observation a été présentée par Brown-Séquard à la *Société de Biologie*, le 15 avril 1893.

pesait 42 kilogrammes, et urinait 4.500 centimètres cubes de 1.027 de densité. Pouls à 42.

Nous résolûmes alors de le soumettre au traitement par les injections de suc pancréatique. Un chien fut éventré sous le chloroforme et la glande extirpée, puis écrasée dans un mortier stérilisé avec du sable qui avait été préalablement porté au rouge. La pâte fut broyée avec 6 à 7 centimètres cubes de glycérine neutre, étendue d'eau à moitié, et stérilisée. Nous employâmes un filtre en papier : le flacon, l'entonnoir et tous les instruments avaient été rigoureusement purifiés. Cette manœuvre nous donna environ 5 centimètres cubes de liquide.

Le 9, nous fîmes une première injection de 1 centimètre cube ;

Le 10, l'urine mesurait 3.700 centimètres cubes; densité, 1.024, et le pouls battait 60 fois par minute.

Le 11, urine 4.100. Densité, 1.024. Pouls, 80. Nouvelle injection.

Le 12, urine 3.500. Densité, 1.023. Pouls, 80. Nouvelle injection.

Le 13, urine 2.700. Densité, 1.023. Pouls, 80.

Nous cessâmes alors de faire des injections jusqu'au 19.

A ce moment, le malade, dont l'appétit ni le régime n'avaient varié, pesait 45 kilogrammes, et le pouls, qui était à 80 le 13 octobre, était successivement retombé à 60 le 14, 55 le 16, 44 le 18.

Le 19, un nouveau chien nous ayant fourni une nouvelle provision de liquide, nous fîmes une nouvelle injection.

Le lendemain, la quantité d'urine était de 3.800. La densité 1.023. Le pouls à 60.

Le 21 et le 22, injections de 1 centimètre cube.

Le 23, urine 3.500. Densité, 1.024. Pouls, 80.

Le 24, urine 3.500. Densité, 1.024. Pouls, 84.

A partir de ce moment, nous avons cessé les injections, car nous devions quitter le service au 1er novembre.

Le jour de notre départ, le malade ne pesait plus que 44 kilogrammes et le pouls était retombé à 45.

Il est certainement regrettable que nous n'ayons pas pu continuer cette expérience, mais les résultats qu'elle nous a donnés ne sont pas cependant, croyons-nous, dépourvus d'intérêt.

Sous l'influence des injections, en effet, la quantité et la densité des urines ont notablement diminué. Le pouls, qui était ralenti depuis au moins trois mois, s'est relevé, la température restant constamment normale. Enfin, le poids, qui depuis le mois de juillet jusqu'au mois d'octobre avait diminué de 3 kilogrammes, est remonté de la même quantité sous l'influence du traitement, en seize jours, et sans aucune modification de régime, pour diminuer de nouveau quand les injections furent supprimées.

Il nous semble donc au moins logique de renouveler la même tentative thérapeutique, dans les cas analogues dont on connaît l'extrême gravité au point de vue du pronostic.

Brown-Séquard fait suivre cette observation des considérations suivantes :

« Nous croyons devoir dire, à l'occasion de l'observation intéressante de MM. Raymond et Rispal, que ce qu'ils ont constaté est exactement ce que nous espérions qu'on obtiendrait dans le diabète maigre, lorsque nous avons proposé, il y aura bientôt un an, d'employer le liquide pancréatique contre cette affection.

« Nous avons fourni à nombre de médecins, depuis la fin de mai 1892, du liquide pancréatique, préparé tantôt par l'un de nous, tantôt par notre collègue M. Hénocque.

« Nous ferons bientôt connaître les résultats obtenus dans toutes les formes de diabète, soit par ce liquide pancréatique seul, soit par ce liquide employé simultanément avec du liquide testiculaire, soit enfin par du liquide testiculaire seul. Nous nous bornerons à dire maintenant que ce dernier liquide possède une très grande influence, non seulement sur les formes ordinaires du diabète sucré, mais aussi sur le diabète maigre. Néanmoins, nous croyons que, dans cette dernière affection, il convient d'employer à la fois les deux liquides, pancréatique et testiculaire. »

Brown-Séquard, revenant depuis sur cette question, n'a pas modifié son opinion première ; « nous croyons, dit-il, que dans les diverses formes de diabète autre que le diabète maigre, le liquide orchitique est celui qu'il faut injecter *et que, dans cette dernière forme, les deux liquides pancréatique et orchitique doivent être employés simultanément* [1]. ».

OBSERVATION IV. — *Deux cas de diabète sucré traités par l'administration interne du suc pancréatique* par le Dr F. BATTISTINI (*Académie de Médecine de Turin*, 28 avril 1893.)

(*Therapeutische Monatshefte*, octobre 1893, fasc. 10, p. 494.)

Une série d'essais (dont on trouvera l'indication à la fin de cet article). consistant à faire des injections de suc pancréatique chez les malades affectés du diabète, ont été tentés dans le courant de cette année, avec un succès très variable : tandis qu'en France M. Comby a vu cette médication échouer entre ses mains, des expérimentateurs anglais ont, au contraire, annoncé des résultats très encourageants.

Il y a quelques jours, M. Battistini a rendu compte de deux nouveaux

1. — *Archives de Phys.*, juillet 1893, page 546.

essais du même genre, qui ont été faits sur deux diabétiques en traitement dans le service du professeur Bozzolo, de Turin. Il s'agissait de deux cas de diabète grave. Or l'institution du régime carné absolu avait été impuissante à faire disparaître le sucre de l'urine. Dans les deux cas, les injections de suc pancréatique ont été suivies d'une diminution de la glycosurie, d'une augmentation de la quantité des urines des vingt-quatre heures, d'une amélioration de l'état général. Il est vrai que *le poids corporel de l'un des malades a diminué* de 600 gr. en l'espace d'un mois; chez l'autre malade, le poids corporel n'a pas augmenté. Le traitement a été bien supporté.

Chez le premier malade, la quantité des urines des vingt-quatre heures s'est élevée de 4.200 cc. à 4.720 et la quantité de sucre, de 110 gr. à 12 gr. 2; de même, chez l'autre malade, la quantité des urines des vingt-quatre heures s'est élevée de 2.250 cc. à 3.100 et la quantité de sucre est descendue de 52-72 gr. à 3-5 gr. Détail à noter, *malgré cette diminution si considérable de la glycosurie, le poids spécifique de l'urine n'a pas varié;* dans ces conditions, on peut se demander si le sucre ne serait pas éliminé en partie sous une forme que ne décèlent pas les réactifs communément employés pour la recherche de la glycosurie. De plus, chez le premier malade, une des injections a été suivie de la formation d'un abcès, avec fièvre, et l'on sait que la glycosurie diabétique diminue sous l'influence de l'état fébrile.

Bref, la preuve d'une influence salutaire effective et durable, exercée par les injections de suc pancréatique sur le diabète, cette preuve est encore à faire.

Le suc pancréatique employé par M. Battistini était préparé, d'une façon aussi aseptique que possible, avec des pancréas de veau ou de mouton. Le pancréas, haché en menus fragments, était déposé pendant vingt-quatre heures dans une égale quantité de glycérine ou d'une solution physiologique de chlorure de sodium. Après vingt-quatre heures de macération, on exprimait la masse. Avant de le faire servir à une injection, on filtrait le suc ainsi obtenu sur du papier, et on le mélangeait avec des parties égales d'eau stérilisée (37°). Les injections étaient faites dans l'un des flancs. La seringue était préalablement soumise à l'ébullition pendant une demi-heure. Au siège de l'injection, la peau était lavée successivement avec de l'eau de savon, avec une solution au sublimé à 1 p. 100, avec un mélange d'alcool ou d'éther. Les quantités de liquide injecté ont été portées progressivement de 6 à 15 et 20 cc.

OBSERVATION VI. — *Sur le traitement du diabète mellitus par l'usage alimentaire de pancréas cru et injections sous-cutanées de liquide pancréatique* [1], par W. HALE WHITE, professeur de médecine et médecin attaché à l'hôpital Guy. (*Traduc. Dr Commandant Fauquet.*)

Je me déterminai pour la première fois, en novembre dernier, à essayer de traiter le diabète par l'usage alimentaire du pancréas et les injections

1. — *British medical Journal*, 14 mars 1893.

de liquide pancréatique et les deux sujets dont je donne l'observation étaient en traitement lorsque le Dr Hector Mackenzie et le Dr Neville Wood publièrent le rapport de leurs observations dans le *British medical Journal* du 14 janvier 1893. Ce sont, je crois, les premières qui aient été publiées dans lesquelles de constantes analyses de l'urine aient été faites. MM. F. G. Hopkins et W. J. Harris, mes aides, que je tiens à remercier ici, ont apporté le plus grand soin dans leurs analyses et l'on peut absolument compter sur l'exactitude de leurs résultats. Pendant toute la période de l'observation, chaque malade fut soumis à un régime consistant chaque jour en : 20 biscuits de fèves de soya, 2 œufs, 2 onces de beurre, 2 biscuits aux amandes, 1 once de lait, 12 onces de viande cuite, légumes verts, cresson, thé et soda-water. L'état général des malades soumis à ce régime ayant été constaté, leur urine ayant été analysée, chacun d'eux reçut en supplément, au repas du soir, environ 2 onces de pancréas cru de mouton fraîchement tué, haché fin et relevé avec poivre et sel. Lorsque l'on supprimait le pancréas, l'on procédait matin et soir à une injection sous-cutanée de 5 μ de liquide pancréatique, le reste du régime restant le-même que celui ci-dessus indiqué.

Résultats : *a.* — Sucre.

OBSERVATION A.

					Grains.
Total pendant	2	jours avant	l'ingestion	du pancréas.	7419
Total pendant le	1er	jour après	l'ingestion	du pancréas.	8698
—	2e	—	—	—	6172
—	3e	—	—	—	5478
—	4e	—	—	—	5084
—	5e	—	—	—	3671
—	6e	—	—	—	3920

Le jour suivant, le malade eut une éruption; l'usage du pancréas fut interrompu et on ne le renouvela que 7 jours après. Les résultats obtenus furent les suivants :

					Grains.
Total pour le	1er	jour après	l'ingestion	du pancréas.	3430
—	2e	—	—	—	4971
—	3e	—	—	—	4680

L'usage du pancréas fut alors supprimé pendant 2 jours qui produisent 6426 grains de sucre. L'on fit alors des injections sous-cutanées du liquide pancréatique.

					Grains.
Total pour le	1er	jour après	l'injection de		5284
—	2e	—	—	—	6690
—	3e	—	—	—	4478

OBSERVATION B.

					Grains.
Total pendant	2	jours avant	l'ingestion	du pancréas.	5355
Total pendant le	1er	jour après	l'ingestion	du pancréas.	5368
—	2e	—	—	—	4801
—	3e	—	—	—	5011
—	4e	—	—	—	5355
—	5e	—	—	—	7721

Total pendant le	6e	jour	après	l'ingestion	du pancréas	9042
—	7e		—	—	—	7756
Total pendant le	1er	jour	après	l'injection	—	5144
—	2e		—	—	—	5953
—	3e		—	—	—	6336
—	4e		—	—	—	5136

En ce qui concerne le sucre, nous voyons donc que, dans un cas, il est sensiblement diminué par l'usage du pancréas cru et que le même effet se produit, mais à un degré moindre, quand on emploie les injections sous-cutanées de liquide pancréatique. Dans le second cas, l'un et l'autre mode de traitement ont échoué dans la diminution du sucre.

b. — **Quantité d'urine.**

Observation A. — Moyenne quotidienne avant l'ingestion du pancréas 158 onces. Moyenne quotidienne pour 13 jours durant lesquels on a employé le pancréas cru, 158 onces. Moyenne quotidienne pour 6 jours durant lesquels le pancréas cru a été employé 2 fois par jour, 147 onces. Moyenne quotidienne pour 6 jours pendant lesquels l'injection du liquide pancréatique a été pratiquée, 137 onces.

Observation B. — Moyenne quotidienne avant l'ingestion du pancréas cru, 94 onces. Moyenne quotidienne pour 17 jours pendant lesquels on a employé le pancréas, 115 onces. Moyenne quotidienne pour 8 jours pendant lesquels on a pratiqué des injections, 108 onces.

Nous devons probablement conclure que ni l'usage alimentaire de pancréas, ni les injections de liquide pancréatique n'ont un effet décisif sur la quantité d'urine éliminée.

c. — **Poids spécifique.**

N'a pas varié d'une manière appréciable dans l'un ou l'autre mode de traitement.

d. — **Urée.**

Observation A. — Avant l'emploi du pancréas, la moyenne quotidienne d'urée éliminée était de 1447 grains. Pendant le premier emploi, elle était de 1495 grains, et de 1262 pendant le second.

Observation B. — Avant l'emploi du pancréas, la moyenne quotidienne était de 826 grains. Pendant l'usage alimentaire du pancréas, elle était de 1079 grains, et de 971 grains pendant la période des injections.

Par conséquent, il est fort douteux que soit l'usage alimentaire de pancréas, soit les injections de liquide pancréatique aient un effet quelconque sur la production de l'urée. Ils n'ont certainement eu aucun effet dans l'observation I; probablement ils ont augmenté l'urée dans l'observation II.

e. — **Effets sur l'état général du malade.**

Observation A. — Avant l'emploi du pancréas, le malade avait gagné 12 livres en 42 jours. Pendant les 12 premiers du traitement, il gagna

7 livres, son poids s'élevant de 134 à 141 livres. Quatre semaines après, son poids était de 140 livres. Pendant ces 4 semaines, le pancréas cru lui avait été servi 6 jours, et les injections pancréatiques avaient été pratiquées pendant 6 jours, mais ce laps de temps comprend aussi la période de pyrexie. Il mangeait avec plaisir le pancréas cru, mais ne paraissait pas s'en mieux porter.

Observation B. — Le poids de ce malade soumis au régime diabétique du 28 novembre au 5 janvier tomba de 105 à 104 livres. Après s'être nourri avec du pancréas pendant 17 jours, il pesait 106 livres, mais on peut douter que ce soit le traitement pancréatique qui ait produit ce léger gain. Il aimait le pancréas cru et disait qu'il se sentait mieux de ce remède que de tout autre.

Nous devons conclure, je pense, que le traitement pancréatique ne fait pas perdre de poids aux malades, ce poids augmente même peut-être un peu et, s'il n'existe pas d'autre maladie, ce traitement leur procure un léger soulagement.

f. — **Inconvénients.**

Il est à remarquer que le sujet de la première observation a été atteint d'un fort erythème accompagné de fièvre. Ces symptômes ne peuvent être attribués qu'à l'emploi de pancréas qui cependant était absolument frais. Probablement que cette maladie est de même nature que celle due aux coquillages ou encore à celle déterminée quelquefois par la glande thyroïde dans le traitement du myxœdème. L'inflammation de la gorge ne s'oppose pas à cette manière de voir, car cette inflammation peut se rencontrer aussi dans l'empoisonnement par le copahu. Pendant les accès de fièvre, le sucre est tombé très bas.

Le second malade n'a pas eu d'éruption, mais peut-être que l'élévation de sa température et une légère inflammation de la gorge dont il a souffert un jour étaient de même nature que la maladie du premier sujet.

Les conclusions générales auxquelles nous pouvons arriver, si l'on peut asseoir un jugement sur deux observations seulement, sont qu'il est fort douteux que l'usage alimentaire de pancréas frais ou les injections sous-cutanées de liquide pancréatique puissent être d'un certain profit dans le traitement du diabète sucré. Elles ne semblent pas davantage avoir une influence sur la quantité d'urine éliminée, sur son poids spécifique ni sur l'urée; peut-être diminuent-elles la quantité de sucre et augmentent-elles légèrement le poids et le sentiment de la vigueur? Les malades mangent avec plaisir le pancréas cru, mais un grand désavantage est qu'il peut causer un violent érythème accompagné de fièvre et d'une légère inflammation de la gorge.

J'espère que la publication de ces deux observations amènera d'autres confrères à essayer de ce traitement, et que bientôt nous aurons assez d'observations pour pouvoir nous former un jugement sûr.

Voici d'ailleurs les observations détaillées de ces deux malades telles que MM. Harris et Hopkins, aides de M. White, les ont recueillies.

Observation I (aide M. W. Harris). D. D. âgé de 22 ans, admis à l'hôpital Guy pour diabète. A perdu un frère par la même maladie, a eu la rougeole et la fièvre scarlatine. — Nous donne l'historique de deux mois de soif, polyurie et amaigrissement. — Il a récemment eu un eczéma ; — sa langue est ulcérée et ressemble à une langue de bœuf; — les mouvements du genou n'existent pas. — les bords des disques optiques sont mal définis. Son urine a été analysée longtemps avant l'ingestion du pancréas. — Elle a été présentée les deux jours précédant cette ingestion ; — elle offre des différences caractéristiques. Il est resté à l'hôpital quelque temps avant que le pancréas lui fût administré; — l'amélioration de son état et l'augmentation de son poids ont été lentes, car il n'a gagné que de 122 à 134 livres, soit 12 livres du 21 novembre au 3 janvier, à savoir, 42 jours par le simple régime diabétique indiqué dans le tableau.

6 janvier. — Le traitement pancréatique commence aujourd'hui. L'organe provient d'un mouton. Environ 2 onces lui sont administrées par jour en une seule fois. Ce pancréas a été haché fin, assaisonné avec poivre et sel, et mangé cru. Le malade le mange avec plaisir.

8 janvier. — Le pancréas semble n'avoir aucune influence sur l'urine.

12 janvier. — La quantité de sucre dénote une certaine diminution depuis un ou 2 jours.

18 janvier. — La quantité de sucre décroît lentement. Le poids du malade est de 141 livres; — le 3 janvier il n'était que de 134 livres. Il dit que rien ne satisfait sa faim insatiable autant que le pancréas, qu'il mange avec plaisir. Il ne mange pas autant de viande ordinaire qu'auparavant.

19 janvier. — Hier soir, une éruption papulaire rouge fait son apparition. Elle s'est d'abord déclarée aux coudes, mais, dans l'espace d'une heure ou deux, elle s'est étendue sur le tronc, les cuisses et les jambes. La tête, le cou, les paumes des mains, la plante des pieds ont été les seules parties du corps qui en ont été préservées. Plus bas que les genoux, l'éruption n'était pas très distincte. Elle consistait d'abord en petites papules disséminées dont la grosseur variait du diamètre d'une tête d'épingle à celui d'un pois.

Il en existait peut-être de 40 à 50 sur l'avant-bras, sur le tronc; elles étaient beaucoup plus serrées sur l'abdomen, et sur les reins que sur les côtes, mais même sur l'abdomen, elles étaient moins nombreuses que sur l'avant-bras; le peau environnant les papules était, d'abord, seulement légèrement rosée, mais une rougeur générale fit promptement son apparition et par places, spécialement sur la poitrine et le dos, elle affecta le caractère ponctué ressemblant beaucoup à l'éruption de la scarlatine. Le sommet de quelques-unes des grosses papules fut écorché par suite de l'irritation. La température était de 101°.

Il y eut gonflement et, en quelque sorte, congestion des amygdales.

Le jour même et les jours suivants, le malade fut scrupuleusement examiné par plusieurs médecins et tous furent d'accord pour reconnaître que le malade n'était pas atteint de fièvre scarlatine.

DATE	Nombre d'onces en 24 heures	Poids spécifique	SUCRE			URÉE			TRAITEMENT
			Parties pour 1,000	Grammes par once	Total des grammes en 24 h.	Pour cent.	Grammes par once	Total des grammes en 24 h.	
Jan. 5	172	1040	54.1	23.8	4,093	2.0	8.8	1,513	Régime diabétique : 20 biscuits de fèves de soya — 2 œufs — 2 onces de beurre — 2 biscuits aux amandes — 1 once de lait — 12 onces de viande cuite — légumes verts, cresson, thé et soda-water à volonté. Pas de médicaments.
» 6	144	1038	52.6	23.1	3,926	2.2	9.6	1,382	
» 7	160	1040	58.8	25.8	4,128	2.1	9.2	1,472	Pancréas cru en supplément.
» 8	156	1036	66.6	29.3	4,570	2.1	9.2	1,435	
» 9	208	1036	41.6	18.3	3,808	1.9	8.4	1,747	
» 10	140	1038	40.0	17.6	2,364	2.0	8.8	1,232	
» 11	184	1036	36.4	16.0	2,940	2.3	11.2	1,877	
» 12	180	1042	32.2	14.1	2,538	1.9	8.3	1,505	
» 13	160	1036	43.4	19.1	3,056	2.0	8.8	1.408	
» 14	148	1035	31.2	13.7	2,028	2.2	9.7	1,426	
» 15	152	1038	33.8	14.8	1,147	2.5	11.0	1,672	
» 16	148	1036	23.5	10.3	1,524	2.3	10.2	1,510	
» 17	120	1040	44.6	19.6	2,352	1.8	7.7	924	
» 18	148	1038	24.3	10.6	1,568	2.8	12.3	1,820	
» 19	100	1035	26.6	11.7	1,872	2.0	8.8	1,408	
» 20	48	1038	23.5	10.3	494	2.5	11.0	528	Suppression du pancréas.
» 21	80	1038	27.8	12.2	976	2 7	11.9	952	
» 22	80	1034	32.5	14.3	1,144	2.7	11.9	952	
» 23	62	1033	21.2	9.3	566	2.7	11.9	737	
» 24	52	1034	16.0	7.0	354	5 6	15.8	821	
» 25	124	1034	20.0	8.8	1,101	2.3	10.2	1,265	
» 26	122	1025	21.0	9.2	1,122	1.7	7.4	1,002	
» 27	140	1032	25.2	11.0	1,540	1.7	7.4	1,036	Pancréas employé à nouveau.
» 28	140	1036	30.8	13.5	1,890	1.8	7.9	1,108	
» 29	140	1038	30.8	13.5	1,890	2.2	9.7	1,358	
» 30	144	1042	48.7	21.4	3,081	1.7	7.4	1,480	
» 31	200	1038	30.5	13.4	2,680	—	—	—	
Fév. 1	160	1040	28.5	12.5	2,000	1.9	8.3	1,328	
» 2	272	1038	36.3	15.9	4,324	1.4	6.1	1,659	Suppression du pancréas — opium, 3 gr. — 3 fois par jour.
» 3	144	1040	33.3	14.6	2,102	1.9	8.3	1,196	
» 4	124	1040	37.8	19.2	2,008	2.8	12.3	2,952	Injection matin et soir du liquide pancréatique, continuation des doses d'opium.
» 5	132	1040	44.4	19.5	3,276	—	—	—	
» 6	168	1040	50.0	22.0	3,696	—	—	—	
» 7	140	1038	48.8	21.4	2,994	—	—	—	
» 8	132	1040	43.7	17.9	2,362	—	—	—	
» 10	126	1038	38.4	16.8	2,116	—	—	—	

20 janvier. — L'érythème est plus ponctué ce matin. Les grosses papules sont moins proéminentes. Il existe une légère rougeur sur le vi-

sage, mais elle n'est pas sensiblement ponctuée. Température du matin 100° Fahr. ; — du soir 103 Fahr. 6.

21 janvier. — L'éruption a commencé à disparaître et le visage décidément n'est pas ponctué ; en réalité, il n'y a qu'une rougeur. Il existe une desquamation manifeste autour du visage et sur les clavicules. Depuis que l'éruption a disparu, un changement notable s'est manifesté dans l'urine, — la quantité est bien moindre et comme le pour cent du sucre n'a pas augmenté, la quantité du sucre éliminé est de beaucoup inférieure. En se reportant au tableau, l'on se rendra compte que, pendant la période d'éruption, l'élimination du sucre a diminué de beaucoup, la moyenne quotidienne n'étant seulement que de 822 grains, tandis que le jour qui a précédé l'éruption, la moyenne était de 1.872 grains. L'albuminurie n'a jamais existé ! Température du matin 100 Fahr., du soir 102 Fahr. 6.

22 janvier. — La desquamation est plus forte aujourd'hui. Température du matin 99°6 ; — du soir 101°8.

23 janvier. — Les papules ont disparu, la desquamation est plus considérable. L'érythème disparaît partout, sauf sur le visage, le cou et le dos. Température du matin 101° ; — du soir 101°.

24 janvier. — La desquamation s'étend partout ; sur le dos des mains existent de larges écailles d'épiderme ; l'érythème disparaît rapidement. Température 99°.

28 janvier. — La desquamation des mains est terminée ; celle de la plante des pieds commence.

7 février. — Le visage conserve encore quelques taches ressemblant à du son et la desquamation des pieds n'est pas tout à fait terminée.

16 février. — Poids 140 livres. Il dit qu'il n'est pas certain que sa santé fût meilleure quand il se nourrissait de pancréas ou lorsque les injections lui étaient administrées.

Observation II (aide M. F.-G. Hopkins). — W. E..., âgé de 18 ans.

Le malade entra à l'hôpital le 22 novembre et fut placé au début dans le service du Dr F. Taylor, qui le confia obligeamment à mes soins. Il nous donne l'historique de 7 semaines de diabète. Du 28 novembre, alors que son poids était de 105 livres, jusqu'au 8 janvier, il fut soumis au régime diabétique et à l'opium. Sa santé ne s'améliora pas et même empira légèrement. *Le 5 décembre* il pesait 103 livres, *le 12 décembre* 104 livres et *le 6 janvier* 104 livres, soit une livre de moins qu'au début du traitement, traitement qui ne diminua pas la quantité de sucre éliminé. — *18 janvier*. L'usage alimentaire du pancréas cru commence. — *20 janvier*. Le malade mange avec plaisir le pancréas. Il en prend environ 2 onces chaque soir à souper. Le pancréas est haché fin et assaisonné de poivre et sel. Poids : 106 livres. — *24 janvier*. Le malade a eu mal à la gorge hier et sa température s'est élevée à 101°. Pas d'éruption. Il se sent mieux et mange du pancréas avec plaisir. — *4 février*. Les injections de liquide pancréatique commencent aujourd'hui. Poids : 106 livres. Il dit qu'il se sent mieux que depuis longtemps. — *11 février*. L'injection sous-cutanée du liquide pancréatique occasionne une enflure légèrement sensible qui disparaît en quelques heures. Pour y remédier, les injections doivent être faites profondément dans la région.

DATE	Nombre d'onces en 24 heures	Poids spécifique	SUCRE			URÉE			RÉGIME
			Parties pour 1000	Grammes par once	Total des grammes en 24 h.	Pour cent	Grammes par once	Total des grammes en 24 h	
Jan. 15	84	1040	55.5	24.4	2,049	2.1	9.2	773	Régime diabétique.—Pas de remèdes.
» 16	100	1036	62.5	27.3	2,730	1.9	8.8	830	
» 17	100	1035	60.0	26 25	2,625	2.0	8.75	875	
» 18	104	1035	65.0	28.4	2,953	2.1	9.2	956	Pancréas en supplément.
» 19	92	1038	60.0	26.25	2,415	1.8	7.8	697	
» 20	80	1040	60.5	26.8	2,144	2.2	9.6	768	
» 21	92	1038	66.0	28.9	2,657	—	—	—	
» 22	100	1035	—	—	—	—	—	—	
» 23	110	1035	64.0	28.0	3,080	—	—	—	
» 24	68	1040	65.0	28.4	1,931	2.6	11.3	768	
» 25	100	1030	60.0	26.25	2,625	—	—	—	
» 26	100	1030	62.5	27.3	2,730	—	—	—	
» 27	120	—	—	—	—	—	—	—	
» 28	140	1035	66.0	28 9	4,046	1.9	8.3	1,160	
» 29	140	1035	60.0	26.25	3,675	2.4	10.5	1,470	
» 30	180	1040	62.0	27.0	4,860	2.2	9.6	1,728	
» 31	92	—	—	—	—	—	—	—	
Fév. 1	164	—	58.5	25 5	4,182	—	—	—	
» 2	140	1035	65.0	28.4	3,976	1.8	7.8	1,092	
» 3	144	—	60.0	26.25	3,780	—	—	—	
» 4	86	1036	68.0	29.75	2,558	1.9	8.3	713	Suppression du pancréas. Injection matin et soir du liquide pancréatique.
» 5	106	1036	55.5	24.4	2,586	2.2	9.6	1,017	
» 6	112	1036	62.5	27.3	3,037	2.0	8.7	974	
» 7	108	1035	62.0	27.0	2,916	2.2	9.6	1,036	
» 8	132	1036	55.0	24 0	3,168	2.2	9.6	1,267	
» 9	132	1038	55.0	24.0	3,168	2.1	9.2	1,214	
» 10	100	1038	60.0	26.25	2,625	1.9	8.3	830	
» 11	92	1040	62.5	27.3	2,511	1.8	7.8	717	

M. Goldscheider[1] a fait des injections de suc pancréatique à des diabétiques. Il a nourri des diabétiques avec des fragments de pancréas, il leur a administré du liquide pancréatique en lavements, tout cela sans le moindre résultat.

M. Golscheider oublie absolument de nous dire s'il avait affaire à des diabètes pancréatiques. M. Leyden[2] a eu recours aussi, sans le moindre résultat, aux injections de suc pancréatique et à l'ingestion de morceaux de pancréas.

1. — *Société de Médecine interne de Berlin*, séance du 12 mars 1894.
2. — *Société de Médecine interne de Berlin*, séance du 12 mars 1894.

M. Leyden ne nous dit pas non plus s'il s'agissait de diabète pancréatique.

Nous avons déjà fait observer que, d'après Brown-Séquard, le liquide testiculaire a plus de puissance contre toutes les formes de diabète sucré, y compris même la glycosurie pancréatique, que le liquide du pancréas. Ceci ne veut pas dire cependant que le liquide pancréatique ne doit pas être employé dans le diabète pancréatique, mais ce que croyait l'illustre physiologiste, c'est qu'alors les deux liquides organiques: le testiculaire et le pancréatique, doivent être injectés l'un après l'autre et dans des points différents.

On a pu voir cependant que la liqueur pancréatique du Codex anglais, employée à la dose de 15 grammes trois fois par jour après les repas, a amené une amélioration de plusieurs symptômes, d'après le docteur Mackenzie. Dans deux autres cas plus favorables au traitement, puisqu'on avait affaire à des diabètes pancréatiques, il y eut aussi des améliorations.

La condition capitale de succès c'est, en tous les cas et avant tout, croyons-nous, d'être certain du diagnostic et de l'origine pancréatique du diabète, ce qui, parfois, présente de sérieuses difficultés.

Une autre question réside encore dans les proportions d'extrait à administrer. Les doses sont encore, en effet, mal définies.

Toujours est-il, et il importe d'en tenir compte, que nombre de malades traités par des injections d'extraits liquides du pancréas, fournis par le Collège de France, n'ont guère eu d'amélioration, tandis que dans nombre de cas, sous l'influence d'injections sous-cutanées de liquide orchitique, soit seul[1], soit associé au liquide pancréatique, il a y eu guérison ou grande amélioration. Aussi Brown-Séquard tenait à répéter que le liquide testiculaire a plus de puissance contre toutes les formes de diabète sucré, y compris même la glycosurie pancréatique, que le liquide du pancréas.

Telle était du moins l'opinion du chef de la Méthode. Les faits cliniques et physiologiques, qui ne manqueront pas de s'accumuler, lui donneront-ils raison?

1. — *Archives de phys. norm. et path*, avril 1894, page 496.

CHAPITRE VIII

MÉDICATION HÉPATIQUE

Il ressort clairement de ces analyses (analyses comparatives du sang arrivant aux glandes et du sang qui en revient), quant à l'un, au moins, des viscères que nous avons nommés, — le foie, — qu'en outre de la sécrétion externe de cet organe il produit une sécrétion interne très importante et dont l'absence doit être une des sources des manifestations morbides coexistant avec la jaunisse, d'où il suit que, dans cette affection, il serait important d'injecter, sous la peau du malade, du liquide retiré du foie sain d'un animal, et préparé comme le liquide testiculaire.

BROWN-SÉQUARD.

SÉCRÉTION INTERNE DU FOIE. — SA DÉMONSTRATION

Comme le dit Brown Séquard, l'analyse comparative du sang qui arrive au foie et du sang qui en sort aurait dû depuis longtemps faire penser à l'importance de la sécrétion interne de cet organe. Résumons succinctement les faits.

Analyses comparatives du Sang qui arrive au Foie et du Sang qui en revient. — Lehmann, Drosdorff, Bleile, Cl. Bernard, Béclard, Seegen, etc..., ont fait des analyses comparées du sang de la veine porte et du sang des veines hépatiques et ont signalé des différences de composition appréciables. Drosdorff a vu que le sang de la veine porte contient plus de matières solides, plus de graisse, plus de sels minéraux et spécialement du phosphate de sodium, par contre, moins de cholestérine et de lécithine que le sang des veines hépatiques.

D'après Béclard, le sang de la veine porte se coagulerait plus vite que le sang du cœur droit; le caillot serait plus diffluent, contiendrait moins de fibrine, et cette fibrine, abandonnée à l'air, se liquéfierait au bout de douze heures.

Le *sang des veines hépatiques* contient plus de globules que le sang de la veine porte, comme le montre le tableau suivant (moyenne de trois analyses de sang de chien) :

	Globules	Plasma
Sang des veines hépatiques	69,73	30,27
Sang de la veine porte	45,22	54,78

De plus, d'après Lehmann, ces globules seraient plus arrondis, peu solubles dans l'eau ; la proportion des globules blancs aux globules rouges serait de 1 : 170. Le sang a une couleur violet foncé et ne se coagule pas après la mort, ce que Lehmann attribue à l'absence de fibrine. Ce qui est certain, fait observer Beaunis, c'est qu'il est rare de trouver des caillots dans les veines hépatiques, tandis qu'ils sont fréquents dans les autres veines. Schiff, Valentin ont cependant remarqué qu'il pouvait se coaguler.

M. H. Roger[1] a présenté dans le tableau suivant les chiffres donnés dans les principales analyses.

ÉLÉMENTS DU SANG	Moyennes pour 1000 parties de sang des veines		Différence en faveur des veines sus-hépatiques	Autorités
	porte	sus-hépatiques		
Eau	792	718	—74	Lehmann
	764	766	+ 2	Flügge
	759	771	+12	Drosdorff
Albumine	32,8	29,55	— 3,25	Lehmann
Fibrine	5,2	0	— 5,2	»
	3,25	7	+ 3,75	David
Urée	0,85	1,4	+ 0,55	De Cyon
Matières grasses	5,04	0,84	— 4,2	Drosdorff
Lécithine	1,1	2,82	+ 1,72	»
Cholestérine	1,46	3,4	+ 1,94	»
	1,26	0,92	— 0,34	Flint
Glycose	0,0	3,4	+ 3,4	Poggiale
	0,0	1,5	+ 1,5	»
Fer	0,615	0,623	+ 0,008	Flügge
Chlorure de potassium	0,648	0,559	— 0,089	»
Chlorure de sodium	5,4	5,3	— 0,1	»
Température	40°,5	40°,8	+ 0°,3	C. Bernard

1. — Roger, *Physiologie normale et pathologique du Foie. Encyclopédie scientifique des Aide-Mémoire.*

Ces chiffres ne permettent pas de conclusions précises et toutes ces expériences sont sujettes à caution, ce à quoi il fallait s'attendre, car, selon la remarque de Flügge, la circulation hépatique est trop active, et par conséquent les modifications du sang trop minimes, pour qu'on puisse, dans une analyse, trouver des différences appréciables.

LE SANG DE LA VEINE HÉPATIQUE RENFERME UNE PLUS GRANDE QUANTITÉ DE SUCRE QUE CELUI DE LA VEINE PORTE

Bleile donne les différences suivantes :

Chien	Sérum de la veine porte........	0,285	p. 100 de sucre.
	Sérum de la veine hépatique....	0,334	—

Ainsi qu'il ressort de ces chiffres, le sang des veines hépatiques est plus riche en sucre que celui de la veine porte. Cette constatation a été attaquée, mais ce qui démontre péremptoirement que le sang se charge vraiment de glycose en traversant le foie, c'est le résultat de l'extirpation de cet organe; tandis que la quantité de sucre contenue dans le sang veineux général ne varie pas quand on lie la veine porte, elle diminue notablement quand on isole le foie de la circulation.

La suppression de la fonction du foie soit par l'extirpation de la glande hépatique (Minkowski), soit par la ligature de ses vaisseaux (Bock et Hoffmann, Seegen, Hédon, etc.), amène en effet une diminution rapide dans la proportion de la glycose dans le sang de la circulation générale. MM. Chauveau et Kaufmann [1] ont constaté que « *l'hyperglycémie reconnaît toujours pour cause un excès de production glycosique et non un arrêt ou un ralentissement de la dépense du sucre dans les vaisseaux capillaires* ».

Les résultats que M. Kaufmann vient d'obtenir par la méthode de l'isolement du foie, d'après le procédé de Bock et Hoffmann, modifié par Seegen [2], confirment entièrement cette conclusion.

---

1. — *C. R. de l'Académie des Sciences*, t. CXVI, séances des 6 et 13 février 1893; *Mém. de la Société de Biol.*, séance du 11 février 1893.
2. — Seegen, *la Glycogénie animale*, traduction par L. Hahn, p. 168. Paris, 1890.

Voici la première expérience (Soc. de Biologie, 10 mars 1894) :

Expérience I. — Grosse chienne dans son *état normal*, très vigoureuse, à jeun. Assommement. Ouverture du thorax. Respiration artificielle. Ligature de l'aorte, puis, après quelques instants, de la veine cave postérieure. Après soixante-dix minutes d'isolement du foie, on enlève les ligatures placées sur les vaisseaux pour rétablir la circulation dans le train de derrière. A ce moment, le cœur bat encore bien, mais l'animal a perdu ses réflexes.

1° Sang artériel puisé avant l'isolement du foie..... 1.219
2° Sang artériel après soixante-dix minutes d'isolement 0.500
3° Sang artériel puisé quinze minutes après le rétablissement de la circulation dans le foie......... 1.724

Le sang circulant dans le train antérieur de l'animal privé de son foie a perdu par kilogramme 0 gr. 719 de glycose, en soixante-dix minutes, ce qui fait 0 gr. 618 par heure.

Dans trois expériences analogues exécutées par Seegen sur des chiens normaux curarisés, dont le premier était à jeun et dont les autres étaient alimentés, la diminution du sucre par kilogramme de sang et par heure était de 0 gr. 900, 1 gr. 380 et 1 gr. 050. Ainsi, conclut M. Kaufmann, chez les chiens normaux privés de leur foie, le sang s'appauvrit toujours en sucre ; l'activité de la consommation de la glycose varie d'ailleurs dans des limites assez étendues suivant les individus et les conditions expérimentales. Il est à remarquer que, dans l'expérience ci-dessus, le rétablissement de la circulation dans le foie par l'enlèvement des ligatures a eu pour conséquence immédiate un relèvement énorme de la proportion du sucre dans le sang de la circulation générale. Cette contre-épreuve de l'isolement du foie *démontre nettement* le rôle glycoso-formateur du foie.

L'isolement du foie est donc suivi d'une diminution rapide de la proportion du sucre dans le sang. Le sucre hématique, dans tous les états glycémiques, est, par conséquent, engendré dans le foie et consommé ou détruit ensuite dans les tissus de l'organisme. L'accroissement rapide de la proportion du sucre dans le sang, quelques minutes après l'enlèvement des ligatures qui isolent le foie, contribue, de son côté, comme le fait remarquer M. Kaufmann, à démontrer l'importance de la glycogénie hépatique dans la fonction glycémique en général.

Comment est formé ce sucre ? On pense qu'il doit naissance au glycogène du foie qui représente, comme l'a dit Cl. Bernard, une réserve hydrocarbonée. Mais le mécanisme intime de cette transformation nous est encore inconnu. Cette théorie a été, dans ces derniers temps, battue en brèche par Seegen.

Cet auteur croit que le sucre du foie ne dérive pas du glycogène, et affirme que, lorsque cette dernière substance disparaît du foie mort, ce phénomène est de nature cadavérique et peut être interrompu si on maintient le foie vivant. Dans ses expériences, il a essayé de maintenir la vie dans les cellules hépatiques en arrosant de sang frais la bouillie de foie, et il a constaté, en comparant le foie ainsi traité avec celui abandonné à lui-même, qu'il se formait une plus grande quantité de sucre dans le foie vivant en même temps que le glycogène y diminuait à peine.

S'il en était ainsi, il serait probable que le glycogène n'exercerait aucun rôle dans la formation du sucre dans le foie maintenu vivant. En présence de l'importance du sujet, M. Butte [1] a pensé qu'il était indispensable de vérifier les assertions de Seegen, et il a fait sur des lapins et des cobayes un certain nombre de recherches en se servant des méthodes exactes de dosage de la glycose et du glycogène qu'il avait auparavant indiquées.

Un lapin est sacrifié par hémorragie; on recueille le sang qu'on défibrine et on extrait le foie, qui est divisé en trois fragments : le premier est analysé immédiatement, le second est additionné d'eau distillée, et le troisième d'un volume égal de sang. Les deux derniers sont placés à l'étuve à 37 degrés, pendant 4 heures, et on a soin de les agiter de temps en temps à l'air pour maintenir le sang oxygéné.

Au bout de 4 heures, on dose la glycose et le glycogène dans ces deux échantillons.

Il ressort de ces expériences que l'addition de sang au foie, bien loin de retarder la transformation du glycogène, a pour effet de l'activer. De plus, par sa présence seule, le sang fait disparaître une partie de la glycose produite, de sorte que l'excès de sucre trouvé dans le foie ne représente pas la somme totale du sucre formé.

1. — *Action du sang sur la fonction glycogénique du foie*, par M. le Dr Butte. *Société de Biologie*, 12 mai 1894.

Ces résultats corroborent donc l'opinion de Cl. Bernard et infirment les assertions de Seegen, qui veut que ce ne soit pas le glycogène, mais les substances albuminoïdes et les peptones qui donnent lieu à la formation de la glycose secrétée par la glande hépatique. M. Butte[1] s'est livré à d'autres expériences destinées à vérifier le bien-fondé des assertions de Seegen. De ces expériences basées sur des procédés de dosage très rigoureux, il résulte que, chez le lapin, l'augmentation de la glycose observée dans le foie, après la mort, correspondant exactement à la diminution du glycogène, le sucre doit, contrairement à l'opinion de Seegen, être formé aux dépens du glycogène.

Cela ne veut pas dire, fait remarquer M. Butte, que d'autres substances, comme les peptones ou les graisses, ne puissent pas amener une production de glycose; des expériences en cours permettront de résoudre cette question; ce qui résulte des recherches actuelles c'est que *le sucre du foie peut*, contrairement à ce que dit Seegen, *provenir du glycogène préformé et ne tire pas exclusivement son origine d'autres substances.*

On ne peut expliquer les résultats obtenus par Seegen, qui a presque toujours constaté que la proportion du glycogène du foie restait invariable pendant les deux ou trois jours qui suivent la mort, qu'en admettant que ses méthodes d'analyse étaient mauvaises.

Quelle que soit la manière dont se torme la glycose dans le foie, ce que nous devons retenir c'est que c'est dans cet organe qu'elle possède son centre de formation le plus actif.

LE FOIE JOUE UN ROLE PRÉPONDÉRANT DANS LA FORMATION DE L'URÉE

On sait, en effet, que l'urée ne se forme pas dans le rein et que cette glande ne joue, par rapport à cette substance, que le rôle d'un organe éliminateur.

Les premières expériences faites dans le but de connaître l'organe spécial où l'urée prend naissance ont consisté à doser comparativement l'urée dans le sang artériel et dans le sang veineux, jugulaire ou fémoral.

1. — Transformation du glycogène du foie en glycose après la mort. *Soc. de Biologie*, 21 avril 1894.

Poiseuille et Gobley[1] ont, les premiers, employé cette méthode. Ils ont obtenu des résultats contradictoires : il y avait tantôt un excédent notable d'urée dans le sang veineux, tantôt dans le sang artériel. Aussi admettent-ils que l'urée est tantôt consommée, tantôt produite par les tissus.

En 1876, Picard a fait des dosages qui lui ont donné des chiffres d'urée sensiblement égaux dans le sang veineux et le sang artériel. Mais dans un travail ultérieur, publié en 1881[2], ce même expérimentateur est arrivé à une conclusion différente. En se basant sur ces nouvelles expériences, il admet que le sang veineux de la jugulaire et de la fémorale contient toujours notablement plus d'urée que le sang artériel.

Gscheidlen[3] n'a pas trouvé de différence sensible dans la proportion d'urée des deux sangs.

D'après V. Istomin[4], la proportion d'urée serait moindre dans le sang veineux musculaire que dans le sang artériel. Le muscle consommerait d'autant plus d'urée que sa contraction serait plus active.

Gréhant et Quinquaud[5], en appliquant le procédé de dosage imaginé par Gréhant, n'ont pas trouvé de différence dans la proportion d'urée du sang qui vient des membres ou de la tête et dans celui qui se rend à un organe. Ils ont, par contre, constaté une plus forte proportion d'urée dans le sang veineux qui sort du foie et de la rate.

En face des résultats contradictoires obtenus par différents auteurs, M. Kaufmann[6] a fait des dosages comparatifs d'urée dans le sang artériel et les sangs veineux.

Les différences observées par M. Kaufmann dans la teneur en urée des deux sangs sont toujours fort légères, quelquefois même nulles; dans tous les cas, elles sont tantôt positives, tantôt négatives, et restent dans les limites des erreurs expérimentales.

1. — Poiseuille et Gobley, Recherches sur l'urée. *C. r. de l'Ac. des sc.*, t. XLIX, 1859, p. 164.

2. — Picard, Recherches sur les quantités d'urée du sang, in *Journ. de l'Anat. et de la Physiol.*, 1881, p. 530.

3. — Gscheidlen, *Studien über den Ursprung des Harnstoffs im Thierkörper*, Leipzig, 1874.

4. — V. Istomin, Ueber die Zersetzung des Harnstoffs im Blute; *St-Pétersburg med. Wochenschrift*, n° 24, 1876.

5. — Gréhant et Quinquaud. *C. R. de la Société de Biologie*, 1884, p. 162.

6. — Kaufmann, Dosages comparatifs de l'urée dans le sang artériel et dans le sang veineux de la circulation générale. *Société de Biologie*, 3 février 1894.

La seule conclusion que l'on puisse tirer des travaux cités et des chiffres de M. Kaufmann, c'est que la méthode du dosage comparatif de l'urée dans le sang artériel et veineux de la circulation générale ne peut donner aucune indication sur la formation ou la non-formation de l'urée dans les muscles et les autres tissus.

Il fallait recourir à d'autres méthodes.

Stolnikow, en électrisant le foie chez l'homme et le chien, a constaté une augmentation d'urée dans l'urine. Schröder et Salomon ont démontré, en employant les procédés des *circulations artificielles*, que le foie fabrique de l'urée aux dépens des sels ammoniacaux. En faisant passer à travers le foie, par la veine porte, du sang contenant du carbonate d'ammoniaque, ils ont vu que le sang qui sortait du foie contenait une plus forte proportion d'urée. Les sels ammoniacaux étant 40 fois plus toxiques que l'urée, le foie joue encore ici pour l'organisme un rôle essentiellement protecteur. De plus, en formant l'urée, il prépare la sécrétion urinaire, puisque les expériences de Bouchard ont démontré que l'urée est un diurétique physiologique.

Hahn, Massen, Nencki et J. Pawlow [1], dans des expériences très bien dirigées, mettent hors de doute le rôle joué par le foie dans la formation de l'urée. Ils ont réussi à supprimer sur vingt chiens la circulation de la veine porte et de la veine cave inférieure (suture des deux veines). Les effets de cette opération sont les suivants : troubles de la respiration et quelquefois troubles digestifs, irritation psychique, perte de la vue et de la sensibilité à la douleur, somnolence, faiblesse générale, convulsions cloniques et toniques, coma et mort. Les accidents commencent vers le dixième jour de l'opération. Les animaux qui ne mangent pas de viande se rétablissent. Quand des animaux se sont complètement remis, on a reconnu que la circulation par le foie s'était en partie rétablie, grâce au rétrécissement de l'ouverture inter-veineuse.

Or, dans tous les cas, l'analyse de l'urine a révélé la présence de l'acide carbamique en quantité parfois considérable. Les auteurs firent alors une contre-épreuve de leurs expériences. Ils

1. — St-Pétersbourg. *Archives des sc. biol.* (t. I, n° 4, 1892). Voir aussi Gley (Histoire et critique), *Archives de phys. norm. et path.*, avril 1893, pag. 413.

étudièrent les propriétés de ce corps et ils virent se reproduire, sur des animaux intoxiqués, par la voie urineuse, avec cette substance les mêmes symptômes que présentaient leurs chiens opérés.

Disons que si l'on combine l'opération dont nous venons de parler avec la ligature de l'artère hépatique ou *avec l'extirpation d'une grande partie du foie, la mort arrive toujours en un court laps de temps* (de trois à quarante heures).

Dans de nouvelles recherches, M. Kaufmann[1] s'est adressé à deux méthodes différentes : la première consiste à séparer le foie et le rein de la circulation générale par la ligature de l'aorte et de la veine cave postérieures et de doser l'urée dans le sang pris avant et un certain temps après ; la deuxième consiste à déterminer la richesse en urée des différents tissus du même animal.

1° Résultats fournis par le dosage comparatif de l'urée dans le sang pris avant et après l'isolement du foie.

En liant l'aorte et la veine cave postérieures dans la poitrine, on supprime la circulation dans toute la partie postérieure du corps, tandis qu'elle continue à se faire régulièrement dans le train antérieur. A l'aide de la respiration artificielle, on peut maintenir l'animal vivant pendant environ une heure. Dans ces conditions, le sang ne peut plus recevoir d'urée du foie, il ne peut pas non plus en perdre par l'excrétion rénale. La proportion de cette substance doit donc rester la même, s'il n'y a ni production, ni consommation d'urée dans les tissus du train antérieur; elle doit augmenter si les tissus en déversent de nouvelles quantités dans le sang ; elle doit diminuer si les tissus en consomment.

Les résultats obtenus par cette méthode, avec le procédé de dosage de Gréhant, sont consignés dans le tableau suivant :

1. — Kaufmann. Nouvelles recherches sur le lieu de formation de l'urée dans l'organisme animal. Rôle prépondérant du foie dans cette formation. — *Société de Biologie*, 21 avril 1894.

Nº D'ORDRE	URÉE p. 100 gr. de sang en milligrammes		DIFFÉRENCE	DURÉE des expériences.
	Avant	Après.		
—	—	—	—	—
1	17	23	+ 6	1 heure.
2	33	32	— 1	1 —
3	15	18	+ 3	1 h. 30.
4	24	27	+ 3	1 h. 30.
5	17	17	0	1 h. 45.
6	17	21	+ 4	50 minutes.
7	39	49	+ 10	1 heure.
8	52	58	+ 6	30 minutes.

Dans presque toutes ces expériences, on constate un léger excédent d'urée dans le sang, pris un certain temps après l'isolement du foie et du rein. Cet excédent est le plus souvent très faible et reste dans les limites des erreurs inhérentes à ces sortes de dosages ; cependant quelques chiffres s'écartent un peu de l'erreur expérimentale (exp. 1, 7, 8).

De l'examen de ces chiffres il semble donc résulter qu'en l'absence du foie le sang tend à s'enrichir légèrement en urée. La durée des expériences est cependant encore insuffisante pour permettre une accumulation d'urée très notable dans le sang. Ces résultats, sans être très démonstratifs, sont, dans leur ensemble, favorables à l'opinion d'après laquelle une certaine quantité d'urée est produite dans les divers tissus de l'organisme.

2° *Résultats fournis par le dosage comparatif de l'urée dans le sang et dans les divers tissus de l'organisme.*

Des chiens en état de jeûne ont été sacrifiés par hémorrhagie ; des échantillons de sang, de foie, de muscles, de cerveau, de rate ont été prélevés, puis soumis à l'analyse.

Dans une première série, le dosage de l'urée a été fait par le procédé de Gréhant ; dans une deuxième série, par le procédé de von Schröder.

Première série. — Dosage de l'urée par le procédé de Gréhant :

Nº des EXPÉRIENCES	URÉE EN MILLIGRAMMES PAR 100 GRAMMES DE				
	Sang.	Foie.	Cerveau.	Muscle.	Rate.
	—	—	—	—	—
1	34	163	118	42	61
2	23	116	36	100	50
3	35	44	51	42	54
4	37	112	78	71	85
Moyenne	32	109	86	64	62

Dans le procédé de Gréhant, on dose l'urée en faisant agir

directement, sur l'extrait alcoolique du sang ou des tissus, le mercure nitreux dans le vide de la pompe à mercure. L'urée est décomposée en volumes égaux d'acide carbonique et d'azote ; ces gaz étant recueillis et mesurés, on en déduit la proportion d'urée. Mais dans les extraits alcooliques des tissus, l'urée est accompagnée de diverses matières extractives, dont quelques-unes sont susceptibles d'être dédoublées en acide carbonique et azote sous l'influence du réactif employé.

Ces résultats devraient donc être vérifiés par un procédé de dosage offrant toute l'exactitude chimique désirable. M. Kaufman a eu recours à celui de Würtz [1], modifié et perfectionné par von Schröder [2] ; ce procédé permet d'éliminer la presque totalité des matières extractives qui accompagnent l'urée. Dans le liquide définitif cette substance est à l'état de pureté à peu près complet et est facile à caractériser par la réaction du furfurol, par les cristaux qu'elle forme en se combinant à l'acide azotique ou à l'acide oxalique, par sa décomposition sous l'influence de l'hypobromite de sodium, etc.

Ce procédé est basé sur la combinaison des méthodes de Liebig et de Bunsen. L'urée contenue dans l'extrait alcoolique est précipitée par le nitrate mercurique dans un milieu aqueux neutre ; le précipité blanc obtenu est lavé, puis soumis à l'action de l'hydrogène sulfuré qui précipite le mercure et laisse l'urée en solution. La solution aqueuse d'urée à peu près pure est ensuite soumise à la chaleur de 180 degrés pendant six ou sept heures; le carbonate d'ammoniaque qui résulte de l'hydratation de l'urée est décomposé par le chlorure de baryum ammoniacal ; le carbonate de baryte est ensuite décomposé par l'acide oxalique dans le vide de la pompe à mercure et l'acide carbonique est recueilli et mesuré.

Deuxième série. — Dosage de l'urée par le procédé de von Schröder.

N° des expériences	URÉE EN MILLIGRAMMES PAR 100 GRAMMES DE				
	Sang.	Foie.	Cerveau.	Muscle.	Rate.
1	16	36	29	27	27
2	57	119	88	78	»
3	30	44	»	»	»
4	22	39	»	29	»

1. — *C. R.*, 1859, t. CXLIX, 2, p. 52.
2. — *Archiv. für exper. Pathol. u. Pharmac.*, t. XIV, p. 373 ; t. XV, p. 364, 1882.

Les résultats obtenus par les deux procédés de dosage employés sont parfaitement concordants. Toujours le sang se montre moins riche en urée que les différents tissus, et pour ceux-ci, c'est le tissu hépatique qui contient la plus forte proportion de cette substance. De ces recherches expérimentales on peut tirer les conclusions suivantes :

1° La formation de l'urée n'est pas entièrement localisée dans le foie ; tous les tissus en produisent une certaine quantité ;

2° Le foie doit être considéré, cependant, comme le *foyer le plus actif* dans la production de l'urée chez l'animal à jeun ;

3° La production de l'urée semble donc liée à la fois aux phénomènes de nutrition qui s'accomplissent dans les divers tissus et aux phénomènes d'élaboration et de préparation des matériaux nutritifs déversés incessamment dans le sang par la glande hépatique.

M. Richet a, de son côté, observé la formation *in vitro* d'urée par le foie [1].

Si l'on prend le foie d'un animal qu'on vient de sacrifier, et qu'on dose la quantité d'urée qu'il contient, on trouve que la proportion en est très faible, soit environ 0,2 par kilogramme de foie. Bien entendu, il a fallu faire auparavant l'hydrotomie du foie, de manière à éliminer à peu près tout le sang contenu dans les vaisseaux.

En prenant un fragment de ce foie lavé, et en le plaçant dans de la paraffine, puis en le mettant à l'étuve à 38°, on constate, au bout de quatre heures environ, que la quantité d'urée est devenue plus considérable, et qu'il y a alors en urée non plus 0,2 p. 1000, mais 0,8 p. 1000.

Après avoir, à plusieurs reprises, nettement constaté ce fait important, M. Richet a prié un de ses élèves, M. Brief, de poursuivre cette étude, afin de chercher à extraire l'urée elle-même sous forme de cristaux.

Ce dernier a pu arriver ainsi à retirer de l'urée parfaitement reconnaissable par tous ses caractères cristallographiques et chimiques. Cette urée, qui n'existait pas dans le foie avant la macération, a donc été produite par la vie même des cellules

1. — *Société de Biologie*, 5 mai 1894.

hépatiques, après cessation de la circulation et de l'oxygénation respiratoire.

On ne peut pas supposer qu'il s'agit de ferments microbiens, car les ferments producteurs d'urée sont très rares, et d'ailleurs le foie était lavé par une eau stérilisée; et le fragment à macérer était plongé dans de la paraffine à 100°, paraffine qu'on refroidissait rapidement. C'est assez, sinon pour une antisepsie absolue, au moins pour l'élimination de la plupart des germes extérieurs.

Comme M. Richet reviendra sur cette expérience, il ne donne ici que les résultats de son dernier dosage.

		URÉE p. 1000 de foie.
Immédiatement après la mort		0.17
Quatre heures après la macération dans la paraffine	1er dosage	0.76
	2e dosage	0 83
	Moyenne	0.80

Le dosage était fait par l'hypobromite alcalin avec mensuration de l'azote; l'ammoniaque avait été mis hors de cause, car M. Richet ne faisait le titrage qu'après avoir additionné de potasse les liqueurs à doser qu'il laissait alors pendant vingt-quatre heures sous la cloche à acide sulfurique [1].

Toutes les expériences s'accordent donc à démontrer le rôle considérable joué par le foie dans la formation de l'urée.

Rappelons enfin que pour Meissner et Minkowski, la plus grande partie de L'ACIDE URIQUE éliminé par les urines est déversée dans le sang par le foie. Il est probable que l'ACIDE PHÉNOLSULFURIQUE que l'on rencontre dans l'urine se forme aussi dans le foie. La petite quantité de phénol qui se forme dans l'intestin, aux dépens de la tyrosine produite dans la digestion pancréatique des albuminoïdes, s'unirait dans le foie à l'acide sulfurique pour former l'acide phénolsulfurique, ainsi que semble le prouver une expérience de W. Kochs qui, en faisant une bouillie de muscles ou de foie haché et de sang défibriné avec addition de phénol et de sulfate de soude, a vu se former de l'acide phénolsulfurique.

Quoi qu'il en soit, le sang qui vient du foie est assez différent

1. — Comme le foie de ce chien pesait 635 grammes, on voit que la production d'urée a été dans ce cas, en 4 heures, de 0,5 : soit, en 24 heures, de 3 grammes d'urée, c'est-à-dire, à peu de chose près, ce que produit, pendant l'inanition, un chien de cette taille.

comme composition de celui qui y arrive pour qu'il soit permis d'affirmer l'existence d'une importante sécrétion interne propre à cet organe. L'étude de l'action antitoxique du foie achèvera de le démontrer.

ROLE ANTITOXIQUE JOUÉ PAR LA SÉCRÉTION INTERNE DU FOIE

Le foie exerce, en effet, sur l'organisme un rôle protecteur contre les substances nocives. Denys et Strubbe, puis Pick ont eu l'idée d'injecter dans les voies biliaires des substances caustiques, capables de diffuser dans le parenchyme et de détruire les cellules hépatiques : il se produit alors une auto-intoxication qui se traduit par du coma, entrecoupé parfois de convulsions, et se termine par la mort au bout de vingt-quatre ou quarante-huit heures. Pawlow et Massen ont abordé, par une méthode plus délicate, l'étude du problème : ils ont réussi à pratiquer sur des chiens une communication entre la veine porte et la veine cave (fistule d'Eck), et ont empêché ainsi le sang qui provient de l'intestin de traverser le foie ; il en résulte une protection insuffisante de l'organisme contre les substances nocives qui s'y forment. Aussi observe-t-on bientôt des accidents nerveux très curieux : les animaux changent de caractère ; ils présentent des troubles intellectuels, des crises épileptiformes, des altérations sensorielles, etc. On conçoit facilement les nombreuses déductions qu'on peut tirer de ces expériences pour la pathogénie des accidents qui surviennent au cours des affections hépatiques. Ajoutons que, d'après les analyses de Nencki et Hahn, la plupart de ces manifestations morbides devraient être mises sur le compte d'un empoisonnement par des carbamates.

Une analyse générale sommaire des manifestations principales de l'action antitoxique du foie démontrera mieux encore l'importance de la sécrétion interne du foie.

ACTION DESTRUCTIVE EXERCÉE PAR LE FOIE SUR LES POISONS VENUS DU DEHORS

Héger[1], le premier, émit, en 1873, l'idée que le foie retient une partie des alcaloïdes végétaux qui le traversent, mais il n'insista pas suffisamment sur ce fait qu'il avait découvert et c'est Schiff qui, en 1877, fit décidément connaître l'action antitoxique du foie sur les alcaloïdes végétaux; il se servit de la nicotine[2].

Il prouva, en premier lieu, qu'il suffit d'une goutte de nicotine diluée dans 4 centimètres cubes d'eau pour tuer un chien de 8 à 11 kilogrammes quand on injecte la solution dans le tissu cellulaire. Ensuite, il remarqua qu'il n'obtenait aucun effet en injectant une dose double dans la cavité intestinale. Chez la grenouille il obtint un résultat semblable : 1/30 de goutte introduit dans un suc lymphatique la tuait, tandis qu'une dose double introduite dans l'intestin restait sans effet. De plus, si on lie la veine porte, l'animal succombe rapidement. Enfin, ayant trituré 4 gouttes de nicotine avec un morceau de foie, *il put injecter le liquide filtré dans le tissu cellulaire d'un petit chien sans amener la mort*, ce que ne produisait pas la trituration du même nombre de gouttes avec un autre organe, le rein, par exemple. Schiff conclut de ces expériences que le foie détruit le poison. Dès la même année, Lautenbach[3] confirma les expériences de Schiff en se servant non plus de la nicotine, mais de l'hyosciamine qui lui donna des résultats plus précis encore.

Héger revint alors sur son premier travail et, par des expériences de circulation locale, établit que le foie retient 25 à 50 pour 100 des alcaloïdes suivants: strychnine, quinine, morphine, nicotine.

Roger[4] fit paraître un travail très remarquable dans lequel il reprenait les travaux de ses devanciers en poussant encore plus loin l'analyse. Il résulte de ses expériences faites sur la

1. — Héger, *Thèse d'agrégation*, Bruxelles, 1873. — *Journal de médecine de Bruxelles*. 1877.
2. — Schiff, *Arch. des sciences physiques et naturelles*. Genève, 1877.
3. — Lautenbach, *Philadelphia med. Times*, mai 1877.
4. — Roger, *Thèse de Paris*, 1887.

nicotine, la quinine, la morphine, l'atropine, l'hyosciamine, la strychnine, la vératrine, la cicutine et le curare que *le foie arrête environ la moitié de ces alcaloïdes.* La même année, MM. Gley et Capitan [1] démontrèrent qu'il en est de même de l'antipyrine.

En 1891, M. Éon du Val[2], de son côté, démontra que le foie a aussi une action propre sur la cocaïne et qu'il a la propriété d'arrêter ou de détruire une partie de l'alcaloïde qui le traverse.

Munk, Gottlieb, Wertheimer et beaucoup d'autres physiologistes ont établi que le foie sert à protéger l'organisme contre les intoxications et qu'il contrebalance les effets des poisons que lui amène la veine porte et particulièrement les alcaloïdes végétaux, les sels de cuivre, d'ammoniaque, de fer; mais, comme le fait remarquer Roger [3], il ne faudrait pas croire que le foie agisse indistinctement sur tous les poisons qui le traversent.

Le savant physiologiste a, en effet, montré qu'il laisse passer les sels de potasse, l'acétone, la glycérine, la digitaline. Bouchard, de son côté, a établi que le foie modifie la toxicité du naphtol β, tandis qu'il reste sans action sur le naphtol α.

Mais si le foie laisse passer quelques substances toxiques, il atténue toujours l'action des alcaloïdes végétaux. Si quelques expérimentateurs ont obtenu des résultats différents, pour la strychnine, notamment, c'est qu'ils se sont écartés de ce qui se passe dans la nature. Ils ont employé des solutions trop concentrées et ont procédé par injections trop brusques. Or, comme le fait observer M. Roger[4], quand un poison est ingéré, il ne pénètre que lentement de l'intestin dans les vaisseaux et arrive au foie peu à peu et intimement mélangé au sang. C'est ainsi qu'en injectant d'un seul coup une solution de nicotine à 1 p. 200, on constate qu'il faut 5 milligrammes d'alcaloïde par kilogramme pour tuer l'animal (que l'injection soit faite dans le système veineux général ou dans le système porte, le résultat est le même). Mais avec une dilution de 1 pour 2.000, l'ac-

1. — Capitan et Gley, *De la toxicité de l'antipyrine suivant les voies d'introduction*, in *Comptes rendus de la Société de Biologie*, 26 nov. 1887, p. 703.
2. — Eon du Val, *Thèse de Paris*, 1891.
3. — Roger, Action du foie sur la strychnine. *Archives de physiologie*, janv. 1892, page 25.
4. — Roger, *loco citato*, page 26.

tion devient manifeste ; la dose mortelle est de 7 milligrammes quand le poison est introduit par une veine périphérique ; elle atteint 14 milligrammes quand il est introduit par la veine porte.

Voici, du reste, les conclusions que Roger [1] tire de ses expériences :

« Dans une première série d'expériences, nous avons reconnu qu'une dose d'alcaloïde qui ne produit aucun effet sur une grenouille saine est capable de déterminer de violentes convulsions tétaniques chez une grenouille privée de foie ; les différences dans l'évolution des phénomènes sont déjà appréciables quand le poison est injecté sous la peau ; elles sont surtout manifestes quand on l'introduit dans la cavité intestinale.

« Dans une deuxième série de recherches, nous avons étudié la localisation de la strychnine dans l'organisme ; tous les tissus sur lesquels nous avons expérimenté fixent cet alcaloïde, mais leur coefficient d'absorption est bien différent ; à poids égal, le foie emmagasine onze fois plus de strychnine que les muscles, trois fois plus que les reins.

« La strychnine ne fait donc pas exception à la règle : elle est arrêtée par le foie aussi bien que par les reins. »

Ces conclusions viennent de trouver une confirmation dans les recherches de Kotliar et surtout dans celles de Verhoogen ; les expériences de cet auteur sont extrêmement saisissantes : il mélange le suc du foie avec de l'hyoscyamine, et constate qu'après un contact de quelques heures cet alcaloïde a perdu la propriété de faire dilater la pupille ; la même modification ne se produit pas, quand on emploie du foie cuit ou du sang ou une solution albumineuse quelconque.

L'action du foie sur les poisons minéraux et les alcaloïdes végétaux est donc bien démontrée.

Dans un mémoire analysé par Gley [2], C. Gioffredi [3] vient d'apporter une intéressante contribution à l'étude du pouvoir que possède le foie de retenir un certain nombre de poisons, en mon-

1. — *Loc. cit.*, page 38.
2. — *Archives de physiol.*, janvier 1894, page 212.
3. — Sul potere coibente del fegato e del cervello negli avvelenamenti alcoolici (*Giornale della associazione napoletana di medici e naturalisti*, t. IV, 2°, 1893, p. 83).

trant que les grenouilles sur lesquelles on a extirpé le foie succombent à des doses d'alcool qui ne sont pas mortelles pour des grenouilles saines; d'ailleurs, chez les premières, les symptômes de l'empoisonnement apparaissent plus vite et sont plus graves; avec des doses qui ne produisent aucun effet sur des grenouilles saines on détermine des accidents caractéristiques chez celles qui n'ont plus de foie. Ces résultats ont été obtenus avec l'alcool amylique comme avec l'alcool éthylique.

Une expérience très démonstrative en même temps qu'élégante de Gioffredi a consisté à enlever rapidement le foie à une grenouille empoisonnée par de l'alcool introduit dans l'estomac, à faire une émulsion de cet organe et à injecter ce liquide à une autre grenouille; celle-ci présente bientôt tous les signes de l'intoxication; quand elle est sur le point de mourir, on lui enlève aussi son foie dont on fait pareillement un extrait qu'on injecte à une troisième grenouille, à laquelle on a préalablement extirpé le foie, et celle-ci meurt à son tour. L'injection d'extraits d'autres organes (reins, rate, muscles) à des grenouilles sans foie ne donne pas ce résultat.

Enfin, l'auteur, pour étudier la répartition de l'alcool dans les divers organes, a empoisonné différents animaux, cobayes, lapins, chiens, et recherché l'organe dont l'extrait était le plus toxique pour la grenouille : c'est toujours l'extrait de foie qui s'est montré le plus toxique.

Je ne ferai que signaler incidemment les recherches de Gioffredi concernant l'action du cerveau sur l'alcool. Ces recherches montrent que, si cet organe retient aussi une partie de l'alcool introduit, son action est cependant moindre que celle du foie.

— Un récent travail de Kotliar [1] tranche le débat d'une façon définitive : l'auteur fait ingérer de l'atropine à des chiens normaux et à d'autres, auxquels Pawlow avait pratiqué la fistule porto-cave : chez ces derniers, où le rôle du foie est supprimé, les accidents apparaissent avec des doses minimes ; les différences s'apprécient facilement par le simple examen de la pupille; la mydriase se produit, chez les chiens opérés, avec des

1. — Kotliar, Contribution à l'étude du rôle du foie comme organe défensif contre les substances toxiques (*Archives des sciences biol.* Saint-Pétersbourg, 1893, p. 587).

quantités absolument inactives chez les chiens témoins ; il en est de même des troubles cardiaques.

Les poisons microbiens eux-mêmes, notamment ceux qui prennent naissance dans les putréfactions, ceux que renferme l'intestin des typhiques, ceux enfin que sécrètent certains microbes pathogènes (Charrin, Cainara-Pestana) n'échapperaient pas à cette action.

Quelle est la nature de cette action anti-toxique ? Schiff et Lautenbach admettent que le foie détruit ou transforme les poisons, Héger et Jacques qu'il les arrête et les emmagasine.

Enfin Roger reconnaît au glycogène une propriété spéciale et prétend qu'il agit en déterminant la formation de corps nouveaux et il va jusqu'à dire que « un foie qui ne contient pas de glycogène n'arrête pas les alcaloïdes qui le traversent », tandis que « un foie dont la richesse glycogénique est augmentée arrête une plus grande quantité d'alcaloïde qu'un foie normal ». Quoi qu'il en soit, il est évident que le foie fournit une substance qui vient contrebalancer l'influence des poisons éventuels; mais où l'extrême importance de la sécrétion interne de cet organe apparaît hors de conteste, c'est lorsqu'on étudie la fonction anti-toxique permanente du foie sur le terrible poison qu'il excrète continuellement : *la bile.*

ACTION DESTRUCTIVE EXERCÉE PAR LE FOIE SUR LES POISONS BILIAIRES

Depuis longtemps déjà on soupçonnait la toxicité de la bile. Bouchard a constaté [1] que la bile de bœuf étendue de deux fois son volume d'eau et injectée dans les veines du lapin produit la mort à la dose de 4 à 6 centimètres cubes de bile pure par kilogramme d'animal. Comme fait remarquer l'illustre professeur, puisque la sécrétion quotidienne de la bile est d'environ 1.000 centimètres cubes, on doit conclure que chaque homme fabrique en vingt-quatre heures, ne fût-ce que par son foie, une quantité colossale de poison, de quoi tuer en vingt-quatre heures trois hommes de son poids : 1 kilogramme d'homme fabrique de quoi tuer plus de 2.800 grammes de matière vivante.

1. — Leçons sur les auto-intoxications, 1887.

« L'homme fabrique en huit heures de quoi se tuer lui-même par sa seule sécrétion hépatique. »

Or, la bile arrivée dans l'intestin est résorbée dans le duodénum en quantité considérable. Comment se fait-il qu'il ne se produise pas d'auto-intoxication? On expliquait ce fait en disant que la bile était arrêtée de nouveau par le foie, rejetée dans l'intestin, ou transformée en substances inoffensives.

C'est ainsi que Schiff pensait que la bile ne nous empoisonne pas, parce que le foie la reprend, la rejette pour la reprendre et la rejeter encore, et qu'à chaque fois une partie de plus en plus minime est absorbée.

Mais à l'état pathologique, comment expliquer l'absence d'accidents dans le cas, par exemple, où, un calcul obstruant le canal cholédoque, la bile ne pouvant se déverser dans l'intestin passe de la cellule biliaire dans les vaisseaux sanguins et envahit la circulation générale? La protection du foie et de l'intestin ne peut plus être mise en avant. Et cependant il est des ictères intenses (lithiase biliaire, ictère catarrhal) qui durent plusieurs jours et plusieurs semaines; toute la bile fournie par le foie est déversée dans le sang, comme le prouvent la décoloration des matières fécales et la coloration des tissus, la toxicité plus grande de l'urine [1].

Comment comprendre l'absence d'accidents mortels, lorsque l'on connaît la puissance toxique de la bile et lorsqu'on sait que l'homme, en huit heures, fabrique de quoi se tuer lui-même par sa sécrétion hépatique?

L'élimination par les reins?

Cette explication n'est pas suffisante, car l'urine n'élimine pas en vingt-quatre heures la moitié de ce qu'il faut pour intoxiquer l'homme; d'après Bouchard, « il faudrait, pour le tuer, l'urine de deux jours. A volumes égaux, la bile est neuf fois plus toxique que l'urine; dans des temps égaux, la sécrétion biliaire représente une toxicité six fois plus considérable que la sécrétion urinaire ».

L'urine n'emporte pas au dehors la totalité de la matière toxique sécrétée par le foie, et comme le dit Bouchard, « *la plus*

1. — L'urine normale ne détermine pas de convulsions; l'urine ictérique est convulsivante.

grande partie de cette matière doit être neutralisée quelque part ». Jusqu'à ce que Brown-Séquard vînt nous éclairer et nous montrer que ces faits étaient dus évidemment à ce que le foie, comme toutes les autres glandes, verse constamment dans le sang par sécrétion interne des substances qui protègent l'organisme contre les produits toxiques qu'il sécrète et neutralisent leur action, on en était réduit à penser avec Bouchard que ce qui est toxique dans la bile, la matière colorante, et les sels se précipitaient et une fois précipités échappaient à l'absorption, ou bien que le sang *brûlait* les acides biliaires.

Le rôle joué dans le mécanisme de l'immunité par la sécrétion interne du foie a reçu, d'ailleurs, des expériences de Massini une éclatante confirmation. On sait que si l'extirpation totale du foie est incompatible avec la vie, il n'en est pas de même des ablations partielles. On peut enlever, en effet, la moitié et même les trois quarts de cet organe sans amener la mort. Si l'extirpation est plus considérable, la mort survient dans l'espace de 8 à 14 heures. Or, *si l'on injecte aux animaux de l'extrait aqueux ou de l'extrait glycériné de tissu hépatique, la survie peut être de quelques jours.*

Le seul fait de cette survie sous l'influence des injections prouve jusqu'à l'évidence que le foie sécrète une substance qui, entraînée dans les veines, va se fixer sur les éléments nerveux et les préserve des atteintes toxiques de la bile comme, sans doute aussi, des poisons du dehors.

De même que les glandes à venin du serpent à sonnettes fournissent au sang par sécrétion interne un principe assurant l'immunité relative à l'animal pour son propre venin, de même le foie déverse constamment dans la circulation des substances qui viennent annihiler l'action toxique de la bile qu'il sécrète.

En transportant ces faits sur le terrain de la clinique, on peut d'ores et déjà admettre, ce nous semble, que, dans l'intoxication par les sels et les matières colorantes biliaires, l'explosion des accidents nerveux mortels est intimement liée à la suppression ou à l'insuffisance de la sécrétion interne du foie. Tant que cette sécrétion existe, l'individu supporte sans grands inconvénients l'envahissement de ses tissus par les poisons biliaires versés en énorme quantité dans le torrent circulatoire ; si, au contraire, la sécrétion interne vient à se supprimer totalement (nous disons *totalement*, car c'est une règle générale pour les glandes que le rôle de leur sécrétion interne persiste sans altération alors qu'une minime partie de l'organe reste indemne), si la sécrétion interne, disons-nous, vient à se supprimer, alors se déroulent tous les phénomènes observés à la suite de l'extirpation du foie : affaiblissement progressif, parésies, abaissement inconstant de la température, puis accélération de la respiration, assoupissement et mort.

Nous croyons avoir démontré l'importance et la complexité de la sécrétion interne du foie et avoir suffisamment mis en lumière l'indication de suppléer, en présence des manifestations morbides coexistant avec l'ictère, cette sécrétion absente ou insuffisante par les injections d'un liquide, retiré du foie sain d'un animal et renfermant les éléments de cette sécrétion.

LIQUIDE HÉPATIQUE

ACTION PHYSIOLOGIQUE SUR LES ANIMAUX SAINS

Ce que l'on connaît le mieux, jusqu'à présent, de l'action physiologique du liquide hépatique en injections sur les animaux sains, c'est l'influence qu'exerce ce liquide sur la thermogénèse.

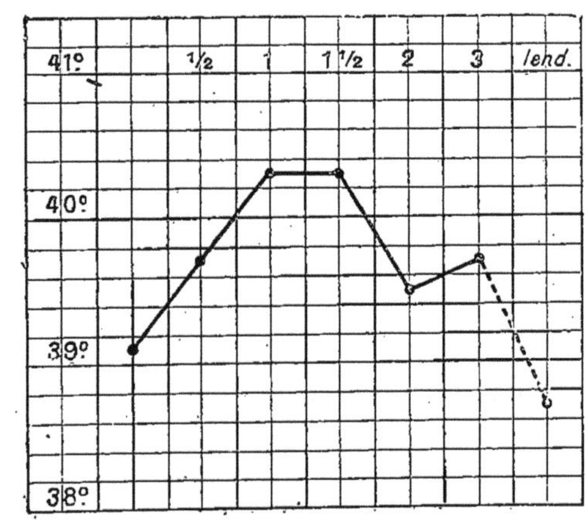

Fig. 43. — Tracé thermique. Injection de liquide hépatique.

POUVOIR THERMOGÈNE

Voici les expériences auxquelles s'est livré M. Rouquès qui, avec son obligeance habituelle, a bien voulu nous confier ses clichés. Le distingué physiologiste s'est servi d'un extrait hépatique au 1/3.

1re EXPÉRIENCE

Un lapin (fig. 43) reçoit 6 centimètres cubes; en une heure, sa température, de 39,1, gagne 40, 3. Elle se maintient une demi-heure à ce niveau, puis commence à descendre.

Le lendemain, elle était légèrement au-dessous du degré initial.

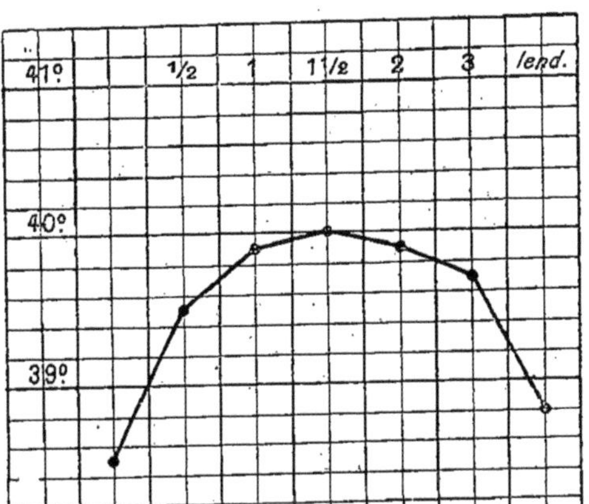

Fig. 44. — Tracé thermique. Injection de liquide hépatique.

2e EXPÉRIENCE

En une heure et demie, un deuxième animal (fig. 44) offre une hyperthermie de 1,5 pour une injection de 12 centimètres cubes. Le thermomètre marquait 38,5 au début de l'opération, le maximum de l'ascension est de 40° ; la descente se fait sentir aussitôt après ; et le lendemain la température est normale.

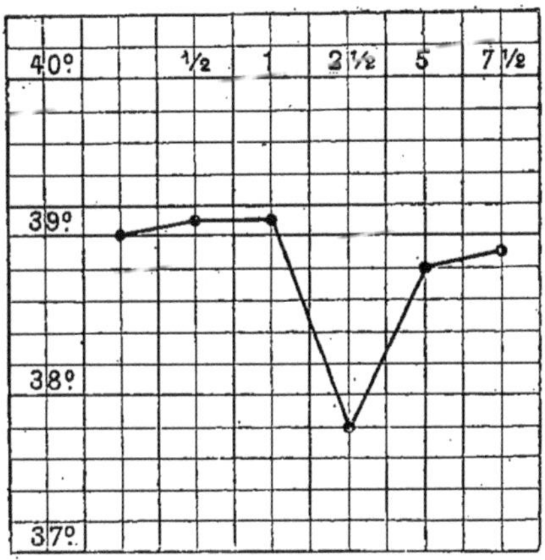

Fig. 45. — Tracé thermique.
Injection de liquide hépatique.

3e EXPÉRIENCE

Chez un troisième lapin, le seul qui, dans toutes les expériences, n'a pas réagi au point de vue de la température, on fit pénétrer 10 centimètres cubes d'extrait (fig. 45). Il avait 39°.

Après s'être maintenu une heure à ce niveau, il eut un peu d'hypothermie ; deux heures et demie après l'injection, le thermomètre ne marquait plus que 37°8. Puis, peu à peu, l'animal a regagné sa température initiale, cinq heures environ après l'opération, mais n'a présenté à aucun moment d'ascension thermique.

Cette exception, unique dans les séries d'injections, n'infirme en rien le résultat des recherches de M. Rouquès et doit être imputée à un état particulier de résistance ou de santé du sujet.

4e EXPÉRIENCE

Un autre lapin (fig. 46) reçoit 6 centimètres cubes, et sa tem-

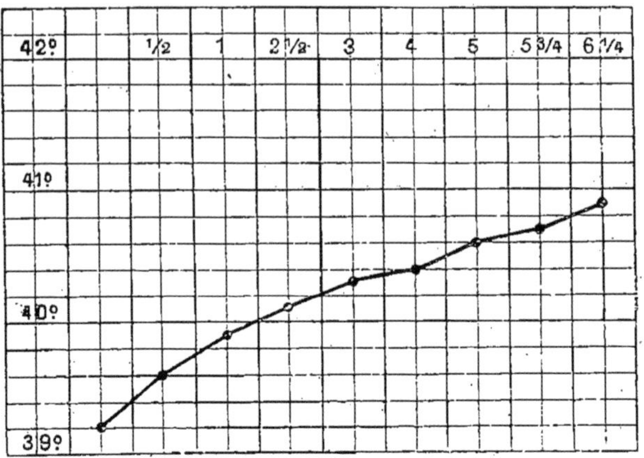

Fig. 46. — Tracé thermique. Injection de liquide hépatique.

pérature, de 39,2, arrive progressivement, en deux heures et demie, à 40,1 ; puis, l'ascension continuant régulièrement, le

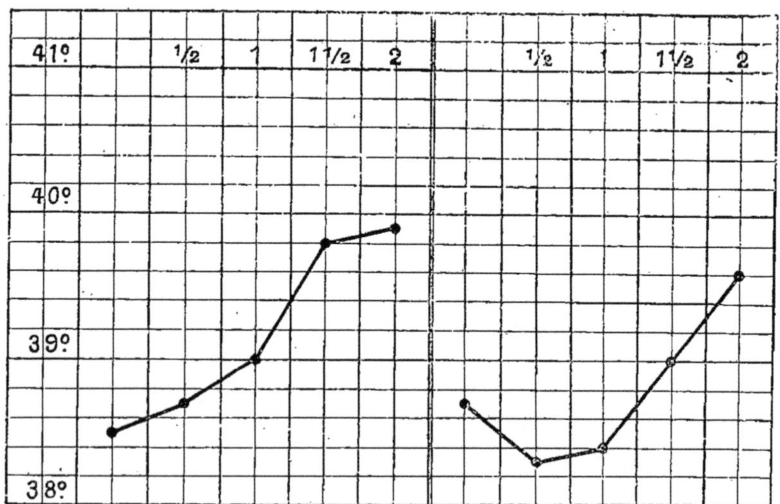

Fig. 47. — Tracé thermique. 5e expérience. Injection de liquide hépatique.

Fig. 48. — Tracé thermique. 6e expérience. Injection de liquide hépatique.

thermomètre marque 40,9, sept heures après le début de l'expérience. Le lendemain, tempérale normale.

5e EXPÉRIENCE

Deux autres lapins (fig, 47) ont été injectés comparativement, l'un, avec l'extrait soluble dans l'alcool, et l'autre, avec l'extrait soluble dans l'eau, insoluble dans l'alcool. Ce dernier voit, en deux heures, sa température passer de 38,5 à 39,9.

6e EXPÉRIENCE

Du tracé thermique (fig. 48) de celui qui a reçu l'extrait soluble dans l'alcool, il résulte que cette substance s'empare, dans l'organe hépatique, d'un principe légèrement hypothermisant, tout au moins au début. En effet, la température, qui était de 38,7 au moment de l'injection, baisse en une demi-heure jusqu'à 38,3 ; une demi-heure après, elle était de 38,4 ; puis elle remonta et dépassa la normale : 39°, 39,6 en deux heures.

Extrait de foie d'animal à jeun. — M. Rouquès a aussi voulu savoir ce que devenait le principe thermogène du foie chez un animal à jeun. Dans ce but, il a laissé un cobaye cinq fois vingt-quatre heures, sans le moindre aliment ; son poids, qui était de 777 grammes, est tombé à 506 grammes, 127 grammes de perte ; puis il l'a sacrifié, et a préparé son foie comme dans les expériences précédentes. L'extrait hépatique ainsi obtenu est très notablement moins thermogène que l'extrait hépatique d'animal ayant continué à manger jusqu'à la mort.

7e EXPÉRIENCE

Un lapin (fig. 49) reçoit en injection 5 centimètres cubes de cet extrait au 1/3. Sa température, de 39,7, monte à 40,4 ; l'ascension n'est donc ici que de 0,7 dixièmes.

8e EXPÉRIENCE

Chez un autre animal (fig. 50), on introduit 10 centimètres cubes de la même liqueur, l'ascension est de 0,8 dixièmes ; le thermomètre monte de 40° à 40,8.

PRÉPARATION DU LIQUIDE HÉPATIQUE

La formule proposée est la suivante :

Tissu (foie)........................ 10 grammes
divisez en fragments et macérez vingt-quatre heures dans,
Glycérine à 30°.................... 10 grammes

Ajoutez : eau bouillie (contenant 25 gr. de chlorure de sodium

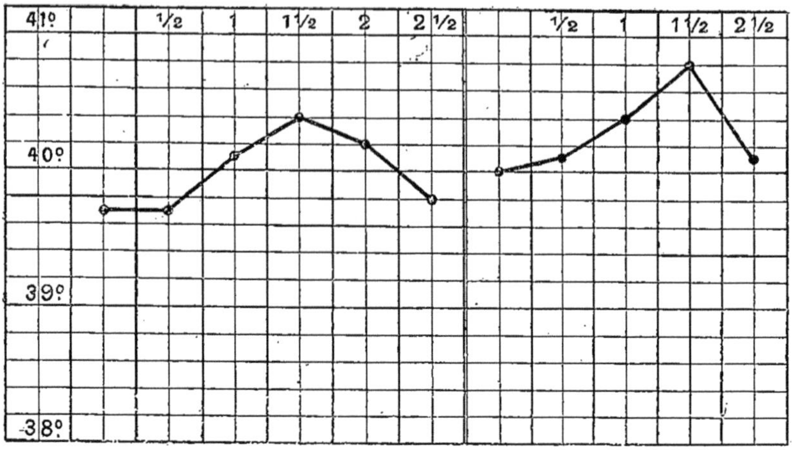

Fig. 49. — Tracé thermique. 7e expérience. Injection de liquide hépatique.

Fig. 50. — Tracé thermique. 8e expérience. Injection de liquide hépatique.

par litre) 5 grammes. Laissez macérer une demi-heure, filtrez sur papier et stérilisez au moyen de l'acide carbonique sous pression.

DOSES, FRÉQUENCE DES INJECTIONS

Il est impossible, à l'heure actuelle, d'établir une règle générale. Ce que nous pouvons dire, c'est que l'on peut, sans aucun danger, employer une dose quotidienne de 3 centimètres cubes d'une solution préparée suivant la formule ci-dessus.

APPLICATIONS THÉRAPEUTIQUES

Toutes affections reconnaissant pour cause une intoxication par les sels biliaires et les matières colorantes de la bile [1].

1. — Il est permis de penser que l'action thérapeutique de l'huile de foie de morue dans les diverses diathèses, qui ne sont, en somme, que des auto-intoxications, provient, en grande partie, des éléments de sécrétion interne qu'elle renferme. L'emploi de l'huile de foie de morue serait, en conséquence, une application *avant la lettre* de la méthode Brown-Séquard.

CHAPITRE IX

MÉDICATION CAPSULAIRE

> Ainsi, par exemple, on pourrait se servir, dans les cas de maladie d'Addison, du liquide des capsules surrénales.
>
> BROWN-SÉQUARD

PHYSIOLOGIE DES CAPSULES SURRÉNALES

DÉMONSTRATION DE LEUR SÉCRÉTION INTERNE

Brown-Séquard avait depuis longtemps constaté [1] que les capsules surrénales ne peuvent être extirpées l'une après l'autre immédiatement, sans que la mort arrivât après une période de temps qui n'est que le cinquième ou le sixième de la longueur de la survie après l'ablation des deux reins, d'où il paraissait résulter que ces organes sont au moins aussi essentiels que les glandes rénales.

Dans un mémoire qui a fait époque, Brown-Séquard a donné une description restée classique des accidents consécutifs à la destruction des deux capsules. Ces accidents affectent deux formes différentes : forme paralytique et forme convulsive. Aussitôt après l'opération, les animaux s'affaiblissent progressivement, s'engourdissent et présentent un peu avant la mort une parésie qui devient bientôt une paralysie complète des membres postérieurs. L'animal ne ramène pas ses pattes lorsqu'on les étend ; la sensibilité est cependant conservée, puisque le pincement des pattes postérieures détermine des mouvements réactionnels dans le train antérieur ou des cris de douleur. Le train antérieur

---

1. — *Archives génér. de Médecine*, octobre 1856, vol. 8, pp. 385 et 572.

ne tarde pas à être paralysé à son tour, l'animal tombe sur le flanc, la respiration devient dyspnéique, l'amplitude des mouvements respiratoires s'affaiblit, et les animaux meurent par paralysie des muscles respirateurs.

Depuis ce rapport de l'illustre physiologiste, l'étude du rôle des capsules surrénales dans l'économie était restée cependant pleine d'obscurité, malgré les expériences [1] de Tizzoni, Stilling, Alezais et Arnaud. Il était réservé à MM. Abelous et Langlois de faire faire à cette question, par leurs remarquables travaux, un pas décisif.

Les savants physiologistes ont porté successivement leurs expériences sur la grenouille, le cobaye, le chien.

DESTRUCTION DES CAPSULES SURRÉNALES CHEZ LA GRENOUILLE

Ce qui retardait l'étude des capsules surrénales, c'est la difficulté de séparer les troubles consécutifs à l'ablation ou à la destruction des conséquences du traumatisme opératoire lui-même. MM. Abelous et Langlois ont cru pouvoir éviter cet écueil en étudiant les effets de la destruction des capsules surrénales sur les grenouilles, car ces animaux supportent, on le sait, très bien les opérations les plus graves. Leurs expériences ont porté sur un très grand nombre de grenouilles (150 environ) : la plupart de ces expériences ont été faites en été, c'est-à-dire sur des grenouilles en pleine activité physiologique.

Étant donné l'adhérence des capsules surrénales aux reins, on ne peut songer ni à les exciser, ni à les arracher avec des pinces. Aussi, comme procédé de destruction, les auteurs ont-ils employé la cautérisation ignée et, pour cela, ils se sont simplement servis d'une boucle en fil de fer ou en platine portée au rouge. On peut ainsi localiser avec beaucoup de précision la lésion et ne pas toucher autre chose que la capsule.

Les suites immédiates de l'opération sont très simples, et jamais MM. Abelous et Langlois n'ont constaté de choc post-opératoire.

1. — On consultera avec intérêt pour l'historique de cette question l'article de M. J.-E. Abelous : la Physiologie des glandes à sécrétion interne (*Revue générale des sciences*, 15 mai 1893).

Voici le résumé de leurs expériences[1]:

Destruction des deux Capsules surrénales. — La destruction des deux capsules entraîne fatalement la mort. Immédiatement après l'opération, les animaux ne présentent aucun trouble, ils sautent et réagissent avec leur vivacité habituelle. Ce n'est qu'au bout d'un certain temps que se produisent les troubles qui se terminent par la mort. La durée de la survie varie de 48 heures à douze ou treize jours.

Les troubles qui suivent la destruction des deux capsules consistent essentiellement en une paralysie progressive débutant par les membres postérieurs, se généralisant ensuite et amenant la mort. Voici ce qu'ont observé les savants physiologistes :

— Le jour même de l'opération, l'animal ne présente aucun phénomène anormal. Ce n'est généralement que de la 24e à la 30e heure que des troubles se manifestent. Tout d'abord, on remarque une incoordination assez nette dans les mouvements des pattes postérieures, quand la grenouille saute. En outre, les animaux se fatiguent très vite et l'affaiblissement musculaire s'accentue de plus en plus. Cette paresse frappe d'abord les fléchisseurs et les adducteurs et, en dernier lieu, les extenseurs. Bientôt la paralysie des pattes postérieures est complète ; la grenouille ne peut répondre aux excitations même les plus douloureuses que par de faibles mouvements de son train antérieur. Les pattes antérieures se prennent à leur tour, et l'animal reste absolument inerte, dans la résolution la plus complète. La respiration devient de plus en plus lente, la pupille se rétrécit et l'animal meurt.

Si, au lieu de laisser la grenouille au repos après l'opération, on l'irrite de temps à autre, de façon à provoquer de fréquents mouvements réactionnels, on remarque que la paralysie se produit beaucoup plus vite, et la survie peut être notablement abrégée.

Destruction d'une seule Capsule. — La destruction d'une seule capsule n'entraîne pas la mort. Les animaux ne présentent au-

1. — Abelous et Langlois, *Recherches expérimentales sur les fonctions des capsules surrénales de la grenouille. Arch. de physiologie*, avril 1892, p. 269.

cun trouble, leur attitude et leurs réactions sont absolument normales.

Destruction complète d'une Capsule et de la majeure Partie de l'autre. — Il faut, suivant MM. Abelous et Langlois, considérer deux cas :

1° Si on détruit la presque totalité de la deuxième capsule, les grenouilles meurent généralement, mais leur survie est toujours plus longue que celle des grenouilles dont les capsules ont été totalement détruites. Au moment de la mort, on observe souvent des secousses convulsives et une respiration dyspnéique ;

2o Si on laisse intact un fragment notable de la seconde capsule, la survie est la même que pour les grenouilles dont on n'a détruit qu'une capsule.

DESTRUCTION DES CAPSULES SURRÉNALES CHEZ LE COBAYE

Ce qui a déterminé MM. Abelous et Langlois [1] à porterleurs expériences sur les cobayes, c'est que leurs capsules sont volumineuses, beaucoup plus considérables que celles des autres animaux par rapport au poids total. Un autre point important. c'est la rareté, chez cet animal, des capsules accessoires. Voici le résumé de leurs expériences :

Destruction d'une seule Capsule. — Les auteurs ont détruit sur 40 animaux la capsule droite ; en général, les animaux, après la destruction d'une seule capsule, ne présentent aucun trouble apparent ni dans la motilité ni dans la respiration. Le choc opératoire est nul. La température qui, pendant l'opération, descend quelquefois jusqu'à 36 et même 35, remonte rapidement au chiffre normal.

Bien que l'animal mange, on constate assez souvent, néanmoins, dans les premiers jours, un amaigrissement assez marqué, mais passager, et les cobayes reprennent ensuite leur poids primitif ou le dépassent.

1. — Abelous et Langlois, *Sur les fonctions des Capsules surrénales* (Travail du laboratoire de physiologie de la Faculté de médecine de Paris). *Archives de Physiologie*, juillet 1892, page 465.

Dans deux cas (sur quarante), l'amaigrissement a été rapide et continu, et les deux animaux sont morts dans un état d'émaciation extrême, quelques jours après l'opération, et sans que l'examen des organes ait pu expliquer les troubles profonds survenus dans la nutrition. Chez ces deux animaux, MM. Abelous et Langlois n'ont noté aucun mouvement convulsif.

Destruction partielle des deux Capsules. — Il résulte des expériences des savants physiologistes, expériences faites sur vingt-cinq cobayes, que les troubles observés sont fonction de la gravité des lésions faites et de l'intervalle mis entre les deux opérations. MM. Abelous et Langlois divisent ce groupe, *cautérisation partielle des deux capsules*, en trois sous-divisions.

A. — La cautérisation bilatérale a lieu à intervalles très rapprochés, soit dans la même séance, soit en espaçant les deux cautérisations de vingt-quatre à quarante-huit heures. Les animaux survivent le plus souvent, mais ils présentent un amaigrissement lent et progressif. Dans quelques cas, cependant, et après une période assez longue de dénutrition, l'amaigrissement s'arrête, la courbe du poids remonte, mais lentement.

B. — Si l'on met un intervalle de huit à dix jours entre les deux cautérisations partielles légères, les animaux ne présentent aucun trouble notable; à peine observe-t-on une diminution de poids passagère, bientôt l'animal retrouve son poids. Les auteurs ont des animaux opérés depuis plusieurs mois de survie et qui n'ont présenté, depuis cette époque, aucun trouble et présentent un accroissement de poids normal.

C. — Quand les cautérisations, sans être totales, portent sur une grande partie de l'organe, des deux côtés, les animaux maigrissent rapidement, et la mort survient dans un délai assez rapide, mais la survie est néanmoins beaucoup plus longue que lorsqu'il y a eu destruction totale (quatre à cinq jours environ).

Destruction complète des deux Capsules. — La destruction complète des deux capsules chez le cobaye comme chez la grenouille entraîne fatalement la mort. Brown-Séquard, dans son mémoire, en 1856, avait trouvé comme survie moyenne pour les cobayes adultes treize heures, comme survie minima, neuf heures, et maxima vingt-trois heures. Enfin, dans une note récente à la Société de biologie, il donna le chiffre moyen de neuf heures.

Les survies observées par MM. Abelous et Langlois n'ont jamais dépassé ce laps de temps, et la mort est très souvent survenue vers la cinquième heure. Les auteurs ajoutent que les animaux meurent fatalement, même quand on espace de huit à quinze jours les deux opérations.

DESTRUCTION DES CAPSULES SURRÉNALES CHEZ LE CHIEN

Les résultats observés par les différents auteurs étaient, jusqu'ici, contradictoires. Berutti et Perosino observèrent des survies de 6 jours. Giliberti et Di Mattei [1] des survies de 52 jours. Tizzoni [2] cite aussi des survies, mais il faut bien dire que les procédés employés, écrasement, raclage, sont défectueux. M. Langlois, lui, en s'entourant de toutes les précautions d'asepsie, procède par incision de la capsule faite à l'aide de la sonde cannelée, de ciseaux peu coupants et des doigts. Les expériences ont porté sur 27 chiens [3].

Destruction complète des deux Capsules. — La mort arrive toujours dans un délai très court après la destruction des deux capsules, que cette destruction ait été faite en une séance ou en deux séances espacées. Sur les dix chiens opérés en deux temps, la survie a varié de 52 heures à 10 heures environ, donnant une moyenne de 28 heures.

Destruction d'une seule Capsule. — Parmi les 20 chiens opérés d'une seule capsule (presque toujours la droite, 15 sur 20), deux ont succombé des suites opératoires (mortalité opératoire, 10 p. 100), l'un d'une hémorrhagie post-opératoire, l'autre de

1. — Giliberti et Di Mattei, Sulla influenza della estirpazione della capsule sur renale. (*Atti della societa di sc. nat. et econ.* Palermo, 1885; Analyse in *Revu des sciences médicales*, t. XXVIII, page 462.

2. — Tizzoni, Sur la physio-pathologie des capsules surrénales.— *Arch. ital. de biologie*, 1884 p. 386. — Ablation des capsules surrénales chez le chien. *Arch. ital. de biologie*, 1888 p. 332.

3. — M. P. Langlois, *Destruction des capsules surrénales chez le chien* (Travail du laboratoire de physiologie de la Faculté de médecine de Paris). *Arch. de phys.*, juillet 1893, page 487.

péritonite. Le 18 autres ont survécu à l'opération et n'ont succombé (à l'exception de celui qui est encore en observation) qu'après l'ablation de la seconde capsule.

En résumé, que l'on opère sur les grenouilles, les cobayes ou les chiens, il ressort de ces expériences que, comme l'a dit Brown-Séquard en 1856, les capsules surrénales sont des organes essentiels à la vie. Ainsi que le font remarquer MM. Abelous et Langlois, leur très grande importance fonctionnelle se déduit naturellement des effets qui suivent leur destruction totale et même partielle. Les troubles profonds de la nutrition observés par les distingués physiologistes, sur les cobayes qui avaient subi la destruction partielle des deux capsules, « montrent bien qu'une lésion, même partielle, de ces organes peut entraîner des conséquences graves ».

Les capsules surrénales ont donc une fonction propre, essentielle, puisque des troubles graves résultent de leur ablation partielle et la mort de leur ablation totale.

On pourrait croire *à priori* que la mort est la conséquence d'un trouble de la fonction rénale. Il n'en est rien. En effet, MM. Abelous et Langlois ont remarqué :

1° Que la miction pouvait se faire parfaitement chez des grenouilles privées de leurs deux capsules ;

2° Que l'on peut cautériser le rein en dehors des capsules, et très largement, sans que cette opération amène la mort des animaux ;

3° Que l'on peut, en sectionnant entre deux ligatures le segment inférieur des deux reins, supprimer ainsi la fonction de ces organes. Dans ce cas, les grenouilles survivent beaucoup plus longtemps qu'après la destruction des deux capsules.

La survie a été, en moyenne, de cinq jours.

Quelle est donc la nature de la fonction des capsules ?

Quelle est la cause de la mort après la destruction des deux organes ?

Un premier fait va nous mettre sur la voie : la toxicité du sang des animaux acapsulés.

TOXICITÉ DU SANG DES ANIMAUX ACAPSULÉS

La toxicité du sang des animaux privés de capsules surrénales avait déjà été signalée par Brown-Séquard (*Journal de Physiologie, 1858*). Opérant sur les lapins, il découvrit, en effet, que le sang des animaux acapsulés est toxique pour un animal récemment opéré, tandis que la transfusion du sang d'un animal sain à un animal à l'agonie peut le rappeler à la vie.

De leur côté, MM. Abelous et Langlois ont démontré que l'injection intraveineuse ou sous-cutanée du sang d'une grenouille mourante, à la suite de la destruction de ses deux capsules, à une grenouille qui a récemment subi la même opération entraîne une paralysie rapide et la mort [1].

Les auteurs sacrifient une grenouille paralysée et mourante; on lave son appareil circulatoire avec une solution physiologique de sel marin, soit par la veine médiane abdominale, soit en introduisant une canule dans le bulbe artériel et une autre dans le sinus veineux, et ils recueillent le liquide qui s'écoule. On peut encore décapiter la grenouille, exciser son cœur et recueillir ainsi quelques gouttes de sang; mais la quantité recueillie ainsi est toujours minime. MM. Abelous et Langlois préfèrent laver l'appareil circulatoire, on a ainsi un mélange de sang et de solution saline. On injecte 5 centimètres cubes de ce mélange, soit dans la veine abdominale, soit dans les sacs lymphatiques d'une grenouille dont les capsules ont été récemment détruites et qui ne présente pas encore le moindre trouble. Immédiatement après l'injection, la grenouille réagit normalement; mais au bout de quinze à vingt minutes, les mouvements s'affaiblissent considérablement et bientôt la paralysie est complète. Mais la grenouille vit encore quelque temps, et ce n'est qu'au bout de cinq à six heures que le cœur cesse de battre.

La même injection faite à une grenouille normale ne produit que des troubles très légers et très passagers.

MM. Abelous et Langlois ont aussi constaté que le sang des cobayes acapsulés était toxique pour les grenouilles. Ils ont injecté [2] à des grenouilles dont la circulation d'une patte postérieure était interrompue par la ligature du membre à sa racine, du sang, du sérum ou le produit du lavage de l'appareil circulatoire de cobayes acapsulés immédiatement après la mort.

1. — Abelous et Langlois, *Archives de Physiologie*, avril 1892, p. 274.
2. — Abelous et Langlois, Sur les fonctions des capsules surrénales (*Société de Biologie*, 7 mai 1892) et *Archives de phys.*, juillet 1892, page 473.

Les auteurs ont observé que ces injections déterminaient, après un laps de temps variable d'une à deux heures, des phénomènes de paralysie chez des grenouilles normales ou opérées de leurs capsules, l'excitation du nerf déterminant des réactions sur la patte liée. Comme expérience de contrôle, ils ont injecté les mêmes doses et des doses plus fortes de sang ou de sérum de cobaye normal ou de cobaye sacrifié après la destruction d'une capsule, à des grenouilles témoins, et *ils n'ont pas observé de troubles*. MM. Abelous et Langlois ont pu observer quelquefois, à la suite de l'injection de sang de cobayes qui avaient présenté des convulsions avant la mort, des phénomènes plutôt convulsifs que paralytiques. C'était des tremblements généralisés avec secousses fibrillaires coïncidant avec une impuissance motrice relative. De cette dernière catégorie de grenouilles, les unes sont mortes, les autres se sont rétablies, peut-être, ainsi qu'ils le font remarquer, parce que la quantité de substances toxiques était insuffisante.

En résumé, la toxicité du sang des cobayes acapsulés pour la grenouille, même normale, après la destruction des deux capsules, est un fait définitivement établi [1].

Les expériences faites sur des chiens par M. Langlois aboutissent au même résultat et la survie est très diminuée par l'injection de sang d'une quantité assez faible, 50 à 80 cent. c., ainsi que le montre le tableau [2] suivant dressé par M. Langlois.

NUMÉROS des OBSERVATIONS	CHIEN TRANSFUSEUR Survie	NUMÉROS des OBSERVATIONS	CHIEN TRANSFUSÉ Survie
XIII	< 36 heures	XIV	< 12 heures
XVII	< 24 —	XX	8 —
XXII	20 —	XXIII	9 —
XIX	36 —	XXIV	< 12 —

1. — Il en est de même de l'extrait alcoolique de muscles de grenouilles privées de capsules surrénales. MM. Abelous et Langlois ont, en effet, démontré (Soc. de Biol., 4 juin 1892) que l'extrait alcoolique de muscle de grenouille normale évaporé à siccité, puis redissous dans une solution du sérum artificiel, injecté à une grenouille acapsulée, n'a produit aucun trouble appréciable (extrait provenant de 10 grammes de muscles, redissous dans 10 centimètres cubes de sérum), même quand on en injecte 6 et 8 centimètres cubes. L'extrait fait dans les mêmes conditions, mais provenant de grenouilles mortes à la suite de la destruction des capsules, injecté à la dose de 4 centimètres cubes, à des grenouilles opérées récemment de leurs capsules, détermine chez ces animaux le syndrome signalé par MM. Abelous et Langlois chez les grenouilles qui meurent par auto-intoxication à la suite de la destruction de leurs capsules : parésie des membres aboutissant à la paralysie généralisée et à la mort.

2. — *Archives de phys.*, juillet 1893, p. 496.

Ajoutons que le sang d'un animal non privé de ses capsules et mort par tout autre traumatisme à un chien privé de ses capsules n'a amené aucune modification dans les phénomènes observés ni dans les symptômes, ni dans la durée de la survie.

Une conclusion découle nettement de ces observations, c'est que si le sang d'un animal acapsulé, paralysé et mourant est toxique pour un animal récemment opéré et entraîne une paralysie et une mort rapide, il est évident que « la mort des animaux privés de leurs deux capsules est la conséquence d'une intoxication qui résulte de l'accumulation dans le sang d'une ou plusieurs substances toxiques de nature inconnue; et, de plus, que *les capsules surrénales paraissent élaborer une substance qui en neutralise les effets toxiques.*

Quelle est la nature du poison neutralisé par la sécrétion capsulaire interne?

On ne sait. Les physiologistes italiens, Albanèse [1], F. et S. Marino Zucco pensent qu'il s'agit de la névrine. Ils ont vu, en effet, que les grenouilles acapsulées étaient rapidement intoxiquées par cette substance alors qu'il fallait des doses beaucoup plus considérables pour les grenouilles normales. On trouve, d'ailleurs, de la névrine dans les urines des addisoniens (Marino Zucco [2]).

1. — Albanèse, Sur les fonctions des capsules surrénales (*Archives de Biologie italiennes*, septembre 1892).

2. — Il a paru intéressant à MM. Charrin et Langlois de rechercher si le tissu des capsules surrénales exerçait, dans des expériences *in vitro*, une action au moins atténuatrice sur quelques poisons; si l'on pouvait comparer l'action de ce tissu à celui du foie (*Société de Biolog., séance du 19 mai 1894*). Reprenant les procédés mis en œuvre par Schiff, Roger, etc., ils ont traité une solution titrée de nicotine avec des fragments de différents organes, foie, capsules, reins, muscles. Des poids rigoureusement égaux de ces organes, provenant de tous les animaux (cobayes) ayant fourni les capsules, étaient mélangés avec la solution. Pour 20 centimètres cubes de la solution de nicotine, les auteurs ajoutaient 3, 4, 6 et 9 grammes de viscères. Ces derniers étaient, soit simplement coupés en petits fragments, soit broyés très finement au mortier: on laissait macérer dix-huit heures, vingt-quatre heures et trente-six heures en s'entourant des précautions aseptiques habituelles, puis on filtrait sur de la ouate hydrophile stérilisée. L'injection était faite dans le péritoine de cobayes de poids comparables.

MM. Charrin et Langlois ont ainsi fait une série de sept expériences, comprenant quarante-neuf animaux. Mais il faut éliminer quelques-unes d'entre elles, soit que la dose injectée ayant été trop minime, aucun animal n'ait succombé, soit, au contraire, que, la dose étant trop forte, tous ont été mortellement intoxiqués.

Dans une série, portant sur douze animaux d'un poids oscillant entre 500 et 554 grammes, tous les animaux ayant reçu 7 et 8 milligrammes de nicotine ont succombé. Il en est de même de ceux ayant reçu 6 milligrammes de la solution en contact avec le rein et le muscle, mais cette dose a été insuffisante avec les solutions traitées par le foie et les capsules surrénales.

Dans une autre série, les cobayes injectés avec une solution de nicotine traitée

Quelle est l'action de ce poison ? Elle paraît avoir quelque analogie avec l'intoxication par le curare. Les troubles paralytiques observés offrent, en effet, une grande ressemblance. Il y a bien une période convulsive qui semble s'en écarter, mais, d'après MM. Abelous et Langlois, la différence n'est qu'apparente. Les physiologistes, en effet, qui ont étudié l'action du curare ont constaté fréquemment des convulsions précédant la paralysie et une exagération du pouvoir réflexe de la moelle. Du reste, les auteurs ont toujours observé, au moment de la mort, sur ces animaux qui avaient présenté des convulsions, l'inexcitabilité des nerfs périphériques et du phrénique, les muscles réagissant normalement.

Marino Zucco [1] et Raffaello Supino [2] ont, de leur côté, signalé cette action curarisante du sang des animaux privés de capsules.

MM. Abelous et Langlois ont été plus loin. Se basant sur ce fait que, sur les grenouilles qui viennent de succomber à la suite de la destruction des deux capsules et sur les grenouilles paralysées à la suite de l'injection de sang des grenouilles acapsulées mourantes, l'excitation faradique du sciatique ou des nerfs lombaires ne produisait plus aucune contraction musculaire, alors que l'excitant électrique appliqué directement aux muscles déterminait encore des réactions manifestes, les savants physiologistes se sont demandé si les substances toxiques qui s'accumulent dans l'organisme après la destruction des deux capsules n'agiraient pas sur les terminaisons motrices à la façon du curare.

avec du foie et des capsules surrénales ont survécu à la dose de 8 mg. 15, alors que les animaux injectés avec la solution de nicotine-muscle ont succombé avec 7 mg. 5. Les auteurs n'ont pas noté de différence d'action suivant que les tissus étaient simplement fragmentés ou finement broyés.

Il résulte de l'ensemble de ces recherches que le tissu des capsules agit, comme le tissu du foie, à poids égaux. Il est évident qu'étant donnée la masse du foie comparée à celle des capsules, on ne saurait attribuer à ces derniers organes une importance égale dans la fonction antitoxique envisagée au point de vue général. Et il est fort probable que ces organes exercent principalement une action élective sur certains poisons non encore déterminés. Il n'en est pas moins vrai que la fonction antitoxique générale ne paraît pas localisée exclusivement dans le foie et que les autres organes et surtout les glandes vasculaires sanguines possèdent des propriétés analogues. Quant au mécanisme même de cette fonction, il demeure encore inconnu. Y a-t-il transformation chimique, ou simple fixation? Tel est le problème qui reste à résoudre.

1. — Marino-Zucco, *Riforma medica*, 1, 1892.

2. — Raffaello Supino, Sur la physio-pathologie des capsules surrénales (*Riforma medica*, 1892, vol. III, pp. 685-691).

Pour résoudre cette question, MM. Abelous et Langlois ont répété l'expérience classique de Cl. Bernard sur le curare; ils ont mis à nu la sciatique d'un côté et, en appliquant au-dessous du nerf une ligature serrée sur le membre, ils interrompirent la circulation en ne laissant subsister que la continuité nerveuse de la patte avec le tronc. Ils ont pris [1] une grenouille dont ils ont détruit les deux capsules 3 heures avant; cette grenouille était encore très vivace et réagissait vigoureusement. Ils ont mis à nu un sciatique et, au-dessous du nerf, lié très fortement le membre au niveau du tiers moyen de la cuisse. Immédiatement après, ils ont recueilli le sang et lavé l'appareil circulatoire d'une grenouille mourante à la suite de la destruction des deux capsules et injecté 5 centimètres cubes de mélange de sang et de solution saline à la grenouille dont une patte avait été liée.

Immédiatement après l'injection, la grenouille réagit avec vigueur et saute avec vivacité. Mais au bout de 15 minutes, elle présente des troubles parésiques très nets. C'est avec beaucoup de peine qu'elle fléchit le membre postérieur intact. En revanche, la mobilité des membres antérieurs paraît encore intacte.

Les habiles expérimentateurs mettent alors à nu le sciatique gauche. Une heure après l'injection, il n'y a plus aucune contraction apparente dans la patte non liée; l'autre patte réagit par des contractions musculaires faibles, mais nettes. Si à ce moment on excite par un courant faradique très faible, presque insensible à la langue, le sciatique de la patte non liée, on obtient quelques faibles secousses du gastrocnémien. Les contractions sont beaucoup plus fortes dans la patte liée. Au bout de deux heures, avec un courant de moyenne intensité, *on obtient des contractions très énergiques dans la patte liée, des secousses à peine apparentes dans la patte opposée.* A ce moment, les mouvements respiratoires sont très ralentis. Trois heures après l'injection, même avec un courant très fort (la bobine induite au o), on n'obtient rien dans la patte non liée, tandis qu'un courant beaucoup plus faible, très supportable à la langue, donne lieu à d'énergiques réactions dans la patte liée.

Donc, le nerf de la patte non liée ne donne plus de contrac-

1. — *Archives de phys.*, avril 1892, pag. 277.

tions musculaires sous l'influence d'un courant faradique même très fort et cependant, comme le font remarquer MM. Abelous et Langlois, les muscles de cette même patte réagissent encore avec un courant de moyenne intensité appliqué directement sur eux; les muscles de la patte liée réagissent avec un courant plus faible.

Comme le curare, les poisons toxiques annihilés par la sécrétion capsulaire agissent donc sur les terminaisons motrices et le résultat définitif est le même. Nous verrons plus loin que ces substances toxiques sont probablement élaborées au cours de la contraction musculaire.

Quoi qu'il en soit, le rôle défensif joué par ces organes est bien démontré [1] et les expériences de greffe ainsi que les

1 .— Les expériences de Brown-Séquard, Charrin, Abelous et Langlois ayant démontré que les capsules surrénales jouent un rôle dans la chimie, dans la composition des humeurs de l'économie. il était intéressant de connaître l'effet sur ces organes d'une perturbation quelconque touchant de près ou de loin à l'infection. Comme le font observer MM. Langlois et Charrin (*Société de Biolog.*, 29 juillet 1893), on s'occupe du foie, dans les affections microbiennes, parce que, ses autres propriétés mises à part, il amoindrit l'effet des toxines; on songe au rein parce que c'est là, pour le moins, une voie d'élimination, de même que l'intestin, de même que la peau. de même que le poumon, pour les principes volatiles, etc. Dorénavant, des motifs analogues conduiront à placer les capsules surrénales sur le même rang. — Les résultats obtenus par MM. Langlois et Charrin justifient cette proposition.

Quand on pratique l'autopsie d'un cobaye qui vient de succomber à une infection pyocyanique aiguë, on remarque que ces organes offrent, l'un et l'autre, un volume légèrement augmenté. — Mais ce qui frappe davantage, c'est la teinte un peu foncée de la surface; c'est, principalement, la façon nette dont sont dessinés les capillaires qui rampent sur cette surface; ils sont remplis; la congestion est manifeste.

Si on sectionne suivant le grand diamètre, on note que les pigments normaux sont acccentués.

De plus, si on sème le suc sur agar, habituellement, on voit apparaître la pyocyanine; donc le bacille est présent. Les coupes, après durcissement, révèlent des altérations qui ne sont pas sans intérêt. — La zone centrale est gorgée de sang; les vaisseaux sont dilatés; quelquefois on décèle de véritables hémorrhagies. — En outre, les tubes, dans la partie qui touche à cette zone centrale, ont un diamètre élargi; les cellules contiennent des granulations teintées plus ou moins nombreuses.

A l'état sain, ces cellules, au milieu du tissu, sont privées de pigments. Dans ces conditions pathologiques, cette substance tend à se montrer.

Comme, au fond, l'infection est une intoxication, comme ces lésions se révèlent, soit lorsqu'on inocule le bacille, soit quand on injecte ses produits solubles, dont une faction se rapproche vraisemblablement des amines, on ne peut s'empêcher de comparer ces modifications à celles qu'a décrites Pilliet dans des capsules surrénales de chiens tués par la toluylène-diamine, d'autant plus que, dans les deux cas, il s'agit de poisons hématiques. Chez les chiens, on découvre des changements identiques; la différence réside dans l'intensité du processus beaucoup plus accentué chez ces carnivores; mais cette distinction tient peut-être aux variations dans les quantités administrées.

Quoi qu'il en soit, MM. Langlois et Charrin signalent ces lésions, d'autant plus que des expériences, qui seront publiées prochainement, ont établi qu'il convenait, pour d'autres raisons, de tenir compte du rôle de ces viscères dans l'évolution des maladies microbiennes.

effets produits par les injections de liquide de capsules surrénales prises chez un animal sain viennent mettre encore plus ce rôle en évidence.

GREFFE SURRÉNALE

On se souvient que MM. Abelous et Langlois ont remarqué que la survie des grenouilles chez lesquelles on détruit la presque totalité de la deuxième capsule est toujours plus longue que celle des grenouilles dont les deux capsules ont été totalement détruites, et que, si on laisse intact un fragment notable de la seconde capsule, la survie est la même que pour les grenouilles dont on n'a détruit qu'une capsule. Les expériences de destruction partielle sur les cobayes aboutissaient aux mêmes résultats, à savoir : que les troubles observés sont fonction de la gravité des lésions faites.

D'autre part, les expériences faites par M. Langlois sur les chiens lui ont appris que la survie peut avoir lieu même après la destruction des neuf dixièmes des glandes surrénales. Il n'a, il est vrai, qu'un seul exemple avec survie après destruction aussi grande et il lui paraît admissible de penser que, dans le cas de survie, le fragment restant a continué à fonctionner, ce qui explique certains cas de survie signalés par les auteurs.

Toujours est-il que lorsque l'on se contente d'une destruction partielle modérée, ce qui reste de la glande suffit à retarder, sinon à empêcher la mort.

En présence de ces faits, il était intéressant de voir si une greffe surrénale donnerait les mêmes résultats que la greffe thyroïdienne, par exemple, après la thyroïdectomie.

MM. Abelous et Langlois ont inséré sous la peau, dans le sac lymphatique dorsal, des fragments de reins avec les capsules attenantes pris à une grenouille normale et ils ont remarqué que cette insertion prolonge la survie.

Dans ce cas, la survie est, en effet, plus longue que celle des grenouilles dont on a détruit simplement les deux capsules. Elle est double au moins. MM. Abelous et Langlois ont vu des grenouilles d'été ainsi traitées vivre cinq à six jours. A l'autopsie, on remarque que les fragments de reins insérés dans le sac dorsal ont subi une altération très apparente; ils sont décolorés et paraissent réduits de volume. De plus, le pigment des capsules a complètement disparu, et on ne peut plus distinguer que difficilement ces organes. Les fragments du rein n'ont contracté aucune adhérence. Ce n'est donc pas même une greffe, à proprement parler; et cependant, cela suffit à amener une survie.

Dans ces conditions, on pouvait se demander s'il n'était pas possible d'éviter le traumatisme opératoire inséparable de la greffe et de remplacer cette dernière par des injections intra-veineuses d'extrait aqueux de capsules surrénales, s'il n'était pas possible de prolonger notablement la survie des animaux acapsulés par ces injections, comme MM. Vassale, en Italie, et Gley, en France, l'ont prolongée chez les animaux privés de leur corps thyroïde.

Les expériences faites à ce sujet sont absolument démonstratives.

INJECTIONS D'EXTRAIT AQUEUX DE CAPSULES SURRÉNALES

Brown-Séquard avait déjà signalé à la Biologie[1] les résultats remarquables obtenus, en transfusant du sang normal à des cobayes auxquels il avait soustrait, au préalable, une certaine quantité de sang intoxiqué. La survie des animaux a été notablement prolongée[2].

Ce résultat était de nature à faire prévoir l'efficacité des injections d'extrait aqueux de capsules surrénales, et, cependant, dans leurs premières expériences, MM. Abelous et Langlois n'ont jamais vu, à la suite de ces injections, se produire de survie très prolongée. Il faut dire qu'ils s'étaient servis de fragments de reins avec leurs capsules pris sur grenouille et broyés dans une solution physiologique de sel marin; or, en raison du petit volume des organes, c'est là une préparation difficile. Toujours est-il que les survies obtenues n'ont pas dépassé de plus de

1. — Brown-Séquard, *Influence heureuse de la transfusion du sang normal après l'extirpation des capsules surrénales chez le cobaye.* — *Société de Biologie*, séance du 29 avril 1892.

2. — Ainsi, non seulement, dans cette expérience, les cobayes décapsulés ont perdu du sang plus ou moins chargé des principes toxiques qui se trouvent dans ce liquide lorsque les capsules manquent, mais ils ont reçu du sang nouveau contenant les produits de la sécrétion interne normale des capsules.

ving-quatre heures la survie des grenouilles dont les capsules avaient été simplement détruites.

La préparation des extraits était évidemment la cause de cet insuccès, car, en opérant sur des cobayes, les savants physiologistes ont obtenu quelquefois une prolongation de la survie qui pouvait atteindre le double de la survie moyenne. Dans des expériences communiquées par Brown-Séquard à la Société de Biologie (séance du 20 mai 1891), le résultat est encore plus net. Brown-Séquard a fait ses extraits avec quatre capsules surrénales de cobaye, broyées dans quatre centimètres cubes d'eau pure. L'extrait filtré au papier a déterminé une amélioration des symptômes d'autant plus considérable que l'un des cobayes avait eu des convulsions et était agonisant au moment de l'injection.

Au cours de leurs recherches, MM. Abelous et Langlois ont constaté la diminution progressive, puis la suppression des secousses chez les animaux opérés, à la suite de deux injections, de 5 centimètres cubes chaque d'extrait capsulaire.

M. Abelous continue, du reste, ses expériences et se borne pour le moment à signaler, sans insister [1], le fait suivant : en injectant à 2 grenouilles, quelques heures après la destruction des deux capsules, de l'extrait alcoolique de capsules surrénales de chien (3 cc.), de la solution dans l'eau salée (10 cc.), de l'extrait alcoolique de 2 capsules, ces animaux ont présenté une survie remarquable, puisque, douze jours après la destruction des capsules, les grenouilles paraissaient absolument normales.

CONCLUSIONS

De toutes ces expériences si habilement conduites, on peut tirer les conclusions suivantes :

1° Les capsules surrénales sont des organes essentiels à la vie ;

2° La mort des animaux, à la suite de la destruction des capsules, est due à l'accumulation dans le sang de substances toxiques ;

3° Ces substances sont des substances principalement cura-

1. — Abelous, *Des rapports de la fatigue avec les fonctions des capsules surrénales* (*Archives de phys.*, oct. 1893, page 728, note).

risantes, c'est-à-dire agissant sur les terminaisons motrices et un peu aussi sur les muscles eux-mêmes ;

4° On peut prolonger notablement la survie des animaux acapsulés par des injections intra-veineuses d'extraits aqueux de capsules surrénales.

Est-il possible d'appliquer ces données à la clinique? Évidemment oui s'il existe une affection assez intimement liée au fonctionnement des capsules surrénales. Nous avons nommé la maladie d'Addison.

PATHOGENIE DE LA MALADIE D'ADDISON

Il importe de se demander tout d'abord si la maladie bronzée, caractérisée, comme on sait par la coloration de la peau, des troubles gastriques et une asthénie progressive, est bien sous la dépendance de lésions des capsules surrénales.

Il s'en faut, en effet, que toutes les observations publiées soient aussi démonstratives que l'observation suivante :

Observation I. — *Descroizilles :* recueillie par M. Lebon (*Union médicale*, 7 janvier 1893, n° 3, p. 25).

Il s'agit d'un cas de maladie bronzée, avec lésion tuberculeuse des capsules surrénales, observé à l'hôpital des Enfants-malades de Paris, dans le service de M. Descroizilles, chez une petite fille de 13 ans. — Convulsions et eczéma généralisé rebelle, dans les antécédents. — Symptômes : faiblesse générale très marquée avec syncopes, douleurs généralisées paroxystiques, surtout marquées au niveau des cuisses et des jambes ; coloration bronzée des téguments plus intense au niveau des articulations ; rien du côté des urines ; la mort fut amenée en 3 jours par des accidents cholériformes : vomissements, diarrhée, crampes, cyanose. A l'autopsie, on trouva les capsules surrénales considérablement tuméfiées. La gauche pesait 15 grammes, la droite 10 grammes ; toutes deux avaient conservé leur forme, mais étaient un peu bosselées à leur surface ; toutes deux renfermaient de nombreux noyaux tuberculeux d'un volume qui variait de celui d'une tête d'épingle à celui d'une lentille. Dans celle du côté gauche, un de ces noyaux, caséeux d'aspect et de consistance, atteignait les dimensions d'un haricot. L'examen microscopique n'a pas été fait. Le thymus était plus volumineux qu'à l'état normal chez un sujet de cet âge ; il pesait 25 grammes. Pas d'altération tuberculeuse dans les ganglions ni dans les poumons. Les autres organes étaient sains, à part la muqueuse intestinale qui présentait la coloration hortensia comme dans le choléra. Le plexus solaire et le ganglion semi-lunaire ne présentaient aucune lésion appréciable.

Dans cette observation, les lésions portent exclusivement, ou à peu près, sur les capsules surrénales. Le diagnostic porté a donc été trouvé exact à l'autopsie.

Les symptômes présentés par les Addisoniens sont loin d'être toujours aussi prononcés ; ils le sont parfois si peu qu'ils peuvent passer inaperçus, comme le prouve l'observation suivante publiée par M. Maurice Letulle dans la *Presse médicale*, 3 mars 1894.

OBSERVATION II. — *Par le Dr Maurice Letulle, professeur agrégé, médecin de l'hôpital Saint-Antoine.*

La tuberculose des capsules surrénales n'est pas, que je sache, réputée parmi les causes fréquentes de la mort subite. L'observation qui va suivre est d'autant plus importante que le diagnostic de maladie d'Addison ne fut point porté pendant la vie, en l'absence d'une mélanodermie suffisamment apparente.

Il s'agit d'un homme de vingt-huit ans, entré le 14 janvier dernier dans mon service. Reçu un peu par bienveillance, ce malade, épuisé par la misère, revenait du Tonkin où il avait contracté des fièvres intermittentes tenaces, en même temps qu'une pleurésie droite légère dont on ne trouvait plus trace.

Il racontait qu'il avait été pris, le jour de l'An, de perte d'appétit, d'insomnie, et qu'il avait rendu quelques crachats sanglants. Depuis lors, il éprouvait une grande lassitude et un abattement considérable.

Encore que fort vigoureux et bien musclé, le malade paraît amaigri ; sa peau offre, dans toute son étendue, une coloration un peu sale, terreuse, uniforme, et ne prédominant pas au niveau de la face et des mains. Aucune trace de vitiligo ; les muqueuses sont intactes.

Nous mettons sur le compte de l'impaludisme, déjà ancien, l'aspect des téguments, d'autant mieux que la rate est grosse et légèrement sensible. D'ailleurs, le malade se plaint d'une sensation de pesanteur occupant toute l'étendue de l'épigastre et des hypochondres. Les autres viscères abdominaux paraissent normaux.

Les poumons attirent notre attention, non seulement à cause des antécédents du sujet, mais encore parce que, dès le lendemain de son entrée, le malade, qui tousse assez peu, expectore quelques crachats spumeux, striés de sang. L'examen des sommets, pratiqué d'une façon réitérée par les élèves du service, laisse des doutes dans notre esprit, le sommet droit en arrière paraissant moins sonore, un jour, que le gauche, alors que, le lendemain, c'est la fosse sus-épineuse gauche qui semble suspecte.

Pendant les neuf jours que dura son séjour à l'hôpital, le patient, toujours abattu, perdit l'appétit à mesure que les signes d'un embarras gastrique apyrétique augmentaient.

Le 23 janvier, après la visite du matin, comme l'état général n'était point plus mauvais, et sans que l'auscultation du malade assis ait été plus prolongée que de coutume, la mort survint tout à coup, subite, au moment où le sujet se soulevait sur son séant.

L'autopsie, faite avec le plus grand soin, ne nous révéla que les trois lésions suivantes :

1° La glande pinéale était un peu plus grosse que normalement, sans aucune lésion histologique ;

2° Quelques adhérences pleurales, discrètes, s'étendaient à la base du poumon droit, sur une largeur de 7 à 8 centimètres carrés. Aucune trace de lésion tuberculeuse pulmonaire sous-jacente, malgré une recherche des plus méthodiques. Le sommet du poumon, légèrement congestionné, ne présentait aucune lésion tuberculeuse bien manifeste;

3° Les deux capsules surrénales sont transformées en deux blocs fibro-caséeux à peu près égaux de volume et de la grosseur d'une petite mandarine. La forme de l'organe est conservée, cependant, d'une manière générale ; chaque glande, en effet, représente une pyramide triangulaire à bords arrondis, dont la base excavée s'emboîte sur le sommet du rein sous-jacent absolument normal.

La masse cellulo-adipeuse qui forme comme une atmosphère graisseuse autour de la glande est le siège d'une inflammation chronique manifeste. Des tractus fibroïdes la cloisonnent, irradiant tous des blocs caséo-tuberculeux développés dans l'épaisseur de la glande surrénale. Le microscope nous démontre, du reste, qu'il s'agit de zones d'inflammation tuberculeuse centrifuge très riches en cellules géantes.

A droite, la capsule adhère intimement au foie dont l'enveloppe seule est enflammée chroniquement, les lobules hépatiques sous-jacents étant respectés.

Les plexus nerveux sympathiques adjacents ne paraissent pas lésés à l'œil nu. Les ganglions lymphatiques voisins semblent intacts.

Quant aux altérations histologiques des capsules surrénales, elles sont des plus classiques, en ce sens que l'organe est presque totalement détruit par des îlots tuberculeux caséeux, largement infiltrés dans toute l'épaisseur du tissu glandulaire.

Il est facile d'établir, par l'examen topographique des lésions, l'origine centrale et la diffusion centrifuge de la tuberculose surrénale. De place en place, en effet, à la périphérie, au-dessous des pelotons adipeux péri-surrénaux, on trouve encore quelques rares trabécules épithéliales non détruites, mais morcelées, facilement reconnaissables.

Les masses caséeuses, qui forment la plus grande partie des lésions, sont entourées par un nombre souvent incroyable de cellules géantes, énormes, affectant les formes les plus variées. Autour de ces amas, le tissu fibreux s'est développé d'une manière exubérante. Un grand nombre de vaisseaux capillaires dilatés sillonnent la périphérie des blocs fibro-caséeux. La plupart des veines surrénales, encore reconnaissables à leur musculature puissante, sont à peu près oblitérées par une endophlébite chronique non bacillaire. Enfin, sur plusieurs coupes, les nerfs et les ganglions nerveux appartenant à la capsule surrénale apparaissent englobés au milieu des lésions chroniques fibro-caséeuses spécifiques.

La recherche des bacilles tuberculeux ne m'a pas donné des résultats aussi satisfaisants que dans les cas d'abcès caséeux récents de la surrénale, où le nombre des bacilles m'a paru, quelquefois, extraordinaire. C'est à peine si quelques bacilles de Koch mal colorables se montrent dans l'intérieur des cellules géantes et surtout au milieu des îlots embryonnaires disséminés dans le tissu cellulo-adipeux entourant l'organe malade.

Il est difficile d'affirmer l'existence d'une tuberculose primitive des surrénales : la porte d'entrée paraît avoir été le poumon et la plèvre du côté droit. La maladie d'Addison, ici larvée, aurait sans doute développé ses symptômes si une première syncope, sans doute accidentelle, n'était venue en interrompre le cours.

A ce point de vue, l'observation m'a paru des plus instructives, autant pour le diagnostic insuffisant par nous porté que pour le pronostic général des *tuberculoses viscérales*, qui souvent présente des difficultés insurmontables.

L'asthénie propre aux Addisoniens était certainement présentée par le malade dont on vient de lire l'observation, mais la mélanodermie n'était pas assez apparente pour qu'il vînt à l'esprit de penser à la maladie bronzée.

D'un autre côté, alors même que le diagnostic a été porté résolument, il s'en faut de beaucoup qu'à l'autopsie les capsules soient seules à présenter des lésions et il arrive fréquemment de rencontrer soit isolément, soit concurremment avec les lésions surrénales, des altérations des plexus sympathiques, des ganglions semi-lunaires, du plexus solaire.

On peut citer comme type du genre cette observation très détaillée, très remarquable de M. le professeur Raymond, observation publiée dans les *Archives de physiologie* (juillet 1892).

Observation III. — *Douleurs épigastriques, lassitude extrême, mélanodermie, troubles digestifs, vomissements, diarrhée. Amaigrissement extrême. Apparition de tumeurs ganglionnaires dans les aisselles, puis dans les aines. Troubles de la phonation, gêne respiratoire. Cachexie progressive. Mort. Autopsie : lymphadénome généralisé, intégrité des capsules surrénales; sclérose du plexus solaire englobé dans les masses ganglionnaires.*

La nommée D... (Jeanne), âgé de 27 ans, couturière, entre le 15 janvier 1891 à l'hôpital Lariboisière, salle Trousseau, n° 33.

Antécédents héréditaires. — Rien d'intéressant ; son père et sa mère sont morts âgés et bien portants.

Antécédents personnels. — Pas de maladies antérieures ; bonne santé habituelle.

Histoire de la maladie. — Au commencement de l'année 1889, la malade souffre de crampes d'estomac et de vomissements alimentaires qui surviennent aussitôt après les repas. Puis ces accidents s'amendent et disparaissent.

Au mois d'octobre de la même année, la malade est reprise de douleurs très vives et profondes, au niveau de la région lombaire, de l'épigastre et de l'hypochondre gauche. En même temps, D... éprouve une extrême lassitude, qui lui rend bientôt tout travail impossible ; le moindre effort, la moindre marche l'exténuent. Dès le début de la maladie, elle accusait une sensation de froid insupportable aux extrémités des membres inférieurs ; elle avait beau s'envelopper de couvertures, elle ne pouvait arriver à se réchauffer.

Puis les règles deviennent irrégulières, elles ne se montrent que tous les quatre mois environ jusqu'en juillet 1890 : depuis lors, elles sont totalement supprimées.

En juillet 1890, la mélanodermie apparaît, débutant par quelques taches aux doigts des deux mains, puis aux orteils. Les jambes, les cuisses, le ventre et le dos se couvrent successivement de taches semblables plus ou moins larges, très rapprochées les unes des autres et donnant à la peau une teinte jaunâtre qui va en s'accentuant de plus en plus.

Vers la même époque, débute une diarrhée tenace, qui ne quitte plus la malade jusqu'à son entrée à l'hôpital.

En septembre 1890, la malade va passer un mois à la campagne ; en partant, elle pesait 116 livres ; à son retour, elle ne pèse plus que 80 livres.

Depuis un an, la malade tousse un peu et continuellement ; sa respiration est gênée, et elle a souvent des maux de gorge. Il y a quatre mois, elle a été prise de troubles de la phonation. Sa langue est sèche et fendillée sur les bords depuis deux mois. D... a remarqué la présence de ganglions indurés dans son aisselle gauche, il y a environ un mois.

État actuel (15 janvier 1891). — La malade est extrêmement amaigrie et paraît très abattue. Elle présente, aux bras et à toute la partie inférieure du corps, jusqu'aux seins, une teinte générale d'un brun foncé, qui lui donne l'aspect d'une mulâtresse.

Sur les jambes et le ventre, on aperçoit des taches plus foncées, qui se détachent nettement sur le fond uniformément pigmenté ; à la partie supérieure de la poitrine et du dos, au cou et à la face, la peau présente sa teinte normale, à part quelques taches pâles bien délimitées. La muqueuse buccale n'est pas pigmentée.

On sent, à la palpation de l'aisselle gauche, deux ou trois ganglions tuméfiés, durs, mobiles et douloureux à la pression.

La respiration est embarrassée, sans que l'on observe des signes d'auscultation bien nets, si ce n'est une respiration un peu soufflante au niveau du hile du poumon.

La voix est rauque et fait songer à une laryngite tuberculeuse.

Les urines sont troubles ; elles ne contiennent ni sucre, ni albumine.

Rien d'anormal au cœur.

Rate peu volumineuse.

Anorexie presque complète, vomissements fréquents. La diarrhée cesse le jour de l'entrée de la malade, mais reparaît le 24 janvier.

Pendant les mois de février, mars, avril, l'état général s'aggrave de plus en plus. L'apparition fréquente du muguet dans la bouche indique une déchéance profonde de l'organisme. L'adénite axillaire gauche a augmenté ; il s'est développé également une tumeur ganglionnaire dans l'aisselle droite et une autre dans l'aîne droite.

La malade succombe le 3 mai 1891.

Autopsie. — *Thorax.* — Le poumon droit est adhérent au sommet; il est le siège d'une congestion œdémateuse généralisée. Les ganglions du hile, volumineux et indurés, forment une tumeur grosse comme un œuf de poule, qui englobe et comprime les vaisseaux et la bronche. Les ganglions intra-pulmonaires sont hypertrophiés.

Les bronches sont enflammées.

Le poumon gauche présente les mêmes lésions à un degré moindre.

Pas de traces de lésions tuberculeuses aux sommets. Les ganglions sous-trachéo-bronchiques forment une masse du volume d'une orange. Les ganglions rétrosternaux et ceux du médiastin postérieur sont également hypertrophiés et indurés. Ces derniers sont particulièrement remarquables par la régularité de la chaîne qu'ils dessinent et par les rapports assez intimes qu'ils présentent avec la chaîne du sympathique.

Les ganglions de la base du cou présentent des lésions analogues, mais peu accentuées.

Le cœur pèse 170 grammes; il paraît sain, de même que l'aorte.

Abdomen. — Le foie pèse 1.200 grammes ; sa couleur est violacée ; sur les coupes, il paraît brun, avec un réticulum plus pâle, circonscrivant des lobules. Les reins paraissent sains, sauf un peu de congestion. La rate est petite, ferme, elle pèse 82 grammes. On sent, dans son épaisseur, de petites tumeurs dures. Sur la coupe, elle est rouge, d'apparence charnue, avec des marbrures jaunâtres et des noyaux blancs, durs, lardacés, saillants à la surface; leur volume varie de celui d'un grain de chènevis à celui d'une tête d'épingle. Ces noyaux sont isolés ou réunis par masses lobulées, du volume d'un pois.

L'utérus est normal ; les ligaments larges contiennent un semis de petits noyaux durs de lymphadénomes, tout le long des bords de l'utérus; quelques-uns de ces noyaux, gros comme un grain de chènevis, siègent dans le péritoine, qui présente à ce niveau des traces d'un travail inflammatoire.

Il existe, au-devant de la colonne vertébrale, une masse ganglionnaire qui s'étend du diaphragme au promontoire sacro-iliaque. Cette masse, irrégulièrement bosselée, offre le volume de deux poings; elle englobe, sans les comprimer, l'aorte abdominale, la veine cave et la bifurcation de ces vaisseaux. En arrière, elle adhère fortement à la colonne vertébrale et aux piliers du diaphragme. En bas, elle envoie deux prolongements suivant les vaisseaux iliaques ; ces prolongements s'étendent jusque dans le triangle de Scarpa. Sur les coupes, cette masse ganglionnaire présente un tissu blanc, dur, d'aspect lardacé.

La capsule surrénale droite est écartée du rein et refoulée en haut par la tumeur ; mais elle n'est nullement adhérente; son aspect est parfaitement normal; elle mesure 55 millimètres de long, 35 millimètres de hauteur et 7 millimètres d'épaisseur.

La capsule surrénale gauche est également libre de toute adhérence; elle présente une consistance normale, mais son tissu est brunâtre sur la coupe, et sa substance corticale n'offre la coloration jaune que dans quelques points très limités. Les dimensions sont : 52 millimètres, 17 millimètres et 11 millimètres.

Le ganglion semi-lunaire droit est adhérent aux masses ganglionnaires du mésentère; il n'est même reconnaissable qu'à ses rapports avec le pneumogastrique et le grand splanchnique.

Au gauche, les nerfs splanchniques vont se perdre dans la masse lymphadénique, et il est impossible de trouver le ganglion semi-lunaire de ce côté.

Le cerveau et la moelle ne présentent aucune lésion appréciable à l'œil nu.

Le quatrième disque intervertébral forme une saillie prononcée dans le canal rachidien; néanmoins la moelle n'est nullement comprimée à ce niveau.

Nous n'entrons pas dans le détail de l'examen histologique très complet. Nous nous contenterons de conclure avec M. Raymond qu'il existait une sclérose du ganglion semi-lunaire droit, due sans doute à une lésion mécanique; de plus, que le ganglion semi-lunaire gauche était si bien englobé dans des masses néoplasiques qu'il n'a pas été retrouvé à l'autopsie.

M. Raymond ajoute que les capsules surrénales ne pouvaient pas être incriminées. Elles étaient cependant atteintes, si nous nous en rapportons à l'examen histologique, tel que le donne le distingué Professeur :

Examen histologique des Capsules surrénales. — *Les capsules ne présentent d'autres lésions qu'une dilatation irrégulière des capillaires. Ceux-ci contiennent par places de nombreux leucocytes. A droite, les cordons et les travées cellulaires sont parfaitement intactes. A gauche, la congestion est plus marquée et les cellules de l'écorce ont perdu une partie de leurs granulations graisseuses.*

La capsule fibreuse de l'enveloppe n'est nullement adhérente et n'est pas épaissie. En somme, il s'agit là de lésions très minimes, qui sont directement imputables à la leucémie; le parenchyme de ces organes n'a pas subi d'altérations assez profondes pour qu'il en ait pu résulter des troubles fonctionnels sérieux.

Nous convenons volontiers, avec M. Raymond, que ce sont là, en effet, des lésions minimes, en apparence, et que les altérations du plexus solaire paraissent occuper la première place dans cette autopsie; mais, enfin, les capsules, dans ce cas particulier, pouvaient avoir fonction d'insuffisance.

Quoi qu'il en soit, il paraît difficile à M. Raymond, d'après cette observation, de considérer la maladie bronzée comme le résultat d'une intoxication sanguine due à la suppression de la fonction dépuratoire des capsules surrénales. Aussi, l'auteur se range-t-il parmi les partisans de la théorie nerveuse, d'autant plus que cette dernière expliquerait facilement la pigmentation observée, car il est bien établi aujourd'hui que, au moins chez les animaux inférieurs, les cellules chargées de l'élaboration du pigment sont sous la dépendance immédiate du système nerveux (Milne-Edward, P. Bert, Vulpian, Gaule et Canini, Ehrmann et Lode). La pigmentation de la maladie bronzée résulterait donc, d'après Raymond, d'une perturbation apportée dans la formation chromatique par une irritation du sympathique abdominal, qui retentit, par voix réflexe, sur le ou les centres nerveux préposés à la régulation de cette fonction. Les autres symptômes de la maladie seraient causés par la perturbation d'autres centres végétatifs, et cette perturbation procéderait de la même lésion qui agit comme épine, source d'irritations variées.

Quoi qu'il advienne de cette théorie encore imparfaite, il est un fait certain, c'est que dans les ablations partielles ou totales faites sur les animaux par MM. Abelous et Langlois, jamais la pigmentation de la peau n'a été signalée.

M. Langlois, après avoir cru observer sur un lapin blanc une coloration roussâtre en quelques points des téguments après l'injection d'essence de térébenthine dans les capsules, n'a pas de nouveau observé ces pigmentations sur d'autres animaux.

Marino Zucco ayant inoculé dans l'intérieur des capsules surrénales de lapins une culture de la pseudo-tuberculose de Pfeiffer, a vu se développer sur la peau des taches de couleur ardoisée qui grandissent à vue d'œil jusqu'à recouvrir tout le corps.

Ces résultats si intéressants mériteraient d'être confirmés. M. Langlois poursuit actuellement des recherches dans le même sens en injectant dans la capsule surrénale de lapins et de rats des cultures de streptococcus pyogenes aureus. Ce procédé de destruction pourrait conduire à des déductions physio-pathologiques fort importantes, car elles nous mettraient dans les conditions ordinaires des lésions que nous observons chez les malades; déjà Charrin et Carnot [1] ont réussi à provoquer le diabète pancréatique avec tous ses symptômes cliniques, polyurie, polydipsie, glycosurie, amaigrissement, en injectant dans le conduit pancréatique des cultures diluées de bacille pyocyanique.

— M. Roux vient aussi de publier une observation recueillie à Lyon dans le service de M. Drivon, observation qui vient à l'appui des conclusions de M. Raymond; c'est encore un cas de maladie d'Addison sans lésions apparentes des capsules surrénales.

En voici le résumé.

Observation IV.—Roux (*Province Médicale*, 26 août et 2 sept., 1893, n°s 34 et 35, pp. 401 et 411).

Homme de 26 ans ; tuberculose ganglionnaire, pleurale, péritonéale et laryngée. Cachexie d'Addison, avec pigmentation précoce et asthénie tardive ; *capsules surrénales absolument saines, lésions considérables du plexus solaire.* Le teint bronzé du malade était général et très caractéristique, l'asthénie assez prononcée pour obliger le malade à garder le lit habituellement. L'auteur mentionne également des douleurs lombo-abdominales, des troubles digestifs assez accentués, sans vomissements ni diarrhée. La cachexie fut progressive et assez rapide et le malade succomba dans le marasme avec de l'hypothermie et des symptômes nerveux convulsifs. A l'autopsie, les capsules surrénales des deux côtés sont absolument saines ; leur atmosphère de tissu cellulo-adipeux n'a pas été envahie par le tissu tuberculeux. A la coupe, les substances corticale et médullaire se distinguent nettement et ne présentent aucune lésion à l'examen microscopique. Les ganglions nerveux péri-capsulaires sont dans un état parfait d'intégrité. — Le ganglion semi-lunaire droit ne paraît pas altéré. A gauche, au contraire, le péritoine pariétal solidement uni à la paroi abdominale postérieure est impossible à détacher : le ganglion semi-lunaire gauche et les branches principales du plexus solaire

1. — Charrin et Carnot, *Infections pancréatiques ascendantes expérimentales* (*Société de Biologie*, 26 mai 1894).

sont englobés dans ces masses inflammatoires, d'où il est impossible de les séparer, même par une dissection minutieuse.

Cette absence de lésions des capsules surrénales dans la maladie d'Addison est certainement l'exception, mais enfin, il faut en tenir compte, bien qu'on puisse objecter qu'il est des altérations fonctionnelles qui échappent à nos moyens d'investigation.

La sensation de fatigue manifestée par les individus atteints de cette affection se rapproche cependant à s'y méprendre de l'asthénie surrénale observée chez les animaux.

MM. Albanèse, Abelous et Langlois, portant leur attention sur cet affaiblissement rapide survenant chez les animaux acapsulés, ont remarqué qu'ils ne résistaient pas à la fatigue. Ainsi que nous l'avons vu, les grenouilles acapsulées, soumises à des excitations répétées, de façon à provoquer de fréquents mouvements réactionnels, meurent beaucoup plus vite que des grenouilles laissées au repos après la capsulation; ces animaux succombent rapidement aux suites d'un travail musculaire que supportent sans inconvénient des animaux normaux.

M. Charrin, Abelous et Langlois, qui eurent l'occasion d'étudier, au moyen de l'ergographe de A. Mosso, la fatigue chez les Addisoniens, dans le service du professeur Bouchard, ont publié (*Archives de physiologie*, octobre 1892) des tracés que M. Langlois a eu l'extrême obligeance de nous communiquer, et qui montrent d'une façon évidente la faible résistance de ces malades à la fatigue et l'impuissance neuro-musculaire qui survient très vite à la suite d'un petit nombre de contractions musculaires.

De nouvelles recherches faites sur les rapports de la fatigue avec les fonctions des capsules surrénales (*Arch. de phys.*, octobre 1893), M. Abelous, en étudiant comparativement la courbe de la fatigue chez des grenouilles normales et chez des grenouilles acapsulées, fait ressortir encore le rapprochement qui existe entre les effets de la fatigue et les conséquences de la destruction des capsules. Une grenouille acapsulée meurt par intoxication et cette intoxication est de même nature que celle qui produit la fatigue chez l'animal normal. Et ainsi peuvent s'expliquer, conclut M. Abelous, cette asthénie, cette fatigue invincible qui accablent l'addisonien et qui a été si bien décrite par Jaccoud : « C'est que les substances toxiques qui s'accumulent dans l'organisme après la suppression de la fonction surré-

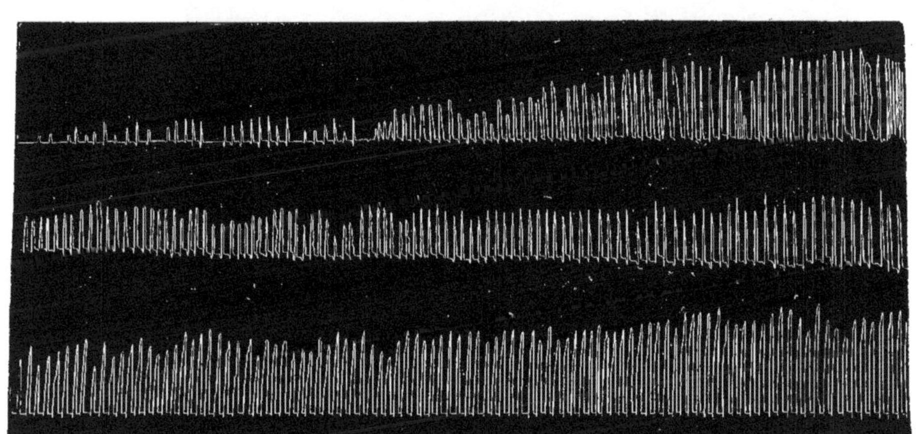

Fig. 51. — Tracé pris avec l'ergographe de M. Mosso. Poids soulevé : 1 kilogramme; contraction volontaire du médius toutes les deux secondes (Tracé à lire de droite à gauche, ainsi que le suivant).
I. Addisonien. — II. Tuberculeux. — III. Sujet normal.

nale sont de même nature que les poisons élaborés au cours d'un travail musculaire exagéré. Mais l'action de ces derniers

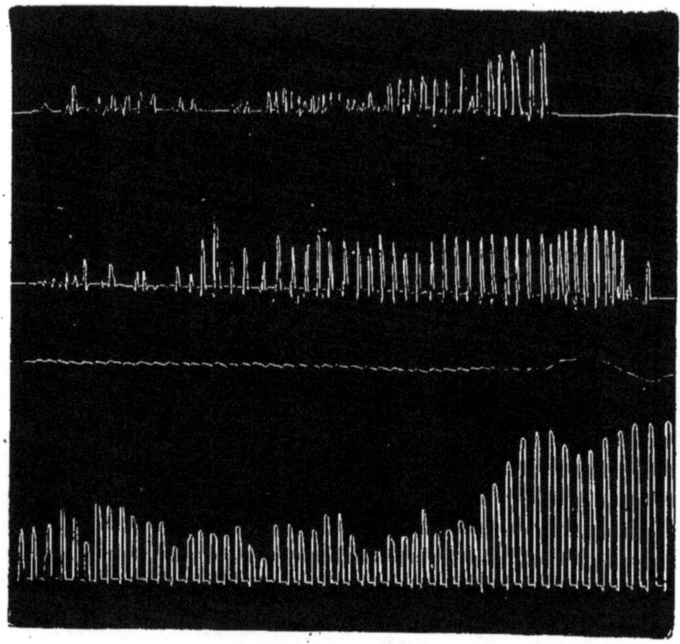

Fig. 52. — Tracé ergographique, avec deux kilogrammes : mêmes indications que pour la figure précédente.

n'est que passagère, car le rôle des capsules surrénales paraît être justement de les annihiler. »

Par quel mécanisme ? on ne sait encore, mais, d'après quelques expériences de l'auteur, il est permis de supposer que c'est par un processus d'oxydation [1].

M. Abelous [2] a injecté du sang de chiens tétanisés à des chiens qui avaient subi récemment la double capsulectomie et qui ne présentaient encore aucun trouble post-opératoire. Les faits ob-

1. — MM. Chassevant et Langlois (*Société de Biologie*, 1er juillet 1893) ont démontré que le sang efférant de la capsule surrénale est plus riche en oxygène que celui du système veineux général, si l'on considère, comme le font remarquer les auteurs, « que cet organe, qui se rattache au groupe des glandes défensives de l'organisme, chargé d'annihiler les substances toxiques qui se forment continuellement dans l'organisme, doit posséder une activité constante, et par suite présenter constamment les phénomènes vasculaires observés dans les glandes à fonctions intermittentes, au moment où elles entrent en activité : une circulation intensive, conservant, même dans la veine, son caractère artériel ».

2. — Toxicité du sang et des muscles des animaux fatigués. — *Archives de phys. norm. et path.*, avril 1894, page 433.

servés dans le cours de ces expériences présentent une analogie remarquable avec ceux que M. P. Langlois a signalés à la suite de l'injection à des chiens acapsulés du sang de chiens morts après la double capsulectomie.

Si ces injections de sang d'animaux fatigués sont faites à des chiens normaux, les animaux, à part des modifications respiratoires et cardiaques (anhélation et accélération du cœur), troubles signalés par Mosso [1], les animaux se remettent rapidement ; la plupart, tout de suite après l'injection, peuvent marcher, mais ils ne mangent pas, et si la quantité de sang injectée a été considérable (200cc.), les animaux présentent une légère parésie passagère du train postérieur.

Les expériences que M. Abelous a faites sur les lapins lui ont donné les mêmes résultats.

Le même auteur a répété ensuite sur des grenouilles normales et acapsulées les expériences faites autrefois par M. Langlois et lui, avec le sérum d'animaux morts à la suite de la double capsulectomie, mais en employant cette fois du sérum d'animaux fatigués par une tétanisation de vingt minutes. Les effets de ces injections présentent une grande analogie avec ceux des injections de sérum d'animaux acapsulés. Le sérum des animaux tétanisés est toujours toxique pour les grenouilles acapsulées ; la plupart du temps, il tue aussi les grenouilles normales ; mais, en général, il faut pour cela une dose minima de 5 centimètres cubes. D'ailleurs, comme le fait observer M. Abelous, il faut tenir compte de l'origine du sérum, de la résistance individuelle des animaux injectés, et enfin du temps depuis lequel le sérum a été recueilli, car les propriétés toxiques s'affaiblissent à la longue.

M. Abelous a ensuite étudié la toxicité de *l'extrait alcoolique du sang* des animaux tétanisés. Les injections de la solution alcoolique sont bien supportées par les lapins normaux. Toutefois, pendant l'injection et quelques minutes après, on observe une accélération du rythme respiratoire, un véritable essoufflement, en même temps qu'une accélération du rythme cardiaque, de la salivation et un léger degré de myosis. Mais après une

1. — Mosso, *Congrès de Berlin 1890*.

période très courte de légère torpeur, les animaux se rétablissent et ne présentent pas de troubles ultérieurs.

Pour les lapins acapsulés, les troubles observés sont les mêmes, à l'intensité et à la durée près. Enfin, comme pour les chiens, la survie moyenne est abrégée. Elle n'a été, au cours des expériences de M. Abelous, que de huit heures.

Les injections *d'extrait alcoolique de muscles* de chiens tétanisés ont amené des troubles semblables à ceux que produit l'injection d'extrait alcoolique de sang; seulement, pour un même poids de tissu, ces extraits sont plus toxiques. De même que pour l'extrait alcoolique de sang d'animaux fatigués, les lapins normaux résistent ; les lapins acapsulés ont une survie abrégée.

De ces diverses expériences, M. Abelous conclut que la majeure partie des substances qui donnent au sang et aux muscles des animaux fatigués leur toxicité sont solubles dans l'alcool.

Quelles sont ces substances?

Quelques auteurs ont attribué les phénomènes de la fatigue à l'accumulation d'acide lactique dans les muscles et le sang; M. Abelous fait observer que les phénomènes de parésie et de paralysie, qui suivent les injections de sérum ou d'extrait alcoolique de sang et de muscles, ne peuvent pas être attribués à cet acide, car, d'une part, il a toujours trouvé le sérum nettement alcalin et, d'autre part, les solutions de résidus alcooliques étaient neutralisées au préalable; la petite quantité d'acide lactique qui avait pu se former au cours de la fatigue n'existait donc qu'à l'état de lactate de soude ; or, ce sel n'a aucune action paralysante ou même fatigante, comme le distingué physiologiste a pu le constater par des expériences directes.

La conclusion qui s'impose, d'après M. Abelous, c'est que ces substances toxiques sont des substances réductrices. Gchsleïden a, d'ailleurs, signalé la présence de ces matières réductrices dans l'extrait alcoolique de muscles fatigués. On les met en évidence en transformant par elles le ferricyanure de potassium en ferrocyanure, ce qui détermine, avec le perchlorure de fer, un précipité bleu de Prusse. Mais si, au préalable, on oxyde ces substances par du permanganate de potasse, la réaction du bleu de Prusse ne se produit plus. Ajoutons que ces extraits ainsi oxydés ont perdu toute leur toxicité.

Donc, suivant M. Abelous, ces substances toxiques tirées des muscles d'animaux fatigués sont essentiellement des substances réductrices qu'il faut considérer comme appartenant aux groupes de ces leucomaïnes xanthiques et créatiniques, magistralement étudiées par A. Gautier dans les muscles normaux.

Abelous est convaincu qu'une analyse chimique et physiologique précise des muscles fatigués, faite à ce point de vue, donnerait des résultats importants et précis.

En attendant cette analyse et quel que soit le principe toxique des extraits musculaires d'animaux fatigués, il est un fait qui ressort de ces expériences et que nous devons retenir, *c'est qu'il existe la plus grande analogie entre l'asthénie observée chez les animaux acapsulés et l'asthénie des addisoniens;* mais, enfin, il est des addisoniens qui n'ont pas de lésions des capsules surrénales; inversement, ces organes peuvent être altérés sans qu'il y ait exagération de la pigmentation. Peut-être faudra-t-il un jour, comme le prévoient MM. Abelous, Charrin et Langlois, « établir des distinctions, séparer les sujets qui présentent, en même temps, et cette extrême fatigue et ces taches cutanées de muqueuses, de ceux qui n'offrent, ainsi que cela s'observe, que l'un ou l'autre de ces symptômes... Du reste, la physiologie s'associe à la clinique pour dire que dans cette affection, comme dans beaucoup d'autres, le système nerveux, lésé ou non d'une façon apparente, intervient sous l'influence d'une excitation dont l'origine toxique vient d'être démontrée. Là encore il convient d'invoquer l'inhibition [1].

En résumé, deux théories sont en présence :

1° *La théorie capsulaire* appuyée sur les expériences de Brown-Séquard, Abelous et Langlois, sur les effets des injections de suc capsulaire et sur la fréquence des lésions des capsules dans la maladie bronzée ;

2° *La théorie nerveuse* à laquelle les observations récentes de Raymond, Brault et Peauchet, et les recherches d'Alezaïs et Arnaud sont venues apporter un appoint des plus sérieux.

M. Roux (*loc. cit.*) tend plutôt à adopter une *opinion mixte* déjà émise par Abelous, Charrin et Langlois, et formulée par

1. — Abelous, Charrin et Langlois, la Fatigue chez les addisoniens. — *Archives de physiologie*, octobre 1892, page 724.

Pic : la pigmentation serait plutôt fonction de l'altération nerveuse, l'asthénie de l'insuffisance capsulaire. Dans cette hypothèse la maladie d'Addison type, avec ses deux phénomènes fondamentaux : asthénie et teinte bronzée, pourrait reconnaître une double origine : soit une lésion du sympathique avec insuffisance capsulaire fonctionnelle, soit une destruction des capsules avec lésions secondaires des ganglions sympathiques (Alezais et Arnaud). Il y aurait ainsi deux types cliniques de maladie d'Addison, correspondant chacun à une lésion différente. Un premier type, caractérisé par une asthénie précoce avec pigmentation tardive, serait le résultat de lésions capsulaires avec propagation aux ganglions sympathiques. Un deuxième type, caractérisé par une pigmentation précoce avec asthénie (tel était le cas dans l'observation publiée par l'auteur), répondrait à des lésions du grand sympathique d'origines diverses, avec insuffisance capsulaire fonctionnelle.

Bref, l'on est forcé, pour le moins, d'admettre les conclusions suivantes [1] :

I. — La maladie décrite sous le nom de maladie bronzée, maladie d'Addison, ne dérive pas d'une maladie unique.

La théorie nerveuse et la théorie de l'insuffisance glandulaire ne sauraient être adoptées pour tous les cas, à l'exclusion l'une de l'autre.

II. — Les symptômes d'asthénie trouvent une explication complète dans les théories nouvelles sur les fonctions des glandes surrénales.

Les capsules surrénales ont pour fonction de neutraliser ou de détruire des substances toxiques curarisantes élaborées au cours des échanges chimiques et spécialement au cours du travail des muscles.

III. — L'asthénie est le symptôme le plus caractéristique de la lésion capsulaire. La courbe ergographique met en évidence cette absence de résistance à la fatigue que présentent les malades atteints de lésions capsulaires [2].

---

1. — Gustave Mahé, *Essai sur le traitement de la maladie d'Addison. Thèse de Paris*, 3 juillet 1894.

2. — Au moment de livrer les épreuves de cet ouvrage, nous prenons connaissance d'un travail de M. Nicolas de Dominicis (de Naples) paru dans les *Archives de physiologie*, octobre 1894. Les capsules surrénales constituent pour l'auteur un

TRAITEMENT DE LA MALADIE D'ADDISON

Si la théorie glandulaire que nous avons exposée n'explique pas tout, elle s'appuie cependant sur des expériences physiologiques assez importantes pour que MM. Abelous, Charrin et Langlois puissent s'exprimer ainsi : « Il est clair qu'à la suite des découvertes de l'heure présente cette thérapeutique des tissus s'impose, d'autant plus que, conduite avec prudence, tentée d'abord sur l'animal, elle est pour le moins innocente. Dans la maladie d'Addison, l'indication se pose comme dans la cachexie thyroïdienne.

Voici quel est le traitement rationnel de l'intoxication addisonienne tel qu'il est proposé par M. Langlois, chef du laboratoire de physiologie, et exposé dans la thèse de M. Gustave Mahé.

Il faut viser trois points essentiels :

a, Diminuer la formation des musculo-toxines;

b, Favoriser l'élimination de ces toxines curarisantes;

c, Chercher à suppléer à l'insuffisance de la fonction surrénale.

1° Pour diminuer la formation des toxines, il n'existe qu'une méthode, le repos aussi complet que possible. Les observations de Chauffard, de Langlois, démontrent nettement l'influence nocive de la fatigue musculaire. On ne peut cependant songer au repos absolu ; il existe même souvent, outre les impossibilités sociales, des indications formelles, provenant des autres lésions que présentent habituellement ces malades : tuberculose pulmonaire, hépatique, etc. Ce qu'il faut éviter principalement ce sont les efforts prolongés, continus, favorisant l'accumulation dans l'organisme des produits de décomposition.

2° Favoriser l'élimination des toxines.

plexus nerveux très intriqué, où l'on n'aperçoit rien d'un appareil glandulaire capable de fonction dépuratrice.

Ses expériences l'amènent à conclure que la suppression totale des capsules surrénales pratiquée simultanément, ou avec un intervalle quelconque, amène fatalement et constamment la mort des animaux dans un intervalle maximum de deux, trois ou quatre heures, mais M. de Dominicis, se basant sur ce que la section de la moelle épinière faite par avance, ou l'action de l'atropine retardent notablement les accidents et en affaiblissent aussi l'intensité, attribue la mort au shok opératoire, à une névrolysie.

Le temps nous manque pour analyser ce travail. Nous nous contenterons de faire remarquer que la théorie de l'auteur est absolument en contradiction avec les résultats obtenus par la greffe et par les injections de liquide de capsules surrénales.

Les indications générales qui découlent des données acquises désormais, grâce aux travaux du professeur Bouchard sur les auto-intoxications, trouvent ici leur place.

Assurer l'intégrité des fonctions de la peau par des bains alcalins, des frictions sèches au gant de crin. Favoriser l'excrétion cutanée par des bains de vapeur quand l'état du malade le permet, mais, sur ce point, être des plus prudents, la sudation étant souvent moins éliminatrice des *nuisances*, pour employer le terme des *hygiénistes* anglais, que la sécrétion rénale. C'est surtout sur le rein, en effet, qu'il faut compter comme puissant éliminateur.

Nous avons vu que Marino Zucco a trouvé dans les urines des addisoniens de la neurine, précisément l'agent toxique suspect. Bien que la toxicité des urines n'ait pas encore été sérieusement étudiée, quelques expériences inédites de Langlois font supposer que le coefficient uro-toxique est augmenté.

Le lait sera recommandé à haute dose, sans aller, toutefois, à moins d'indications formelles, jusqu'au régime lacté absolu, régime difficile à appliquer d'ailleurs, étant donné l'état anorexique. On peut, dans le cas de refus du lait, donner du lactose (40 grammes au moins par litre).

Pour activer la fonction éliminatrice du rein, Langlois a employé avec succès la théobromine à la dose de 1 à 2 grammes par jour pendant quatre à cinq jours, suivis d'un repos de quelques jours.

Le régime lacté mixte avec la théobromine permet d'obtenir une diurèse de 4 litres : c'est un véritable lavage de l'organisme.

La caféine a été préconisée ; elle ne paraît pas donner d'excellents effets. Il faut songer, en effet, qu'en augmentant le tonus des muscles, elle favorise, dans une certaine mesure, la production des toxines.

Inutile d'insister sur la nécessité d'assurer les évacuations intestinales fréquentes.

3° Suppléer à l'insuffisance de la fonction surrénale.

Nous ne savons pas encore par quel mécanisme les capsules surrénales annihilent les substances toxiques produites dans le cours des échanges chimiques ; il y a tout lieu de supposer, cependant, que c'est par un processus d'oxydation.

Il paraît donc utile de déterminer dans l'organisme des oxydations énergiques. Les inhalations d'oxygène, d'air sous pression, trouvent ici leur indication ainsi que l'emploi des alcalins.

Enfin, la greffe surrénale ou l'injection d'extrait de capsules surrénales est nettement indiquée.

GREFFE DE CAPSULES SURRÉNALES

Comme le fait observer M. Gustave Mahé, les injections sous-cutanées du liquide capsulaire, en admettant qu'elles puissent suppléer à la fonction présente de l'organe lésé ou détruit, n'exercent qu'une action passagère. L'idéal serait donc de rétablir la fonction elle-même, de greffer un organe sain, capable, après avoir établi ses communications vasculaires, de continuer à fournir à l'organisme le facteur encore inconnu qui joue le rôle tutélaire dans la défense de l'organisme contre le poison curarisant.

Nous avons vu que Abelous a réussi à greffer la capsule surrénale chez la grenouille, dans la région iléo-coccygienne. Si, après avoir pratiqué cette greffe, on détruit, au bout d'une vingtaine de jours, les deux capsules surrénales, la grenouille survit à cette opération. Si on détruit ensuite la greffe, les grenouilles qui avaient jusque-là résisté, meurent avec les symptômes de la paralysie décrite par Abelous et Langlois.

Il reste évidemment à pratiquer cette opération chez des animaux supérieurs. Les expériences tentées jusqu'ici par Langlois n'ont pas réussi ; la coque fibro-celluleuse qui protège la capsule empêche, en effet, la vascularisation superficielle. On peut espérer cependant que, grâce aux dispositions anatomiques que présentent certains animaux, cette greffe pourra être tentée.

Voici une tentative de greffe qu'il est curieux de signaler, au moins pour mémoire :

Observation de M. Bérard, interne du service de M. Augagneur [1].

Enfant de 14 ans. Coxalgie antérieure et synovite fongueuse de la gaîne des extenseurs. Simultanément s'était produite une pigmentation de tous les téguments. M. Augagneur a pratiqué chez le malade des greffes de capsules surrénales de chien. Celles-ci ont été insérées dans le tissu cellulaire sous-cutané de l'abdomen. La mort est survenue le

1. — Société des Sciences médicales de Lyon, 26 décembre 1892. — *Mercredi médical*, 1891, p. 23.

troisième jour; elle fut précédée de fièvre et de coma. A l'autopsie, on a trouvé un semis de granulations très récentes sur tous les organes abdominaux et sur la face inférieure du diaphragme. La capsule surrénale droite présente un point caséeux; la capsule gauche est entièrement caséeuse; quelques tubercules au sommet des poumons.

Il n'est donc pas encore permis de porter un jugement sur la possibilité et la valeur thérapeutique des greffes de capsules surrénales chez l'homme. Il faut se contenter des injections de liquide capsulaire.

LIQUIDE CAPSULAIRE

EN INJECTIONS HYPODERMIQUES

ACTION PHYSIOLOGIQUE

L'action physiologique du liquide de capsules surrénales chez les animaux sains n'est pas encore suffisamment connue.

L'ACTION DIURÉTIQUE a été observée par MM. Charrin, Abelous et Langlois sur des malades observés dans le service de M. le professeur Bouchard.

L'ACTION THERMOGÉNIQUE a été étudiée par M. Rouquès.

Il a semblé à M. Rouquès qu'en général, les liquides contenant les principes thermogènes de capsules surrénales agissaient d'une façon moins marquée sur la température que les autres extraits organiques qu'il a essayés. Et pourtant, dans trois expériences, il a obtenu une ascension d'environ 1 degré. M. Rouquès a préparé la solution en broyant un tiers de capsule surrénale dans deux tiers d'eau salée.

1re EXPÉRIENCE

Un lapin (fig. 53) reçoit en injection 3 centimètres cubes. Sa température, de 39,6, s'élève à 40,5; mais l'ascension est assez lente, le maximum n'étant atteint qu'en quatre heures. De plus, elle présente une légère interruption; deux heures après l'opération, une chute de quelques dixièmes se produit; puis, l'ascension reprend régulièrement. Le lendemain, la température de l'animal était redescendue au degré initial, 39,6.

2e EXPÉRIENCE

On injecte 3 centimètres cubes d'extrait à un lapin chez lequel le thermomètre marque 39,4. L'ascension, ici, est assez rapide, et le maximum est atteint en une heure, 40,6 : ce qui donne 1,2 dixièmes d'élévation. Trois quarts d'heure plus tard le thermomètre a baissé un peu, 40,2, et il reste à ce niveau, tant que nous avons pu suivre l'animal ce jour-là, c'est-à-dire environ deux heures. Le lendemain, après vingt-quatre heures, il marque 39,7.

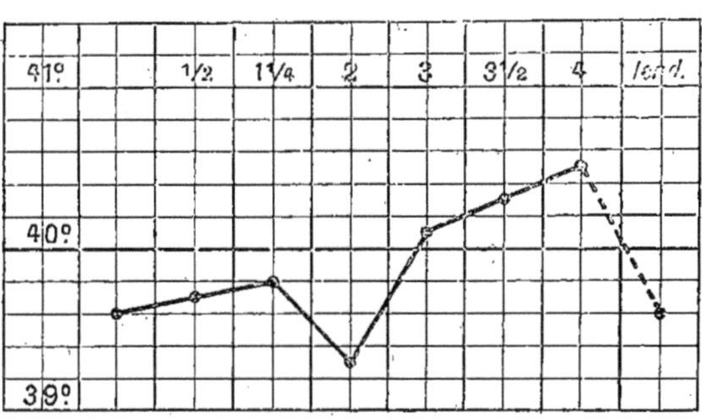

Fig. 53. — Tracé thermique. Injection de liquide de capsules surrénales. 1re expérience.

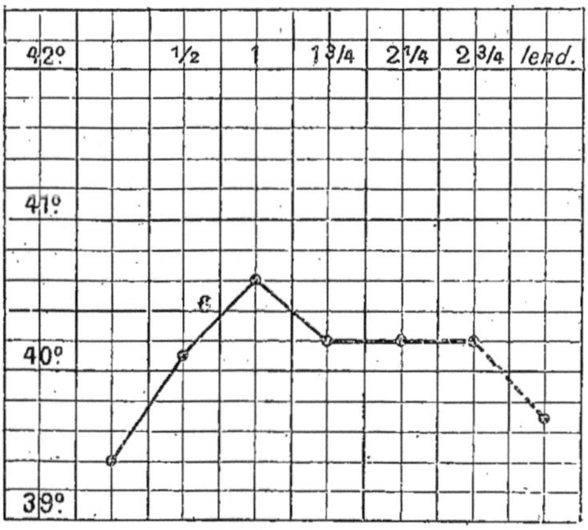

Fig. 54. — Tracé thermique. Injection de liquide de capsules surrénales. 2e expérience.

3e EXPÉRIENCE

Dans ce cas, comme dans le précédent, l'ascension thermique (fig. 55) est assez rapide, puis la température baisse, mais reste quelques heures au-dessus de la normale.

Le lapin avait 38,8, et, pour une injection de 3 centimètres cubes, le thermomètre s'élève à 39,9.

Le lendemain, température normale.

M. Rouquès ajoute à ces résultats obtenus chez l'animal, que des injections de capsules surrénales pratiquées dans le service de M. le professeur Bouchard, à la Charité, chez un homme atteint de maladie d'Addison, ont donné à M. Charrin des élévations thermiques notables. Toutefois, le sujet étant fébricitant de par le fait d'une tuberculose pulmonaire, il est difficile de faire rigoureusement la part de l'injection elle-même dans cette production de chaleur.

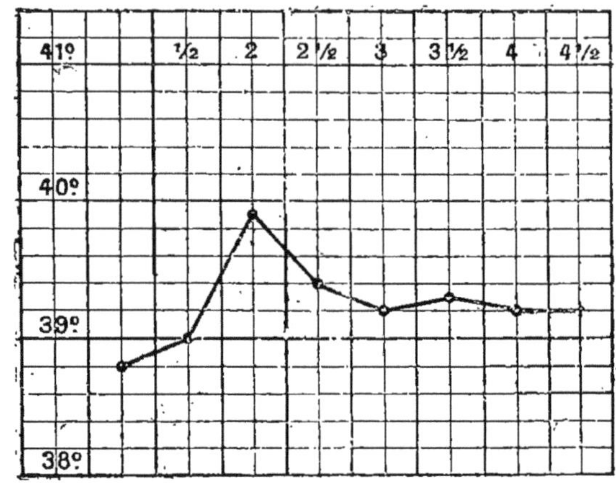

Fig. 55. — Tracé thermique. Injection de liquide de capsules surrénales. 3e expérience.

PROVENANCE

On peut évidemment se servir des capsules surrénales de tous les mammifères. On trouvera facilement ces organes si l'on se rappelle que les capsules surrénales sont situées au-dessus des reins. Nous recommandons toutefois de ne pas trop s'en rapporter à la description classique qui les représente sous la forme d'un casque ou d'un bonnet phrygien. Il existe pour ces organes un polymorphisme remarquable, non seulement d'une espèce à l'autre, mais chez le même animal.

Chez le cobaye, les capsules sont volumineuses ; pour des cobayes de 500 gr., chaque capsule atteint, en moyenne, un poids de 12 centigrammes (Abelous et Langlois) ; chez les lapins de 2 kilogrammes, elles n'ont que 10 à 15 centigrammes; chez le chien, elles pèsent 1 gramme environ (*id.*); chez le porc, 2 gr.50. Chez un veau de 12 à 13 semaines et du poids de 120 kilog., la capsule pesait 3,25; chez un bœuf de quatre ans, le poids de la capsule était de 8,50; chez le mouton, le poids moyen est de 0,20.

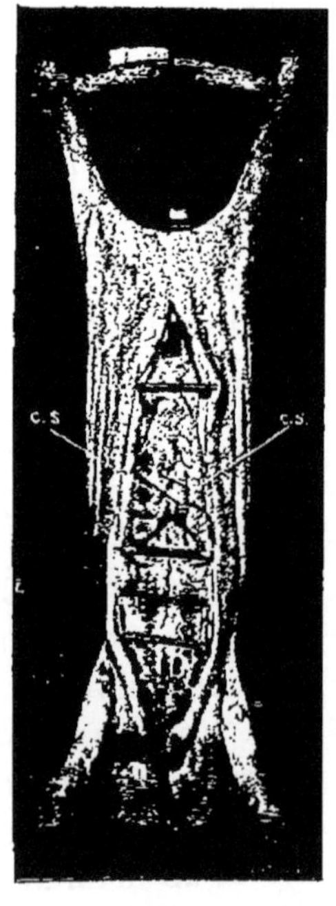

Fig. 56. — Capsules surrénales chez le porc.

Dans la pratique courante, nous conseillons de prélever les capsules surrénales sur le porc.

Dans la pratique de la boucherie parisienne, en effet, lorsque l'animal, dépouillé de ses intestins, de son estomac, de son foie, de ses poumons, est prêt à être livré à la consommation, les capsules surrénales apparaissent directement à la vue, se détachant sur le tissu adipeux qui recouvre les reins, sous formes de languettes, rougeâtres, longues de six centimètres environ et d'une largeur moyenne de 1 centimètre 1/2. Il est possible de les disséquer sans déparer les morceaux de boucherie.

PRÉPARATION

La formule suivante est indiquée par Langlois [1] :

Capsules surrénales de cobayes.... .	0 gr. 80
Eau bouillie........................	10 gr. ..
Chlorure de sodium..............	āā 0 gr. 07
Sulfate de soude..................	

Triturez et laissez macérer vingt-quatre heures, puis filtrez sur ouate stérilisée. Dose : 2 à 5 centimètres cubes chez les addisoniens asthéniques.

La formule de d'Arsonval est la suivante :

Tissu (capsules surrénales)..... 10 grammes

divisez en fragments et macérez vingt-quatre heures dans,

Glycérine à 30°................ 10 grammes

ajoutez)

Eau bouillie (contenant 25 grammes de chlorure de sodium), 5 grammes. Laissez macérer une demi-heure, filtrez sur papier et stérilisez au moyen de l'acide carbonique sous pression.

Pour les injections sous-cutanées, diluez le liquide d'une quantité égale d'eau bouillie.

Dose : 3 à 8 centimètres cubes comme tonique général névrosthénique.

Il est absolument nécessaire, dans le procédé de préparation de Langlois, de recueillir aseptiquement les glandes ; aussi, depuis quelque temps, a-t-il modifié légèrement cette préparation

1. — Maurange et Cancalon, Formulaire de l'hypodermie, p. 147, 1893.

en ajoutant des traces de fluorure de sodium dont l'action antiseptique est bien connue :

Capsules surrénales de cheval....	2 grammes.
Eau bouillie.....................	20 grammes.
Chlorure de sodium.............	0 gr. 12 cent.
Fluorure de sodium.............	0 gr. 25 cent.

Même procédé de préparation [1].

DOSES

On peut injecter jusqu'à 5 et 6 centimètres cubes de cette préparation sans inconvénient. Si le sujet est très sensible, il est préférable de couper, au moment de l'injection, avec un tiers au moins d'eau bouillie salée.

APPLICATIONS THÉRAPEUTIQUES

M. le docteur Chauffart, le premier, a publié une observation relative à la médication capsulaire.

Il s'agit d'un homme atteint de maladie d'Addison [2], sur lequel il s'est décidé à pratiquer des injections sous-cutanées d'un suc surrénal que M. d'Arsonval avait eu l'obligeance de lui donner. En tout 13 cc. 1/2 ont été injectés, répartis en huit injections. De ces injections, le résultat lui a paru à peu près nul, sauf peut-être une légère augmentation des forces, et encore bien douteuse. Une aggravation brusque se produisit et la maladie ne tarda pas à entrer dans sa phase terminale.

On peut regretter que l'autopsie n'ait pas été faite.

Cet insuccès n'empêche pas le distingué médecin des hôpitaux de conclure ainsi :

« Le corollaire thérapeutique de cette théorie (la théorie des sécrétions internes émise par Brown-Séquard), devrait être la restitution à l'économie du parenchyme surrénal qui lui manque. En fait, je ne sache pas que la greffe surrénale ait été, en pareil cas, pratiquée. Quant aux injections de suc surrénal,

1. — J'ai expérimenté ces solutions. Elles occasionnent une douleur plus vive que les solutions proposées par M. d'Arsonval. Aussi est-ce à ces dernières que l'on doit, je crois, donner la préférence. Les solutions Chaix et Rémy sont, d'ailleurs, préparées d'après cette formule.

2. — L'intoxication addisonienne. — *Semaine médicale*, 14 fév. 1894.

Charrin les a déjà employées dans un cas, sans autre résultat qu'une légère diurèse. Moi-même, j'ai cru devoir y recourir et ma malade n'en a retiré aucun bénéfice. Bien plus, je me suis souvent demandé depuis si les injections n'avaient pas été faites à doses un peu fortes ou trop rapprochées. Rien n'est plus délicat et parfois même plus dangereux à manier que cette thérapeutique par les extraits organiques, et plusieurs faits que je connais m'en ont donné la preuve. Et cependant, le suc surrénal, d'après des expériences récentes, paraît relativement peu toxique. Je ne vous en conseille pas moins la plus grande prudence si vous voulez recourir (comme on en a certainement le droit et le devoir dans cette maladie constamment mortelle) à la seule médication qui ait au moins le mérite d'avoir une base scientifique et expérimentale. »

Quant à l'explication de cet insuccès du traitement par le liquide surrénal, elle réside, comme le dit avec raison M. Chauffard, dans l'incapacité des lésions des capsules à produire toute l'évolution thérapeutique de la maladie, la pigmentation de la peau et des muqueuses, par exemple. Il y a là un syndrome qui, dans les cas typiques, implique une destruction de la presque totalité des glandes surrénales, et une irritation, par compression ou sclérose, des ganglions sympathiques avoisinants.

Le traitement, on le conçoit, agira d'autant mieux que la première sera seule présente et *qu'il n'y aura que cela.*

Ajoutons que, la question étant posée ainsi, la médication surrénale pourrait peut-être servir à éclairer le diagnostic.

Nous devons ici ouvrir une parenthèse et dire quelques mots d'une déduction assez originale tirée par Huchard des travaux de Charrin, Abelous et Langlois. Puisqu'il est démontré que les capsules surrénales sont destinées, en quelque sorte, à prévenir la fatigue musculaire et nerveuse, le distingué médecin des hôpitaux s'est étonné [1] qu'on n'ait pas encore songé à pratiquer des injections d'extrait liquide de ces organes dans une maladie qui fait le désespoir des malades et des médecins, qui est caractérisée par une profonde asthénie musculaire et nerveuse : nous voulons parler de la neurasthénie. Les résultats négatifs qu'a

1. — H. Huchard, les Injections addisoniennes. — *Revue générale de Clinique et de Thérapeutique*, novembre 1892.

obtenus M. Huchard prouvent jusqu'à l'évidence que la généralisation qu'il avait voulu faire des faits de Charrin, Abelous et Langlois était, non seulement trop hâtive, mais un peu bien approximative.

Voici quelles sont les autres observations à l'actif de la médication capsulaire :

Observation II. — De M. Chauffard, même clinique.

Dame, âgée de 35 ans, scrofuleuse et délicate dès son enfance. En 1892, elle commence à maigrir et à se pigmenter. A la fin de février 1893, elle revient à Paris, où je lui trouve une pigmentation addisonienne typique avec des localisations classiques.

Pas de douleurs, sauf parfois un peu de rachialgie lombaire et une légère sensibilité à la pression sur l'épigastre.

L'anorexie était absolue; dans la journée, des vomissements bilieux.

Aucun signe de tuberculisation pulmonaire, et cependant la faiblesse était telle que, si quelques pas dans la salle étaient possibles, même les promenades en voiture devenaient une fatigue et la malade passait des journées étendue sur sa chaise longue, incapable du moindre effort musculaire.

Rien n'était plus net que l'influence du mouvement sur la production des nausées; se lever, faire quelques pas, ou un effort, il n'en fallait pas davantage pour provoquer de l'angoisse, un malaise extrême, des vomiturations horriblement pénibles.

Le 23 mars, malgré les inhalations d'oxygène, le kola et le menthol, aucun progrès.

Le docteur Chauffard se décide à pratiquer des injections sous-cutanées de suc musculaire fourni par M. d'Arsonval. Le suc était étendu de son volume d'eau bouillie et injecté antiseptiquement dans la profondeur des fesses.

Le 23 et le 24 mars, injection de 1 cent. cube.

Le 25 et le 27 mars, injection de 1 cent. cube 1/2.

Les 28, 29, 30 mars, injection de 2 cent. cubes.

Le 31 mars, injection de 2 cent. cubes 1/2.

En tout, 13 cent. cubes 1/2 avaient été injectés sans lésions locales, mais avec des douleurs assez vives, durant parfois plusieurs heures.

De ces injections, le résultat a paru à peu près nul, sauf peut-être une légère augmentation de force, et encore douteuse. Le 31 mars, il y eut une aggravation : la malade fut prise d'angoisse profonde, d'une succession ininterrompue de vomissements ou d'efforts nauséeux. La nuit se passait en plaintes sans sommeil; dès le lendemain, l'état était des plus graves avec facies terreux et altéré, pouls 150, misérable, filiforme. Malgré des injections de caféine, le pouls ne se relève pas, le cœur restait en état de collapsus. Le 3 avril, la situation est si pénible qu'une injection de 1 centigramme de morphine est pratiquée. Dès lors, les douleurs disparaissent définitivement et la malade tombe dans un état de calme profond semi-conscient, refusant tout aliment, toute boisson. Le facies est blême, terreux, émacié, presque cholérique. L'haleine est fétide, bien que la langue reste nette et humide. Le pouls oscille entre 150 et 160, si petit et si rapide qu'on peut à peine le compter, sans algidité ni cyanose. La voix est éteinte, l'asthénie complète. Et cette mort lente dure jusqu'au 7 avril.

« Quelle lamentable histoire, et comment n'être pas frappé de l'aspect franchement toxique de ces grands accidents terminaux d'intolérance gastrique, d'adynamie, de collapsus cardiaque : la toxine addisonienne se montre ici non seulement comme un poison curarisant, mais aussi comme un poison du cœur, agissant sur le myocarde et les terminaisons cardiaques des pneumogastriques, déterminant une tachycardie paralytique. »

Observation III. — Communiquée par le Dr Langlois.

Albert D..., malade âgé de 37 ans.

Antécédents héréditaires : Le père mort de la poitrine à l'âge de 40 ans *après avoir présenté des taches noires sur le cou et sur les lèvres.*

Le sujet attribue sa bronchite à un refroidissement contracté en 1887. Jusqu'à cette époque, il n'avait rien observé de spécial. Depuis cette bronchite contractée en 1887, ce malade n'a jamais été bien portant. En décembre 1889, il a eu une attaque d'influenza assez intense et d'après lui, la grande faiblesse qu'il accuse provient des suites de cette grippe.

En 1892, son attention a été attirée sur des taches brunâtres apparaissant sur le cou, aux commissures des lèvres; puis ces taches s'élargissent en même temps que sa faiblesse augmente.

En 1893, la pigmentation s'est développée; il ne mange plus; quelques vomissements alimentaires.

Au mois de décembre 1893 il m'est adressé par un de mes amis avec le diagnostic de maladie d'Addison. Il existe des lésions très avancées du poumon droit, et une induration manifeste du sommet gauche. L'examen des crachats montre la présence de bacilles tuberculeux en assez grand nombre.

Le cœur est irrégulier, avec une tachycardie réelle, 90 à 95 pulsations; il existe une véritable arythmie cardiaque.

La percussion et la palpation indiquent les dimensions normales du foie.

Intestins et reins ne présentent rien de particulier. Le malade accuse des douleurs assez vives à l'épigastre et dans les lombes ; il est pris quelquefois de nausées, mais se plaint surtout d'une anorexie profonde qu'il attribue à l'état de ses poumons.

La pigmentation de la peau est typique : taches brun noirâtre sur le cou, à la commissure des lèvres, en dehors sur la peau et en dedans sur la muqueuse, plaques brunâtres de chaque côté du frein de la langue, près des veines. Les cicatrices des vésicatoires posés dans la fosse sous-claviculaire sont fortement pigmentées. L'amaigrissement a été assez rapide : 5 kilogrammes dans les quatre derniers mois.

Le malade se plaint surtout de la lassitude extrême qui l'envahit pour le moindre travail. Je lui fais tourner une machine électrique de Wimhurst; au bout de deux minutes, il cesse, épuisé; la respiration est courte, 38 à la minute ; le pouls plus irrégulier peut à peine être compté : 120, 145, 130. Il est dans l'impossibilité de maintenir à bras tendu un gros dictionnaire. L'excitation faradique directe des muscles est normale, mais l'excitation médiate par application de l'électrode sur le tronc nerveux (au creux axillaire, par exemple) est légèrement affaiblie. (Bobine d'induction à fil fin. Deux piles Leclanché à large zinc. Bobine induite à 5 centimètres de la bobine inductrice, contraction de fléchisseurs des doigts par excitation directe. Electrode indifférente constituée par une large plaque en avant du sternum.) La même excitation, avec électrode placée sur le trajet du nerf brachial dans le creux axillaire, donne lieu à une sensation très douloureuse et à un mouvement dans les fléchisseurs relativement faible si on le compare au premier cas ou mieux encore à l'excitation portant sur un sujet normal (l'observateur).

Traitement. — Repos aussi complet que possible ; inhalation d'oxygène et respiration sous pression pendant une heure tous les jours. Théobromine associée à la spartéine pour assurer une diurèse abondante.

Bains de vapeur et frictions au gant de crin. Injection tous les deux jours de 1 à 3 centimètres cubes du liquide surrénal suivant la formule citée plus haut.

Viandes rôties, lait et vin blanc, et assurer des évacuations quotidiennes.

Le 20 janvier, le malade était très amélioré ; il urinait 2.450 grammes d'urine par jour malgré le bain de vapeur qu'il devait prendre tous les deux jours, mais qu'il négligeait souvent. L'appétit était revenu ; l'état de la poitrine restait stationnaire. La pigmentation n'était pas modifiée, mais les forces étaient certainement revenues ; il pouvait actionner la machine électrique quatre à cinq minutes sans fatigue manifeste.

A cette époque, le malade partit dans le Midi, emportant avec lui du liquide capsulaire. Mais quelques jours après, je recevais une lettre m'annonçant que le mieux constaté avait disparu, bien que les piqûres fussent continuées. Le malade n'a pu être suivi depuis.

Observation IV. — Communiquée par M. le Dr Langlois.

Jeanne C..., 42 ans. Pas d'antécédents héréditaires, s'est toujours bien portée jusqu'à l'âge de 36 ans ; à cet âge, a fait une fausse couche de quatre mois avec suite assez grave. Depuis, la tuberculose, sans doute, latente s'est déclarée.

Plutôt forte jusque-là (76 kilos), mais de grande taille ; elle a commencé à maigrir, tousse tous les hivers. Depuis quatre ans, elle a des vomissements, des douleurs abdominales, attribuées à la métrite, suite de la fausse couche, fatigue et découragement moral intense, mais que la malade rapportait toujours à ces désordres des organes utérins, quand l'année dernière, en août 1893, elle remarqua une coloration anormale autour du mamelon gauche; cette coloration s'agrandit; des taches analogues apparurent sur le sein droit, puis sur la poitrine.

Je la vis pour la première fois au mois de novembre 1893.

Sommet droit induré, avec quelques craquements dans la fosse sus-claviculaire. Quelques frottements pleuraux à droite.

Le cœur normal, 75 pulsations.

La pression sur la région épigastrique est très douloureuse, et, en général, dans toute la région abdominale, mais surtout dans l'hypocondre droit. La douleur s'irradie de la colonne vertébrale et atteint son point maximum dans la région lombaire en dessous des fausses côtes.

Outre les douleurs abdominales, la malade accuse des douleurs presque fulgurantes, intermittentes dans la jambe droite.

Les vomissements ne sont pas très fréquents; ils se produisent surtout après un effort prolongé; il en est de même de la diarrhée accompagnée de colique. La lassitude est surtout très grande; tout effort prolongé, toute marche un peu longue entraîne une exacerbation des douleurs, une dyspnée intense. La température vaginale est de 36°5; la malade se plaint constamment de la sensation de froid.

L'exploration électrique est rendue très difficile par l'extrême sensibilité ou mieux sensiblerie du sujet. Il paraît cependant, mais sans pouvoir être affirmatif, qu'après un exercice de quatre minutes (actionnement de la machine statique), l'excitation nerveuse motrice est un peu plus faible, mais le fait est trop obscur.

La mélanodermie est presque localisée aux mamelons et à la poitrine; deux taches très légères sur la muqueuse labiale et sur les muqueuses des grandes lèvres.

Traitement. — Inhalations d'oxygène, 50 litres par jour en quatre séances.

Repos complet. Ce traitement étant dirigé en même temps contre la métrite.

Lactose et théobromine. Frictions sèches. Le lait ne peut être supporté par la malade.

Injections de liquide surrénal tous les deux jours.

Mais les piqûres ayant été un peu douloureuses, malgré les pulvérisations d'éther faites avant la piqûre et même l'addition au liquide d'un centigramme de cocaïne pour trois centimètres cubes de la solution, la malade renonce au traitement après la cinquième piqûre, soit après 15 centimètres cubes du liquide. La malade a présenté une légère augmentation de force immédiatement après l'injection, mais on ne saurait conclure, étant donnée la suggestion possible.

Il faut convenir que ces observations n'ont pas donné des résultats bien démonstratifs, mais il faut songer que, chez les malades hospitalisés, les lésions pulmonaires ou hépatiques sont telles, l'état cachectique si avancé qu'il est impossible de remonter de tels individus. Dans la clientèle, où il est possible d'attaquer plus facilement à son début l'affection, on peut songer à pallier les désordres dus à l'altération des capsules et peut-être (?) à permettre le développement des capsules accessoires ou supplémentaires, ou même la régénération de la glande, conception admissible au moins, étant données les observations de Tizzoni sur les animaux.

Quoi qu'il en soit, on peut sans aucun inconvénient tenter ce traitement.

Nous devons cependant dire en terminant ce que Brown-Séquard se plaisait à répéter, c'est que, dans son esprit, le liquide testiculaire a plus de puissance contre la maladie d'Addison que le liquide des capsules surrénales. Ce qui ne veut pas dire, cependant, que le liquide surrénal ne doit pas être employé dans la maladie bronzée. Mais ce que croyait Brown-Séquard, c'est qu'alors les deux liquides organiques, le liquide testiculaire et le liquide surrénal, doivent être injectés l'un après l'autre et dans des points différents.

La parole est à la Clinique, et plus encore à la Physiologie.

CHAPITRE X

MÉDICATION MUSCULAIRE

> Dans les cas où les muscles sont flasques, amincis et faibles, sans qu'il y ait d'affection nerveuse, on pourrait se servir du liquide musculaire.
>
> BROWN-SÉQUARD

ACTION PHYSIOLOGIQUE

Les extraits de muscles, qu'on les prépare à chaud ou à froid, au moyen de l'eau ou de l'alcool, renferment des substances toxiques, dont les effets sont bien connus depuis les recherches de M. Bouchard [1].

Avec l'extrait aqueux de muscles, qui contient les substances minérales et organiques, on produit des convulsions et le myosis exceptionnellement. L'extrait alcoolique donne la salivation. Si l'on supprime la potasse que renferme l'extrait de muscles, on lui fait perdre son pouvoir convulsivant. Il suffit pour cela de précipiter celle-ci à l'état de tartrate de potasse. Après cette opération, l'extrait de 216 grammes de muscles, qui déterminait les convulsions et la mort, ne produit plus aucun accident.

— A la Société de Biologie, MM. Charrin et Ruffer [2] ont rapporté des expériences desquelles il ressort que l'injection de bouillon, qui n'est, en somme, qu'un extrait de muscles, dans le système veineux du lapin, est capable de faire monter le thermomètre d'une façon très nette.

Le pouvoir thermogène des extraits de muscles a été étudié à

---

1. — Bouchard, *Leçon sur les auto-intoxications*, 1887, page 83.
2. — Charrin et Ruffer, *Mécanisme de la fièvre dans la maladie pyocyanique. C. r. de la Société de Biologie*, février 1889.

nouveau par M. le Dr Roger, dans une série d'expériences dont l'exposé a été communiqué, le 27 juin 1893, à la Société de biologie. Nous ferons de larges emprunts à cette note [1].

« Les extraits de muscles, dit Roger, qu'on les pratique à chaud ou à froid, au moyen de l'eau ou de l'alcool, renferment des substances toxiques, dont les effets sont bien connus depuis les recherches de M. Bouchard. Dans une note antérieure [2], j'ai décrit quelques-uns des accidents produits par les matières albuminoïdes des tissus. Mes recherches, entreprises en 1890, sont loin d'être terminées aujourd'hui.

« Le pouvoir thermogène de ces extraits varie considérablement suivant l'état de l'individu qui a fourni les muscles, suivant le temps qui s'est écoulé entre le moment où l'on a sacrifié l'animal et celui où l'on a commencé à pratiquer les extraits, enfin suivant la façon dont ceux-ci ont été préparés, c'est-à-dire soit à froid, par macération dans l'eau salée à 7 pour 1.000 ; soit à chaud par ébullition dans l'eau bouillante ; soit enfin en agissant au moyen de l'alcool et séparant ainsi les substances solubles et les substances insolubles dans ce liquide.

« Les extraits obtenus par ces divers procédés sont chauffés

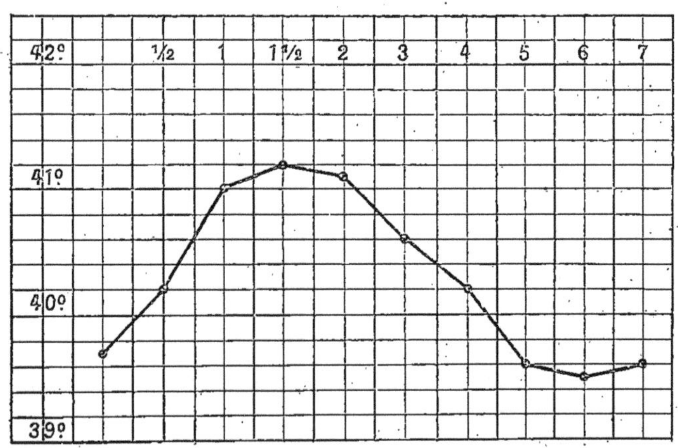

Fig. 57. — Tracé thermique. Injection de liquide musculaire.

à la température du corps et injectés lentement dans les veines.

1. — Roger, *Note sur le pouvoir thermogène des extraits de muscles*, 17 juin 1893. — *Comptes rendus de la Société de biologie.*

2. — Roger, *Toxicité des extraits des tissus normaux.* — *Société de biologie*, 31 octobre 1891.

Or, quel que soit le liquide qu'on expérimente, on observe chez les animaux une hyperthermie très notable. Au bout d'une demi-heure ou d'une heure, la température monte sans avoir présenté d'abaissement initial ; elle atteint son chiffre le plus élevé vers la deuxième ou la troisième heure, puis s'abaisse plus ou moins vite. »

Les extraits aqueux ont paru à M. Roger plus thermogènes

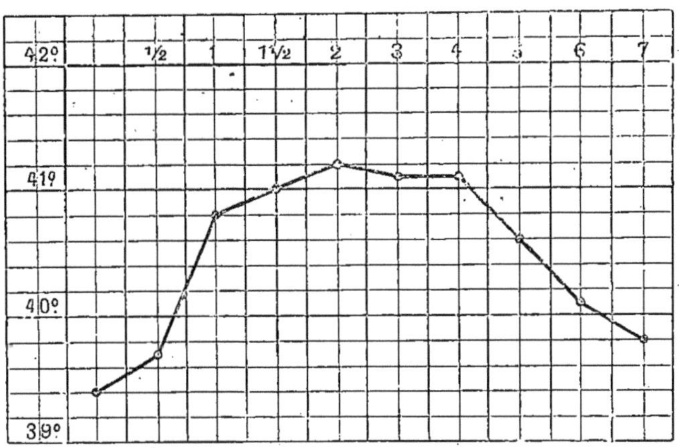

Fig. 58. — Tracé thermique. Injection de liquide musculaire.

que les extraits alcooliques; les extraits pratiqués à chaud plus actifs que les extraits pratiqués à froid ; enfin parfois des doses élevées d'extraits musculaires ont déterminé des hyperthermies moins intenses et moins durables que les doses moyennes.

« J'ai d'abord étudié comparativement, ajoute cet auteur, l'action des extraits pratiqués aussitôt après la mort (fig. 57) ou une heure plus tard (fig. 58). L'animal étant tué par section du bulbe, on enlève les muscles d'un des membres postérieurs et on les plonge dans de l'eau bouillante, de façon à arrêter toute manifestation vitale; les muscles de l'autre membre sont abandonnés pendant une heure, puis traités alors de la même façon ; on obtient ainsi un deuxième extrait qui se montre plus actif que le premier ; les substances thermogènes augmentent donc après la mort (fig. 59).

« Plusieurs fois, au lieu d'abandonner les muscles à eux-mêmes, je les ai soumis à une série d'excitations faradiques. Dans ces conditions, le pouvoir thermogène n'a pas semblé augmenter;

il a été sensiblement égal à celui que possèdent les muscles au moment même de la mort. »

Comment peut-on interpréter les résultats de ces expériences si précises? Pourquoi voit-on, par exemple, l'extrait de muscles abandonnés pendant une heure provoquer plus de fièvre que l'extrait de muscles préparés au moment même de la mort? Nous savons que la mort de l'animal n'entraîne pas immédiatement au même instant la mort du muscle; celui-ci continue à vivre un certain temps (*Recherches de la contractilité sur les suppliciés*. Brown-Séquard[1]), par conséquent, il s'y fait des échanges chimiques, des oxydations; parmi les produits de ces modifications organiques se trouve le principe thermogène. Or, pendant la vie, le mouvement incessant de la circulation fait que le sang s'empare des produits élaborés dans le muscle au fur et à mesure qu'ils sont fabriqués, de sorte qu'il n'y a pas accumulation (sauf dans certains états pathologiques), mais lorsque l'animal est mort et que le cœur s'est arrêté, la dépuration du tissu musculaire ne peut s'effectuer. Les principes fabriqués *post mortem*, et parmi eux, la substance thermogène, demeurent amassés à l'endroit même où ils ont été faits. De là, la plus grande puissance thermo-élévatrice du muscle une heure après la mort, constatée par Roger.

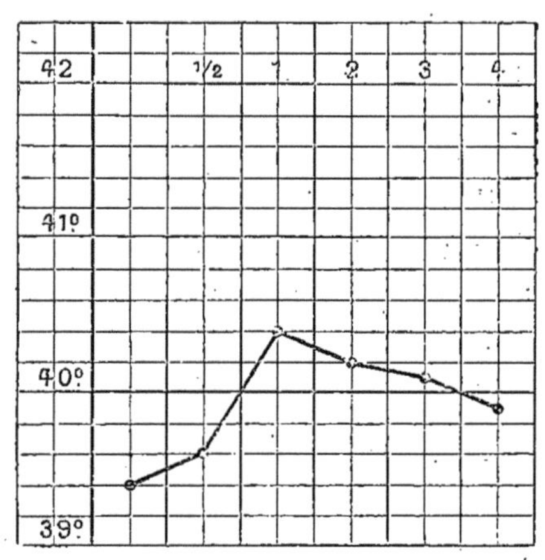

Fig. 59. — Tracé thermique. Injection de liquide musculaire.

« Pourquoi maintenant, se demande M. Rouquès [2], la faradisation des muscles, pendant une heure après la mort, n'augmente-t-elle pas la quantité de substances pyrétogènes? Ce fait paraît être en opposition avec ce que nous apprend la clinique sur la

1. — Brown-Séquard, Contractilité musculaire après la mort. *Société de Biologie*, 12 octobre 1889.

2. — Rouquès, *Substances thermogènes extraites des tissus animaux sains*. — Paris.

pathogénie des fièvres de surmenage. Non seulement l'électrisation ne renforce pas le pouvoir thermogène du muscle, dans les conditions de l'expérience, mais elle le diminue légèrement. En effet, l'extrait de muscles abandonnés pendant une heure après la mort produit une hyperthermie de 1,7 ou 8 dixièmes chez le lapin et, chez le chien, de 1, 1; tandis que l'extrait de muscles faradisés pendant une heure n'élève la température, chez le chien, que de 0, 8 et de 1° chez le lapin. Les chiffres de 1° et de 0, 8 sont sensiblement les mêmes que ceux marqués par le thermomètre, après l'injection d'extrait musculaire préparé aussitôt après que l'animal a cessé de vivre, 1, 3 et 0,8. Donc, il semble résulter de ces données que la faradisation des muscles agit en arrêtant les échanges chimiques, tout comme l'eau bouillante, dans laquelle on les plonge. »

Il aurait été, peut-être, intéressant d'expérimenter l'extrait de muscles électrisés pendant une heure, non après la mort, mais en pleine vie ; on serait ainsi à peu près dans les mêmes conditions que dans les cas de fièvre de fatigue et de surmenage.

— Nous nous bornerons, à notre tour, à formuler les conclusions suivantes :

1° L'extrait de muscles non stérilisé est toxique.

2° L'extrait préparé à chaud possède une toxicité moindre, mais est beaucoup moins actif.

On nous permettra d'ajouter une troisième conclusion basée sur les expériences du Collège de France et sur nos observations personnelles :

3° L'extrait de muscles préparé à froid et stérilisé par pression d'acide carbonique manifeste des effets physiologiques très accentués, *mais ne détermine aucun accident.*

On peut donc l'appliquer à la thérapeutique.

APPLICATIONS THÉRAPEUTIQUES

Les cas où, comme dit Brown-Séquard, les muscles sont flasques, amincis et faibles sans qu'il y ait d'affection nerveuse, sont loin de constituer une exception.

En effet, la conception de Charcot : « Toute atrophie musculaire est le résultat direct ou indirect d'une lésion des cornes antérieures de la moelle, » est en train d'être abandonnée et il y a presque lieu de se demander si le type Aran-Duchenne existe réellement. Indépendamment, en effet, des atrophies myélopathiques, névropathiques, arthropatiques, il y a les *myopathies primitives* dans lesquelles il n'existe pas de lésions des cornes antérieures et qui ne paraissent pas être directement placées, comme on le croyait autrefois, sous la domination de la moelle.

Dans ces atrophies myopathiques, David Ferrier [1] fait rentrer : la paralysie pseudo-hypertrophique ; le type Leyden-Mobius; le type juvénil d'Erb; le type facial Déjerine-Landouzy et le type péronier de Charcot-Marie, l'adjonction de ce dernier type au groupe des myopathies restant toutefois discutable.

Les myopathies primitives ne s'accompagnent ni de lésions des cornes antérieures, ni de lésions des nerfs moteurs. Elles sont produites par des lésions de la fibre musculaire même et des lésions du tissu conjonctif interstitiel. On croyait généralement que l'atrophie de la fibre musculaire était le résultat de l'hyperplasie avec lipomatose du tissu conjonctif. Les recherches de Erb, Roth et autres ont démontré que la lésion primitive porte sur la fibre musculaire. Il y a d'abord hypertrophie vraie de cette fibre, puis plus tard atrophie, en même temps que le tissu conjonctif s'hyperplasie et s'infiltre de graisse, *lipomatose luxuriante*.

Au point de vue symptomatique, il y a tant de points de contact, tant de ressemblances entre les diverses myopathies que l'on peut, comme le fait Ferrier, décrire un type unique auquel il propose de donner le nom de *dystrophie musculaire progressive*.

Les points communs sont : la lenteur de l'évolution; le début dans l'enfance ou dans la première adolescence, rarement à un âge plus avancé; l'hérédité; la coexistence chez plusieurs membres de la même famille.

La maladie peut débuter par les muscles de la face, de l'épaule, du bassin ou des extrémités inférieures. Elle montre une tendance à se localiser dans le même groupe musculaire. Le type facial est souvent associé au type scapulo-huméral d'Erb, parfois aussi à la paralysie pseudo-hypertrophique ou type infantile

1. — *British medical Journal*, 30 septembre 1893.

de Leyden. La paralysie pseudo-hypertrophique des membres inférieurs peut, de son côté, se combiner avec la forme juvénile des membres supérieurs : ou bien encore une forme qui débute sous l'aspect de la paralysie pseudo-hypertrophique peut revêtir plus tard l'aspect du type juvénile. On peut aussi observer des cas dont il est impossible de dire à quel type ils appartiennent, leurs caractères participant plus ou moins à toutes les formes. Enfin, les différents types peuvent se rencontrer chez les membres d'une même famille.

Les muscles atteints sont tantôt diminués, tantôt augmentés de volume, cette augmentation de volume se rattachant soit à une hypertrophie vraie des fibres musculaires, soit à une hyperplasie conjonctive avec surcharge graisseuse.

Les autres traits caractéristiques sont : la diminution de l'excitabilité mécanique et électrique, l'absence de la réaction de dégénérescence et des secousses fibrillaires ; la perte graduelle des réflexes tendineux, la tendance à une déviation des membres par suite du raccourcissement des muscles lésés, l'intégrité des muscles bulbaires qui n'ont aucune tendance à être atteints par la maladie.

Nous sommes entré, à dessein, dans ces quelques développements afin de faire ressortir qu'il y a toute une classe de myopathies indépendantes de lésions des centres nerveux qui, pour cette raison, seraient, si l'on s'en rapporte aux idées de Brown-Séquard, problablement justiciables du traitement par injections de liquide musculaire.

DOSES

Nous conseillons de commencer par une dose moyenne et quotidienne de 3cc. d'une solution à 5 ou à 2 1/2 p. 100

CHAPITRE XI

MÉDICATION RÉNALE

DE LA SÉCRÉTION INTERNE DU REIN

DÉMONSTRATION CLINIQUE ET EXPÉRIMENTALE

— Les notions données jusqu'à présent par la physiologie sur le mécanisme de la sécrétion urinaire pouvaient être résumées ainsi :

1° *Extirpation des reins.* — L'urée s'accumule dans le sang et, en général, la mort arrive un, deux ou trois jours après la néphrectomie ;

2° *Ligature des uretères.* — Après cette opération, l'urée s'accumule aussi dans le sang, apparition des accidents urémiques, mort un, deux ou trois jours après la ligature ;

3° *Ligature des vaisseaux du rein.* — Après la ligature de l'artère et de la veine, l'urée s'accumule dans le sang, la sécrétion s'arrête, le rein s'hypérémie, les accidents urémiques apparaissent.

Voilà en deux mots ce que nous apprenait la physiologie.

L'explication des phénomènes urémiques? Accumulation dans le sang des matières toxiques normalement éliminées par les urines.

Telle était, du moins, l'opinion des physiologistes. Il était cependant difficile de tout expliquer par cette seule théorie, certain phénomène notamment qui se produit dans les affections rénales, l'anurie plus ou moins prolongée sans accidents urémiques.

Et c'est précisément la considération de ce phénomène particulier qui a conduit Brown-Séquard à soupçonner l'existence d'une *sécrétion interne* du rein. Comme il le fait remarquer en effet[1], tous les cliniciens savent que, dans certaines conditions, l'*anurie* complète, absolue, peut durer plusieurs jours, sans que les phénomènes de l'intoxication urémique se développent avec violence.

Ces faits d'anurie sans phénomènes urémiques sont des plus étranges. Dans sa thèse inaugurale (*Etude sur l'Anurie*. Paris, 1881), M. Merklen s'exprimait ainsi à ce sujet : « L'intégrité de toutes les grandes fonctions de l'économie est la règle générale pendant les premiers jours de l'anurie calculeuse, et ce n'est pas sans étonnement que l'on voit un malade, qui n'a pas rendu une seule goutte d'urine depuis plusieurs jours, se promener, s'alimenter, se livrer même à des travaux intellectuels avec toutes les apparences de la santé. La longue durée de la période de tolérance est une des particularités les plus singulières, mais aussi les plus caractéristiques de l'anurie calculeuse et de l'anurie par obstruction en général.— Cette période dure, en moyenne, de sept à huit jours » (p. 23). Elle peut même durer plus longtemps, comme on le verra tout à l'heure.

Le Dr Fowler (*Medical Record New-York*, mai 13, 1893, p. 600), qui rapporte 93 cas d'anurie, dit que la suppression de la sécrétion urinaire a duré de trois à soixante jours ; sur ces 93 malades, 19 seulement ont présenté des symptômes urémiques, et, sur 3 d'entre eux, l'urémie ne s'est montrée qu'après le rétablissement du cours de l'urine.

Beaucoup sont revenus à la santé après douze ou vingt-cinq jours d'anurie complète.

Brown-Séquard a réuni un certain nombre d'observations d'anurie et les a publiées dans les *Archives de Physiologie* (octobre 1893), pp. 779-786. Les voici, telles que l'illustre professeur les a résumées :

OBSERVATION I. — Dans un cas d'anurie calculeuse ayant duré huit jours, l'état du malade est demeuré relativement bon tout le temps. Nerveux et intelligent, il s'inquiétait, bien qu'il n'y eut aucun risque alarmant. L'auteur (Féréol) dit qu'il était fort singulier de voir ce malade tranquillement assis ou couché dans son lit, causant en toute liberté d'esprit et ne présentant aucun signe morbide autre que la suppression

1. — Sur les effets de l'injection de sucs organiques extraits des reins. *Société de Biologie*, 3 juin 1893.

totale des urines. Les seuls signes d'un commencement d'intoxication se montrèrent à la fin de la période d'anurie. Voici ces signes : 1° le pouls tomba à 52 ; 2° la température rectale descendit, dans les trois derniers jours, de 37°6 à 37°4, puis à 37° ; 3° la pupille était *dilatée ;* 4° le malade croyait à une odeur ammoniacale dans ses narines, mais ses médecins ne l'ont pas perçue. — Les symptômes urémiques ont manqué complètement. — Tout d'un coup, au bout des huit jours d'anurie, le malade émit une urine très pâle et très claire, et, en vingt-quatre heures, il rendit 10 litres d'une urine aqueuse, qui contenait 147 grammes d'urée et 14 gr. 4 d'acide phosphorique. Le lendemain, il émit encore 3 lit. 5 d'urine. (Féréol, *Bulletins et Mémoires de la Société médicale des Hôpitaux*. Paris, 1890, n° 4, p. 98.)

Féréol fait suivre cette observation des considérations suivantes : « Quelques auteurs ont pensé que, dans les cas d'anurie calculeuse, il se faisait une décharge d'urée soit par les sueurs et l'excrétion cutanée, soit par les vomissements, soit par les garde-robes. *Aucune de ces émonctions supplémentaires ne fonctionne spontanément chez notre malade.* »

Observation II. — Homme, 59 ans. Anurie pendant six jours ; rien que faiblesse et sommeil moins bon. Malade calme ; langue, peau, pupilles normales ; pas d'odeur urineuse; pouls plein, 72 ; respiration, 24 ; température presque normale. Le septième jour, quelques tressaillements et insomnie. Le huitième jour, intelligence claire ; agitation ; secousses musculaires augmentées. Il peut pourtant se lever et s'habiller; pupilles normales ; la respiration devient haletante et cela s'accroît jusqu'à la mort ; la température s'abaisse. Le neuvième jour, l'insomnie, les secousses convulsives s'aggravent ; soif, bouche desséchée ; pupilles très resserrées ; faiblesse excessive ; assoupissement ; vomissement attribué à du jalap. Le dixième jour, mort subite sans coma ni convulsions. Dans les sept ou huit heures avant la mort, soif, faiblesse avec paraplégie, constriction pupillaire augmentée ; pouls à 80 ; respiration très laborieuse. — *Autopsie.* Rein droit très gros, 11 onces 1/2 ; surface ecchymosée ; bassinet et uretères non dilatés avec deux cuillerées à café d'urine sanglante. Calcul dans uretère. Rein gauche complètement détruit, changé en un sac de dimension de rein normal, contenant cinq onces d'un liquide blanc, opaque, albumineux. (Roberts, *On urinary and renal diseases*. — 4e édition, London, 1889, p. 37.)

Brown-Séquard fait remarquer que « pendant six jours pleins ce malade n'a eu aucun des effets que l'injection d'urine dans le sang produit chez les animaux et aucun des symptômes urémiques. Les pupilles étaient encore normales le huitième jour. La mort est survenue subitement sans que l'urémie se soit montrée avec grande énergie, excepté durant les dernières heures. Il importe de noter aussi qu'il n'y avait pas d'odeur urineuse » (*loc. cit.*).

Observation III. — Homme, 56 ans. Pas une goutte d'urine du 16 au 25 septembre, où il rentre à l'hôpital. Le 26, il avait toutes les apparences de la santé, ne se plaignant que de ne pas uriner depuis dix jours. Pas une goutte d'urine dans la vessie. Aucun symptôme d'urémie. Mais, graduellement, du onzième au seizième jour, où il est mort, sont survenus des vomissements, du hoquet, une respiration suspirieuse, des secousses réflexes dans les membres, un peu de délire, et enfin du coma et une température rectale de 36°4. — *Autopsie*. Substance corticale du rein droit sclérosée; uretère obstrué par calcul ; rein gauche un peu gros et congestionné; calcul dans un calice. (Tennesson, *Bulletins et Mémoires de la Société médicale des Hôpitaux de Paris*, 1878 ; Merklen, *loc. cit.*, p. 148.)

Comme le fait remarquer Brown-Séquard, dans ce cas, les phénomènes d'intoxication n'ont commencé à se montrer qu'au onzième jour.

Observation IV. — Homme adulte. Huit jours d'anurie sans symptômes. Le neuvième jour, vomissements, soubresauts tendineux ; pas d'autres troubles. Après dix jours, ni œdème, ni douleur ; intellect clair, mais action cardiaque, faible. (Dr P. F. O'Hanlon, *New-York Medical Record*. April 22, 1893, pp. 506-507.)

Observation V. — Homme, 49 ans. Anurie depuis le 25 octobre au matin. Odeur urineuse de la transpiration et de l'haleine. Le 29, secousses pendant le sommeil; pas d'autres symptômes. Le 31, faible, mais pleinement conscient, voulait descendre de sa chambre. A 6 heures du soir, pendant qu'il causait de ses affaires, mort syncopale subite. — *Autopsie*. Les deux reins presque double volume normal, congestionnés et friables. Les deux uretères oblitérés par calculs. (Dr J. V. Bell, *Lancet*, London, déc. 15, 1883, p. 1.040).

Donc absence de phénomènes urémiques pendant six jours d'anurie.

Observation VI. — Garçon, 8 ans. Après scarlatine, urines *rares* pendant quatre ou cinq jours. Le 6 décembre, 2 onces d'urine ; le 7, un drachme seulement et, de ce moment au 20 décembre, pas une goutte, et pourtant, à part de légers maux de tête, excellente santé. Aucun symptôme d'urémie. Le 20, il émit 2 onces d'urine. Jusqu'au 31 décembre, santé excellente, malgré anurie complète. Ce jour-là, survint de l'œdème aux pieds. Le 2 janvier, il passa un drachme (1 gr. 75) d'urine ; le 3 et le 4, même quantité ; le 5, il rendit plus d'un demi-litre en petite quantité en huit fois. Depuis lors, l'état normal est revenu. (Dr W. Whitelaw, *Lancet*. London, sept. 29, 1877, p. 470.)

Brown-Séquard donnait ensuite (*loc. cit.*, p. 783) le résumé d'autres observations plus ou moins semblables aux précédentes et contenues pour la plupart dans la thèse de Mercklen et dans le travail de Roberts (*On urinary and renal diseases.* — 4e édition, London, 1889, p. 37.)

Nous pouvons ajouter les deux observations suivantes plus récentes.

Observation VII. — *Suppression de la sécrétion urinaire pendant douze jours : guérison* (John W. Ross, *Medical Record,* 23 décembre 1893, p. 815.

Un garçon de 10 ans présente, à la suite d'un accès de fièvre probablement palustre, une suppression complète des urines ; le cathétérisme plusieurs fois répété montre qu'il ne s'agit pas de rétention. Le phénomène persiste pendant douze jours, au bout desquels le petit malade rend une pinte d'urine. Peu de manifestations urémiques pendant la suppression ; excitation nerveuse marquée, mais pas de convulsions. Cet enfant meurt, trois ans plus tard, de néphrite aiguë paludéenne.

Observation VIII. — *Anurie calculeuse* (Leguey, *Académie de médecine,* juillet 1894).

M. Leguey relate l'observation d'un malade âgé de soixante-cinq ans, ayant eu autrefois des coliques néphrétiques, qui était atteint d'anurie depuis cinq jours lorsqu'il se présenta à la consultation de l'hôpital Necker. Une sonde introduite dans la vessie ne donna issue qu'à 5 ou 6 grammes d'une urine teintée de sang. Dans les flancs, la pression était douloureuse des deux côtés ; ni à droite ni à gauche il n'était possible de constater l'augmentation de volume de l'un des reins, mais du côté gauche seulement la palpitation du flanc réveillait une contracture réflexe, une sorte de défense des muscles de la paroi abdominale. Se basant sur ce signe, on diagnostiqua une oblitération calculeuse récente de l'uretère gauche. Le malade ayant été endormi, on mit à nu le rein gauche au moyen d'une longue incision de la région lombaire et on le sectionna sur son bord convexe. Le bassinet ayant été débarrassé de quelques calculs friables contenus dans son intérieur, on introduisit dans l'uretère une sonde qui permit d'y reconnaître la présence d'un calcul. Des pressions ramenèrent ce calcul dans le bassinet et permirent de l'extraire : c'était un petit calcul phosphatique du volume d'une fève. Le rein fut alors suturé sans drainage à l'aide de six points de fort catgut, et la plaie lombaire refermée. Le jour même de l'opération, le malade rendit spontanément 1.500 grammes d'urine, le lendemain deux litres, et ainsi de suite. Les suites opératoires furent des plus simples et au bout de dix jours la plaie était réunie par première intention.

Dans toutes ces observations, l'anurie a existé sans accidents urémiques pendant cinq jours (1 cas), six jours (2 cas), sept jours (1 cas), huit jours (2 cas), neuf jours (1 cas), dix jours

(1 cas), douze jours (1 cas), treize jours (2 cas), quatorze jours (1 cas), seize jours (1 cas, il y a eu un symptôme après quatre jours), vingt jours (1 cas), vingt-huit jours (1 cas).

Au milieu des observations relevées par Brown-Séquard, nous sommes étonné de ne pas lui voir faire une place à part à l'anurie hystérique. Est-ce à dessein? Nous ne savons. Dans tous les cas, il n'en manque pas d'exemples dans la science. Sans parler des 27 observations apportées par Laycok en 1838, observations sur lesquelles Rayer avait raison d'émettre quelques doutes, surtout si l'on se rappelle le fait de Nysten (en 1811) concernant une hystérique qui simulait l'anurie en avalant son urine, sans parler, disons-nous, de ces observations qui sont peut-être contestables, on peut citer les faits de Charcot. Dans une observation de cet auteur, il s'agit d'une femme qui, après avoir eu des accidents divers (paralysie, hémianesthésie, attaques convulsives, rétention d'urine, hyperesthésie ovarienne, contracture des quatre membres), fut atteinte d'une ischurie pendant six mois, avec quelques rémissions.

On sait, du reste, comment les choses se passent dans ces circonstances : on constate que la malade n'urine pas et lorsqu'on la sonde (car il y a le plus souvent, en même temps, rétention d'urine), on trouve dans la vessie peu ou pas de liquide, celui-ci étant très pauvre en urée et renfermant aussi moins de chlorures et d'acide phosphorique qu'à l'état normal. Bientôt, *au bout de quelques jours*, apparaissent les vomissements.

Il existe toujours un certain balancement entre ces vomissements et l'anurie et les deux phénomènes semblent évoluer en raison inverse.

Toujours est-il que l'anurie hystérique peut rester complète pendant huit à onze jours au plus, époque à laquelle il survient une sorte de polyurie transitoire, pendant laquelle la malade peut rendre 3 ou 4 litres d'urine en très peu temps, puis les phénomènes d'anurie avec vomissements recommencent et peuvent durer des mois entiers en s'accompagnant de rémissions ou d'intermissions plus ou moins fréquentes et plus ou moins prolongées.

La malade Etep..., observée pendant de longues années par Charcot, a été atteinte pendant des mois entiers de phénomènes ischuriques. Le tableau suivant [1] montre le rapport existant entre la quantité d'urine et celle des vomissements.

	Vomissements (*moyenne par jour*)	Urine (*moyenne par jour*)
Juillet 1871	1 litre	5 grammes
Août 1871	—	3 grammes
Septembre 1871	1 litre 1/2	2 gr. 1/2
28 mars 1872	100 grammes	1 litre

Nous ne nous arrêterons pas aux théories mises en avant pour expliquer le mécanisme de l'anurie hystérique[2].

Nous nous bornons à constater que l'ischurie *complète* peut, chez ces malades, *durer de dix à onze jours*, sans déterminer de troubles urémiques plus graves que les vomissements.

Il est évident que dans les cas d'anurie, comme après la néphrectomie, toutes les substances toxiques qui devraient être éliminées par les urines restent accumulées dans le sang. Alors comment se fait-il que, dans l'anurie, les phénomènes d'urémie tardent ainsi à se montrer ou même n'apparaissent pas, alors qu'ils suivent constamment, sans exception, l'ablation des reins ou la ligature des uretères ?

Si, en effet, comme le faisait remarquer Brown-Séquard, les animaux néphrectomisés ou dont on a lié les uretères meurent infailliblement au bout d'un, deux ou trois jours, les malades anuriques devraient succomber dans le même espace de temps s'il était vrai que la mort fût due à l'absence de la sécrétion urinaire, et à la rétention de l'urine dans l'économie.

Or nous avons vu de quelle durée considérable pouvait être l'anurie sans qu'il apparût de phénomènes urémiques.

« Ces faits montrent donc clairement, observait Brown-Séquard (*loc. cit.*, page 784), que ce n'est pas seulement l'accumulation dans le sang des principes devant être évacués par la sécrétion urinaire, qui détermine les phénomènes urémiques dans les expériences de néphrectomie et de ligature des uretères. Ces faits enseignent certainement qu'il y a une autre cause beaucoup plus puissante et surtout beaucoup plus prompte à

1. — Regnard, cité par Bourneville, *Recherches cliniques sur l'épilepsie et l'hystérie*, p. 188.
2. — Consulter à ce sujet : Vulpian, *Leçons sur l'appareil vaso-moteur* (*De l'anurie hystérique*), t. I, p. 551. — Claude Bernard. *Leçons sur les liquides de l'organisme*, p. 309, et *Leçons sur la physiologie et path. du système nerveux*, t. I, p. 450.

agir qui fait apparaître ces phénomènes dans ces expériences. »

Il est certain, en effet, que si les substances toxiques qui se trouvent dans l'urine et qui, au lieu d'être éliminées par les urines, restent accumulées dans le sang, n'étaient, comme on l'a cru jusqu'à présent, que des excrétions, leur présence dans le sang devrait déterminer les accidents urémiques ou la mort au bout de deux, trois ou quatre jours, comme dans le cas de la ligature des uretères ou la néphrectomie.

Depuis longtemps déjà, cette question agitait l'esprit de Brown-Séquard qui pressentait que les phénomènes urémiques n'étaient pas dus entièrement à l'accumulation dans le sang des principes de l'urine[1], mais que l'urémie coexiste toujours avec l'absence d'une *sécrétion interne* de l'organe. Les anomalies signalées plus haut, et l'absence des troubles pathologiques dans le cas d'anurie, tenaient dans son esprit à ce que « *la sécrétion interne du rein étant alors conservée, les produits versés dans le sang par cet organe étaient la cause de l'absence de phénomènes morbides* ».

C'est ainsi que, dans l'une de ses premières démonstrations sur le liquide testiculaire[2], il concluait, en parlant des inflammations et autres maladies des reins, que les phénomènes urémiques dépendent, non seulement de l'insuffisance de l'élimination de certains principes, mais aussi de trois causes :

1° L'insuffisance ou l'absence d'une modification chimique du sang exercée par le rein normal;

2° L'existence de changements chimiques morbides du sang remplaçant la sécrétion interne normale ;

3° Les influences provenant de l'irritation des nerfs du rein.

Mais si la théorie était séduisante, elle n'était pas appuyée sur des faits précis.

Voici comment Brown-Séquard a démontré l'existence de la sécrétion interne du rein :

---

1. — Du reste, malgré les travaux de Feltz et Ritter, Ch. Bouchard, Mairet et Bosc et L. Guinard sur la toxicité de l'urine normale, le dernier mot n'est pas dit ; c'est ainsi que MM. Brown-Séquard et d'Arsonval ont pu injecter impunément des quantités considérables de ce liquide dans les veines d'un lapin, si on l'a fait passer par l'appareil d'Arsonval, filtrateur et stérilisateur, à haute pression par l'acide carbonique. Mais, les injections ayant été faites lentement, la diurèse permet l'évacuation rapide des principes de l'urine considérés comme toxiques. Aussi Brown-Séquard ne tirait de ce fait aucune conclusion positive (*loc. cit.*, page 786).

2. — *Comptes rendus de la Société de Biol.*, juin 1889, pp. 421-22.

A des animaux, le savant physiologiste a fait l'ablation totale des deux reins. On sait que, dans de semblables conditions, les accidents urémiques ne tardent pas à se produire. Or, à ces animaux néphrectomisés, il a injecté des sucs extraits des reins et il a obtenu ainsi d'abord l'absence d'accidents urémiques et, de plus, une survie très notable. Chez des lapins et des cobayes ayant eu les deux reins enlevés et dont quelques-uns ont reçu des injections sous-cutanées de liquide rénal d'animaux de même espèce, le savant physiologiste a trouvé que la survie était d'un à deux jours de plus pour ces derniers que pour ceux qui n'avaient pas eu d'injections. De plus, les phénomènes urémiques ont tardé à se montrer chez ceux qui ont une survie plus grande et grâce, évidemment, à l'injection du suc rénal dilué [1].

Depuis cette communication, Brown-Séquard a refait plusieurs fois (6 cobayes, 4 lapins) cette expérience. La survie des animaux qui ont reçu des injections de liquide rénal a dépassé celle de ceux qui n'en ont pas eu, d'un quart ou d'un tiers et même d'une moitié (cette dernière proportion a été observée sur un cobaye).

Pendant combien de temps pourrait-on prolonger la survie chez l'animal? Les premières expériences ne permettent pas de le préciser; c'est un point que de nouvelles recherches peuvent seules établir.

Brown-Séquard conclut avec juste raison [2] que les accidents urémiques sont dus, non à l'accumulation dans le sang des principes résiduaires qui devraient être éliminés par les reins, mais uniquement à l'absence dans l'organisme de la sécrétion interne des reins. «*Il n'y a pas dans le sang quelque chose de trop, il y manque, au contraire, des substances qu'il devrait contenir.* »

En effet, comme il le faisait remarquer, si les phénomènes urémiques dependaient uniquement de l'accumulation dans le sang de principes appartenant à l'urine, dans les cas de néphrectomie, ces symptômes ne disparaîtraient pas lorsqu'on injecte du liquide rénal chez les animaux privés de reins.

1. — *Archives de Physiologie*, 1893, p. 202.
2. — *Société de Biologie*, 3 juin 1893.

Partant de ces données, voici comment Brown-Séquard expliquait les relations existant entre l'urémie et les altérations des reins (*loc. cit.*, page 778) :

« Trois types distincts d'absence de sécrétion des reins peuvent exister : dans l'un, les deux sécrétions—interne et externe — manquent; dans un autre, la sécrétion interne fait défaut, l'externe existant plus ou moins complètement ; dans le troisième, la sécrétion externe manque seule, l'interne persistant entièrement.

« Le premier de ces types existe dans les cas d'ablation expérimentale des deux reins et quelquefois, chez l'homme, dans certaines affections organiques de la totalité des glandes rénales où l'anurie s'associe à l'urémie. Les phénomènes urémiques ou, si on le préfère, les manifestations d'intoxication par l'accumulation dans le sang de certains principes de l'urine se montrent alors dans toute leur intensité.

« Le second type existe dans les cas de néphrite ou d'autres maladies des reins, altérant la presque totalité du tissu rénal. La sécrétion externe continue plus ou moins et nombre de faits démontrent qu'il n'y a pas de relations nécessaires entre les phénomènes urémiques qui existent dans ces cas et la quantité ou la composition des urines. La sécrétion interne est, au contraire, absente ou altérée plus ou moins profondément, et c'est là surtout ce qui engendre les manifestations morbides urémiques.

« Le troisième type, dans lequel la sécrétion externe seule fait défaut, se montre dans les cas d'anurie complète, dans lesquels une partie assez grande, au moins de l'un des reins, reste normale organiquement. Le fait qu'il n'y a pas alors de manifestation morbide, pendant sept, huit, dix, douze, vingt jours, et même plus longtemps, donne une démonstration éclatante de notre conclusion que les phénomènes urémiques ne dépendent pas, comme on le croit, de l'accumulation de l'urine dans le sang.»

Un travail récent de F. Vivenza [1] vient apporter un nouvel appui aux faits déjà nombreux qui montrent que le rein doit être considéré comme une véritable glande, dont l'épithélium

1. — Richerche su la funzione emalolitica del rene normale e patologico (*Lo Sperimentale*, t. XLVII, Memorie originali, fasc. I et II, 1893.)

possède les propriétés ordinaires, caractéristiques des cellules glandulaires. Vivenza a repris l'étude de ce fait connu, que le sang, en traversant le rein, perd de l'hémoglobine. Mais il s'est posé la question de savoir si cette perte d'hémoglobine dépend ou non, et dans quelle mesure, de la destruction des globules rouges. Malheureusement, comme le fait remarquer Gley[1], dans ces recherches où la numération des globules s'accompagne du dosage de l'hémoglobine, il s'est servi d'un procédé dont l'exactitude n'est pas parfaite, l'hématimètre de von Fleischl. Pour la détermination de la densité, Vivenza s'est servi de la méthode de Roy, modifiée pour celle de l'alcalinité du sang, de la méthode de Lendois-Jaksch : pour l'examen de la résistance des globules rouges, de la méthode de Hamburger.

L'auteur est arrivé aux conclusions suivantes : la densité du sang de la veine rénale est généralement plus grande que celle du sang de l'artère. Le sang veineux est plus alcalin. Le sang qui traverse le rein subit une perte absolue d'hémoglobine, proportionnelle à la quantité d'eau éliminée ; il y a rapport inverse entre la quantité d'hémoglobine et l'alcalinité, ce qui tient probablement à la présence d'oxyhémoglobine acide dans le sang artériel. Le sang perd aussi des globules rouges; la perte d'hémoglobine est cependant plus grande que celle qui proviendrait de la destruction de ces globules. Cette perte d'hémoglobine est, sans doute, due à l'activité propre de la cellule rénale et serait liée à la formation des pigments urinaires. Enfin la résistance des globules rouges aux solutions diluées de chlorure de sodium est plus grande dans le sang veineux, ce que Vivenza attribue à la plus grande activité des échanges dans les globules rouges du sang artériel.

— M. Meyer, professeur de Physiologie à la Faculté de Nancy, a institué de nouvelles expériences[2] qui semblent bien définitivement démontrer l'existence de la sécrétion interne du rein et l'influence que cette glande exerce sur la toxicité des produits de désassimilation.

Le distingué physiologiste a injecté du sang provenant d'ani-

1. Gley, Quelques observations nouvelles concernant la physiologie des glandes. (*Archives de Physiologie*, janvier 1894, p. 21.)

2. — Travail du laboratoire de la Faculté de médecine de Toulouse. *Archives de physiol*, janvier 1894, pages 179, 180, 181.

maux urémiques : 1° à des chiens préalablement saignés, et 2° à des chiens saignés et néphrectomisés avant la transfusion.

Expérience I. — Chien de 6 kilogrammes. Subit une saignée de 250 centimètres cubes de sang. On s'arrête à ce volume de sang, l'écoulement par l'artère carotide et la veine jugulaire étant devenu insignifiant. On injecte alors à cet animal 250 centimètres cubes de sang défibriné, à la température de 36°, et provenant d'un chien en état d'urémie. On n'observe aucun trouble respiratoire, ni immédiatement, ni au bout de quelques heures : l'animal paraît bien portant. Il succombe le lendemain sans avoir présenté de symptômes permettant de songer à l'urémie. La température avait oscillé entre 38°5 et 37°. L'animal n'a pas uriné après l'opération; à l'autopsie on trouve peu d'urine dans la vessie.

Expérience II. — Chien de 5 kg.500. Double néphrectomie. Lorsque l'animal a éliminé son chloroforme et est bien éveillé, saignée de 225 centimètres cubes par la carotide et la jugulaire.

Au bout de dix minutes, tracé respiratoire (*fig.* 60) pris comme type[1].

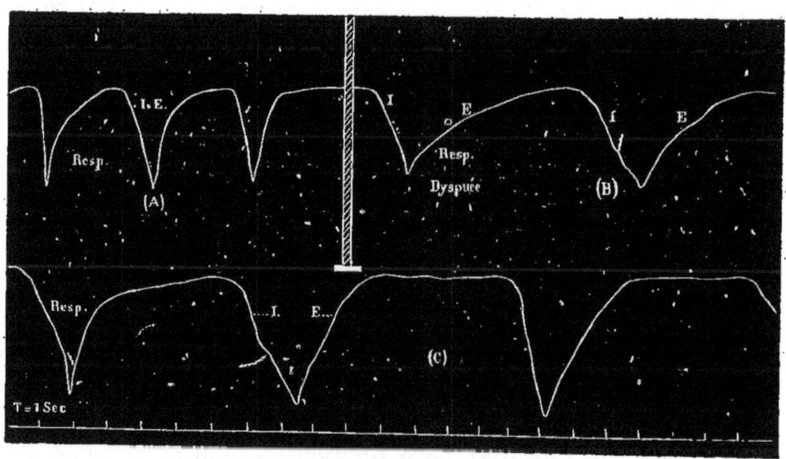

Fig. 60. — A. Respiration après saignée et double néphrectomie.
B. Vingt minutes après injection du sang urémique.
C. Une heure après l'injection.

On injecte alors à cet animal 225 centimètres cubes du sang

1. — Nous tenons à remercier ici MM. Meyer et d'Arsonval de l'obligeance qu'ils ont mise à nous permettre la publication de ces tracés.

défibriné (T. 36°) provenant d'un chien urémique. Vingt minutes après cette injection, nouveau tracé respiratoire. La respiration est allongée, a tous les caractères de la dyspnée, mais ne présente pas de périodes.

Au bout d'une heure, la respiration est très dyspnéique. L'animal est mort quatre ou cinq heures après.

Cette double expérience a été répétée une deuxième fois et a donné les mêmes résultats.

Voici les conclusions que tire, à bon droit, croyons-nous, M. Meyer, de ces expériences :

« Il me paraît résulter de ces faits que la substitution du sang urémique au sang normal chez un animal privé de ses reins amène des phénomènes rapides d'urémie (dyspnée), alors que cette même substitution, pratiquée chez un animal possédant encore ses reins, est, au moins immédiatement, inoffensive. Dans les deux expériences, les conditions expérimentales étaient les mêmes, une seule ayant varié : tantôt le rein existait encore, tantôt il était supprimé ; n'est-on pas, dès lors, autorisé à conclure que c'est à cette condition différente, la présence ou l'absence du rein, qu'est due la différence dans les résultats et que, par conséquent, dans la pathogénie, tout au moins, d'un des symptômes de l'urémie (la dyspnée), il y a lieu de tenir compte non seulement de l'accumulation de principes toxiques (expérience sans néphrectomie), mais encore de l'action spéciale du rein (expérience avec néphrectomie).

« Dans les expériences rapportées, il ne semble pas que l'action des reins se soit bornée à un simple rôle d'élimination, puisque, comme on l'a vu (exp. 1), l'animal n'a plus uriné après l'opération, et avait dans la vessie, au moment de l'autopsie, une quantité d'urine que je crois trop faible pour permettre d'expliquer l'innocuité relative de l'injection de sang urémique par un simple phénomène d'excrétion.

« D'autre part, l'animal à qui on avait transfusé du sang urémique après saignée, sans extirper les reins, est mort le lendemain. Mais est-il mort de sa saignée, ou bien de l'injection toxique ? Toujours est-il que, dans les deux cas, le chien à qui on a seulement injecté du sang urémique n'a pas présenté de dyspnée et a survécu bien plus longtemps que celui qui avait subi à la fois la même injection et la double néphrectomie.

« En résumé : 1° Si l'on substitue en grande partie au sang d'un animal bien portant du sang défibriné provenant d'un animal urémique, le chien transfusé ne présente pas d'accidents de dyspnée urémique ;

« 2° Mais si l'on pratique, avant la transfusion du sang urémique, l'extirpation des deux reins chez le transfusé, la respiration de ce dernier devient rapidement dyspnéique.

« Ces faits paraissent bien montrer l'existence d'une sécrétion interne dans le rein, et il semble que, dès lors, les accidents d'urémie dans les maladies des reins sont provoqués :

1° Par la rétention de principes toxiques ;

2° Par la suppression ou l'amoindrissement de la sécrétion interne des reins. »

M. Meyer, dans un autre travail fait au laboratoire de la Faculté de Toulouse, pour observer nettement les effets de l'injection du suc rénal, s'est attaché à l'étude de l'un des symptômes bien connus de l'urémie, la respiration périodique de Cheynes-Stokes : « le choix de ce symptôme lui étant dicté par le désir d'employer dans cette étude la méthode graphique ; » l'on a ainsi, comme le fait remarquer l'auteur, un critérium certain permettant une conclusion précise.

Ce travail a été présenté par Brown-Séquard à la *Société de Biologie*, dans la séance du 1er juillet 1893 [1].

M. E. Meyer a étudié :

1° Les effets des injections de suc rénal sur la respiration urémique ;

2° L'effet des injections de sang normal sur la respiration urémique;

3° L'effet des injections de sang veineux rénal.

I. — *Effets des injections de suc rénal sur la respiration urémique.*

Expérience I. — Chien de 15 kilogrammes. — Néphrecto-

1. — Brown-Séquard fait remarquer ici (*loc. citat.*, page 779, note) qu'il est de règle générale pour les glandes que le rôle de leur sécrétion interne (pancréas, thyroïde, testicule, etc.) peut persister sans altération, alors qu'une seule partie de l'organe existe. Ce fait est bien établi, dit le savant physiologiste, quant à la sécrétion externe du rein, par les recherches de Tuffier et celle de Bradfort (*Proceedings of the physiol. Society*, p. XVIII, dans *the Journal of physiol.*, vol. XII, 1891, n° 3.) Suchard (*Revue des sciences médicales*. Paris, vol. XXIV, 1884, p. 475) rapporte un cas où à peine un septième du parenchyme rénal a suffi, chez l'homme, pour la sécrétion d'urines normales.

mie double quarante-huit heures auparavant. Asepsie rigoureuse, pas de suppuration. Température 35° au moment de l'expérience. L'animal a de la respiration périodique. On prend un tracé pour voir si les périodes respiratoires sont bien marquées (comme le montre le tracé que présente l'auteur, fig. 61). On fait alors à ce chien une injection intrapéritonéale de 10 centimètres cubes de liquide rénal préparé suivant la méthode du Collège de France filtré et stérilisé avec l'appareil de M. d'Arsonval. On n'a pas fait l'injection intravasculaire pour se mettre à l'abri des effets de l'injection elle-même. Légère agitation de l'animal qui se calme bientôt. Quinze minutes après, nouveau tracé; la respiration est devenue plus ample, mais les périodes sont encore visibles. Au bout d'une demi-heure (fig. 62), la respiration est encore plus ample, plus accélérée et parfaitement régulière.

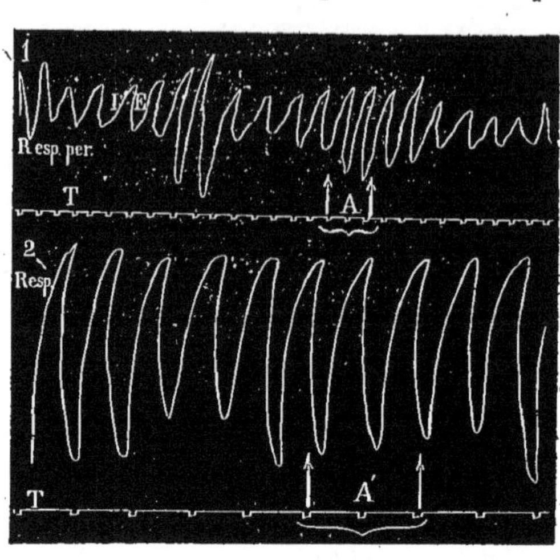

Fig. 61. — 1° Respiration périodique avant l'injection de liquide rénal. — 2° Respiration une minute après l'injection; périodes encore visibles.

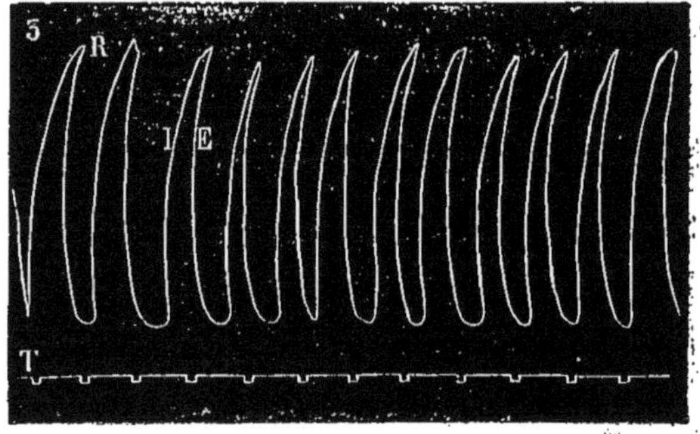

Fig. 62. — Même expérience (3° tracé). — Respiration régulière trente minutes après l'injection de liquide rénal.

Ainsi que le fait remarquer M. Meyer [1], l'injection de suc rénal a été très nette; l'un des symptômes de l'urémie, la respiration périodique, a disparu. L'auteur possède actuellement cinq

1. — *Archives de phys.*, octobre 1893, pages 760-766.

cas (trois chiens, deux lapins) dans lesquels l'effet des injections a été le même.

II. — *Effet des injections de sang normal sur la respiration urémique.*

Pourquoi M. E. Meyer a-t-il expérimenté les injections de sang normal? Parce que « s'il y a réellement sécrétion interne, le sang normal provenant d'un animal sain doit, en définitive, constituer un véritable *liquide rénal physiologique*, et, injecté dans les vaisseaux d'un animal urémique, produire, un peu atténués peut-être, les mêmes effets que la macération du rein ».

Voici l'expérience.

Expérience III. — Chien de 8 kilogrammes (fig. 63). — Néphrectomie double. Au bout de trente-six heures, accidents urémiques. Respiration de Cheyne-Stokes. On retire par l'artère fémorale 60 centimètres cubes de sang qui sont remplacés, par injection intraveineuse, par 60 centimètres cubes de sang défibriné (temp. : 36°5), provenant d'un animal sain. Le chien est détaché, laissé en repos, et, au bout de vingt minutes environ, on constate que la respiration se fait mieux, et qu'elle s'est régularisée (fig. 64). Cet effet dure deux heures environ, puis la respiration périodique reparaît.

La saignée préalable, dont on connaît, d'ailleurs, l'effet thérapeutique dans l'urémie (Bouchard, *Leçon sur les auto-intoxications*, Paris, 1886, p. 144), a été faite pour ne pas augmenter la quantité du sang qui circule dans les vaisseaux, augmentation qui, à elle seule, aurait peut-être pu modifier le rythme respiratoire. La quantité de sang (60 cc.), qui avait été ainsi enlevée avant la transfusion, n'a, du reste, pas supprimé la respiration de Cheyne-Stokes. D'autre part, le sang défibriné destiné à la transfusion était, par le fait même du battage, à peu près saturé d'oxygène; l'injection de ce sang aurait pu, par sa richesse en oxygène, modifier le rythme respiratoire (expérience de circulation croisée de L. Fredericq), aussi a-t-il été abandonné, avant d'être employé, pendant une demi-heure à l'étuve à 38°5.

M. Meyer a pu, en prenant toutes ces précautions, supprimer la respiration périodique dans trois cas semblables, en injectant du sang normal dans la veine d'animaux en état d'urémie.

Comme le fait remarquer l'expérimentateur, ce fait ne peut

être dû qu'à la présence normale dans le sang de produits dont l'action chimique est indéterminée et qui proviennent du rein.

III. — *Effet des injections de sang veineux rénal.*

Ici encore les effets ont été semblables ; l'injection de sang

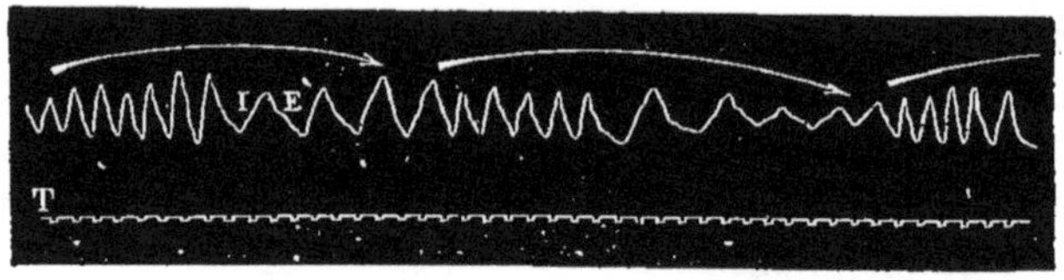

Fig. 63. — Respiration périodique. Tracé réduit.

veineux rénal d'un chien en état d'urémie supprime la respi-

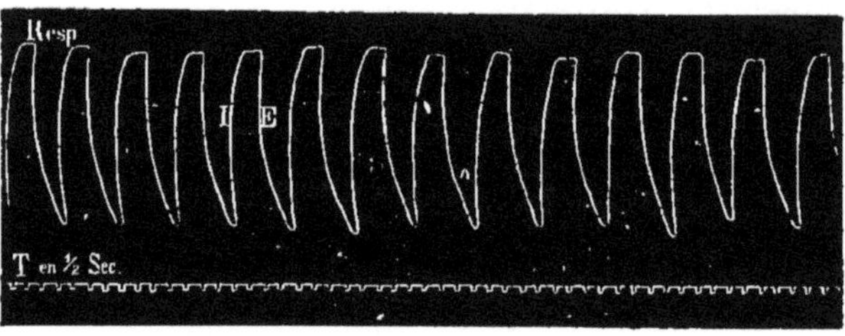

Fig. 64. — Régularisation de la respiration périodique après injection du sang normal.

ration périodique ; de plus cette suppression a paru à M. Meyer plus durable (fig. 65) qu'avec le sang total.

Il resterait, comme le dit M. Meyer, « à faire deux expériences décisives : la première consisterait à transfuser immédiatement avant et après la double néphrectomie, à des animaux sains, du sang provenant d'un animal de même espèce avant des accidents d'urémie ; la seconde aurait pour but de transformer un rein en glande vasculaire, par la greffe sous-

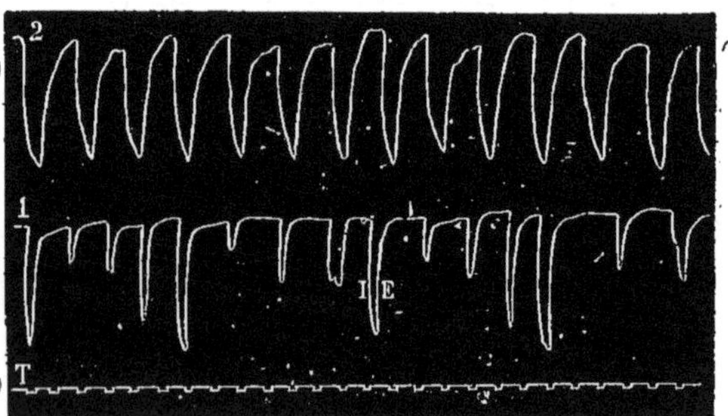

Fig. 65. — 1° Respiration périodique. — 2° Respiration après injection de sang veineux rénal.

cutanée ou intramusculaire de l'organe; et à voir la survie après ablation de l'autre rein ».

M. Meyer n'a tenté qu'une seule fois la première expérience; aussi, malgré son plein succès, il n'insiste pas. Pour la seconde, il possède actuellement trois animaux (un chien et deux lapins) opérés depuis le 15-20 juin, et chez lesquels la greffe a très bien réussi.

La conclusion de M. Meyer est que son travail vient à l'appui des idées de Brown-Séquard et que, dans les accidents d'urémie, il faut tenir compte désormais, non seulement de l'arrêt ou de l'insuffisance des phénomènes d'excrétion rénale, mais encore de l'arrêt ou de l'insuffisance de la sécrétion interne de cet organe.

M. le professeur Bouchard avait donc raison de définir l'urémie « un empoisonnement mixte et de causes multiples ». Il était réservé à Brown-Séquard de spécifier quelle était la cause principale : l'insuffisance ou la suppression de la sécrétion interne du rein.

INJECTIONS DE LIQUIDE RÉNAL

EFFETS PHYSIOLOGIQUES CHEZ LES ANIMAUX SAINS

Ils sont encore peu connus.

M. le professeur Lépine a sacrifié un chien sain par hémorrhagie, il a aussitôt broyé ses reins dans l'eau stérilisée, et, après filtration, injecté le liquide tiède *dans les veines* d'un chien un peu plus petit.

Au bout de quatre heures, la température centrale s'était élevée à 40°1, et il était survenu de l'oppression, de l'écume et de l'agitation, c'est-à-dire des symptômes semblables à ceux des chiens soumis à une contre-pression urinaire [1].

Ainsi, le rein renfermerait des principes thermogènes, dyspnéogènes, etc.

PROVENANCE

La fonction du rein étant essentiellement la même dans la série animale, l'on peut se servir, pour la préparation du liquide

1. — *Académie des Sciences*, 13 mai 1889.

rénal, de la substance corticale des reins pris chez un individu sain quelconque de la série animale, bœuf, mouton, porc, etc.

PRÉPARATION

Même mode de préparation que pour les liquides organiques, en général.

DOSES

Les doses nécessaires sont encore difficiles à préciser. Nous conseillons de commencer par une dose moyenne de 3 centimètres cubes de liquide rénal pur au 1/5 par injection, l'expérimentation nous ayant appris que les malades supportent sans danger des doses beaucoup plus considérables.

Quant à la fréquence des injections, on se basera sur la nature des effets produits ou à atteindre.

APPLICATIONS THÉRAPEUTIQUES

L'urémie, sous quelque forme qu'elle se présente : forme convulsive, comateuse ou mixte, forme délirante, forme dyspnéique. Les recherches de MM. Teissier et Fraenkel laissent à penser que la médication rénale pourra être employée aussi bien avec succès dans l'albuminurie.

OBSERVATIONS CLINIQUES

Elles ne sont pas nombreuses jusqu'à présent. Nous laisserons la place d'honneur à l'observation présentée par M. Dieulafoy, à la Société médicale des hôpitaux. Cette observation est d'autant plus intéressante que, malgré les effets favorables produits par les injections de liquide rénal que l'on y voit consignés, elle démontre chez son auteur une connaissance incomplète des idées fondamentales de la Thérapeutique des tissus.

Nous laissons la parole au savant médecin des hôpitaux de Paris :

« Dans un cas désespéré d'urémie avec anurie et après échec complet de la médication classique, je me suis cru autorisé à injecter au malade un liquide organique tiré de la substance corticale du rein, qui est la substance filtrante et diurétique par excellence. Bien que, après une amélioration incontestable et assez singulière à la suite de ces injections, le malade ait succombé, le fait me paraît mériter d'être rapporté avec quelques détails. Voici, en résumé, l'observation.

« Il s'agit d'un malade de mon service, âgé de 43 ans, entré à l'hôpital pour des accidents dyspnéiques, datant environ de deux mois et ayant augmenté progressivement au point d'empêcher tout sommeil. A l'auscultation, râles sonores et bullaires disséminés. Cœur volumineux; rythme de galop, mais pas de souffles. Œdème mou des jambes, depuis huit jours. Céphalée violente depuis deux mois, contemporaine par conséquent, de la dyspnée, et surtout nocturne. Souvent crampes douloureuses dans les mollets. Paupières fréquemment bouffies. Tension artérielle exagérée. Urines rares (700 gr. par 24 h.), presque décolorées, n'ayant que 1.004 de densité et très légèrement albumineuses.

« En un mot, maladie de Bright, à forme dyspnéique, à marche insidieuse, et aboutissant à des accidents urémiques. Rien qui puisse l'expliquer dans les antécédents du malade.

« Traitement : régime lacté absolu et tisane de lactose. Après trois jours la dyspnée et l'œdème avaient complètement disparu, mais la quantité d'urines rendues restait au-dessous de la normale, ce qui n'était pas d'un bon pronostic.

« En effet, la dyspnée reparaît bientôt, intense, et, fait rare, que j'ai observé trois fois seulement, à l'oppression s'ajoute une expectoration spumeuse, rosée, tout à fait semblable à celle qui survient parfois dans les cas d'œdème broncho-pulmonaire consécutif à une thoracentèse mal pratiquée. Il y avait donc œdème brightique aigu du poumon.

« En même temps que cette dyspnée intense (56 respirations par minute), oligurie, puis anurie complète; la vessie ne contient pas une goutte d'urine. Etat semi-comateux ; on peut juste faire boire au malade quelques gorgées de lait et de tisane lactique. Ventouses scarifiées d'abord, puis saignée de 250 grammes, entraînant une syncope assez sérieuse.

« Le lendemain, la respiration est presque libre, mais l'anurie persiste absolue. Le malade répond à peine aux questions qu'on lui pose. En même temps, apparition sur le visage d'une poudre blanchâtre, analogue à du givre, qui n'était autre qu'une sueur d'urée et qui m'a toujours paru d'un sinistre augure dans l'urémie.

« Le malade ne pouvant presque plus boire, on lui donne, dans la journée, 12 petits lavements composés chacun de 100 grammes d'eau, 10 grammes de lactose et 2 grammes de vin diurétique de Trousseau.

« Température à peu près normale.

« L'indication capitale était, manifestement, de rétablir le cours des urines, totalement suspendu depuis cinq jours ; mais, cette indication, j'étais impuissant à la remplir, comme cela nous arrive souvent en pareil cas. Ce fut alors que je songeai aux injections sous-cutanées imaginées par Brown-Séquard. Comme je l'ai dit à en commençant, le liquide à employer devait, évidemment, dans la circonstance, être tiré de la substance corticale du rein. C'est ce qui eut lieu [1]. »

« Ici, je suis obligé de résumer l'observation jour par jour, pour ne rien omettre d'essentiel :

L'anurie complète datait de cinq jours lorsque, le soir du 6 septembre, on pratiqua deux injections sous-cutanées contenant chacune 0,50 centigr. de néphrine de cobaye (je n'avais pu me procurer à temps un rein de bœuf).

Le 7, anurie toujours absolue, coma plus accentué, diarrhée, sueurs d'urée plus fortes. Par contre, respiration libre (28 respirations par minute), presque plus de râles.

Dans la journée, trois injections distantes chacune de deux heures et contenant ensemble 3 gr. 50 de néphrine de bœuf. Après ces injections, il semble qu'il y a une légère amélioration, car le malade parle un peu et prend un peu de lait.

Le 8, même anurie, même coma, mêmes sueurs d'urée que le 7. A 10 heures du matin, deux injections de 0 gr. 50 de néphrine chaque. Quelques minutes après, le malade semble se réveiller et absorbe d'un coup les trois quarts d'un biberon de lait.

Dans la journée, les mêmes injections sont continuées toutes les deux heures, jusqu'à concurrence de 6 grammes. Elles paraissent douloureuses, mais après chaque injection le malade semble sortir de sa torpeur, se sent un peu mieux et peut boire quelques gorgées de lait ou de lactose. 500 grammes de lait introduits par la sonde sont rejetés presque immédiatement.

Le 9, la situation s'est absolument modifiée. L'amélioration date du milieu de la nuit où, spontanément, le malade a plusieurs fois demandé à boire. Les reins fonctionnent, car on retire, par la sonde, 650 grammes d'urine. Disparition du coma et des sueurs d'urée. Le malade plaisante d'un air enjoué. Respiration normale, mais les selles restent diarrhéiques et involontaires. Pouls à 88, comme il était les jours précédents, mais quelques irrégularités.

Dans la journée, hyperesthésie très marquée en diverses régions et

1. — Ce liquide, auquel M. Dieulafoy propose de donner le nom de « *néphrine* », fut préparé par son interne, M. Rénon, de la façon suivante :

Un rein de bœuf, pris sur un animal qu'on vient de sacrifier, est reçu dans un vase stérilisé. La substance corticale seule en est détachée au moyen d'instruments stériles ; elle donne environ un poids de 200 grammes. Cette substance corticale est hachée et triturée dans un mortier, additionnée de 300 grammes de glycérine neutre et de 200 grammes d'eau stérilisée contenant 5 0/0 de sel marin. Le tout macéré pendant cinq heures dans un vase entouré de glace. La filtration se fait en deux temps : 1° filtration de toute la masse dans un filtre de papier Chardin ; 2° filtration de la partie liquide ainsi obtenue sur une bougie Chamberland stérilisée à l'autoclave à 115°. On recueille ainsi 50 à 55 grammes d'un liquide jaunâtre, transparent, visqueux, absolument stérile.

M. Dieulafoy ajoute qu'avec l'appareil de M. d'Arsonval on filtrerait en quelques minutes, ce qui demanda plusieurs heures par le procédé de filtration indiqué ci-dessus.

douleurs musculaires aux jambes avec quelques contractures, comme avant la période de coma.

Le soir, on retire 112 grammes d'urine. Le malade a bu dans la journée deux litres et demi de lait et de lactose.

Le 10, réapparition des sueurs d'urée. Moins de raideur et d'hyperesthésie. En deux fois, par le cathétérisme, on retire 350 grammes d'urine claire, légèrement albumineuse, à 1.010 et 1.012. Le lait et la lactose sont pris avec plaisir. On continue les injections de néphrine, de deux en deux heures.

Le 11, aggravation. Pouls à 104. En deux fois, on retire 250 grammes d'urines semblables à celles de la veille. On introduit par la sonde 500 grammes de lait additionné de lactose, et d'eau de chaux et de salicylate de bismuth à cause de la diarrhée fétide.

Dans la soirée, coma complet. A minuit, éclatent de violentes convulsions épileptiformes, et la mort survient en quelques minutes. Après la mort, la température s'élève à 40°.

L'autopsie montra une néphrite mixte avec prédominance des lésions fibreuses. Pas d'athérome nulle part; cœur pesant 510 grammes par suite d'une hypertrophie considérable du ventricule gauche. Traces d'une ancienne péricardite. Rien d'important dans les autres organes.

« Quelques particularités de cette observation méritent, ajoute M. Dieulafoy, qu'on s'y arrête.

« 1° L'œdème aigu du poumon, accident rare dans le brightisme.

« Dans les quatre seuls cas qu'il m'ait été donné d'observer — y compris celui dont je viens de parler — et dans deux observations analogues que m'a communiquées M. le Dr Giraudeau, cet œdème est apparu brusquement. Il provoque une dyspnée qui atteint d'emblée toute son intensité et il s'accompagne d'une expectoration sur laquelle on ne peut se méprendre. Il dure généralement peu (une ou quelques heures). Tantôt il se limite à un seul accès, tantôt il reparaît à intervalles plus ou moins éloignés. Dans quelques cas, il a entraîné la mort.

« 2° Les sueurs d'urée. C'est encore un symptôme rare dans la maladie de Bright. Néanmoins, je l'ai rencontré plusieurs fois. C'est au visage surtout que ces sueurs sont abondantes, mais on peut les observer ailleurs. Je les considère comme d'un pronostic excessivement grave. Les cinq ou six urémiques chez lesquels j'ai rencontré ces sueurs ont tous succombé. J'ajoute que chez le malade dont j'ai entretenu la Société, ce n'est pas seulement la peau qui a servi d'émonctoire à l'urée. Les matières fécales, le liquide pleural, le cerveau, le foie, les muscles, le cœur, le poumon en étaient imprégnés.

« 3° L'anurie, qui a été la cause principale des accidents.

« A l'inverse des deux symptômes précédents, l'oligurie et l'anurie sont assez fréquentes au cours du brightisme. Il n'est cependant pas toujours facile de comprendre leur mécanisme. Loin de là. On ne saurait, en effet, les expliquer par les seules lésions rénales, car si la diminution de la sécrétion urinaire marchait parallèlement avec l'envahissement des lésions rénales, on n'aurait pas, ainsi qu'on l'observe parfois, des périodes d'oligurie alternant avec des périodes où la quantité de la sécrétion urinaire est normale ou supérieure à la normale. Il faut donc admettre que, chez les brightiques, la sécrétion urinaire est sous la dépendance, non seulement des lésions du rein, mais encore d'une intoxication de l'organe, intoxication qui, par moments, modifie ou anéantit ses fonctions. Voilà pourquoi, à mon sens, l'anurie brightique est si difficile à combattre par les moyens dont nous disposons actuellement.

« 4° C'est, précisément, parce que j'ai échoué avec tous les diurétiques connus, dans mon dernier cas comme dans beaucoup d'autres, que j'ai cru pouvoir essayer des injections sous-cutanées du liquide organique auquel le nom de néphrine me paraît approprié. Je me garderai bien de porter un jugement sur ce moyen nouveau après un seul cas, alors surtout que le malade est mort. Je ferai simplement remarquer que la sécrétion urinaire, complètement interrompue pendant cinq jours, a reparu dès le deuxième jour des injections. En même temps, le malade sortait de sa torpeur, buvait volontiers son lait. Les sueurs d'urée diminuaient. Enfin, j'ai constaté très nettement qu'après chaque injection de néphrine — surtout après les premières — l'ensemble des symptômes était heureusement modifié.

« Aussi, sans vouloir tirer aucune conclusion, crois-je permis d'espérer que les injections sous-cutanées de néphrine pourront entrer dans la thérapeutique à titre de diurétique, et rendre quelques services surtout dans l'oligurie et l'anurie brightiques. Ce procédé serait une application nouvelle de la méthode générale imaginée par Brown-Séquard, et qui est à l'étude. »

— Voici les réflexions qu'inspira à Brown-Séquard la communication de M. Dieulafoy. Nous les trouvons dans les *Archives de Physiologie*, 1893, p. 202 : « Une communication extrêmement intéressante de M. Dieulafoy à la Société médicale des Hôpitaux montre que nos idées ne sont pas encore bien connues. Cet éminent médecin a traité un malade atteint d'urémie brightique par des injections d'un liquide extrait de la substance corticale d'un rein de bœuf et il en a obtenu des améliorations très marquées. Il y avait de l'anurie ; elle a cessé, car 650 grammes d'urine ont pu être retirés de la vessie ; le coma a disparu, la respiration est devenue normale et les sueurs ont reparu.

« M. Dieulafoy croit que le liquide qu'il a employé a agi comme un diurétique puissant. S'il avait connu nos expériences, il aurait vu que c'est l'empoisonnement urémique lui-même qui a été combattu avec quelque succès par les injections. Dans ce cas, comme dans les cas de myxœdème, traités avec succès par des injections de liquide thyroïdien, et dans les cas si nombreux où des symptômes excessivement variés ont disparu sous l'influence d'injections de liquide testiculaire, c'est en donnant au sang et aux divers organes des principes qui leur manquent que l'on obtient des améliorations. »

Et c'est ainsi que M. Dieulafoy a suppléé à la sécrétion rénale interne, sans le savoir.

MM. Teissier et Fraenkel viennent de faire à la *Société nationale de médecine de Lyon* [1] une communication sur l'*action physiologique des injections d'extrait glycériné de substance rénale chez les malades atteints d'albuminurie*.

Ces recherches ont été entreprises à l'instigation de Brown-Séquard, à l'effet de déterminer, aussi exactement que possible, l'influence du liquide rénal sur les grandes fonctions organiques, et, en particulier, sur l'élimination des substances toxiques par la sécrétion urinaire. Elles ont été réalisées avec l'extrait glycériné préparé avec la substance rénale du mouton, triturée soigneusement et macérée vingt-quatre heures dans de l'eau glycérinée au 1/10.

Cette préparation est absolument inoffensive et les limites entre lesquelles on peut varier la quantité injectée, très larges ;

1. — *La Province médicale*, 21 avril 1894.

20 cc. inoculés chez l'animal, sous la peau, par kilogramme du poids du corps, ou injectés dans les veines, ne déterminent aucun accident ni aucun trouble du côté des urines. Une injection de 100 cc. par kilog., par contre, entraîne la mort rapide avec une dyspnée intense, du nystagmus et des convulsions.

Chez les malades, il n'a été injecté que 2 cc. les premiers jours et 2 cc., matin et soir, les jours suivants, soit 4 cc.

Or, les effets réalisés par ces doses si minimes sont déjà pleins d'intérêt. Voici dans quelles conditions MM. Teissier et Fraenkel ont expérimenté :

Ils ont choisi deux malades, l'une atteinte de néphrite interstitielle typique, avec œdème, accidents cardiaques, troubles généraux imputables à l'insuffisance urinaire; l'autre atteinte d'albuminurie dyscrasique, prémonitoire d'une évolution tuberculeuse. Ces malades ont été mises au régime lacté absolu et à la ration d'entretien pendant trois jours, de façon à ne pas troubler les résultats des observations. Pendant ces trois jours, on a pratiqué l'analyse complète des urines (urée, phosphates, chlorures, etc.) et on a établi leur toxicité suivant la méthode du professeur Bouchard. On a déterminé la densité du sang (méthode B. Lyonnet), numéré les globules rouges et les globules blancs; on a pu aussi établir le bilan nutritif de chaque malade, en prenant la moyenne des chiffres obtenus pendant ces trois jours d'exploration.

On a procédé de la même manière pendant les cinq jours où les malades ont reçu dans le tissu sous-cutané l'extrait rénal, puis pendant les trois jours qui ont suivi la cessation des injections.

Voici les résultats obtenus : aucun changement dans la quantité des urines émises; donc aucune action diurétique ou antidiurétique, faits constatés d'ailleurs chez l'animal : aucune modification apparente de la densité du sang ni de sa composition globulaire, mais légère augmentation de la pression artérielle (2 à 3 c. avec le sphygmomanomètre de M. Potain). Par contre, modifications très sensibles du côté de la constitution chimique de l'urine et surtout de son pouvoir toxique.

Chez la malade atteinte de néphrite interstitielle, on a relevé une augmentation légère du chiffre de l'urée de 17 à 20 grammes (3e période); pas de modification du chiffre des chlorures, mais élévation marquée du chiffre des phosphates, passant de 0 gr. 38 à 8 gr. 86 et à 1 gr. 23 par vingt-quatre heures ; une augmentation sensible des dépôts uriques et enfin un relèvement du *coefficient uro-toxique*, qui passe de 0,205 à 0, 252 sans que la quantité d'albumine (0 gr. 35) soit modifiée. Mais le fait le plus important à noter, c'est la production de myosis, déterminée avec les urines recueillies dès le deuxième jour de la période des injections et avec 60 cc. seulement, alors que, dans la période prémonitoire, ce phénomène, qui mesure en quelque sorte le degré de toxicité urinaire, ne se produisait pas, ou était à peine ébauché avec 350 cc.

Dans le 2e cas, les résultats ont été analogues dans leurs grandes lignes, tout en différant sur quelques points de détails : augmentation de l'urée par saut de 20 gr. 75 à 26 grammes, des chlorures s'élevant de 5 gr. 70 à 80, pas de modifications des phosphates ; mais, point intéressant à relever, disparition de l'albumine pendant les jours d'injection, malgré une température plus élevée et réapparition dès la cessation des mêmes injections. D'ailleurs, comme dans le premier cas, relèvement considérable du *coefficient uro-toxique*, qui, de 0,383, 0,472, passe à 0, 540, 0,569, 0,521.

Le myosis qui existait d'ailleurs avant les injections, les urines étant suffisamment toxiques, se produit aussi pendant la période des injections d'une façon très évidente et peut-être plus rapide. Dès le 20e cc. introduit dans la veine, la pupille se contracte énergiquement.

Ces quelques différences dans les résultats des observations de MM. Teissier et Fraenkel se comprennent aisément avec la nature des processus morbides, mais les effets de température sont les mêmes et, parmi eux, le plus important est sans contredit *l'augmentation du pouvoir éliminateur pour les substances toxiques*.

Sans doute, on ne peut attribuer cette élévation du *coefficient uro-toxique* à l'élimination de la substance injectée et dont les faibles proportions doivent se perdre dans la masse des urines des vingt-quatre heures. On est donc conduit à invoquer une action dynamique favorisant l'oxydation des produits de désintégration (augmentation de l'urée), en évitant les propriétés sécrétoires internes du parenchyme rénal, propriété dont l'intégrité est peut-être nécessaire pour l'élaboration des substances toxiques à éliminer.

Il faut signaler enfin le sentiment d'amélioration générale éprouvé par les malades pendant la période d'injection ; donc l'action physiologique et l'innocuité, ainsi démontrées, concordent pour autoriser leur utilisation dans le traitement des néphrites. M. Teissier les avait d'ailleurs employées déjà avec avantage chez un certain nombre de malades et les résultats de son observation clinique feront l'objet d'une communication ultérieure.

On ne saurait nier l'importance du travail de MM. Teissier et Fraenkel alors qu'il s'agit de la question à peine ouverte et déjà si féconde des sécrétions internes et de la thérapeutique des tissus créée par Brown-Séquard.

Le liquide rénal est appelé probablement à jouer un rôle considérable en thérapeutique.

CHAPITRE XII

MÉDICATION PNEUMIQUE

LIQUIDE PNEUMIQUE

ACTION PHYSIOLOGIQUE SUR LES ANIMAUX SAINS

L'action physiologique du liquide pneumique sur les animaux sains n'est guère connue jusqu'à ce jour que sous le rapport de la thermogénèse. M. Rouquès a expérimenté deux extraits de poumon, l'un au 1/4, l'autre au 1/3, c'est-à-dire obtenus par la trituration de 1 partie d'organe, en poids, dans 3 parties d'eau salée, pour le premier cas ; et, pour le second, de 1 partie de poumon dans 2 parties d'eau salée.

1re EXPÉRIENCE

Un lapin reçoit 6 centimètres cubes de l'extrait pulmonaire au 1/4. Sa température est de 39,6. En une heure, elle monte à 40,9; elle se maintient plusieurs heures à ce niveau. Le lendemain, vingt-quatre heures après l'injection, l'animal avait encore 40, 3, ce qui est au-dessus de la normale (fig. 66).

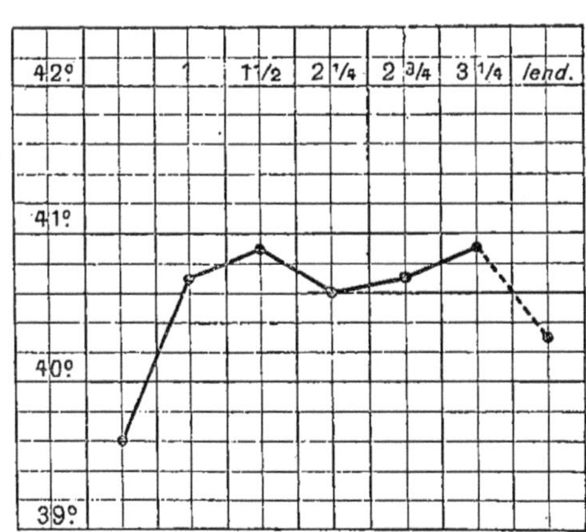

Fig. 66. — Tracé thermique. Injection de liquide pneumique. 1re expérience.

2e EXPÉRIENCE

A un second lapin (fig. 67), on injecte 5

centimètres cubes de la même liqueur au 1/4; l'ascension se fait plus lentement, le maximum est atteint en trois heures et demie; de 39,8 à 40,8. Le lendemain, le thermomètre indiquait encore, après vingt-quatre heures, 40,8; mais la fièvre cesse, et le surlendemain l'animal a 39,8, sa température initiale.

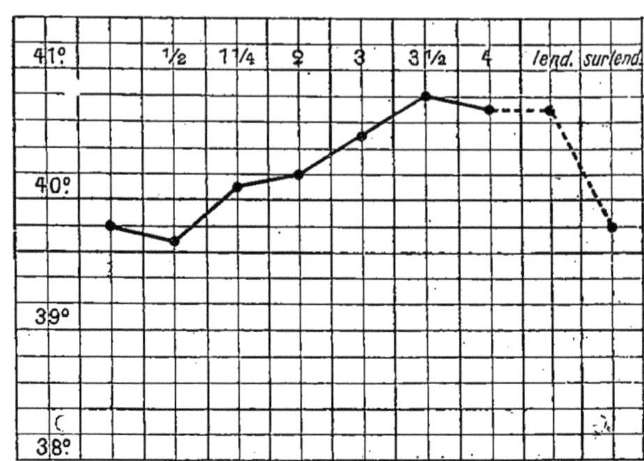

Fig. 67. — Tracé thermique. Injection du liquide pneumique. 2e expérience.

3e EXPÉRIENCE

Chez un troisième lapin (fig. 68), on fait pénétrer 12 centimètres cubes d'un extrait au 1/3. Ainsi, cet animal reçoit une plus grande quantité d'un extrait plus concentré. Il réagit en faisant une poussée fébrile plus intense. Cette réaction, observe M. Rouquès, n'est pas absolument nécessaire. Certains animaux, en effet, ont plus de fièvre pour moins de substance organique. Il y a là une question de réaction vitale propre à chaque sujet. Dans le cas présent, le lapin a 38,2 au début de l'expérience; en trois heures, le thermomètre s'élève à 39,7, marquant ainsi une ascension de 1 degré et demi. Il faut ajouter que la température ne tarda pas à baisser rapidement; en effet,

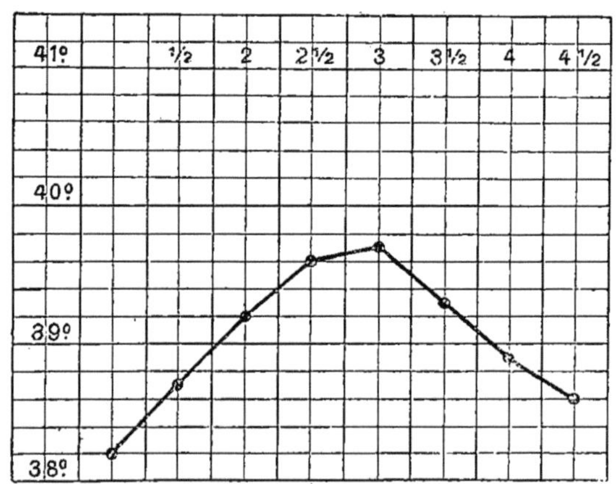

Fig. 68. — Tracé thermique, Injection de liquide pneumique. 3e expérience.

quatre heures et demie après l'injection, elle était retombée à 38,6.

PRÉPARATION

Le liquide pneumique peut se préparer d'après la formule suivante :

Tissu (poumon).................................. 20 gr.

Divisez en fragments et macérez vingt-quatre heures dans :

Glycérine à 30.................................. 20 gr.

Ajoutez :

Eau bouillie (contenant 29 grammes de chlorure de sodium par litre) 10 ou 20 grammes. Laissez macérer vingt-quatre heures, filtrez sur papier et stérilisez au moyen de l'acide carbonique sous pression.

Adopter une dose moyenne de 3 cent. cubes par injection.

APPLICATIONS THÉRAPEUTIQUES

La médication pneumique, c'est-à-dire la médication par injections d'extrait du poumon, n'existe pas encore, à proprement parler.

A notre connaissance, le seul essai fait dans cette voie a été tenté par M. Demons, professeur de clinique chirurgicale de la Faculté de Bordeaux, et par M. W. Binaud, sous-chef de clinique.

Les premières injections ont été pratiquées sur un malade atteint d'ostéo-artropathie hypertrophiante pneumique.

Avant d'en publier la remarquable observation, quelques mots relatifs à cette affection ne sont peut-être pas superflus. Rappelons que M. Marie, le premier, a su différencier cette affection des autres altérations osseuses systématisées et lui a fait une place à part à côté de l'ostéite déformante de Paget et de l'acromégalie. Il sut, en même temps, en décrire les symptômes principaux et en esquisser la pathogénie [1].

Depuis sa première communication, ont paru plusieurs monographies, parmi lesquelles la thèse d'Albert Lefebvre [2]. Cette

1. — *Revue de Médecine*, janvier 1890.
2. — *Des déformations ostéo-articulaires consécutives à des maladies de l'appareil pleuro-pulmonaire*. Th. de Paris, 1891.

thèse contient et résume les travaux de Marie, Thibierge, Spilmann et Hausshalter, Moussous, Bamberger... Puis, vinrent les travaux de Rauzier [1], de Barié [2], d'Orrillard [3], de Gillet [4], de Moizard et Marfan[5]. A côté de la forme chronique de l'affection, ces derniers auteurs ont découvert et décrit une forme aiguë susceptible de guérison.

La thèse de Jamet[6] résume, d'ailleurs, parfaitement la question dans son état actuel. Faisons remarquer qu'il résulte d'une observation de M. Orrillard, que les lésions ostéopathiques qui caractérisent cependant cette affection ne seraient pas toujours provoquées par les affections pleuro-pulmonaires et pourraient se produire en l'absence de toute suppuration. Il cite un malade atteint de mal de Pott, chez lequel il attribue l'hypertrophie des phalanges à l'irritation des fibres nerveuses au niveau du foyer de tuberculose des vertèbres.

Dans deux observations de MM. Heinrich, Schmidt et Smirnoff, relatées dans un travail de Chrétien [7], et dans une observation même de ce dernier, la syphilis paraît avoir provoqué pareille lésion ostéopathique.

MM. Demons et Binaud ont eu la bonne fortune d'observer depuis plus d'un an un homme âgé de 35 ans, atteint d'ostéo-arthropathie systématisée dont les manifestations cliniques et pathogéniques paraissent concorder parfaitement avec la maladie de M. Marie.

Le malade dont il s'agit a reçu, neuf ans auparavant (1883), un coup de couteau qui a déterminé à droite une plaie pénétrante de poitrine dont la cicatrisation n'a jamais été définitive. Il a été atteint consécutivement d'une pleurésie purulente à marche aiguë survenue du même côté en 1891. Les premières manifestations ostéo-articulaires n'ont apparu que neuf à dix mois après cette dernière maladie.

Ces lésions, depuis lors, ont évolué chroniquement, malgré la guérison de la pleurésie et la fermeture de la plaie. Comme

1. — *Revue de Médecine*, janv. 1891, pag. 30.
2. — *Revue générale de Clinique et de Thérapeutique*, janv. 1891.
3. — *Gazette des Hôpitaux*, 25 juin 1892.
4. — *Annales de la Polyclinique de Paris*, mai 1892.
5. — *Société médicale des Hôpitaux*, 12 mai 1893.
6. — Jamet, *thèse de Paris*, 1892-1893.
7. — *Revue de Médecine*, 1893, page 826.

toute intervention chirurgicale devenait par le fait inutile, MM. Demons et Binaud ont eu l'idée, après s'être assurés que l'examen bactériologique des crachats était négatif, de pratiquer chez ce malade une série d'injections de liquide pneumique.

La maladie semble maintenant s'être arrêtée dans son évolution : les mouvements de flexion, des membres supérieurs principalement, sont plus faciles et l'état général s'est amélioré d'une façon très notable : tels sont les résultats obtenus, mais les distingués auteurs ne peuvent affirmer que cette amélioration soit due à ce mode de traitement.

Voici la magistrale observation de MM. Demons et Binaud[1].

D... (Alfred), 35 ans, mécanicien, entre à l'hôpital Saint-André, salle 18, lit n° 5, le 10 avril 1893.

Antécédents héréditaires. — Son père et sa mère, âgés l'un de 60 ans, l'autre de 55 ans, jouissent tous deux d'une très bonne santé. Deux de ses tantes sont mortes, l'une du diabète, l'autre de tuberculose pulmonaire. Il lui reste encore deux oncles qui se portent bien.

Antécédents collatéraux. — Un de ses frères est mort d'entérite infectieuse à l'âge de treize mois. Son autre frère, âgé de 31 ans, et sa sœur, âgée de 24 ans, n'ont jamais été malades.

Antécédents personnels. — D... (Alfred) n'a eu aucune des maladies de l'enfance. A 4 ans 1/2, un de ses camarades, en jouant, lui a lancé de la chaux à la figure et son œil gauche a été atteint. (Voir plus loin la note relative à l'examen ophtalmologique.) De ce fait, il a été réformé. A l'âge de 22 ans, il a exercé la profession de mécanicien de la marine marchande et a fait comme tel, pendant un an, les voyages de Bordeaux au Sénégal ; puis, pendant huit mois, les voyages de Marseille au golfe Persique.

En 1883, il a été habiter Constantinople où il est resté quatorze mois employé comme mécanicien aux ateliers des Messageries maritimes.

Le 14 juillet 1883, au cours d'une rixe avec des matelots allemands, il reçut de l'un d'eux un coup de couteau à un travers de doigt en dedans du mamelon droit, entre la 4e et la 5e côte. L'instrument, un couteau de gabier, pénétra à une profondeur de 12 à 13 centimètres et le malade perdit connaissance : il eut une hémorrhagie assez abondante sur laquelle il ne peut donner que peu de renseignements : ce qu'il affirme cependant, c'est qu'il n'eut pas d'hémophysie. Il ne reprit connaissance que huit à dix heures après l'accident et fut pris d'une fièvre vive qui dura dix jours. Il fut soigné par un médecin russe et garda le lit pendant un mois. Il se souvient de n'avoir jamais eu d'augmentation de volume du

1. — *Archives générales de Médecine*, août 1894. Sur un cas d'ostéo-arthropathie hypertrophiante pneumique traitée par les injections de liquide pneumique.

côté droit de la poitrine, jamais de gêne respiratoire, jamais d'expectoration. Il inspirait très aisément et expirait de même, mais il remarquait que dans l'expiration violente, il sortait de l'air par l'orifice de la plaie thoracique. Cette plaie s'est obturée deux mois après l'accident, et le malade a pu reprendre son travail au bout de trois mois, malgré un certain affaiblissement dans son état général. Il est resté dans cet état pendant cinq mois, après quoi il a repris le cours de ses voyages pendant un an. A Haïphong, il fut pris de dysenterie. Pendant sa maladie, il s'est développé, au niveau de la plaie thoracique, une petite tuméfaction qui s'est ulcérée et a donné issue à une petite quantité de liquide séro-purulent, puis s'est obturée au bout de deux jours. La dysenterie a guéri sans accident, mais la tuméfaction bourgeonnante a réapparu à diverses reprises et s'est en partie cicatrisée il y a trois ans seulement. Pendant tout ce laps de temps, le malade nous dit qu'au moment où la plaie allait se rouvrir, il ressentait de la douleur dans tout le côté droit de la poitrine et qu'il était en proie à des quintes de toux. Ces deux symptômes disparaissaient lorsque l'orifice de la plaie était franchement ouvert. Cependant il ne cessa pas son travail.

Le 3 août 1891, comme il travaillait sous une pluie battante, le corps tout couvert de sueur, il fut pris de refroidissement ; presque aussitôt, il ressentit dans le côté droit du thorax un point de côté violent qui l'empêchait de respirer et qui l'obligea bientôt à s'aliter : la fièvre devint très forte et le médecin appelé constata, au bout de trois jours, tous les signes d'une pleurésie purulente; la plaie ancienne s'est alors réouverte et a donné issue à une quantité de pus et de sang. Cet écoulement a duré trois mois et est allé en diminuant progressivement : la fièvre tombait un mois après le début et le malade commençait à pouvoir se lever. Il était très amaigri, mais l'appétit était revenu.

Pas de sueurs nocturnes, pas de diarrhée, mais une grande lassitude.

Neuf à dix mois après le début de cette pleurésie (le malade n'avait pu reprendre son travail à cause de sa faiblesse), il a remarqué que ses poignets grossissaient en même temps que ses genoux devenaient douloureux. La douleur était continue et rendait la marche difficile. Les pieds (surtout les régions dorsales) ont ensuite augmenté de volume; il en a été de même des orteils et ensuite des chevilles. Enfin, vers le onzième mois (il avait 34 ans), les doigts d'abord, puis les orteils se sont hypertrophiés; les ongles des mains et des pieds se sont ensuite considérablement élargis et ont acquis peu à peu les caractères morphologiques qu'ils présentent aujourd'hui.

En même temps, des troubles fonctionnels se manifestaient du côté des membres supérieurs : la main était maladroite, et certains actes de la vie courante (action de s'habiller, de manger, de couper du pain, etc., etc.) devenaient peu à peu impossibles.

De même, la marche devenait très malaisée ; le malade ne pouvait se chausser et était condamné à passer ses journées sur un fauteuil.

Le sommeil était agité, interrompu parfois par des crises de violentes douleurs ayant pour siège le côté droit de la poitrine.

La mémoire et l'intelligence étaient conservées; l'appétit bon, les digestions et la miction régulière, les fonctions génésiques, qui n'avaient jamais été très développées, étaient pour ainsi dire abolies.

C'est dans ces conditions que le malade est entré dans notre service. Nous devons ajouter qu'il n'a eu ni rhumatismes, ni blennorrhagie, ni syphilis.

ÉTAT DU MALADE A SON ENTRÉE A L'HÔPITAL

Attitude générale. — Le malade étant debout a une attitude particulière. Il est très ramassé sur lui-même, presque affaissé : la tête est légèrement fléchie en avant et sur le côté droit; la face se présente de trois quarts. L'épaule gauche est plus hauté que l'épaule droite et l'ensemble du tronc est incliné à droite. Les deux avant-bras sont en demi-flexion et en pronation. La colonne vertébrale présente une scoliose dorsale gauche avec courbure de compensation connexe en bas et à droite.

La crête iliaque droite est sur un plan plus élevé que celle du côté gauche. Les deux membres inférieurs sont légèrement fléchis, les genoux sont proéminents. La taille du malade, qui était de 1 m. 56 lorsqu'il avait 20 ans, est aujourd'hui de 1 m. 56.

Tête. — Les traits de la face sont réguliers; il semble cependant que le côté gauche est un peu plus petit que le côté droit. Le front et la région sourcilière sont normaux et ne présentent aucune bosselure. Le nez, la bouche et le menton n'offrent rien de particulier à signaler. Les oreilles sont assez volumineuses, mais elles sont bien ourlées ; leur pavillon, toutefois, est un peu éloigné de la région temporale. Le crâne est aussi normal et ne présente ni asymétrie ni déformation ; on peut d'ailleurs en juger par les mensurations suivantes :

Diamètre antéro-postérieur, allant de l'occiput et à la racine du nez : 18 centimètres.

Diamètre mento-occipital : 21 centimètres.

— bipariétal : 15 centimètres.

— bimalaire : 12 cent. 1/2.

— bimastoïdien : 13 centimètres.

— biauriculaire : 13 centimètres.

Circonférence de la tête au niveau de la protubérance occipitale et de la partie moyenne du front : 57 cent. 1/2.

Maxillaire inférieur (mesuré en suivant la courbure, d'une articulation temporo-maxillaire à la partie inférieure de la symphyse mentonnière) : 16 cent. 1/2.

Si on fait ouvrir la bouche au malade, on voit que sa dentition est bonne : il lui manque seulement deux molaires et deux canines inférieures qu'il a fait arracher. La langue, le rebord alvéolaire, le voile du palais, la voûte palatine sont absolument normaux.

Cou. — Ne présente rien de particulier à signaler, mesure 32 centimètres 1/2 de circonférence.

Corps thyroïde. — Normal, ainsi que le larynx.

Thorax. — La poitrine est amaigrie dans toute son étendue; les articulations chondro-sternales sont saillantes, particulièrement au niveau des 3e, 4e, 5e côtes des deux côtés; à 2 centimètres en dedans du mamelon droit, dans le 4e espace intercostal, existe un orifice fistuleux comblé en partie par un bourgeon charnu de la grosseur d'une petite noisette, qui laisse suinter une légère quantité de liquide purulent, environ 7 ou 8 grammes par jour. Le stylet introduit dans ce trajet fistuleux s'enfonce de 7 à 8 centimètres dans une direction presque antéro-postérieure. Toutefois il ne rencontre pas, à proprement parler, une cavité; car, si l'on pousse avec la seringue à hydrocèle un liquide faiblement antiseptique, le volume qu'il est possible d'introduire est très faible. La région où se trouve la fistule est légèrement aspirée dans l'inspiration; au reste le soulèvement de la paroi se fait à ce niveau avec moins d'amplitude que du côté opposé; cette paroi est légèrement aplatie et elle forme ainsi avec le bord droit du sternum un angle plus prononcé que du côté gauche.

Le sternum ne présente rien de particulier.

La colonne vertébrale présente une cyphose dorsale en même temps qu'une scoliose dorsale gauche, ainsi que nous l'avons dit plus haut. Aucune autre particularité à signaler.

Appareil respiratoire (examen pratiqué par M. le professeur agrégé Cassaët). — La respiration est calme, régulière, suivant le type costo-diaphragmatique, mais, lorsque les mouvements d'inspiration s'accentuent, on note du côté droit un soulèvement en masse, tandis qu'à gauche l'expansion se fait suivant chaque espace intercostal. La palpation pratiquée au niveau de l'orifice fistuleux est absolument indolore. Les perceptions sont un peu amoindries dans le 1er espace intercostal droit, normales dans le 2e et le 3e et ne se perçoivent dans le 4e que tout à fait à côté de la plaie fistuleuse; elles disparaissent complètement au-dessous; à gauche on les trouve normales. Augmentation de tonalité dans le 1er espace intercostal droit; résistance au doigt et submatité dans le 2e, également dans le 3e; dans le 4e espace, sur le bord droit du sternum, entre cet os et la cicatrice zone de tympanisme élevé et en continuant la percussion de l'espace du même côté, dans la direction de l'aisselle, la sonorité reparaît à partir de la petite plaie. Au-dessous, sonorité gastrique ou colique normale. Diminution considérable du murmure vésiculaire à droite; inspiration saccadée surtout dans le 4e espace intercostal; expiration prolongée, pas de bruits anormaux. A gauche respiration supplémentaire, sans autre caractère.

En arrière, cyphose dans la partie dorsale, léger aplatissement dans la partie supérieure droite de la poitrine; le point douloureux qui correspond à l'extrémité de l'omoplate se trouve à 2 centimètres au-dessus de son angle inférieur. La percussion est douloureuse dans cette région. Zone d'hyperesthésie très prononcée au niveau des 4e, 5e, 6e espaces intercostaux mais ne dépassant pas le bord interne de l'omoplate. Tympanisme dans le tiers supérieur du thorax à droite, submatité et matité complètes au-dessous dans les mêmes régions; on trouve, au tiers supérieur, une conservation du murmure vésiculaire et dans les deux tiers inférieurs une abolition incomplète. Dans la zone de séparation de ces deux points, quelques frottements très légers. L'auscultation plessimétrique claviculaire permet d'entendre dans toute l'étendue du sommet droit le son légèrement argentin que l'on observe normalement. Lorsqu'on percute avec le sou au-dessus de la fistule, on entend dans la pointe du poumon où la respiration est normale, c'est-à-dire dans le tiers supérieur, la résonnance normale. Au-dessous, au contraire, le son devient sourd, très cotonneux, le bruit du son est à peine perçu; lorsqu'au contraire, on percute le son près de la petite plaie, le bruit s'assourdit dans le tiers supérieur et devient nettement métallique, argentin dans les deux tiers inférieurs. Il y a donc une différence considérable dans l'auscultation de ce bruit suivant qu'il a été provoqué au-dessus ou au niveau de la fistule. L'auscultation de la voix chuchotée est nette au niveau du point *hyperesthésique* et seulement en ce point; bronchophonie très distincte dans le tiers supérieur; résonnance très marquée mais indistincte dans les deux tiers inférieurs.

De temps en temps, à une semaine d'intervalle, le malade crache très pou abondamment des matières gommeuses très adhérentes qui empèsent le linge et sont légèrement colorées en rouge : ces crachats ressemblent un peu, en somme, à ceux de la pneumonie. Le malade a remarqué, du reste, que l'expectoration se produisait et devenait plus abondante au moment où le point de côté réapparaissait. L'examen bactériologique des crachats est négatif au point de vue de la tuberculose.

Appareil circulatoire. — Pointe du cœur dans le 5e espace intercostal, en dedans de la ligne mamelonnaire; pas de douleur à la palpation de la région; la matité paraît normale; à l'auscultation on ne trouve qu'une augmentation de claquement sigmoïdien de la pulmonaire sans souffle ou autres bruits anormaux.

Appareil digestif. — L'appareil digestif paraît normal. Le malade n'a conservé aucune sensibilité de la région habituellement douloureuse dans la dysenterie. L'exploration du foie est difficile, car sa ligne supérieure de matité se confond avec la zone de submatité signalée à la base de la poitrine, et son bord inférieur est masqué par la sonorité colique.

Cependant, dans la zone qui correspond à la vésicule biliaire, le malade éprouve une certaine sensibilité. La rate est très légèrement augmentée de volume, perceptible au doigt sous les fausses côtes, et sensible au toucher comme l'était la région hépatique.

Appareil génito-urinaire. — L'appareil génital paraît sain, il en est de même de l'appareil urinaire.

La quantité des urines émises en vingt-quatre heures oscille entre 1 litre et 1 litre 300. Leur analyse faite au laboratoire de chimie par M. le Dr Denigès a donné les résultats suivants :

Densité à 15° centigrades : 1,016 ;

Résidu sec à 100° par litre : 37 gr. en vingt-quatre heures, 40 grammes 70 ;

Résidu fixe au rouge par litre : 12 gr. en vingt-quatre heures, 13 gr. 20 ;

Réaction à peu près neutre ;

Couleur normale ;

Mucus normal.

Eléments normaux. — Urée : 16 gr. 60 par vingt-quatre heures.

Acide urique : 0 gr. 44 par vingt-quatre heures ;

Chlorures : 10 gr. 12 par vingt-quatre heures ;

Phosphates : 1 gr. 37 par vingt-quatre heures ;

Sulfates : 1 gr. 10 par vingt-quatre heures.

Hyperacidité manifeste.

Eléments anormaux. — Néant.

Peau. — La peau a sa finesse et sa souplesse normales : elle est très blanche, aussi bien sur le tronc que sur les membres ; toutefois elle est légèrement ichthyosique sur le bord externe des pieds. Très lisse à la face antéro-externe des jambes, elle est d'un grain plus épais à la face dorsale de la main et du pied; de plus, les extrémités des doigts, surtout de la main, sont rouge violacé, et la moitié inférieure du médius gauche a une pigmentation de couleur café au lait.

La face présente quelques boutons d'acné.

Le système pileux est peu développé, la poitrine est glabre et l'on ne trouve que quelques poils sur la face dorsale des avant-bras, sur les cuisses et le tiers supérieur des deux jambes.

Pas de varices, mais quelques varicosités à la partie antéro-externe des deux membres inférieurs.

Sensibilité générale. — Intacte. Le malade affirme qu'il éprouve dans les mains et dans les pieds, tantôt une sensation de grande chaleur, tantôt une sensation de très grand froid : ainsi, lorsqu'il lui arrive de se laver les mains dans l'eau à la température ordinaire, il éprouve immédiatement une sensation très désagréable de froid. Il dit aussi que les extrémités de ses membres se réchauffent très difficilement, mais lorsque la chaleur est perçue, elle devient très rapidement insupportable par son degré d'acuité.

Sur la face et sur le tronc, les différentes sensibilités sont parfaitement normales.

Intelligence. — Nette. La mémoire est bien conservée ; le malade, depuis qu'il est à l'hôpital, a eu l'idée d'apprendre l'anglais, et il a fait en peu de temps des progrès sensibles dans l'étude de cette langue.

Pas de cauchemars, pas de rêves, etc.

SENS SPÉCIAUX

Œil. — (Examen ophtalmologique pratiqué à la clinique de M. le professeur Badal par M. le Dr Fromaget.)

Le malade a reçu, il y a trente ans, de la chaux dans l'œil gauche;

celle-ci a déterminé une brûlure ayant intéressé la conjonctive palpébrale inférieure dans sa moitié interne, la partie interne de la conjonctive bulbaire jusqu'à la caroncule et la cornée dans toute la moitié inféro-interne. Le cul-de-sac supérieur a été atteint en dedans.

Actuellement, symblépharon assez incomplet en haut, en bas, et en dedans, et leucome occupant les deux tiers de la cornée.

La seule partie transparente est la région supéro-externe. Le malade est justiciable d'une iridectomie optique [1].

Le strabisme externe de l'œil gauche est dû au leucome et au non-usage de l'œil.

L'œil droit est normal : V — 1.

Goût. — Sensibilité tactile et gustative parfaitement conservée.

Odorat. — Examen du nez. — (Dr Beausoleil.)

A gauche, muqueuse rose pâle, pas d'hypertrophie des cornets moyen et inférieur; déviation de la cloison portant sur toute la longueur du vomer et ne gênant pas cependant la respiration nasale.

A droite, rien d'anormal. Le cartilage de la cloison, très souple, est uni d'une façon très lâche à la lame de l'ethmoïde. Mouvements très étendus du lobule du nez.

Ouïe. — Examen de l'oreille. — Hypertrophie légère des cartilages du pavillon. A droite, membrane tympanique nullement déprimée, scléreuse, épaissie dans toute son étendue, surtout à la partie inférieure. A gauche, membrane du tympan également épaissie, surtout à la partie supérieure, et légèrement déprimée.

Examen de l'audition. — Oreille droite entend la montre à 12 centimètres, oreille gauche 8 centimètres. Diapason s'entend moins à gauche. Le malade perçoit mieux les vibrations de la tige du diapason lorsque cet instrument est appliqué sur l'apophyse mastoïde que lorsqu'il en est écarté. Il entend également les bourdonnements comparables à des roulements.

En réalité, les particularités les plus importantes à signaler portent sur les extrémités des membres supérieur et inférieur.

Membre supérieur. — Ce qui frappe tout d'abord c'est le volume exagéré des mains et particulièrement des doigts avec prédominance des déformations pathologiques portant sur les dernières phalanges et sur les grandes articulations les plus voisines.

D'une manière générale, chaque doigt présente l'aspect suivant : il a la forme d'un *battant de cloche* dont la grosse extrémité correspond à la troisième phalange. Ce développement exagéré est surtout marqué à la face palmaire où la pulpe digitale est énorme quoique régulière. Du côté de l'ongle on remarque : 1° que, vu de face, il représente très bien la forme *d'un verre de montre;* 2° que, vu de profil, il a la forme d'un *bec de perroquet.*

---

1. — Le malade a été opéré avec succès en août 1893.

L'ongle recouvre complètement la face dorsale de la 1re phalange et la lunule comprend à elle seule plus de la moitié de la hauteur de cet organe.

L'extrémité supérieure vue de profil se trouve sur un plan plus élevé que son extrémité libre ; il est blanc bleuâtre et se trouve sillonné de stries parallèles, à l'axe du doigt. A l'état normal, les phalanges ont entre elles les rapports suivants : la 1re phalange est légèrement fléchie sur la paume de la main, la 2e est étendue sur la 1re, la 3e est également fléchie sur la 2e, de telle sorte que l'ensemble du doigt représente ainsi une ligne brisée.

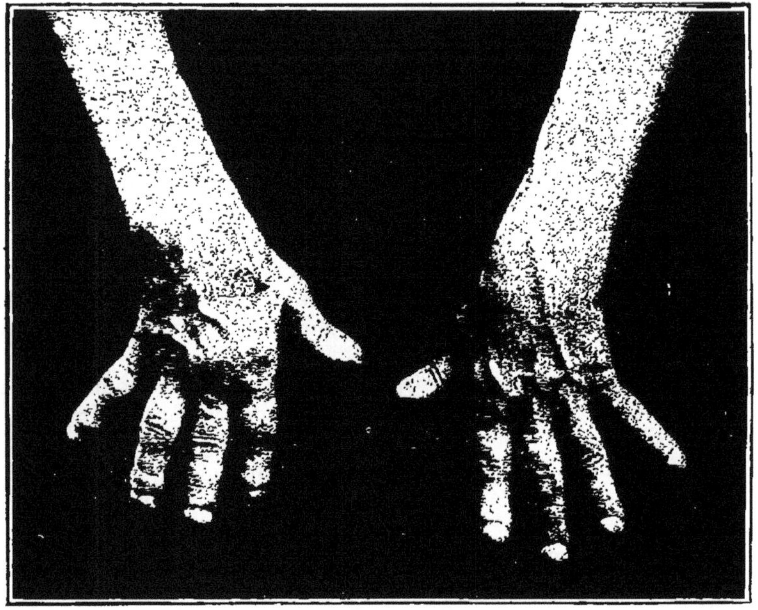

Fig. 69. — Ostéo-arthropathie hypertrophiante pneumique. — Vue des mains de D... (Alfred).

Cette déformation porte particulièrement sur le médius et sur l'annulaire, où l'on remarque une subluxation en avant de la phalangine sur la phalange [1].

Les mains ont une forme presque carrée, et, au-dessus d'elles, les poignets sont considérablement développés, contrastant par leur volume avec la maigreur des avant-bras.

Voici les dimensions respectives de ces diverses parties du membre supérieur :

1. — Nous nous faisons, à la fois, un devoir et un plaisir de remercier ici M. le professeur Demons de l'extrême obligeance avec laquelle il a mis ses clichés à notre disposition.

1° *Ongles.*

Hauteur

Main droite.	Pouce	2	centimètres
	Index	18	millimètres
	Médius	19	—
	Annulaire	15	—
	Auriculaire	13	—

Main gauche, mêmes dimensions.

Largeur

Main droite.	Pouce	22	millimètres
	Index	19	—
	Médius	20	—
	Annulaire	18	—
	Auriculaire	14	—

Main gauche, mêmes dimensions.

2° *Doigt.*

Longueur

Pouce	62	millimètres
Index	74	—
Médius	83	—
Annulaire	81	—
Auriculaire	65	—

Mêmes dimensions pour les deux mains.

Circonférence de la phalangette

Pouce	79	millimètres
Index	70	—
Médius	69	—
Annulaire	69	—
Auriculaire	60	—

Épaisseur des doigts au niveau des dernières phalanges.

Pouce	19	millimètres
Index	16	—
Médius	17	—
Annulaire	16	—
Auriculaire	15	—

Distance des plis palmaires de la base des doigts à l'interligne articulaire, 23 millimètres.

Distance entre l'interligne articulaire du dos du poignet et l'extrémité inférieure du 3e métacarpien, 70 millimètres.

Distance entre la partie moyenne du pli inférieur du poignet et le pli de la base du médius, 95 millimètres.

3° *Main.*

Largeur de la main à sa partie moyenne, 89 millimètres.

Épaisseur de la main, 35 millimètres.

Circonférence de la paume de la main au niveau du pli inférieur de l'M palmaire, 31 centimètres.

4° *Poignet.*

Le cubitus et le radius, de volume normal, plutôt grêles au niveau de leur diaphyse, présentent une brusque augmentation de volume au niveau de leur épiphyse inférieure ; il est facile de voir, en effet, que les deux extrémités inférieures des deux os de l'avant-bras sont très hypertrophiées ; au reste, les mensurations donnent les chiffres suivants :

Circonférence du poignet..........	185	millimètres
Largeur du poignet..............	69	—
Épaisseur du poignet.............	47	—

5° *Avant-bras et bras.*

Circonférence à la partie moyenne..	17	centimètres

Rien de particulier à signaler soit côté du coude, soit côté de l'humérus. C'est ainsi que le diamètre transversal du coude mesuré au niveau de la ligne épitrochléo-épicondylienne donne 70 millimètres et que le diamètre antéro-postérieur est de 68 millimètres.

6° *Clavicule.* — Légère augmentation de volume à *son extrémité externe.*

7° *Omoplate.* — Volume normal, mais celle du côté droit descend plus bas que celle du côté gauche. Aucune des parties de ces deux os ne présente d'hypertrophie.

Mouvement du membre supérieur. — Les mouvements de flexion des doigts sur la paume de la main sont très difficiles et l'extrémité des phalangettes n'arrive pas à toucher le creux de la main. Il en est de même des mouvements d'opposition du pouce et de flexion de la main sur l'avant-bras qui sont malaisés. Quant aux mouvements de flexion et d'extension de l'avant-bras sur le bras, ils ont diminué d'amplitude. Les mouvements de pronation et de supination sont gênés, de même que les mouvements de l'épaule, et il est difficile au malade, pour ne pas dire impossible, de mettre sa main sur la tête.

Le malade est devenu maladroit de ses mains, il ne peut pas s'habiller et encore moins écrire ; c'est à peine s'il peut tenir sa cuillère et il lui est impossible de couper son pain.

La recherche des différentes sensibilités (contact, piqûre, chaleur, sens musculaire) démontre qu'il n'y a rien d'anormal, sauf que la sensation de froid est plus intense ; il faut ajouter aussi que cette sensation est plus vive à la main qu'à l'avant-bras et qu'au bras, et cela pour les deux membres également.

Enfin, les articulations du poignet et du coude sont le siège de craquements articulaires très prononcés.

Membre inférieur. — Ce qui frappe surtout à première vue, c'est l'hypertrophie des orteils coiffés d'ongles énormes et aussi l'augmentation de volume des cous-de-pied.

L'aspect des ongles du pied rappelle, en grande partie, celui des ongles de la main ; toutefois ceux-là sont plus recourbés et l'extrémité renflée de chaque doigt est recouverte, en grande partie, par l'ongle incurvé sur lui même.

Les doigts du pied ne rappellent pas exactement la forme de la *baguette de tambour*, ils sont courts et gros et l'ensemble du pied donne assez bien l'idée d'un *pied d'éléphant.*

La concavité de la voûte plantaire est conservée, mais cependant légèrement effacée.

1° *Ongles.*

Longueur

—

Gros orteil	47	millimètres
2e orteil	43	—
3e orteil	41	—
4e orteil	39	—
5e orteil	34	—

Largeur

—

Gros orteil	30	millimètres
2e orteil	20	—
3e orteil	17	—
4e orteil	15	—
5e orteil	13	—

Circonférence de la phalange unguéale des gros orteils : 10 centimètres 5.

Circonférence à la base de la 1re phalange : 10 centimètres.

Epaisseur du gros orteil : 29 millimètres.

Pied. — Longueur prise à la partie interne : 22 cent. 1/2.

Circonférence du pied à sa partie moyenne : 25 cent. 1/2.

Largeur au niveau de la base des orteils : 10 cent. 3.

Epaisseur au même niveau : 41 millimètres.

Cou-de-pied. — Les épiphyses inférieures de la jambe sont très développées, de même que les épiphyses inférieures des os de l'avant-bras et contrastent avec le volume normal de la jambe. Voici, d'ailleurs, les mensurations que nous avons relevées :

Circonférence périmalléolaire : 28 centimètres.

Diamètre bimalléolaire : 7 cent. 6.

Jambe. — La circonférence de la jambe prise au-dessus des malléoles n'accuse que 21 cent. 1/4.

La partie moyenne du mollet est de 28 centimètres.

Face interne du tibia à sa partie moyenne : 4 centimètres.

Largeur du tibia au niveau de la tubérosité supérieure : 75 millimètres.

Genou. — Il est globuleux et les extrémités des os qui contribuent à former l'articulation sont augmentées de volume.

Circonférence prise à la partie moyenne de la rotule : 35 cent. 5.

Largeur de la rotule : 6 cent. 1.

Hauteur de la rotule : 6 cent. 5.

Cuisse. — Circonférence de la partie moyenne : 33 centimètres.

Le reste du fémur est normal, de même que l'articulation de la hanche. Le sacrum et les os iliaques ne présentent rien de particulier : toutefois, la crête iliaque droite est plus élevée que celle du côté gauche.

La peau est assez souple, quoique l'aspect du membre inférieur donne à première vue l'idée d'un membre atteint d'œdème chronique. Les différentes sensibilités sont bien conservées et offrent les mêmes particularités déjà notées au membre supérieur. Le malade transpire assez facilement des pieds. Légère douleur à la pression. Craquements intenses dans les articulations tibio-tarsienne et du genou.

Les différents mouvements de flexion et d'extension sont très gênés dans les différentes articulations du membre inférieur. Le malade marche sur les talons et il est obligé de s'aider d'une canne; encore ne peut-il faire que quelques pas. L'action de monter ou de descendre est impossible.

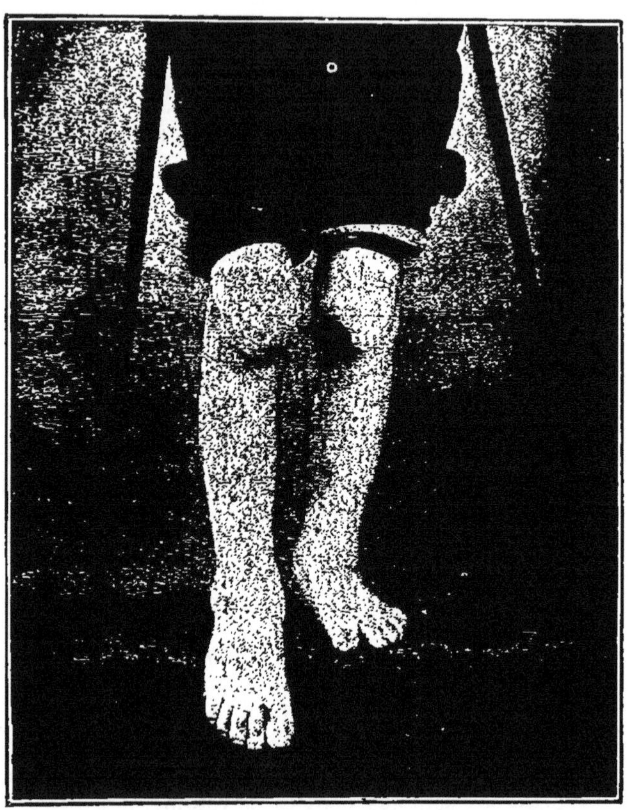

Fig. 70. — Ostéo-arthropathie hypertrophiante pneumique. — Vue des membres inférieurs de D... (Alfred).

Examen électrique des muscles (M. le prof. Bergonié). — Excitabilité faradique : normale aussi bien pour les muscles des membres supérieurs que pour ceux des membres inférieurs et du tronc. Pas de réaction de dégénérescence.

Depuis son entrée à l'hôpital, ce malade est resté constamment soumis à notre observation, même pendant les sept semaines qu'il a passées chez lui du 30 septembre au 20 novembre 1893.

L'orifice fistuleux a été traité par des pansements antiseptiques : à trois reprises différentes, nous avons dû exciser le bourgeon charnu que nous avons signalé plus haut au pourtour de la plaie.

Vers le mois de juillet 1893, nous avons eu l'idée de faire à notre malade les injections de liquide pneumique.

Ce liquide a été préparé au Laboratoire de médecine expérimentale par les soins de M. le prof. Ferré. Voici sa technique : « Prendre 20 grammes de poumon de mouton que l'on coupe en tous petits morceaux avec de fins ciseaux; laisser macérer pendant une demi-heure dans 60 grammes de glycérine; ajouter 120 grammes d'eau bouillie naphtolisée à saturation et laisser macérer le tout pendant une demi-heure. Filtrer et introduire dans l'appareil de d'Arsonval. Filtrer de nouveau à la pression de 60 atmosphères après avoir laissé la solution en contact avec CO^2 pendant vingt minutes. »

Les injections ont été faites aseptiquement avec la seringue de Pravaz dans la région scapulaire.

De juillet à fin septembre, 29 injections ont été ainsi faites; le malade n'a jamais été incommodé par ce traitement : il dit toutefois qu'aussitôt la piqûre faite il éprouve, au niveau de l'omoplate, une douleur analogue à une sensation de brûlure : cette sensation douloureuse disparaît au bout de vingt minutes environ.

Depuis le retour de D... (Alfred) dans le service (20 nov.), les injections ont été reprises, et actuellement leur nombre dépasse le chiffre de 60.

Voici quel est aujourd'hui l'état de notre malade :

Les déformations ostéo-articulaires restent stationnaires; les différentes mensurations que nous avons indiquées plus haut et que nous avons eu soin de reprendre ces jours-ci donnent des chiffres identiques.

L'état général s'est notablement amélioré, l'appétit est assez bon, les selles sont régulières, et le malade ne présente plus cet état d'affaiblissement qui nous avait frappé à son entrée à l'hôpital; mais les modifications les plus importantes qu'il nous faut signaler portent : 1° sur l'état de l'orifice fistuleux, 2° sur l'état des mouvements.

La plaie est en effet complètement cicatrisée, et cela depuis le milieu de décembre 1893.

Les mouvements de flexion des doigts sur la paume de la main sont plus aisés et plus étendus, les phalangettes arrivent à toucher le creux palmaire : la main est aussi moins maladroite, et le malade la met facilement sur sa tête, ce qu'il ne pouvait faire auparavant.

Le dynamomètre, qui ne donnait auparavant à la pression que 9 kilogrammes *à la main droite* et 5 kilogrammes *à la main gauche, marque maintenant* 19 *kilog.* 5 *à droite et* 18 *kilog.* 5 *à gauche.*

En second lieu, le malade peut marcher sans le secours d'une canne; il y a quinze jours, il a passé la journée de dimanche dans sa famille, et a pu marcher pendant près de 3 kilomètres; il a même fait la remarque qu'après un certain parcours la démarche devenait plus facile.

« Tel est, concluent MM. Demons et Binaud, le document nou-
« veau et inédit qu'il nous a paru utile d'ajouter à l'histoire de
« la maladie de Marie. L'aspect et le caractère des déformations
« ostéo-articulaires présentées par notre malade sont si typiques
« que nous ne croyons pas devoir nous arrêter autrement sur son
« diagnostic. Nous avons eu soin, d'ailleurs, de le présenter à la
« Société de médecine et de chirurgie de Bordeaux, et tous les
« membres présents, au nombre desquels se trouvait M. André
« Moussous, qui, un des premiers, a publié une remarquable
« observation d'ostéo-arthropathie hypertrophiante pneumique,
« ont confirmé notre manière de voir.

« Quant à la cause de cette ostéo-arthropathie, elle nous sem-
« ble bien aussi relever de l'affection thoracique dont était atteint
« notre malade, et ne paraît pas avoir fait exception à la loi de
« Marie. On sait que, pour cet auteur, les « affections pleuro-
« pulmonaires jouent le rôle d'un processus secondaire, cons-
« tituant, pour ainsi dire, un accident au cours d'une autre af-
« fection antécédente. »

Quant au mode de traitement que MM. Demons et Binaud ont eu l'idée d'instituer, les distingués professeurs se bornent à en tirer les conclusions suivantes :

« 1° Le trajet fistuleux s'est oblitéré définitivement après la
« vingt-neuvième injection, et il ne s'est pas rouvert depuis ;

« 2° L'affection ostéo-arthropathique, quoique ayant revêtu
« le type chronique, semble actuellement s'être arrêtée dans son
« évolution. L'état général s'est bien amélioré ; même certains
« mouvements, qui étaient presque abolis, sont revenus ; enfin,
« la pression dynamométrique qui, avant le début du traitement,
« était tombée à 9 kilogrammes, est remontée aujourd'hui à
« 19 kilogr. 5. »

Telle est la première application du liquide pneumique à la Thérapeutique.

CHAPITRE XIII

MÉDICATION HÉMOPOIÉTIQUE

Sous le nom de *médication hémopoiétique*, nous rangeons les liquides organiques destinés, dans la pensée de Brown-Séquard, à obvier à l'altération ou l'insuffisance des éléments anatomiques du sang, ce tissu dont la partie liquide constitue la substance intercellulaire.

Cette médication renferme deux liquides principaux :

1° Le liquide de rate et de moelle des os ;

2° Le liquide des glandes lymphatiques, de rate et de moelle des os.

LIQUIDE DE RATE ET DE MOELLE DES OS

> Dans les cas d'anémie, on pourrait se servir du liquide retiré de la rate et de la moelle des os.
>
> BROWN-SÉQUARD.

On ne s'étonnera pas que Brown-Séquard conseille de se servir du liquide de rate et de moelle des os, dans l'anémie. Cette affection étant, d'une manière générale, caractérisée, au point de vue anatomo-pathologique, par une diminution, une altération des globules rouges et leur moindre richesse en hémoglobine, il est logique, si l'on s'inspire des idées primordiales du maître, de lui opposer des injections faites avec le liquide retiré des organes qui jouent le plus grand rôle dans la formation des globules rouges. Nous avons nommé la rate et la moelle des os.

ACTION PHYSIOLOGIQUE

L'on ne possède encore que des notions très vagues sur l'action physiologique de ce liquide. Toutefois, MM. Roux et Rouquès ont étudié le pouvoir thermogénique du liquide de rate.

POUVOIR THERMOGÈNE

M. Roux a produit des élévations thermiques par l'injection aux animaux sains d'un extrait alcoolique de rate. (*Annales de l'Institut Pasteur*, août 1888.)

Voici le résumé de ces expériences :

A un mouton, on injecte en deux fois 64 centimètres cubes de liquide qui a servi à épuiser 38 grammes de rate saine, sèche et traitée absolument de la même façon que les rates charbonneuses. (Cette préparation consiste à réduire en pulpe des rates charbonneuses ; puis, on fait tomber cette pulpe dans trois fois son poids d'alcool à 95°, de façon qu'il n'y ait pas de projection sur les parois du vase et que toutes les bactéridies soient tuées par leur contact avec l'alcool fort; on laisse la pulpe de rate en contact avec l'alcool pendant quatre jours, puis on jette le coagulum sur un filtre, on le dessèche rapidement dans le vide, et on épuise par l'eau stérilisée le résidu sec. On obtient ainsi un liquide alcalin, un peu louche, qui précipite par l'alcool et par l'acide nitrique.)

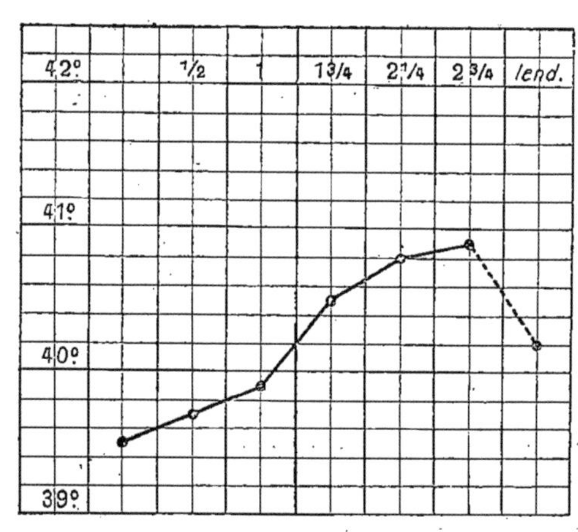

Fig. 71. — Tracé thermique. — Injection de liquide splénique. Expérience I.

La température du mouton, au moment de l'injection, est de 40,5 ; trois heures après, le thermomètre indique 41,2; et, au bout de sept heures, 42,2. Le lendemain, après vingt-quatre heures, la température est normale.

Ainsi donc, l'extrait alcoolique de rate saine produit chez le mouton sain une élévation thermique de 1,7 dixièmes.

M. Rouquès[1] a, de son côté, préparé des extraits aqueux de cet organe, au 1/3.

1re EXPÉRIENCE

Un premier lapin (fig. 71) reçoit dans les veines 3 centimètres cubes. La température de 39,5 parvient à 40,9 en trois heures à peine et est encore au-dessus de 40°, le lendemain.

2e EXPÉRIENCE

Un autre lapin, pour la même dose de liquide injectée, 3 centimètres cubes, nous a présenté une élévation thermique beaucoup plus marquée. De 39°3, que marquait le thermomètre au moment de l'opération, il s'éleva progressivement et régulièrement en quatre heures au chiffre énorme de 41,7 dixièmes. Le lendemain, la température était encore de 41,2, et ce n'est que le surlendemain, quarante-huit heures après l'injection, que la fièvre avait disparu, 39,4.

APPLICATIONS THÉRAPEUTIQUES

Les observations publiées sur la médication de rate et de moelle des os sont encore rares et incomplètes.

M. Goldscheider[2] (de Berlin) a injecté à une malade atteinte d'anémie pernicieuse, état causé, comme on sait, par une altération profonde des organes hématopoiétiques, des extraits préparés avec la moelle osseuse; il n'a retiré aucun bénéfice de cette médication : l'état du sang ne s'est pas modifié et la malade a succombé dans les conditions ordinaires.

Le même médecin, se basant sur l'action de l'extrait de rate sur les leucocytes, a injecté cet extrait à une malade atteinte de leucémie grave. Sous l'influence de ce traitement, il a vu le nombre de leucocytes diminuer et la malade accuser une amélioration sensible; cependant, le mal continua ses progrès et la malade succomba.

M. Goldscheider profite de cette occasion pour attirer l'attention sur un autre point : G. Sée a soutenu que la nucléine, qui exerce aussi une action sur les leucocytes, produisait chez les

1. — Rouquès, Substances thermogènes extraites des tissus des animaux sains, 1893.
2. — *Société de Médecine interne*. Séance du 12 mars 1894.

tuberculeux auxquels on l'injecte une réaction identique à celle de la tuberculine de Koch ; M. Goldscheider a injecté à des tuberculeux de l'extrait de rate, lequel contient, comme on le sait, une grande quantité de nucléine, et il a vu ces injections déterminer une réaction fébrile, mais celle-ci n'est cependant pas semblable à celle de la tuberculine, car, chez une malade atteinte de lupus, il n'y a eu aucune réaction locale, alors qu'avec la tuberculine cette réaction s'est produite.

L'auteur croit néanmoins qu'il y aura lieu d'essayer de tirer parti en thérapeutique de cette action élective de certains liquides organiques sur les leucocytes. Étant donné le rôle destructeur des leucocytes vis-à-vis des microorganismes, il est rationnel de chercher à augmenter artificiellement le nombre des leucocytes chez tous les malades atteints de maladies infectieuses.

M. Goldscheider a déjà réussi à porter le nombre des leucocytes jusqu'au quadruple et au sextuple, et il croit que l'on pourra aller beaucoup plus loin.

M. le docteur J. Dixon Mann[1], médecin du Salfort Royal Hospital, à Manchester, s'est servi de la voie stomacale et a obtenu, chez deux chloro-anémiques et chez un petit garçon hémophilique très affaibli par des pertes réitérées de sang, d'excellents résultats de l'emploi d'un extrait glycériné de moelle osseuse rouge de veau provenant d'animaux récemment sacrifiés.

Dans l'esprit de l'auteur, cet extrait, introduit dans l'organisme d'un anémique, doit agir comme stimulant et comme agent provocateur de la formation des hématies. On prépare cet extrait avec des os de jeunes veaux. On coupe les os en petits morceaux, on ajoute de la glycérine; de temps en temps on agite le mélange; après quelques jours, on filtre et l'on obtient un liquide d'un rouge plus ou moins foncé, dont l'odeur et le goût ne sont nullement désagréables. On administre deux fois par jour une cuillerée à café de cet extrait; les résultats obtenus par l'auteur avec cet extrait sont très encourageants. Chez un petit garçon hémophilique et qui a été traité sans succès avec du fer, de l'arsenic et de l'huile de foie de morue, leur résultat était merveilleux. Après trois semaines de traitement

1. — Extrait de la moelle des os dans le traitement de l'anémie, par Dixon Mann. — *The Lancet*, 10 mars 1894.

exclusivement avec de l'extrait de moelle des os, le nombre des hématies qui, avant le traitement, était de 3.800.000 par centimètre cube, s'éleva à 4.400.000. En même temps, la mine de l'enfant s'est transformée d'une façon remarquable. — Le deuxième cas se rapporte à une jeune femme anémique, chez laquelle le nombre des hématies avant le traitement était de 3.700.000 par centimètre carré, et après trois semaines de traitement de 4.000.000 par centimètre carré. Chez une jeune fille anémique, après neuf semaines, le nombre des globules rouges du sang s'est accru de 1.350.000 à 3.680.000. Chez un homme, à la suite de fortes hématémèses, les hématies tombèrent à 1.070.000 par centimètre carré; sous l'influence de l'extrait de moelle rouge, après quinze jours, on comptait 3.050.000 par centimètre carré. L'auteur recommande sa préparation dans tous les cas d'anémie, quelle qu'en soit l'origine.

Chez un homme de soixante ans, atteint d'une anémie grave datant de plusieurs années et contre laquelle les préparations ferrugineuses et l'arsenic avaient été employés en vain, M. le docteur Th. Fraser [1], professeur de matière médicale et de médecine clinique à l'Université d'Édimbourg, a obtenu un beau succès thérapeutique en faisant ingérer au malade de la moelle osseuse crue de bœuf et de veau à la dose de 100 grammes environ par jour. Sous l'influence de ce traitement, secondé par l'usage du fer et du salol (ce dernier à la dose de 1 à 2 grammes par jour), il eut la satisfaction de constater, au bout de trois semaines à peine, une amélioration évidente de l'état général se manifestant notamment par une augmentation considérable du nombre des érythrocytes et du taux de l'hémoglobine. Quelques semaines plus tard, le malade commençait à travailler et bientôt il pouvait être considéré comme guéri.

Ce fait engagea un autre confrère anglais, M. le docteur W. Bigger (de Londres), à avoir recours à l'ingestion de moelle osseuse chez un garçonnet de douze ans atteint depuis longtemps d'une leucémie splénique qui ne faisait que s'aggraver malgré l'administration du fer et de l'arsenic à haute dose.

Voici l'observation qu'a publiée M. W. Bigger :

Observation. — *Un cas de leucocythémie guéri apparemment*

1. — Fraser, De l'ingestion de moelle osseuse comme moyen de traitement de l'anémie et de la leucémie. — *British medical Journal*, 2 juin 1894.

par l'emploi de la moelle osseuse, par le Dr Bigger *(British medical Journal*, 22 septembre 1894, et *Journal de clinique et de thérapeutique infantiles).*

Comme, en général, la leucocythémie est nécessairement considérée comme une maladie fatale, je pense que les détails suivants, sur un cas où le traitement par la moelle osseuse a été suivi d'amélioration présentent quelque intérêt. Le cas est assez remarquable aussi par la longueur de durée de la maladie.

Le patient, un garçon de 12 ans, fut vu par moi il y a six ans; il souffrait d'une hypertrophie de la rate, avec anémie et les symptômes qui l'accompagnent habituellement, tels que les palpitations, la dyspnée, etc... Il avait été soigné auparavant dans divers hôpitaux de Londres; lorsque je lui donnai mes soins, il venait de quitter le « Hospital for sick Children » (Great Ormond street), où il avait été admis pour *cachexie splénique.*

Pendant les six premières années, je l'avais traité, à intervalles, avec des doses d'arsenic et d'iodure de fer. Sous l'influence de ce traitement, l'état anémique s'était toujours amélioré, mais l'hypertrophie de la rate n'avait pas varié. Il y a environ deux mois, la maladie prit un caractère plus aigu, et l'enfant tomba rapidement dans une condition critique. La rate avait considérablement augmenté de volume, et occupait maintenant toute la moitié gauche de l'abdomen, s'étendant d'un côté jusque dans la fosse iliaque, et dépassant la ligne médiane de l'abdomen de 5 ou 6 centimètres. Associées à cette hypertrophie de la rate, il y avait une émaciation rapide et une anémie très marquée, accompagnées d'une coloration ictérique. A ces symptômes il faut ajouter la diarrhée, la pyrexie et de fréquentes attaques d'épistaxis. Le pouls était très rapide; les moindres mouvements provoquaient de la dyspnée et des palpitations.

Il n'y avait pas de tuméfaction des glandes lymphatiques. Malgré de fortes doses d'arsenic et de fer, l'anémie et le dépérissement augmentaient si rapidement, que je constatai une aggravation de l'état à chaque visite; le cas semblait désespéré.

A ce moment, le Dr Fraser publia dans le *British medical Journal* du 2 juin 1894, un cas d'anémie pernicieuse traité par la moelle osseuse; l'idée me vint que dans la leucocythémie ce traitement pourrait également donner de bons résultats. La mère de l'enfant consentit de bon cœur à en faire l'essai, et elle se procura de la moelle d'os qu'il mangea sur une tranche de pain. Je fis employer de la moelle crue, car je ne connaissais pas bien l'effet que la cuisson pourrait avoir sur l'activité de la moelle. Pendant les deux ou trois premiers jours, l'effet produit ne fut pas satisfaisant; la rate devint plus sensible, et l'enfant se plaignait d'une douleur aiguë dans cette région. (Ceci était peut-être bien une simple coïncidence, due à une de ces attaques de péritonite aiguë communes dans la leucocythémie.) La douleur fut soulagée par des fomentations chaudes, et se dissipa bientôt; la rate devint moins sensible, et au bout d'une semaine de ce nouveau traitement, l'enfant paraissait et se sentait tellement mieux qu'on ne songea nullement à le discontinuer. Au début, le malade éprouvait une certaine répugnance pour la moelle, mais cela se passa graduellement, et bientôt il lui fut facile de prendre, trois ou quatre fois par jour, deux ou trois tranches de pain couvertes d'une couche épaisse de moelle. L'amélioration de l'état général, huit jours plus tard, était très marquée.

L'anémie et la jaunisse disparaissaient, la peau et les membranes muqueuses reprenaient une coloration saine. Les symptômes dus à l'anémie cédèrent, et au bout de trois semaines le garçon pouvait marcher sans éprouver de dyspnée ni de palpitations. La température redevint normale et ne varia plus.

Pari passu avec cette amélioration dans les symptômes généraux, la rate diminua de volume de telle sorte qu'au bout d'une quinzaine le bord inférieur se trouvait au niveau de l'épine antérieure de l'iléum, et le bord interne ne dépassait pas la ligne médiane.

En même temps, cet organe devenait moins massif, moins lourd, l'épais bord arrondi faisant place à un bord mince, qu'il était facile de sentir entre les doigts à la palpation.

En ce moment (un mois depuis le commencement du traitement), le garçon se porte mieux que depuis six ans; la rate diminue de volume petit à petit, bien qu'elle s'étende encore à 7 ou 8 centimètres au-dessous des côtes; mais cela ne cause pas d'inconvénient, et il n'y a pas de sensibilité.

La guérison ne date pas d'assez longtemps pour qu'on puisse tirer des conclusions sûres, et affirmer qu'elle est complète et permanente.

Jusqu'à présent, cependant, les résultats ont été fort encourageants, et j'espère que d'autres médecins, dans une sphère plus étendue, et ayant à leur disposition un plus vaste champ de recherches et d'expériences, feront l'essai de ce traitement, et, en publiant les résultats obtenus, permettront à tous ceux qui exercent la profession médicale de juger de la valeur de ce nouvel agent thérapeutique.

(*Note.* — 19 sept. Le garçon est toujours très bien portant, et la rate est de dimension normale.)

M. le Dr Gustave Cousin, ex-prosecteur à l'École de Médecine de Marseille, a eu à traiter, en mai et en juin 1894, deux malades atteints de cachexie paludéenne si prononcée qu'une véritable déchéance organique s'en était suivie. Séduit par les idées de Brown-Séquard sur les sécrétions internes et par les heureux résultats obtenus en pathologie expérimentale et en clinique au moyen des extraits organiques, l'auteur a cru devoir employer chez ces deux sujets le suc splénique en injections sous-cutanées. M. Gustave Cousin en indique les effets dans les observations qui suivent :

Première observation. — Le sieur D..., âgé de 45 ans, marin, nous fait appeler le 10 mai 1894. Comme antécédents, rien à noter; il est très sobre et n'a jamais eu d'affection spécifique. En 1885, il a été envoyé en station en Chine et au Tonkin, où il est resté six années. Atteint, après seize mois de séjour, d'un violent accès de fièvre pernicieuse, il fut énergiquement traité à l'hôpital par les injections de quinine. Remis peu à peu sur pied, il eut de nouveaux accès de fièvre intermittente qui, survenant tous les trois jours, cédaient rapidement aussi à la quinine.

Après deux mois de séjour à l'hôpital, il reprit son travail, mais la fièvre intermittente ne disparut jamais complètement. Elle avait, deux ans plus tard, une marche irrégulière, survenant à époque indéterminée, revêtant surtout la forme larvée. Il éprouvait de temps en temps quelques douleurs sourdes dans l'hypocondre gauche et au creux épigastrique.

Il rentre en France en 1891; son état de santé lui permet encore de faire plusieurs longs voyages en Amérique.

Il y a huit mois, le sieur D... remarque que les douleurs de l'abdomen augmentent peu à peu en durée et en intensité; les digestions deviennent paresseuses, le ventre est plus volumineux, l'état général laisse à désirer.

Depuis cinq mois surtout, il se plaint d'une tumeur qui siège dans l'hypocondre gauche. Grosse au début, dit-il, comme une orange, elle le fait souffrir actuellement par son poids et les douleurs sourdes dont elle est le siège.

Lors de notre premier examen, nous nous trouvons en présence d'un malade à faciès terreux, les joues creuses, les yeux enfoncés, les pommettes saillantes; le corps et les membres sont amaigris. Depuis quinze jours il ne peut sortir; ses forces le trahissent, à peine peut-il faire, étant soutenu, quelques pas dans sa chambre. L'hypocondre gauche et le creux épigastrique sont très douloureux. Le malade a de la polydipsie, de la diarrhée et des vomissements.

Le ventre est très ballonné; tympanisme très prononcé sauf au niveau de la tumeur. Pas de trace d'ascite. La tumeur occupe une grande étendue; elle va dans le sens vertical de la sixième côte gauche à deux travers de doigt de la crête iliaque; en arrière et latéralement, elle occupe tout l'hypocondre et le flanc gauche; en avant, la ligne médiane limite son bord antérieur, qui va de l'appendice xiphoïde à l'ombilic. Cette tumeur dure, résistante, est facile à explorer; placée sous les parois abdominales, elle recouvre l'estomac; elle est mobile surtout en avant et ne présente en aucun point de fluctuation. Sa surface superficielle, qui est antéro-latérale, est régulière, légèrement convexe, sans aucune bosselure. Nous nous trouvons évidemment en présence d'une tumeur splénique, d'une hypertrophie de la rate résultant d'une cachexie palustre. Il existe un bruit de souffle continu, à la base du cœur, se propageant dans les gros vaisseaux. Ce bruit de souffle est dû à l'anémie. Les sommets des poumons sont sains; des râles sous-crépitants dus à la congestion passive siègent aux deux bases. Le foie déborde les fausses côtes de deux travers de doigt. Le malade pèse 48 kilogr.

Traitement : diète lactée, eau de Vichy. Le lait n'est bien supporté qu'à dater du troisième jour, alors qu'il est donné bien écrémé ; depuis plusieurs mois, en effet, le malade ne peut digérer que très difficilement les corps gras.

Les vomissements cessent, la diarrhée s'amende peu à peu.

15 *mai. Examen du sang :* Nous remarquons dans quelques globules rouges les formations amœboïdes avec les granulations pigmentaires endoglobulaires que Babes et Gheorghiu ont signalées en 1893, dans leur étude sur le parasite de la malaria (*Archives de médecine expérimentale*, t. V) ; plusieurs globules sont déformés, irréguliers.

Employant le procédé de Hayem et Nachet pour la numération des globules, nous trouvons 3.000.000 de globules rouges par millimètre cube.

Pour la numération des globules blancs, nous nous servons du liquide de Thoma, la solution acétique qui, dissolvant les globules rouges, laisse intacts les globules blancs. Ceux-ci sont au nombre de 8.000 par millimètre cube.

Avec l'aide de M. Trabuc, pharmacien chimiste, ancien interne de Paris, que nous tenons à remercier bien sincèrement, nous faisons, le 16, le 18 et le 20 mai, l'analyse des urines ; voici la moyenne des résultats obtenus :

Quantité........	1 lit. 1/4 par jour.
Couleur	assez foncée.
Odeur..........	*sui generis.*
Réaction........	acide.
Densité	1.012.

Éléments dosés par litre :

Urée................	9 grammes.
Acide urique.........	0 gr. 15.
Acide phosphorique...	0 gr. 82.
Chlorures	4 grammes.
Albumine	léger dépôt par réactif d'Esbach.
Bile	trace par réactif de Pettenkofer.

Pendant quinze jours, nous donnons au malade la solution arsenicale de Boudin ; la quinine, puis la strychnine, qui sont considérées comme des constricteurs de la rate. Nous procédons, en même temps, à l'électrisation directe de la tumeur splénique à travers la peau.

Il ne se produit aucun accès de fièvre intermittente franche ou larvée, mais les dimensions de la rate restent les mêmes.

Bien que l'état général se soit légèrement amélioré, le sieur D... est toujours très faible. Enhardi par les succès obtenus par Murray, Beatty, Bouchard, etc., dans les tumeurs du corps thyroïde et le myxœdème par les injections du suc thyroïdien; par Meyer, Dieulafoy et d'autres dans les affections du rein au moyen du suc rénal; procédant par analogie, nous nous décidons à essayer, dès le 1er juin, les injections sous-cutanées du suc splénique pour lutter, et contre l'hypertrophie de la rate et contre la déchéance organique. M. Trabuc nous a préparé ce suc avec la rate fraîche de mouton, suivant la méthode du Collège de France, avec filtration et stérilisation au moyen de l'appareil d'Arsonval.

Disons de suite que ces injections nous ont pleinement satisfait.

Le 1er juin, nous débutons par une injection de 1 gramme de l'extrait splénique avec toutes les précautions antiseptiques d'usage. Les jours suivants, nous augmentons progressivement la dose jusqu'à 10 grammes. Ces injections, nous les avons faites durant trente-cinq jours; nous n'avons eu aucun accident; deux fois pourtant, au début, nous avons constaté une légère élévation de température de 1 degré; trois fois, l'injection a été suivie de l'apparition de nodules indurés, gros comme des noisettes.

Un fait que nous avons plusieurs fois remarqué, c'est l'*action diurétique* des injections. Dès le sixième jour, quinze à vingt minutes après l'injection, le malade avait une émission d'urine assez abondante; cette urine était plus claire que d'ordinaire; plusieurs fois le malade en a rendu devant nous jusqu'à 200 et même 250 grammes.

L'action de l'extrait splénique sur l'état général a été manifeste; les forces se sont peu à peu relevées, le malade a pu quitter le lit dès la dixième injection et marcher progressivement.

Il se sent revivre, dès le 15 juin, il a pu suivre un régime azoté, tout en continuant son lait. Le 30 juin, il a gagné 8 kilogr.; la réparation organique se fait vite et bien.

L'effet des injections sur l'hypertrophie de la rate est aussi manifeste; ses diamètres ont diminué. Dès le 15 juin, la ligne médiane est libre; le bord antérieur de la rate est à 3 centimètres de la ligne blanche; en haut et en bas, les limites reculent aussi; l'estomac étant moins comprimé, les digestions sont plus faciles; l'intestin fonctionne bien.

Le 25 juin, le bord antérienr de la rate est à 8 centimètres de la ligne médiane; les poumons ne sont plus congestionnés; les bruits de souffle cardiaques et vasculaires sont très légers; le malade redevient gai et commence à sortir.

Le 26 juin, nous procédons à un nouvel examen du sang; les globules rouges sont réguliers; nous ne remarquons pas les altérations signalées dans notre premier examen. Nouvelle numération des globules: globules rouges 4.150.000 par millimètre cube; globules blancs, 11.000.

Le 28 juin, nouvelle analyse d'urine :

Quantité.............	1 lit. 3/4.
Couleur..............	Claire.
Densité..............	1.018.

Éléments dosés par litre :

Urée..................	17 grammes.
Acide urique.........	0 gr. 25.
Acide phosphorique...	1 gr. 40.
Chlorures	6 grammes.
Albumine	0 —
Bile.................	0 —

Le 5 juillet, nous cessons les injections ; le malade va aussi bien que possible ; il marche sans fatigue, repose bien la nuit ; il a augmenté sa nourriture en diminuant le lait ; il mange et digère les féculents, les corps gras.

Il n'éprouve plus de douleurs dans l'hypocondre gauche. La rate est encore tuméfiée, mais ses dimensions actuelles ne sont pas à comparer avec celles que nous avons constatées en mai. Son bord antérieur est au niveau d'une ligne verticale passant par le mamelon gauche ; le bord supérieur ne dépasse plus les fausses côtes que de 1 cent. 1/2.

Le 11 juillet, le soir, D... reprend la navigation ; nous l'avons revu le 1er août ; son état général est excellent, l'appétit est bien revenu, il engraisse et pèse actuellement 64 kilogr.

Observation II. — La deuxième observation a de nombreux points d'analogie avec la première, aussi la résumerons-nous :

Le 8 juin, nous sommes appelé à donner nos soins au jeune homme R..., qui vient de passer un an et demi au Tonkin. Il est âgé de 23 ans : il n'a pas d'antécédents pathologiques et héréditaires. Atteint en mai 1883 de dysenterie, puis d'épatite suppurée, il fait un séjour de trois mois et demi à l'hôpital, où il est opéré de son abcès du foie, qui n'était pas très gros, puis soumis à la diète lactée.

Il reprend son service en septembre, et deux mois après, étant changé de garnison, il est atteint d'un violent accès de fièvre intermittente qui cède à la quinine. Les accès suivants, bien que moins prononcés, paraissent à intervalles irréguliers ; il ne s'en est jamais débarrassé complètement. Débilité déjà par sa maladie antérieure et affaibli par l'impaludisme, il est proposé pour la réforme.

Nous l'examinons le 8 juin : c'est un jeune homme cachectisé, amaigri, à teint jaunâtre, sans forces et sans appétit. Il a des bruits de souffle d'anémie à la base du cœur et dans les vaisseaux du cou. Les poumons sont sains; le malade éprouve une douleur vive dans l'hypocondre gauche. La rate est grosse ; elle déborde les fausses côtes de trois travers de doigt, son bord antérieur est à 6 centimètres à gauche de la ligne médiane. Une diarrhée assez abondante fatigue le jeune R...

La numération des globules du sang, faite le 10 juin, nous donne en moyenne 3.200.000 globules rouges et 9.000 globules blancs par millimètre cube. Le malade pèse 50 kilogr. Nous constatons, avec l'acide nitrique et le réactif d'Esbach, un dépôt assez fort d'albumine dans les urines, 1 gr. 50 par litre.

Satisfait des résultats obtenus chez notre premier sujet, nous conseillons au jeune R..., qui accepte, l'emploi des injections sous-cutanées d'extrait splénique concurremment avec la diète lactée pour combattre la diarrhée que les opiacés et le bismuth n'ont qu'amendée.

La première injection est faite le 12 juin à la dose de 1 gramme, après injection d'une solution légère de cocaïne, le malade ayant de l'hyperesthésie par plaques.

En augmentant progressivement la dose, nous avons injecté jusqu'à 8 grammes par jour de la solution d'extrait splénique.

Du 12 au 30 juin, nous avons noté quatre fois l'apparition de *sueurs assez abondantes* et huit fois une *émission d'urine* en assez grande quantité, comme dans notre premier cas : 200 à 300 grammes d'urine dix à quinze minutes après l'injection de suc splénique.

Dès le 30 juin, nous constations de l'amélioration ; le malade se sent plus fort, l'appétit est revenu, la diarrhée a cessé; il sort et marche assez longtemps sans fatigue.

Le 18 juillet, nous cessons les injections, le jeune R..., recevant une dépêche qui l'oblige à quitter Marseille. Nous procédons avant son départ à un nouvel examen, à une dernière numération des globules et à une analyse sommaire des urines.

Le jeune R... se sent beaucoup plus vigoureux ; il a bon appétit, son poids est de 63 kilogrammes. La rate a diminué beaucoup de volume : on ne la sent plus au-dessous des fausses côtes, et son bord antérieur est à 15 centimètres de la ligne médiane.

Il n'y a plus de douleurs dans l'hypocondre gauche ni d'hyperesthésie cutanée.

La numération des globules sanguins, faite à trois reprises, nous donne en moyenne 4.000.000 de globules rouges et 11.500 globules blancs.

L'urine ne contient plus d'albumine.

A la suite de ces observations, M. le Dr Cousin se livre aux réflexions suivantes :

Ces observations montrent les résultats réellement excellents que nous avons obtenus par l'emploi des injections de l'extrait splénique. Ces injections ont-elles été déjà utilisées? Nous ne le pensons pas.

Ce que nous avons constaté aussi plusieurs fois, c'est l'effet diurétique de ces injections. Comment expliquer cette diurèse ? La dose injectée est assurément trop faible pour agir secondairement par la pression sanguine. Y aurait-il une action excitatrice sur les cellules du rein ?

Comment cet extrait organique a-t-il agi sur l'état général et sur l'hypertrophie de la rate ? Cet extrait a-t-il un rôle antitoxique ou un rôle vivifiant ? Il nous semble que les heureux résultats obtenus chez nos deux sujets prouveraient que la rate possède, outre ses fonctions, un rôle comme organe à sécrétion interne. Chez nos deux malades, la rate devait fonctionner mal ou peu; son état pathologique a dû sans doute fortement diminuer ou bien modifier cette sécrétion ; de là cette cachexie si profonde, ce retentissement sur tout l'organisme qui s'est relevé assez vite, rapidement même à la suite de nos injections qui ont versé dans le torrent circulatoire des éléments nécessaires.

Mais par quel principe actif l'extrait splénique a-t-il pu produire ses effets sur des organismes si débilités? Est-ce un pur excitant dynamique ou bien a-t-il une action chimique spécifique ? Là est l'inconnu dans l'état actuel de la science.

Ces réflexions nous rappellent à l'esprit les paroles suivantes de M. le professeur Hédon : « Dans toutes les questions de physiologie relatives à la nutrition et aux échanges, l'avenir est dans les recherches et les découvertes de la chimie biologique. Le physiologiste et le chimiste doivent s'allier et unir leurs efforts pour l'étude de ces problèmes. »

Aussi ne croyant pas, comme Sasse le pense, que la rate n'a qu'une signification embryogénique, nous avons entrepris personnellement plusieurs expériences pour nous éclairer sur la physiologie de la rate dont les fonctions si nombreuses ne sont encore ni bien établies ni complètement connues. Nous suivons actuellement l'effet du dératement chez les animaux jeunes et adultes (chiens, rats, cobayes et lapins). Nous avons noté déjà quelques résultats qui se rapprochent de ceux de Lancereaux; deux fois nous avons constaté les conséquences nuisibles du dératement sur le développement de jeunes animaux, contrairement aux résultats négatifs signalés par Dastre en juin 1893 à la Société de Biologie, et plusieurs fois l'augmentation des globules blancs.

Nous étudions aussi l'action des injections sous-cutanées et intra-péritonéales d'extrait splénique sur des animaux sains et sur des animaux dératés; leur effet sur le nombre et la forme des globules sanguins chez des animaux dont les uns ont leur quantité normale de sang et dont les autres ont subi des hémorrhagies plus ou moins fortes.

Avec l'aide de M. Trabuc, nous avons procédé à des analyses des cendres de la rate pour rechercher et doser le fer, l'urée, etc., guidés par les travaux de Picard, Grehant, Quinquaud et Gscheidlen, et à des analyses de l'extrait splénique pour en doser les albumines et en connaître aussi exactement que possible la composition.

Nos expériences et nos analyses ne sont pas encore assez nombreuses pour en publier actuellement les résultats. Nous les continuons, nous réservant d'en faire connaître les conclusions dans un avenir assez rapproché [1].

Tel est actuellement le bilan des médications splénique et de moelle osseuse.

---

1. — *Montpellier médical*, 12 octobre 1894.

LIQUIDE DES GLANDES LYMPHATIQUES, DE RATE ET DE MOELLE DES OS

Dans les cas de leucocythémie, on pourrait se servir du liquide des glandes lymphatiques, de la rate et de la moelle des os.
BROWN-SÉQUARD.

Il n'est pas besoin de dire pourquoi, dans cette maladie caractérisée par l'augmentation morbide et permanente du nombre des globules blancs du sang et qui a reçu le nom de *leucocythémie*, l'illustre physiologiste conseille de se servir du liquide des glandes lymphatiques, de rate et de moelle des os.

Quelle que soit, en effet, l'opinion que l'on professe sur le mode de formation des globules blancs, il est incontestable qu'ils prennent naissance, au moins en majeure partie, dans les glandes lymphatiques, comme le prouve l'augmentation considérable du nombre des globules dans les vaisseaux qui sortent des ganglions. Les ganglions du cou, de l'aisselle, de l'aine, des bronches, du mésentère étant constamment lésés dans la leucocythémie, et produisant des cellules blanches qui n'ont sans doute pas les qualités nécessaires pour être converties en hématies parfaites, il est logique de suppléer à cette altération de sécrétion ou à cette insuffisance par des injections faites avec le liquide obtenu par trituration de ces glandes lymphatiques prises chez un animal sain; absolument comme il est logique de leur adjoindre des injections du liquide de rate et de moelle des os, c'est-à-dire des deux organes principaux qui paraissent prendre la plus grande part à la formation des globules rouges.

—Nous venons d'énumérer les principaux liquides organiques qui servent de base à la nouvelle thérapeutique et sont prêts à subir l'épreuve de la clinique. Mais, disons-le tout de suite, cette énumération est forcément incomplète.

Un jour que nous avions l'honneur de nous entretenir avec Brown-Séquard, le maître vénéré s'écria : « combien d'autres tissus pourraient être employés ! »

Il est certain, en effet, qu'aux principaux organes que nous avons passés en revue, d'autres organes à fonction encore inconnue viendront, sans doute, s'ajouter; bornons-nous à citer le thymus, la glande carotidienne, les amygdales, l'hypophyse, etc., etc...

La méthode fait ses premiers pas, et ce sont des pas de géant; mais, comme son champ d'expérimentation est immense, il convient de lui faire un crédit proportionnel.

RÉSUMÉ GÉNÉRAL

Si l'on jette un regard d'ensemble sur les travaux que nous avons exposés, l'on reconnaîtra aisément que ce qui domine la thérapeutique des tissus ou méthode Brown-Séquard, c'est évidemment le principe des sécrétions internes. Tous les tissus, glandulaires ou non, donnent quelque chose de spécial au sang et tout acte de nutrition s'accompagne d'une sécrétion interne. Autrement dit, et pour parler d'une façon encore plus générale, « la cellule vivante, à quelque tissu qu'elle appartienne, sécrète des produits nécessaires à l'économie ».

Nous avons vu que l'existence de cette sécrétion interne est démontrée définitivement pour un grand nombre d'organes : la glande thyroïde, le foie, le rein, le testicule, le pancréas, les capsules surrénales, etc..., et, à voir la rapidité avec laquelle les découvertes se succèdent, il est à présumer que, dans un avenir plus ou moins rapproché, elle sera démontrée scientifiquement pour toutes les glandes et tous les tissus.

Est-il possible, en l'état actuel de nos connaissances, de dresser, dès maintenant, une classification des sécrétions internes basée, non sur leur composition chimique (personne ne peut encore avoir cette prétention), mais sur le rôle probable qu'elles jouent dans l'organisme ?

En s'inspirant des idées générales qui président à la remarquable classification des glandes [1], proposée par Gley, le savant Professeur agrégé de physiologie à l'École de Paris,

---

1. — Conception et classification physiologiques des glandes. Leçon d'ouverture des conférences de physiologie à la Faculté de Médecine de Paris, 1893.

l'on arriverait peut-être, non pas à établir un ordre définitif, puisque notre étude se borne jusqu'à présent à quelques sécrétions internes seulement, mais à un classement assez logique, bien que très approximatif. On pourrait peut-être créer deux groupes principaux :

1. — *Sécrétions internes servant à maintenir la composition du milieu intérieur.*

2. — *Sécrétions internes protectrices de l'organisme contre lui-même.*

PREMIER GROUPE

SÉCRÉTIONS INTERNES SERVANT A MAINTENIR LA COMPOSITION DU MILIEU INTÉRIEUR

1. — Sécrétion de la rate — de la moelle rouge des os.	Formation des globules rouges du sang.
Sécrétion des cellules endothéliales des vaisseaux.	Formation de la lymphe.

2. — Sécrétion interne des glandes génitales (rôle des testicules et des ovaires par rapport à la vie générale du système nerveux).

C'est sur l'existence de cette dernière sécrétion interne, la sécrétion des glandes génitales, que repose l'emploi en thérapeutique du liquide orchitique. En raison de la toute-puissance du système nerveux, et du grand nombre d'affections qu'il tient sous sa dépendance, qu'il détermine, qu'il peut modifier ou faire évoluer à son gré, on s'explique aisément la multiplicité des applications de ce liquide.

Il suffit, en effet, de parcourir l'ouvrage crucial du professeur Bouchard sur les auto-intoxications, travail qui résume d'une si admirable façon les tendances et les doctrines de l'École contemporaine, pour se convaincre de l'extrême importance de l'action des centres nerveux sur les différents processus pathologiques.

Lorsque l'on possède une conception suffisante du rôle dévolu à ces centres dans la nutrition, la diathèse et l'infection, comment pourrait-on contester la valeur thérapeutique et les multiples applications d'un agent doué d'un pouvoir dynamogénique aussi considérable que celui qu'exerce le liquide orchitique sur le système nerveux? Comment s'étonner des effets obtenus dans les maladies diathésiques, dans les maladies infectieuses, c'est-à-dire, dans les maladies les plus disparates en apparence, mais, en réalité, reliées entre elles, puisqu'elles sont produites par l'excès du vice nutritif qui a, lui-même, pour cause déterminante la réaction nerveuse?

Exposer ces quelques considérations, c'est répondre péremptoirement, ce nous semble, au reproche irréfléchi, adressé par quelques médecins à la médication orchitique, d'être une panacée universelle.

L'action physiologique et thérapeutique si puissante du liquide orchitique ne prouve qu'une chose, c'est que le système nerveux peut modifier la nutrition plus profondément qu'on ne savait.

— Le SECOND GROUPE comprend les *sécrétions internes protectrices de l'organisme contre lui-même.*

On sait, surtout depuis les travaux de Bouchard, que l'organisme est, même à l'état normal, un laboratoire de poisons. Indépendamment des poisons formés par les microbes normaux du tube digestif et par les microbes d'occasion, morbigènes, il est des poisons formés par l'organisme lui-même dans l'intimité des tissus, et qui sont le résultat de la vie des cellules. Ils se déversent dans les sucs extra-cellulaires et passent ensuite dans les systèmes lymphatique et sanguin. Nous ne parlerons donc que du sang, puisque c'est à lui qu'aboutissent ces poisons.

Quelqu'inadmissible que cela paraisse *a priori*, on sait que le sang normal est toxique et charrie incessamment une réserve de poisons. Bouchard a démontré par des expériences nombreuses que cette toxicité est réelle et il a fixé les limites assez étroites entre lesquelles elle se trouve placée. Il a pu conclure qu'un kilogramme de sang vivant contient dans son plasma, et seulement dans son plasma, assez de poison pour tuer plus de 1250 grammes de matière vivante et que l'homme mourrait empoisonné si son sang venait à contenir dix fois plus de poison qu'il n'en renferme à l'état normal.

Ajoutons que si le plasma est toxique, ses cellules, comme toutes les cellules du corps, renferment des poisons minéraux ou organiques.

Comment l'homme ne s'empoisonne-t-il pas lui-même? c'est qu'il en élimine incessamment une petite quantité par les émonctoires et surtout par les reins. Cette élimination est incessante et l'urine entraîne constamment des matières qui, retenues, arrêteraient la vie des organes. Si l'élimination est entravée et que l'apport continue, l'accumulation de matière toxique produit l'intoxication.

Telle était la seule explication logique des faits et, cependant, l'élimination par les reins n'est pas suffisante à tout faire comprendre, puisque Bouchard convient que la quantité de matière toxique éliminée par les reins en vingt-quatre heures est bien, sans doute, la moitié de ce qui est nécessaire pour tuer la totalité du corps et que, cependant, le *sang a bien reçu cette quantité en vingt-quatre heures*.

C'est ici qu'entrent en scène les sécrétions internes protectrices de l'organisme contre lui-même. Nous ne reviendrons pas sur les considérations que nous avons exposées au sujet des différents organes, foie, pancréas, reins, thyroïde, capsules surrénales. Nous nous contenterons de rappeler, en faveur de ce rôle protecteur des glandes et des tissus, les exemples d'anurie cités par Brown-Séquard, dans lesquels, quoique l'élimination des poisons du sang soit supprimée, on constate l'absence d'intoxication grave. Il y avait là une inconnue et Brown-Séquard est venu nous montrer qu'à côté du rôle des émonctoires il est une cause aussi puissante et plus prompte à agir contre les auto-intoxications, c'est la protection exercée par les sécrétions internes.

C'est cette action protectrice qui caractérise le second groupe que nous proposons :

SECOND GROUPE

SÉCRÉTIONS INTERNES PROTECTRICES DE L'ORGANISME CONTRE LUI-MÊME. (Glandes ayant un rôle chimique.)

1. — Sécrétion interne du foie.	Fonction antitoxique permanente du foie.	Formation de l'urée. — de l'acide urique, — des phénol-sulfates.
	Rôle éventuel du foie sur les poisons.	
2. — Sécrétion interne des capsules surrénales.	Fonction antitoxique sur les poisons élaborés par le travail musculaire.	
3. — Sécrétion interne du pancréas.	Ferment glycolytique(??) destructeur du sucre (??) ou ferment agissant sur la cellule hépatique en vue de la production ou de la consommation ou du ralentissement dans la production du sucre ??	
4. — Sécrétion interne du rein.	Rôle joué contre l'intoxication urémique.	
5. — Sécrétion interne de la glande thyroïde.	Préservation des éléments nerveux contre les atteintes toxiques, etc.	

Cette classification est, en bien des points, sujette à caution. Elle est, de plus, incomplète et il faudra y faire, sans doute, rentrer plus tard les sécrétions internes d'organes à fonction encore inconnue ou à peine soupçonnée, la glande pituitaire, le thymus, la glande carotidienne, les amygdales, etc... Il n'en est pas moins vrai qu'elle résume assez bien l'état actuel de nos connaissances. Il s'en dégage un fait désormais bien établi, c'est que l'action préservatrice des sécrétions internes n'est pas univoque et qu'un rôle nettement défini est dévolu à chacune d'elles. La physiologie s'unit, en effet, à la clinique pour nous montrer clairement que leur insuffisance respective détermine des phénomènes différents :

Insuffisance de la sécrétion interne génitale : amoindrissement de la vie générale du système nerveux.

Insuffisance de la sécrétion interne du pancréas : glycosurie, diabète maigre.

Insuffisance de la sécrétion interne du foie : apparition des manifestations morbides coexistant avec l'ictère.

Insuffisance de la sécrétion interne du rein : urémie.

Insuffisance de la sécrétion interne des capsules surrénales : asthénie, symptôme capital de la maladie d'Addison.

Insuffisance de la sécrétion interne de la glande thyroïde : myxœdème, crétinisme, etc.

A la sécrétion interne d'une glande ou d'un tissu est donc attachée une fonction particulière, et des accidents morbides spéciaux résultent de sa suppression.

Les affections dont nous avons appris la genèse à la lumière de la théorie émise par Brown-Séquard ne sont donc, à proprement parler, qu'autant d'intoxications dues à l'insuffisance, à l'altération ou à la suppression des sécrétions internes des organes.

L'illustre physiologiste ne s'est pas contenté de mettre sur la voie de ces intoxications. A côté du poison, il nous a montré l'antidote ; à l'injection physiologique insuffisante, absente ou altérée, il a opposé l'injection thérapeutique et, à mesure que la clinique voyait s'élargir son cercle de connaissances, la thérapeutique suivait une marche parallèle.

Aux diverses intoxications, les antidotes appropriés, antidotes fabriqués directement par les tissus eux-mêmes. Mais, au-dessus de ces antidotes opposés aux intoxications : myxœdème, diabète maigre, maladie d'Addison, urémie, ictère grave, etc., plane l'agent général de la méthode, le liquide orchitique, car, en raison de sa puissance sur le système nerveux et probablement aussi, de son pouvoir générateur de nouvelles cellules, il devra toujours être employé lorsqu'il faudra soutenir les forces de l'organisme et le mettre en état de défense contre les différents processus pathologiques. Aussi, à côté des ANTIDOTES, liquides thyroïdien, hépatique, rénal, surrénal, pancréatique, etc..., il sera souvent indiqué d'employer concurremment le liquide orchitique [1]. A côté de l'antidote, l'agent dynamique dont l'action toujours utile peut se substituer à l'action dynamique fâcheuse du poison, tout comme le conseille la toxicologie classique lorsqu'elle s'adresse aux poisons extérieurs.

Si la thérapeutique des tissus inaugurée par Brown-Séquard est, par essence, une thérapeutique révolutionnaire, elle n'a rien, malgré ses audaces, qui puisse froisser notre sens clinique.

1. — Tel était, du moins, l'avis de Brown-Séquard. Pour lui, le liquide orchitique joue dans la méthode un rôle prépondérant, universel, non seulement grâce à son action sur le système nerveux, mais aussi, dans sa pensée, croyons-nous, parce que, renfermant en germe les éléments primordiaux des différents organes, il renferme aussi les éléments constitutifs de leurs sécrétions internes. Il les renferme, en tous cas, en moins grande proportion que les liquides retirés de ces organes en particulier et il est probable que dans la pratique on s'écartera de la règle générale établie par l'illustre physiologiste. L'expérience a déjà prononcé en ce qui concerne le liquide thyroïdien. L'adjonction du liquide orchitique à la médication thyroïdienne est, au moins, superflue.

FIN

TABLE ALPHABÉTIQUE

DES NOMS CITÉS ET DES MATIÈRES

FIN DE LA TABLE ALPHABÉTIQUE

Poitiers. — Imprimerie BLAIS, ROY et Cie. — 7, Rue Victor-Hugo 7.

www.ingramcontent.com/pod-product-compliance
Ingram Content Group UK Ltd.
Pitfield, Milton Keynes, MK11 3LW, UK
UKHW022317190726
13856UKWH00001B/67